Psiquiatria do
Estilo de Vida

Guia Prático Baseado
em Evidências

Psiquiatria do Estilo de Vida

Guia Prático Baseado em Evidências

EDITORES

Ana Paula Lopes Carvalho

Beny Lafer

Felipe Barreto Schuch

Copyright © Editora Manole Ltda., 2021, por meio de contrato com os editores.

Produção editorial: Juliana Waku
Projeto gráfico: Departamento de Arte da Editora Manole
Editoração eletrônica e ilustrações: Luargraf
Capa: Ricardo Yoshiaki Nitta Rodrigues
Imagem da capa: istockphoto.com

CIP-BRASIL. CATALOGAÇÃO NA PUBLICAÇÃO
SINDICATO NACIONAL DOS EDITORES DE LIVROS, RJ

P969

Psiquiatria do estilo de vida / Ana Paula Lopes Carvalho ... [et al.] ;
editores Ana Paula Carvalho, Beny Lafer, Felipe Barreto Schuch. -
1. ed. - Santana de Parnaíba [SP] : Manole, 2021.
    24 cm.

    Inclui bibliografia e índice
    ISBN 978-65-5576-316-4

1. Psiquiatria. 2. Bem-estar. 3. Qualidade de vida. I. Carvalho, Ana
Paula. II. Lafer, Beny. III. Schuch, Felipe Barreto.

| 21-70092 | CDD: 616.89 |
| | CDU: 616.89 |

Leandra Felix da Cruz Candido – Bibliotecária – CRB-7/6135

1ª edição – 2021; 1ª reimpressão – 2021; 2ª reimpressão – 2022; 3ª reimpressão – 2023;
4ª reimpressão – 2024

Todos os direitos reservados. Nenhuma parte deste livro poderá ser reproduzida,
por qualquer processo, sem a permissão expressa dos editores.
É proibida a reprodução por fotocópia.
A Editora Manole é filiada à ABDR – Associação Brasileira de Direitos Reprográficos.

Editora Manole Ltda.
Alameda Rio Negro, 967, conj. 717
Alphaville Industrial – Barueri – SP - Brasil
CEP: 06454-000
Fone: (11) 4196-6000
www.manole.com.br | https://atendimento.manole.com.br/

Impresso no Brasil | *Printed in Brazil*

Editores

Ana Paula Lopes Carvalho

Médica Psiquiatra. Curso de Pós-graduação em Medicina do Estilo de Vida pela Harvard Medical School (2013/2017/2018). Certified Lifestyle Medicine Physician pelo International Board of Lifestyle Medicine. Coordenadora do Curso de Introdução à Medicina do Estilo de Vida do Congresso de Alunos de Medicina da Faculdade de Medicina da Universidade de São Paulo.

Beny Lafer

Professor Associado III do Departamento de Psiquiatria da Faculdade de Medicina da Universidade de São Paulo (FMUSP). Coordenador do Programa de Transtorno Bipolar (PROMAN) do Instituto de Psiquiatria do Hospital das Clínicas da FMUSP. Professor Associado Adjunto do Departamento de Psiquiatria da Faculdade de Medicina da Universidade de Toronto, Canadá.

Felipe Barreto Schuch

Docente da Universidade Federal de Santa Maria (UFSM). Graduado em Educação Física pela Universidade Federal do Rio Grande do Sul (UFRGS). Mestre e Doutor em Ciências Médicas, Psiquiatria (UFRGS). Coordenador do Grupo de Estudos e Pesquisa em Exercício Físico e Saúde Mental da UFSM.

Autores

Ana Carolina Kanitz

Licenciatura plena em Educação Física pela Universidade Federal do Rio Grande do Sul (UFRGS). Mestra e Doutora em Ciências do Movimento Humano pela UFRGS. Professora do Departamento de Educação Física da UFRGS. Professora da Pós-graduação em Ciências da Saúde da Universidade de Uberlândia. Pesquisadora do Grupo de Pesquisa em Atividades Aquáticas e Terrestres.

Ana Paula Lopes Carvalho

Médica Psiquiatra. Curso de Pós-graduação em Medicina do Estilo de Vida pela Harvard Medical School (2013/2017/2018). Certified Lifestyle Medicine Physician pelo International Board of Lifestyle Medicine. Coordenadora do Curso de Introdução à Medicina do Estilo de Vida do Congresso de Alunos de Medicina da Faculdade de Medicina da Universidade de São Paulo.

Andrea Camaz Deslandes

Mestre e Doutora em Saúde Mental pela Universidade Federal do Rio de Janeiro (UFRJ). Pós-Doutorado em Epidemiologia e Métodos Quantitativos pela Escola Nacional de Saúde Pública (ENSP-FIOCRUZ). Coordenadora do Laboratório de Neurociência do Exercício (LaNEx) da UFRJ. Professora Adjunta do Instituto de Psiquiatria da Universidade Federal do Rio de Janeiro (IPUB-UFRJ) e do Programa de Pós-graduação em Psiquiatria e Saúde Mental (PROPSAM-UFRJ. Professora Colaboradora do Programa de Pós-graduação em Ciências do Exercício e do Esporte (PPGCEE-UERJ). Cientista do Nosso Estado (FAPERJ) e bolsista de Produtividade (Pq2) do CNPq. Pesquisadora Associada da Rede Nacional de Ciência para a Educação (Rede CpE). Membro da Câmara Técnica da Gerontologia da Sociedade Brasileira de Geriatria e Gerontologia RJ (SBGG-RJ).

Ann-Katrin Kraeuter

Faculty of Health and Life Sciences, Psychology, Northumbria University, Newcastle upon Tyne, UK.

Anu Ruusunen

University of Eastern Finland, Institute of Public Health and Clinical Nutrition, Kuopio, Finland. Kuopio University Hospital, Department of Psychiatry, Kuopio, Finland.

Beny Lafer

Professor Associado III do Departamento de Psiquiatria da Faculdade de Medicina da Universidade de São Paulo (FMUSP). Coordenador do Programa de Transtorno Bipolar (PROMAN) do Instituto de Psiquiatria do Hospital das Clínicas da FMUSP. Professor Associado Adjunto do Departamento de Psiquiatria da Faculdade de Medicina da Universidade de Toronto, Canadá.

Camila Lafetá Sesana

Nutricionista graduada pela Universidade Presbiteriana Mackenzie. Aprimorada em Transtornos

Alimentares pelo AMBULIM do Instituto de Psiquiatria do Hospital das Clínicas da Faculdade de Medicina da Universidade de São Paulo (IPq-HCFMUSP). Colaboradora do Programa de Atendimento, Ensino e Pesquisa de Transtornos Alimentares na Infância e na Adolescência (PROTAD) do IPq-HCFMUSP. Membro da Academy for Eating Disorders e do Grupo Especializado em Nutrição, Transtornos Alimentares e Obesidade (GENTA). Professora colaboradora do Instituto Nutrição Comportamental. Coautora de capítulos sobre transtornos alimentares em livros sobre saúde mental.

Carolina V. de M. B. Pimentel
Nutricionista, PhD. Doutorado, Mestrado e Especialização em Nutrição e Saúde Pública pela Faculdade de Saúde Pública da Universidade de São Paulo. Certificada como *Lifestyle Medicine Professional* e *diplomate of CBMEV/IBLM*. Organizadora e autora do livro *Alimentos Funcionais e Compostos Bioativos*, pela Manole. Diretora Científica da *Suporte Ciência*.

Cássio Lamas Pires
Licenciatura Plena em Educação Física pelo Instituto Porto Alegre (IPA). Especialista em Saúde Pública pela Escola de Saúde Pública do Rio Grande do Sul. Mestrado em Saúde Coletiva pela Universidade Federal do Rio Grande do Sul (UFRGS). Doutorando em Ciências do Movimento Humano pela UFRGS. Professor de Educação Física no Hospital de Clínicas de Porto Alegre (HCPA). Preceptor do Programa de Atenção Integral a Usuários de Drogas da Residência Integrada Multiprofissional em Saúde (RIMS-HCPA).

Cícera Duarte
Graduada em Educação Física pela OSEC. Mestre em Ciências pela Faculdade de Medicina da Universidade de São Paulo. Pesquisadora do Programa de Transtorno Bipolar (PROMAN) do Instituto de Psiquiatria do Hospital das Clínicas da Faculdade de Medicina da Universidade de São Paulo.

Clara Pereira
Estudante de Nutrição na Universidade Federal Fluminense. Membro do Núcleo de Ensino e Pesquisa em Nutrição (NEPEN).

Daniel Martinez
Médico Psiquiatra. Graduação e Residência Médica em Psiquiatria pela Universidade de São Paulo. *International Fellow* pela American Psychiatric Association. MBA em Gestão de Saúde pela Fundação Getulio Vargas (FGV-SP). Um dos fundadores do Projeto "Médicos na Cozinha".

Eduardo Lusa Cadore
Licenciatura Plena em Educação Física pela Universidade Federal do Rio Grande do Sul (UFRGS). Mestrado e Doutorado em Ciências do Movimento Humano (UFRGS). Doutorado em Ciências da Saúde (Universidad Pública de Navarra, Espanha). Pós-Doutorado Júnior CNPq – Universidade de Brasília. Pós-Doutorado Universidade Pública de Navarra (Espanha). Atualmente Professor Adjunto na UFRGS. Bolsista produtividade CNPq.

Elisa Brietzke
Psiquiatra formada pela Universidade Federal do Rio Grande do Sul. Mestrado em Ciências Médicas e Doutorado em Psiquiatria pela mesma Universidade e Pós-Doutorados pela Universidade Federal de São Paulo e University Health Network/University of Toronto. Professora Titular do Departamento de Psiquiatria da Faculdade de Medicina da Queen's University, em Kingston, no Canadá e Membro do Centre for Neuroscience Studies da mesma instituição, onde coordena o Laboratório de Neurobiológica dos Transtornos do Humor. Médica assistente do Kingston General Hospital, Kingston Health Science Centre, na mesma cidade. Suas linhas de pesquisa se concentram na investigação de mecanismos imunometabólicos nos transtornos do humor, bem como suas implicações para o desenvolvimento de intervenções inovadoras para o tratamento de pacientes com depressão e transtorno bipolar.

Elren Passos-Monteiro
Graduação, Licenciatura Plena, em Educação Física pela Universidade do Estado do Pará (UEPA). Especialização em Neurociências pela Escola Superior da Amazônia (ESAMAZ). Mestre em Ciências do Movimento Humano pela Universidade Federal do Rio Grande do Sul (UFRGS). Doutora em Ciências da Saúde pela Universidade Federal em Ciências da Saúde de Porto Alegre (UFCSPA).

Realizou estágio de Doutorado Sanduíche em Ciências do Esporte na Université Côte D'Azur em Nice, França (UFS-STAPS). Professora Adjunta no Curso de Educação Física na Universidade Federal do Pará (UFPA, Campus Castanhal). Professora Permanente no Programa de Pós-graduação em Ciências do Movimento Humano (PPGCMH) da UFPA. Coordenadora do PENDULUM – Grupo de Pesquisa em Fisiomecânica da Locomoção e Reabilitação Neurofuncional. Possui *Trainer License in Original Nordic Walking Federation* (ONWF) – Finlândia, sendo pioneira a pesquisar e aplicar a caminhada nórdica em pessoas com doença de Parkinson no Brasil. Supervisora geral do Projeto de extensão de Caminhada Nórdica para pessoas com doença de Parkinson e idosos na UFPA.

Fabíola Gomes

Doutora em Antropologia pela Universidade de Brasília. Mestre em Antropologia e Bacharel em Ciências Sociais pela mesma instituição. No mestrado dedicou-se ao estudo da comida e da alimentação como sistema simbólico e às interdições alimentares e à comensalidade a partir de trabalho de campo etnográfico realizado em diferentes cidades da Índia. Para seu Doutorado empreendeu pesquisa etnográfica com interesse nas transformações na sexualidade e nos afetos entre jovens de castas consideradas superiores e de classe média alta na cidade de Nova Déli. Sua formação inclui estágio de Doutorado Sanduíche na Delhi School of Economics – Delhi University. É pesquisadora colaboradora no Departamento de Antropologia da UnB, PPGAS/DAN/UnB, onde realiza pesquisa de Pós-Doutorado.

Felice Jacka

Deakin University, The Food & Mood Centre, IMPACT – the Institute for Mental and Physical Health and Clinical Translation, School of Medicine, Barwon Health, Geelong, Australia.

Felipe Barreto Schuch

Docente da Universidade Federal de Santa Maria (UFSM). Graduado em Educação Física pela Universidade Federal do Rio Grande do Sul (UFRGS). Mestre e Doutor em Ciências Médicas, Psiquiatria (UFRGS). Coordenador do Grupo de Estudos e Pesquisa em Exercício Físico e Saúde Mental da UFSM.

Felipe de Oliveira Silva

Doutorando em Saúde Mental na Universidade Federal do Rio de Janeiro, bolsista Capes. Mestre em Ciências do Exercício e do Esporte na Universidade do Estado do Rio de Janeiro. Especialista em Ciências da Performance Humana na Universidade Federal do Rio de Janeiro. Pesquisador do Laboratório de Neurociência do Exercício (LaNEx).

Fernanda Carramaschi Gabriel

Nutricionista pela Faculdade de Saúde Pública da Universidade de São Paulo. Mestre em Nutrição pela Universidade de Ilinois, em Chicago (validação USP). Atualmente, usa sua *expertise* em mudança de comportamento como nutricionista em atendimento domiciliar, com um olhar holístico para as escolhas alimentares de cada indivíduo. Ainda, participa do Programa de Transtorno Bipolar (PROMAN) do Instituto de Psiquiatria do Hospital das Clínicas da Faculdade de Medicina da Universidade de São Paulo (IPq-HCFMUSP).

Fernanda Castro Monteiro

Doutoranda em Saúde Mental pela Universidade Federal do Rio de Janeiro (IPUB-UFRJ). Mestre em Psiquiatria e Ciências do Comportamento pela Universidade Federal do Rio Grande do Sul (UFRGS). Especialista em Cardiologia e Metabolismo pelo Instituto de Cardiologia do Rio Grande do Sul, Fundação Universitária de Cardiologia (IC-FUC). Graduada em Educação Física pela Pontifícia Universidade Católica do Rio Grande do Sul (PUC-RS). Tem experiência na área de Educação Física, com ênfase em Saúde Mental, atuando principalmente nos seguintes temas: transtornos mentais, transtornos de humor, aspectos motivacionais para a prática de atividade física e exercício físico.

Fernanda Pasquoto de Souza

Graduação em Psicologia pela Universidade Luterana do Brasil (ULBRA). Doutorado em Psicologia Clínica pela Pontifícia Universidade Católica do Rio Grande do Sul (PUCRS). Mestrado em Ciências Médicas: Psiquiatria na Universidade Federal do Rio Grande do Sul (UFRGS). Especialização em Terapia Cognitivo-Comportamental pela WP. Formação em Terapia do Esquema, credenciado Internacionalmente junto à International Society of Schema Therapy (ISST) e ao New Jersey/New York Institute of Schema Therapy – USA. Coordenadora do Programa de Residência Multiprofissional em Saúde do Adulto Idoso da Universidade Luterana do Brasil. Professora do Curso de Psicologia da Universidade Luterana do Brasil Campus Canoas. Editora Associada da *Revista Interdisciplinar da Psicologia e Promoção da Saúde* (Aletheia). Atua em consultório particular.

Franciele Ramos Figueira
Licenciatura Plena em Educação Física (Universidade Feevale). Especialista em Fisiologia do Exercício: Prescrição de Atividades Físicas para Grupos Especiais (Universidade Gama Filho). Mestrado e Doutorado em Ciências Médicas Endocrinologia (Universidade Federal do Rio Grande do Sul – UFRGS). Residência em Atenção Integral a Usuário de Drogas (Hospital de Clínicas de Porto Alegre). Professora de Educação Física do Programa Canoas Mais Leve.

Genevieve Moseley
Deakin University, The Food & Mood Centre, IMPACT – the Institute for Mental and Physical Health and Clinical Translation, School of Medicine, Barwon Health, Geelong, Australia.

Gina Howland
Deakin University, The Food & Mood Centre, IMPACT – the Institute for Mental and Physical Health and Clinical Translation, School of Medicine, Barwon Health, Geelong, Australia.

Grace McKeon
B.ExPhys - Accredited Exercise Physiologist and current PhD candidate within the School of Psychiatry at UNSW, Sydney. She is funded by a Suicide Prevention Australia PhD Scholarship. Her work focuses on the role of physical activity to improve the mental and physical health of first-responders experiencing psychological distress including post-traumatic stress disorder. She is interested in investigating how we can use digital technologies and social media (e-health) to deliver novel lifestyle interventions. Grace also works clinically and is leading the new exercise physiology clinic at the Black Dog Institute. She has managed the set-up of the clinic and implemented a program

to help people with mental illness engage in regular exercise as part of their treatment.

Isabela Pina
Médica pela Universidade Federal de Pernambuco (UFPE). Psiquiatra pelo Hospital das Clínicas da UFPE. Preceptora da Residência Médica em Psiquiatria do Hospital das Clínicas da UFPE. Psiquiatra da EBSERH/Hospital das Clínicas.

Israel Soares Pompeu de Sousa Brasil
Título de especialista em Neurologia pela Academia Brasileira de Neurologia (ABN). Título de especialista em Medicina do Sono pela Associação Brasileira do Sono (ABS). Coordenador do Ambulatório de Sono do Serviço de Neurologia do Instituto de Assistência Médica do Servidor Público Estadual de São Paulo (IAMSPE).

Júlia Cunha Loureiro
Psiquiatra. Graduação, Residência Médica e Subespecialidade em Psiquiatria Geriátrica pela Universidade Estadual de Campinas (UNICAMP). Doutoranda e pesquisadora do Laboratório de Neurociências LIM-27 do Hospital das Clínicas da Faculdade de Medicina da Universidade de São Paulo.

Karla Mathias de Almeida
Professora Colaboradora do Departamento de Psiquiatria da Faculdade de Medicina da Universidade São Paulo (FMUSP). Médica Assistente e Supervisora de Residentes do Instituto de Psiquiatria do Hospital das Clínicas da FMUSP (IPq-HCFMUSP). Vice-Coordenadora do Programa de Transtorno Bipolar (PROMAN) do IPq-HCFMUSP.

Lena Nabuco de Abreu
Psiquiatra. Doutora em Ciências Médicas pela Faculdade de Medicina da Universidade de São Paulo.

Leonardo Machado
Psiquiatra. Professor Adjunto de Psiquiatria e Psicologia Médica do Departamento de Neuropsiquiatria da Universidade Federal de Pernambuco (UFPE). Mestrado e Doutorado em Neuropsiquiatria e Ciências do Comportamento pela POSNEURO-UFPE. Professor permanente da POSNEURO-UFPE. Preceptor da Residência Mé-

dica de Psiquiatria do Hospital das Clínicas (HC) da UFPE. Terapeuta cognitivo-processual certificado. Especialização em Terapia Cognitiva Comportamental. Título de Especialista em Psiquiatria pela Associação Médica Brasileira/Associação Brasileira de Psiquiatria (AMB/ABP). Ex-membro do Comitê Executivo da Seção de Psiquiatria Positiva da Associação Mundial de Psiquiatria (WPA) e membro atual da referida seção.

Letícia Maria Akel Mameri-Trés

Psiquiatra, Médica do Trabalho, Pós-graduada em Perícia, Doutoranda em Bioética na Universidade do Porto. Vice-coordenadora da Comissão de Psiquiatria do Trabalho da ABP. Médica do trabalho do Banco do Brasil e do Ministério da Saúde. Professora dos Cursos de Pós-graduação em Psiquiatria e em Engenharia de Segurança da Universidade de Vila Velha (UVV).

Lucas Melo Neves

Docente da Universidade Santo Amaro (UNISA). Graduado em Educação Física (UNITAU). Mestre em Fisioterapia (UNESP) e Doutor em Ciências pela Escola de Educação Física e Esporte da Universidade de São Paulo (EEFE-USP). Pós-Doutorado em andamento pelo Instituto de Psiquiatria do Hospital das Clínicas da Faculdade de Medicina da USP (IPq-HCFMUSP). Pesquisador do Programa de Transtorno Bipolar (PROMAN) do IPq--HCFMUSP.

Luciana Paes de Barros

Psiquiatra. Membro Titular da Associação Brasileira de Psiquiatria (ABP). Doutorado em Neuropsiquiatria e Ciências do Comportamento pela UFPE. Especialista em Dependência Química certificada pela Associação Brasileira de Estudos de Álcool e outras Drogas (ABEAD).

Luciane Bizari Coin de Carvalho

Psicóloga. Doutora pelo Instituto de Psicologia da Universidade de São Paulo. Pós-Doutorado em Distúrbios de Sono pela Escola Paulista de Medicina da Universidade Federal de São Paulo (EPM--UNIFESP). Estágio no setor de Distúrbios de Sono do Children's National Medical Center (Washington-DC, EUA), Professora Visitante Titular e Professora Afiliada Pesquisadora da Disciplina de Neurologia e Chefe do Ambulatório Neuro-Sono da EPM-UNIFESP.

Marcos Vasconcelos Pais

Psiquiatra. Graduado pela Faculdade de Medicina da Universidade de Brasília. Residência Médica em Psiquiatria pelo Hospital do Servidor Público Estadual em São Paulo (HSPE). Doutorando e Pesquisador do Laboratório de Neurociências LIM-27 do Hospital das Clínicas da Faculdade de Medicina da Universidade de São Paulo.

Margareth da Silva Oliveira

Graduação em Psicologia pela Pontifícia Universidade Católica do Rio Grande do Sul (PUCRS). Mestrado em Psicologia Clínica pela PUCRS. Doutorado em Psiquiatria e Psicologia Médica pela Universidade Federal de São Paulo. Pós-Doutorado na University of Maryland Baltimore Coutry (UMBC-USA). Pesquisadora Produtividade CNPq-1C, Professora Titular da PUCRS do Programa de Pós-graduação em Psicologia da PUCRS e Coordenadora do Grupo de Avaliação e Atendimento em Psicoterapia Cognitiva e Comportamental (GAAPCC). Coordenadora do GT: Processos, Saúde e Investigação em uma perspectiva cognitivo-comportamental na Associação Nacional de Pesquisa e Pós-graduação em Psicologia (ANPEPP). Sócia fundadora da Federação Brasileira de Terapias Cognitivas (FBTC). Membro da Diretiva da Associação Latino-Americana de Psicoterapias Cognitivas e Comportamentais (ALAPCCO) (gestão 2019-2021).

Michele Fonseca Szortyka

Fisioterapeuta. Mestre e Doutoranda pelo Programa de Pós-graduação em Psiquiatria e Ciências do Comportamento pela Universidade Federal do Rio Grande do Sul (UFRGS).

Orestes Vicente Forlenza

Professor Associado, Livre-Docente e Chefe do Departamento de Psiquiatria da Faculdade de Medicina da Universidade de São Paulo (FMUSP). Coordenador do Programa de Psiquiatria Geriátrica do LIM-27 (Laboratório de Neurociências), Instituto de Psiquiatria do Hospital das Clínicas da FMUSP.

Paulo Belmonte-de-Abreu

Psiquiatra, MHS, MS, PhD. Professor Titular de Psiquiatria do Departamento de Psiquiatria do Programa de Esquizofrenia da Faculdade de Medicina da Universidade Federal do Rio Grande do Sul (UFRGS).

Raquel de Melo Boff

Psicóloga. Especialista em Terapia Cognitivo-comportamental pela Universidade Federal do Rio Grande do Sul (UFRGS), em Terapias Contextuais pelo CEFI POA. Título de Especialista em Avaliação Psicológica reconhecido pelo Conselho Federal de Psicologia. Mestre e Doutora em Psicologia pela Pontifícia Universidade Católica do Rio Grande do Sul (PUCRS). Docente e pesquisadora na Universidade de Caxias do Sul (UCS).

Regina Chamon

Médica. Docente do Curso de Facilitadores de Meditação em Saúde do NUMEPI-UNIFESP. Instrutora em Manejo do Estresse e Treino da Resiliência certificado pelo Benson-Henry Institute.

Roberta Carbonari Muzy

Nutricionista pelo Centro Universitário São Camilo. Pós-graduada em Terapia do Comportamento Alimentar. Membro do Eating Disorder Centre – ACFED. Mestranda em Nutrição.

Roberto Cardoso

Médico. Mestre e Doutor pela Universidade Federal de São Paulo (UNIFESP). Organizador do Curso de Facilitadores de Meditação em Saúde do NUMEPI-UNIFESP.

Rochelle Rocha Costa

Licenciatura plena em Educação Física pela Universidade Federal do Rio Grande do Sul (UFRGS). Mestre e Doutora em Ciências do Movimento Humano pela UFRGS. Pós-Doutorado em Treinamento Físico para Populações Especiais pela UFRGS. Pós-Doutorado em Bioestatística (PNPD/CAPES). Docente dos cursos de Educação Física, Fisioterapia e Nutrição da Faculdade Sogipa.

Rodrigo B. Mansur

Formado em Medicina pela Escola Paulista de Medicina da Universidade Federal de São Paulo. Fez Residência e Doutorado em Psiquiatria na mesma instituição e hoje é Professor Assistente no Departamento de Psiquiatria da Universidade de Toronto, Canadá.

Rodrigo Sudatti Delevatti

Bacharelado em Educação Física pela Faculdade Metodista de Santa Maria. Especialista em Fisiologia do Exercício – Prescrição de Exercícios pela Universidade Gama Filho. Mestre e Doutor em Ciências do Movimento Humano pela Universidade Federal do Rio Grande do Sul. Professor do Departamento de Educação Física na Universidade Federal de Santa Catarina. Professor do Programa de Pós-graduação em Educação Física. Professor e Tutor no Programa de Residência Multiprofissional em Saúde da Família. Coordenador do Programa de Prevenção e Reabilitação Cardiorrespiratória. Pesquisador líder do Grupo de Pesquisa em Exercício Clínico.

Rosa Hasan

Médica Neurologista e Especialista em Medicina do Sono. Coordenadora do Laboratório de Sono e Ambulatório de Sono (ASONO) do Instituto de Psiquiatria do Hospital das Clínicas da Faculdade de Medicina da Universidade de São Paulo (IPq-HCFMUSP). Coordenadora do Laboratório de Sono da Faculdade de Medicina do ABC. Supervisora da Residência Médica de Medicina do Sono do HCFMUSP. Responsável pelo setor de diagnóstico em sono do Alta Excelência Diagnóstica.

Ruth Barteli Grigolon

Graduação em Nutrição pela Pontifícia Universidade Católica de Campinas. Especialização em Nutrição Infantil e do Adolescente pela Universidade Federal de São Paulo (UNIFESP). Mestrado em Ciências da Saúde pelo Programa de Pós-graduação em Psiquiatria e Psicologia Médica da UNIFESP e Doutoranda pelo Programa de Pós-graduação em Psiquiatria e Psicologia Médica da UNIFESP. Colaboradora na pesquisa no Programa de Atendimento, Ensino e Pesquisa em Transtornos Alimentares na Infância e Adolescência (PROTAD). Nutricionista do Grupo de Transtorno Alimentar Restritivo Evitativo (TARE), membro do Núcleo de Pesquisa (NUPE) e Coordenadora e Professora em curso de Pós-graduação no Programa de Transtornos Alimentares (AMBULIM) do Instituto de Psiquiatria do Hospital das Clínicas da Faculdade de Medicina da Universidade de São Paulo (IPq--HCFMUSP).

Simon Rosenbaum
Scientia Associate Professor in the School of Psychiatry, UNSW Sydney, and an honorary fellow at the Black Dog Institute. He serves as the President Elect of the Australasian Society for Traumatic Stress Studies, an elected national director of Exercise and Sports Science Australia and co-chair of the Olympic Refuge Foundation's Think Tank on sport and humanitarian settings. Simon has led international research and capacity building projects, including working in the Rohingya refugee crises in Bangladesh. From December 2019 to June 2020 he completed a short-term contract with the United Nations Migration Agency (IOM) in Cox's Bazar, Bangladesh as a community based mental health and psychosocial support (MHPSS) officer.

Tetyana Rocks
Deakin University, The Food & Mood Centre, IMPACT – the Institute for Mental and Physical Health and Clinical Translation, School of Medicine, Barwon Health, Geelong, Australia.

Thiago Pacheco de Almeida Sampaio
Psicólogo, Doutor em Psicologia Clínica pelo Instituto de Psicologia e Mestre em Ciências (área de concentração Psiquiatria) pela Faculdade de Medicina da Universidade de São Paulo (FMUSP). Professor e Supervisor Clínico do Curso de Especialização em Terapia Comportamental Cognitiva dos Transtornos Psiquiátricos do Programa de Ansiedade do Instituto de Psiquiatria do Hospital das Clínicas da FMUSP.

Vanessa Pinzon
Médica Psiquiatra pela Universidade Federal do Rio Grande do Sul (UFRGS). Mestre em Ciências pela Faculdade de Medicina da Universidade de São Paulo (FMUSP). Especialista em Transtornos Alimentares. Coordenadora do Programa de Assistência, Ensino e Pesquisa em Transtornos Alimentares na Infância e Adolescência (PROTAD) do Instituto de Psiquiatria do Hospital das Clínicas da FMUSP.

Vanessa Ruotolo Ferreira
Psicóloga. Especialista em Terapia Cognitivo-Comportamental aplicada aos Distúrbios do Sono. Doutora em Ciências pela Universidade Federal de São Paulo (UNIFESP). Pesquisadora de temas relacionados aos Distúrbios do Sono.

Vitor Maia Santos
Psiquiatra. Especialista em Psiquiatria e Psiquiatria Forense pela Associação Brasileira de Psiquiatria (ABP). Médico do Ministério da Economia (ME). Mestrando em Ciências Farmacêuticas na Universidade de Vila Velha (UVV). Diretor Secretário Adjunto da Associação Psiquiátrica do Espírito Santo (APES). Secretário da Comissão de Psiquiatria do Trabalho da ABP. Professor em Curso de Pós-graduação em Psiquiatria da Universidade de Vila Velha (UVV). Pós-graduado em Medicina do Trabalho e Pós-graduado em Perícia Médica.

Viviane Batista Cristiano
Fisioterapeuta. Mestre e Doutoranda pelo Programa de Pós-graduação em Psiquiatria e Ciências do Comportamento pela Universidade Federal do Rio Grande do Sul (UFRGS). Sócia especialista da Sociedade Nacional de Fisioterapia Esportiva e Atividade Física (SONAFE).

Dedicatórias

"Para Theodoro e Mariana, fontes inesgotáveis de inspiração, alegria e amor."
Ana Paula Lopes Carvalho

"À Andréia, Marina, Isabel, Helena e Olivia, com todo meu amor e eterna gratidão."
Beny Lafer

"Dedico este livro à Adriana, por todo amor e apoio. Agradeço também aos meus mentores, professores e colegas. Este livro é fruto de conhecimentos adquiridos ao longo de uma longa caminhada que, sem a companhia de todos, não teria graça."
Felipe Barreto Schuch

A Medicina é uma área do conhecimento em constante evolução. Os protocolos de segurança devem ser seguidos, porém novas pesquisas e testes clínicos podem merecer análises e revisões, inclusive de regulação, normas técnicas e regras do órgão de classe, como códigos de ética, aplicáveis à matéria. Alterações em tratamentos medicamentosos ou decorrentes de procedimentos tornam-se necessárias e adequadas. Os leitores, profissionais da saúde que se sirvam desta obra como apoio ao conhecimento, são aconselhados a conferir as informações fornecidas pelo fabricante de cada medicamento a ser administrado, verificando as condições clínicas e de saúde do paciente, dose recomendada, o modo e a duração da administração, bem como as contraindicações e os efeitos adversos. Da mesma forma, são aconselhados a verificar também as informações fornecidas sobre a utilização de equipamentos médicos e/ou a interpretação de seus resultados em respectivos manuais do fabricante. É responsabilidade do médico, com base na sua experiência e na avaliação clínica do paciente e de suas condições de saúde e de eventuais comorbidades, determinar as dosagens e o melhor tratamento aplicável a cada situação. As linhas de pesquisa ou de argumentação do autor, assim como suas opiniões, não são necessariamente as da Editora.

Esta obra serve apenas de apoio complementar a estudantes e à prática médica, mas não substitui a avaliação clínica e de saúde de pacientes, sendo do leitor – estudante ou profissional da saúde – a responsabilidade pelo uso da obra como instrumento complementar à sua experiência e ao seu conhecimento próprio e individual.

Do mesmo modo, foram empregados todos os esforços para garantir a proteção dos direitos de autor envolvidos na obra, inclusive quanto às obras de terceiros e imagens e ilustrações aqui reproduzidas. Caso algum autor se sinta prejudicado, favor entrar em contato com a Editora.

Finalmente, cabe orientar o leitor que a citação de passagens desta obra com o objetivo de debate ou exemplificação ou ainda a reprodução de pequenos trechos desta obra para uso privado, sem intuito comercial e desde que não prejudique a normal exploração da obra, são, por um lado, permitidas pela Lei de Direitos Autorais, art. 46, incisos II e III. Por outro, a mesma Lei de Direitos Autorais, no art. 29, incisos I, VI e VII, proíbe a reprodução parcial ou integral desta obra, sem prévia autorização, para uso coletivo, bem como o compartilhamento indiscriminado de cópias não autorizadas, inclusive em grupos de grande audiência em redes sociais e aplicativos de mensagens instantâneas. Essa prática prejudica a normal exploração da obra pelo seu autor, ameaçando a edição técnica e universitária de livros científicos e didáticos e a produção de novas obras de qualquer autor.

Sumário

Apresentação XVII

Prefácio XIX

PARTE I – CONCEITOS INTRODUTÓRIOS

1   A medicina do estilo de vida
e suas relações com a saúde mental 2
Ana Paula Lopes Carvalho, Beny Lafer,
Felipe Barreto Schuch

2   Ferramentas da medicina do estilo de
vida: modelo transteórico de mudança
e entrevista motivacional como
estratégias translacionais de
mudança de hábitos 12
Margareth da Silva Oliveira,
Fernanda Pasquoto de Souza,
Raquel de Melo Boff

PARTE II – ATIVIDADE FÍSICA

3   Conceitos básicos de
exercício físico e atividade física............26
Ana Carolina Kanitz, Rochelle Rocha Costa,
Rodrigo Sudatti Delevatti

4   Atividade física e depressão.................34
Fernanda Castro Monteiro,
Andrea Camaz Deslandes

5   Atividade física e transtorno bipolar 45
Beny Lafer, Lucas Melo Neves, Cícera Duarte,
Felipe Barreto Schuch

6   Ansiedade e estresse...........................55
Grace McKeon, Simon Rosenbaum

7   Transtorno por uso de substâncias........66
Cássio Lamas Pires, Franciele Ramos Figueira,
Eduardo Lusa Cadore

8   Exercício e demências 77
Felipe de Oliveira Silva,
Andrea Camaz Deslandes

9   Exercício e esquizofrenia 90
Michele Fonseca Szortyka,
Viviane Batista Cristiano,
Paulo Belmonte-de-Abreu

10 Exercício físico e doença de
Parkinson 97
Elren Passos-Monteiro

PARTE III – NUTRIÇÃO

11 Introdução à psiquiatria nutricional 110
Tetyana Rocks, Gina Howland, Anu Ruusunen,
Genevieve Moseley, Felice Jacka

12 Nutrição e transtorno de déficit de
atenção e hiperatividade.....................122
Roberta Carbonari Muzy, Clara Pereira

13 Transtorno bipolar e nutrição 133
Fernanda Carramaschi Gabriel, Elisa Brietzke,
Beny Lafer

14 Psiquiatria nutricional no transtorno
depressivo maior 144
Ruth Barteli Grigolon, Rodrigo B. Mansur,
Beny Lafer, Elisa Brietzke

15 Nutrição e demências...........................158
Marcos Vasconcelos Pais,
Júlia Cunha Loureiro,
Orestes Vicente Forlenza

16 Nutrição e esquizofrenia......................170
Ann-Katrin Kraeuter

17 Ansiedade e nutrição..........................185
Thiago Pacheco de Almeida Sampaio,
Carolina V. de M. B. Pimentel

18 Transtornos alimentares e nutrição......197
Camila Lafetá Sesana, Vanessa Pinzon

PARTE IV – SONO

19 O que é o sono saudável e como fazer
a investigação clínica/laboratorial 210
Israel Soares Pompeu de Sousa Brasil,
Rosa Hasan

20 Terapia cognitivo-comportamental
para insônia 222
Luciane Bizari Coin de Carvalho,
Vanessa Ruotolo Ferreira

PARTE V – MANEJO DO ESTRESSE

21 Relaxamento e meditação..................232
Regina Chamon, Roberto Cardoso

22 Técnicas psicológicas e a
atenção plena (*mindfulness*)
no manejo do estresse 243
Thiago Pacheco de Almeida Sampaio

23 Síndrome de *burnout*:
trabalho e saúde.................................256
Letícia Maria Akel Mameri-Trés,
Vitor Maia Santos

24 Psiquiatria positiva.............................262
Leonardo Machado, Isabela Pina,
Luciana Paes de Barros,
Letícia Maria Akel Mameri-Trés

PARTE VI – RELACIONAMENTOS SAUDÁVEIS

25 Reflexões sobre relações sociais
e saúde mental 272
Fabíola Gomes

26 Solidão e isolamento social:
uma visão clínica................................284
Lena Nabuco de Abreu,
Karla Mathias de Almeida

27 A psiquiatria do estilo de vida e a
pandemia de Covid-19........................292
Ana Paula Lopes Carvalho, Daniel Martinez

Índice remissivo...303

Apresentação

Agradecemos a todos os colaboradores, colegas que doaram seu precioso tempo para compartilhar suas pesquisas e experiências clínicas e por trazerem o estado da arte desse tema que nos é tão caro.

Nosso objetivo foi, desde o princípio, apresentar o tema da Psiquiatria do Estilo de Vida com sua devida importância e seriedade, deixando claro que é mais uma ferramenta com grande potencial no exercício da psiquiatria clínica, estando longe de ser uma panaceia. Vem para somar às abordagens conhecidas, seguras e eficazes. Para a execução deste projeto, a única exigência *sine qua non* aos nossos colaboradores foi: "deve ser baseado em evidências científicas, publicadas na literatura", deixando-os livres para trazer o seu melhor conhecimento no assunto. Somos gratos por o terem feito com tamanha qualidade. Não podemos deixar de agradecer à Editora Manole e sua equipe: Vanessa Huguenin, que acreditou no projeto desde o início e que, de forma certeira e delicada, garantiu que cada etapa fosse concluída a tempo; e Juliana Waku que com sua competência e experiência nos entrega de volta um livro com conteúdo de qualidade aliado a um excepcional projeto gráfico.

Este livro foi escrito para o profissional da saúde que quer se atualizar e conhecer o tema a partir de uma fonte segura e que entrega dicas práticas para a atuação clínica. Para isso, buscamos oferecer um texto abrangente, multidisciplinar e atualizado com as publicações mais recentes nesta área que cresceu muito nos últimos anos. Esperamos que o livro possa abrir as portas e despertar a atenção dos leitores para uma área tão fascinante e atual como a da Psiquiatria do Estilo de Vida.

Os Editores

Prefácio

Há apenas uma década, a Psiquiatria Nutricional passou de ilustre desconhecida para, rapidamente, ocupar uma posição de destaque no tratamento clínico de diversos transtornos psiquiátricos. Esta ascensão em seu reconhecimento foi decorrente de várias circunstâncias catalisadoras. Em primeiro lugar, um conjunto convincente de dados epidemiológicos confirmou que dietas pobres, atividade física inadequada, perturbações do sono e tabagismo são fatores de risco inequívocos para diversos problemas psiquiátricos de alta prevalência e causadores de incapacitação importante. Em sua maioria, esses fatores de risco operam de forma bidirecional, sendo precursores e gatilhos para a gênese dos distúrbios, mas também amplificadores de suas consequências. Nas últimas décadas, tem havido um aumento surpreendente e significativo na prevalência de transtornos psiquiátricos de alta prevalência, aparentemente acompanhando a deterioração global dos fatores de risco para o estilo de vida, especialmente dieta e atividade física. Por último, apesar dos avanços na farmacoterapia e na psicoterapia, ainda persiste grande defasagem no tratamento e, diante disso, muitas pessoas não conseguem ser suficientemente beneficiadas com as terapias disponíveis.

Hoje em dia contamos com evidências convincentes de que as intervenções no estilo de vida são relevantes para pessoas com variadas dificuldades psiquiátricas. A atividade física possui a melhor base de evidências, o que é corroborado por numerosos estudos clínicos em termos da capacidade do exercício em conferir benefícios a pessoas com transtornos de humor e ansiedade. Uma série de estudos clínicos publicados recentemente sugere que a modificação da dieta pode beneficiar pessoas com transtornos de humor. Esse panorama é acompanhado pelo nível de evidências metanalíticas, de que a cessação do tabagismo está associada a melhoras no humor e na ansiedade, o que também vale para a descontinuação de outras drogas recreativas. Por último, as estratégias que objetivam melhorar o sono e controlar o estresse estão associadas a melhoras significativas na saúde mental. Atualmente, essas iniciativas constituem o alicerce para muitas estratégias de manejo terapêutico disponíveis na psiquiatria.

Considerando o insucesso dos tratamentos em diminuir a carga de doença global e a incapacitação associada a elas e tendo em vista que a prevenção e não o tratamento trouxeram os maiores êxitos obtidos nas últimas décadas com relação ao câncer e às doenças cardiovasculares, a ênfase tem sido dada à prevenção dos transtornos psiquiátricos. E aqui também o foco passa a ser na psiquiatria do estilo de vida. Esses fatores de risco universais atuam em sintonia no aumento de risco para doenças crônicas não transmissíveis, situando-se entre os alvos preventivos populacionais mais viáveis com o objetivo de diminuir a carga representada pelos transtornos psiquiátricos. Começam agora os primeiros ensaios clínicos em larga escala para avaliação de intervenções no estilo de vida para a diminuição da incidência de transtornos mentais.

No entanto, todas essas informações necessitam de recursos para agregar, simplificar e contextualizar esse enorme volume de dados, de modo a torná-los acessíveis e úteis para os médicos. Este livro, *Psiquiatria do Estilo de Vida*, editado por Ana Paula Carvalho, Beny Lafer e Felipe Schuch, três eminentes líderes na área, atende amplamente a essa necessidade. O livro abrange todas as informações necessárias para a orientação do clínico por meio das evidências e para o uso das técnicas necessárias para a incorporação da medicina do estilo de vida na prática. O livro inicia com uma apresentação do construto da medicina do estilo de vida, fornecendo ferramentas ao clínico para que ele possa promover mudanças no comportamento. Seções sucessivas que tratam de atividade física, nutrição, sono, gerenciamento de estresse e suportes dividem os elementos da medicina do estilo de vida em seções digeríveis. Essas seções são respectivamente aplicadas aos transtornos mentais comuns, como TDAH, transtorno bipolar, depressão, abuso de substâncias, transtornos alimentares, de ansiedade, psicose e transtornos neurodegenerativos.

A relevância cada vez maior da psiquiatria do estilo de vida fica em maior destaque pelo fato de que essa especialidade não aparecia nas diretrizes clínicas há apenas uma década atrás. A mudança no estilo de vida ocupa um lugar central nas diretrizes mais recentes, como por exemplo as orientações do Royal Australian and New Zealand College of Psychiatry para depressão e transtorno bipolar, caso em que, atualmente, constitui o primeiro passo no controle desses transtornos. A rápida escalada de importância do campo da psiquiatria do estilo de vida ressalta a necessidade de uma exposição definitiva do tópico – o que este livro habilmente nos proporciona.

Michael Berk, MBBCh, MMed (Psych), FF(Psych)SA, PhD, FRANZCP, FAAHMS
National Health and Medical Research Council (NHMRC) Senior Principal Research Fellow.
Alfred Deakin Professor of Psychiatry, School of Medicine, Deakin University and Barwon Health.
Director, IMPACT, the Institute for Mental and Physical Health and Clinical Translation.
Honorary Professorial Research Fellow, Orygen The National Centre of Excellence in Youth Mental Health, The Florey Institute of Neuroscience and Mental Health, Department of Psychiatry, University of Melbourne e Department of Public Health and Preventive Medicine, Monash University, Australia.

Preface

From not being on the radar as little as a decade ago, nutritional psychiatry has rapidly moved to pole position in the clinical management of diverse psychiatric disorders. This catapult in recognition has resulted from several catalysts. Firstly, a compelling body of epidemiology data has confirmed that poor diet, inadequate physical activity, disrupted sleep and smoking are clear risk factors for diverse high prevalence and high disability psychiatric conditions. For the most part, these risk factors operate in a bi-directional manner, being both precursors and triggers for the genesis of disorders as well as being amplifiers of the consequences of these disorders. Over the past decades there has been a surprising but significant increase in the prevalence of the high prevalence psychiatric disorders that appears to parallel global deterioration in lifestyle risk factors especially diet and physical activity. Lastly, notwithstanding advances in pharmacotherapy and psychotherapy there remains a major treatment gap such that many individuals fail to garner sufficient benefit from available therapies.

There is now compelling evidence that lifestyle interventions are valuable for people with diverse psychiatric difficulties. Physical activity arguably has the best evidence base, being supported by multiple clinical trials in terms of its ability to confer benefit to people with mood and anxiety disorders. There is now a confluence of recent clinical trials suggesting that diet modification may benefit people with mood disorders. This is paralleled by meta analytic level of evidence that smoking cessation is associated with improvements in mood and anxiety which is also true of cessation of other recreational drugs. Lastly strategies to improve sleep and improve stress management are associated with significant improvements in mental health. These now form a core building block in many psychotherapeutic management strategies.

Given the failure of treatment to reduce the global burden of disability and given that the major successes over the past few decades in cancer and cardiovascular disease have been in prevention rather than treatment, there is an increasing emphasis on prevention of psychiatric disorders. Here too lifestyle psychiatry takes centre stage. These universal risk factors operate in concert as risk factors for other non--communicable disorders and are amongst the most plausible targets for population wide preventive interventions to reduce the burden of psychiatric disorders. The first large scale trials of lifestyle factors to reduce the burden of psychiatric diseases are now beginning.

However, this plethora of new information begs resources to aggregate, simplify and contextualise this large amount of data to make it accessible and useful to clinicians. This book, "Lifestyle and Mental Health: A practical evidence-based guide" which is edited by three eminent leaders in the field, Ana Paula Carvalho, Beny Lafer and Felipe Schuch, amply meets this need. The book covers all the requisite information to guide a clinician through the evidence and techniques required to incorporate lifestyle medicine into practice. The book begins introducing the construct of lifestyle medicine and providing tools to the practising clinician for changing behaviour. Successive sections dealing with physical activity, nutrition, sleep, stress management and supports break down the elements of lifestyle medicine into digestible sections. These are respectively applied to the common mental disorders such as ADHD, bipolar disorder, depression, substance abuse, anxiety eating disorders psychosis and the neurodegenerative disorders.

The rapidly increasing relevance of lifestyle psychiatry is best spot lit by the fact that lifestyle psychiatry did not appear in clinical guidelines a decade ago. Lifestyle management is now front and centre of the most recent (2021) guidelines such as the Royal Australian and New Zealand College of Psychiatry guidelines for both depression and bipolar disorder where they are now step one in the management of these disorders. The rapid escalation of importance of the field of lifestyle psychiatry underscores the need for a definitive exposition of the topic which this book ably provides.

Michael Berk, MBBCh, MMed (Psych), FF(Psych)SA, PhD, FRANZCP, FAAHMS
National Health and Medical Research Council (NHMRC) Senior Principal Research Fellow. Alfred Deakin Professor of Psychiatry, School of Medicine, Deakin University and Barwon Health. Director, IMPACT, the Institute for Mental and Physical Health and Clinical Translation. Honorary Professorial Research Fellow, Orygen The National Centre of Excellence in Youth Mental Health, The Florey Institute of Neuroscience and Mental Health, Department of Psychiatry, University of Melbourne e Department of Public Health and Preventive Medicine, Monash University, Australia.

PARTE I

CONCEITOS INTRODUTÓRIOS

CAPÍTULO 1

A medicina do estilo de vida e suas relações com a saúde mental

Ana Paula Lopes Carvalho
Beny Lafer
Felipe Barreto Schuch

Objetivos do capítulo	Questões orientadoras
▪ Conceituar a medicina do estilo de vida (MEV). ▪ Contextualizar o cenário atual da saúde mental e os comportamentos associados à carga de doença global. ▪ Trazer os dados que correlacionam a medicina do estilo de vida à psiquiatria e à saúde mental – psiquiatria do estilo de vida.	▪ O que é medicina do estilo de vida? ▪ Quais pilares sustentam a medicina do estilo de vida? ▪ Por que conhecer os hábitos de um paciente psiquiátrico é importante para o profissional de saúde? ▪ Quais os mecanismos fisiológicos envolvidos na relação dos hábitos com a saúde mental? ▪ Adotar os conhecimentos da MEV implica em "abandonar" a psiquiatria tradicional?

INTRODUÇÃO À MEDICINA DO ESTILO DE VIDA: DEFINIÇÃO E PILARES

O termo *lifestyle medicine* foi utilizado pela primeira vez em 1989 em um simpósio europeu sob o título: *Cancer control and lifestyle medicine. Present and future of indoor air quality: proceedings of the Brussels Conference*. Mas foi em 1999, que um cardiologista – James Rippe – da Harvard Medical School lançou o que é considerado o primeiro livro texto da especialidade *lifestyle medicine*. Ainda assim, médicos, profissionais de saúde e pesquisadores trabalhavam de forma independente, sem que as peças do quebra-cabeça dos hábitos e suas relações com a saúde pudessem formar o que hoje já se estabeleceu como campo de atuação e pesquisa[1,2].

Somente em 2003 foi fundada a primeira instituição oficial dedicada à pesquisa e disseminação dos conceitos relacionados à MEV, a American College of Lifestyle Medicine (ACLM); e, a partir de 2017, realizada a primeira certificação na especialidade, que atualmente acontece em todos os cinco continentes. A definição de medicina do estilo de vida pelo ACLM[3] é: "O uso de abordagens de estilo de vida, baseadas em evidências – tais como dieta predominantemente vegetal e com alimentos integrais, atividade física regular, sono restaurador, controle do estresse, prevenção do uso de substâncias tóxicas, e conexão social positiva – como modalidades terapêuticas primárias para o tratamento e prevenção, e em alguns casos, reversão de doenças crônicas."

A prática da MEV tem como base seis pilares principais[3]:

1. Alimentação saudável: a ciência nutricional evoluiu, assim como seu diálogo com a medicina. Hábitos alimentares podem não só evitar doenças, mas também tratar e melhorar muito a qualidade de vida em condições crônicas, como o diabetes tipo 2[4]. A composição da dieta é simples, porém, difícil de colocar em prática sem ajuda de profissionais e/ou envolvimento da comunidade em que a pessoa está inserida: comida não industrializada nem ultraprocessada, fresca e preparada em casa. Os aspectos sociopolíticos nos quais o indivíduo está inserido também são fatores determinantes do comportamento alimentar e políticas de taxação de industrializados, bebidas açucaradas e alcoólicas passam a fazer parte das intervenções necessárias; assim como, facilitar o acesso aos alimentos *in natura*. Aqui vale: "Descascar mais, desembalar menos." O trabalho multidisciplinar é indispensável, uma vez que ainda existe uma lacuna no ensino da nutrição aos médicos, o que afeta seu conhecimento, habilidades e confiança para implementar cuidados nutricionais[5].

2. Sono reparador: o sono é uma necessidade humana como a comida, a água e o ar[6]. A perda da qualidade do sono traz graves consequências à saúde cerebral, emocional e física, aumentando os riscos para doenças cardiovasculares, metabólicas e psiquiátricas[6,7]. Apesar de envolver mecanismos moleculares, genéticos e celulares, é diferente do respirar; portanto, dormir, assim como comer, vai depender de comportamentos voluntários[6]. E a sociedade na qual estamos inseridos dificulta escolhas relacionadas à higiene do sono, pois desconectar-se tornou-se um desafio, criando uma barreira para o número de horas necessárias ao sono saudável (re-parador) – uma vez que globalização e a tecnologia passam a fazer parte do cotidiano e o indivíduo recebe estímulos a todo instante. Um fenômeno descrito recentemente soma-se a essa realidade: é o denominado FoMO (*fear of missing out*), caracterizado pelo medo de estar fora das experiências recompensadoras vividas "por todos" enquanto se está ausente das redes sociais ou da internet[8]. O caminho para a melhora da qualidade do sono da população são as intervenções comportamentais com foco na mudança de hábitos, higiene do sono, terapia cognitivo comportamental da insônia, dentre outras, que são ferramentas utilizadas nas abordagens propostas pela MEV[7].

3. Atividade física: a Organização Mundial da Saúde (OMS) tem um objetivo ambicioso, diminuir a inatividade física em 15% entre adultos e adolescentes até 2030[9,10]. Mas existe uma longa jornada para o alcance dessa meta. A atividade física regular é um conhecido fator de proteção para a prevenção e gestão de doenças não transmissíveis (foco principal da MEV), e o sedentarismo responsável por grande parte do adoecimento por doenças crônicas não transmissíveis na população mundial[9]. Mas na prática, o "saber" não é sinônimo do "agir". Isso foi demonstrado por um estudo americano que avaliou a aderência à atividade física dez anos após a publicação de seu *Physical Activity Guidelines for Americans*; os achados foram, no mínimo, intrigantes: houve aumento do comportamento sedentário e não houve diferença estatística para o aumento de atividade física[11]. Na prática clínica, muitos pacientes se queixam de não saber como iniciar a mudança e desistem por acharem que não vão conseguir; nesse momento, ter um profissional com conhecimento na área fará toda a diferença.

4. Combate ao tabagismo, ao uso de drogas ilícitas, e uso de álcool com moderação. O uso abusivo de substâncias psicoativas resulta em substancial carga socioeconômica, e a ten-

dência nos últimos anos é de um aumento de sua prevalência[12]. O tabagismo, por exemplo, é um dos principais fatores de risco para morte prematura segundo dados do *Global Burden Disease*[13]. Esses comportamentos são muitas vezes utilizados como instrumento de enfrentamento da insônia, do mal-estar, do estresse do dia a dia, para dormir melhor, para trabalhar melhor, entre outros, levando à dependência e riscos graves à saúde. As duas principais ferramentas utilizadas por profissionais da MEV nasceram como arsenal do conjunto de abordagens à dependência química – a Entrevista Motivacional e o Modelo Transteórico de Mudanças, que serão abordados no segundo capítulo deste livro.

5. Relacionamentos interpessoais: a conectividade social é um dos fatores de proteção para evitar a morte prematura[13] e a solidão, um fator de risco cardiovascular maior que a obesidade[13]. A percepção de isolamento social ativa o eixo hipotálamo-hipófise-adrenal e está entre as principais causas de estresse crônico em adultos[13]. Com o envelhecimento da população (o número de pessoas acima de 60 anos triplicou desde 1950), o número maior de pessoas morando sozinhas, famílias em que ambos os pais trabalham, casamentos mais "frágeis", e a internet mudando a forma de interação interpessoal, há uma crescente prevalência da solidão na sociedade contemporânea[14]. De acordo com uma metanálise recente, sentir-se sozinho e sem apoio psicossocial equivale a fumar 15 cigarros por dia, quanto a morbimortalidade[15]. Ajudar pacientes a lidar com essa realidade e a superá-la também é papel dos profissionais da MEV.

6. Manejo do estresse: o evento estressor é todo aquele que demanda energia para adaptação e que quando se torna crônico pode resultar em adoecimento[16]. Uma pessoa com altos níveis de estresse tem piora do padrão alimentar[17], aumento do tempo gasto em comportamento sedentário[16,17], piora da qualidade do sono[18], altos índices de isolamento social[19], e maior risco para uso de substâncias psicoativas[17]. Ensinar aos pacientes a manejar o estresse, fornecendo meios de enfrentamento saudáveis e eficazes é um dos objetivos primários da MEV, passando a ser um fator que pode proteger do adoecimento.

Os pilares estão interconectados e a melhora de um pode resultar em melhora de outros como num círculo virtuoso; a recíproca é verdadeira, como no exemplo a seguir: o paciente que vem apresentando insônia há algumas semanas, acorda cansado e indisposto para exercitar-se. Sem atividade física e com sono inadequado apresenta ganho de peso e nessas condições tem mais chances de se alimentar mal. Em sobrepeso ou obesidade passa a evitar sair de casa, ficando mais isolado, o que resulta em aumento do estresse, tristeza e comportamentos aditivos. Decide tomar alguma bebida alcóolica para conseguir dormir, o que dá a falsa impressão de funcionar, porém, resulta em um sono não reparador e que pode se estender por dias a fio, como num círculo vicioso (Figura 1).

No Brasil, a MEV se estabeleceu formalmente em 2018, com a fundação do Colégio Brasileiro de Medicina do Estilo de Vida (CBMEV), e com o I Curso Brasileiro de Medicina do Estilo de Vida Aplicado à Clínica, que aconteceu no Instituto de Psiquiatria do Hospital das Clínicas da Faculdade de Medicina da Universidade de São Paulo, organizado pelo Grupo de Interconsultas. Em 2020, foi lançado, dentro de uma das principais publicações brasileiras, o primeiro livro de psiquiatria com uma seção inteiramente dedicada à MEV aplicada a Saúde Mental[20].

QUAIS AS DIFERENÇAS DA ABORDAGEM DA MEV EM RELAÇÃO À MEDICINA CONVENCIONAL E "O QUE NÃO É MEV"?

A MEV, embora seja uma disciplina recém-nascida, não pretende ser uma prática alternativa à medicina convencional. É uma estratégia complementar para lidar com as consequências

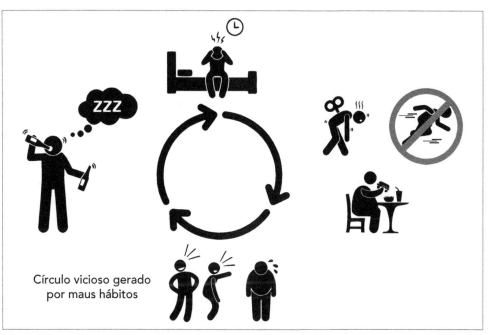

FIGURA 1 O círculo vicioso de um estilo de vida insalubre (não importando se é "escolha" ou consequência de um diagnóstico) é um processo que se retroalimenta, e cada um dos hábitos pode levar ao outro ou reforçar o comportamento já apresentado. Qualidade do sono que determina nível de alerta e disposição, tipo de alimentação, e presença de atividade física; o peso poderá ser determinado por esses fatores e levar ao isolamento social ou a atividades mais caseiras. O uso de álcool pode ser uma "solução" paliativa para insônia e solidão, levando à piora ou ao começo de insônia e assim sucessivamente.

na saúde contemporânea resultantes da urbanização, globalização e industrialização inerentes à nossa cultura atual[21]. Por definição, a MEV é baseada em evidências, é interdisciplinar, e tenta minimizar/mitigar/resolver os problemas trazidos por hábitos contemporâneos de uma sociedade em que os humanos não estão biologicamente adaptados para viver. Traz outro paradigma ao olhar para o indivíduo 'doente', o contexto em que ele se insere, suas contradições e responsabilidades sobre a própria saúde, e qual o papel que o médico e o profissional de saúde passam a exercer nesse encontro[22].

Importante destacar que a MEV não nega a medicina tradicional ou convencional. Nem a importância de intervenções farmacológicas e/ou cirúrgicas. O que se busca é uma conversa, uma forma complementar de abordagem. Na Tabela 1 mostramos algumas das principais diferenças entre as duas abordagens ou olhares médicos[22,23].

TABELA 1 Medicina do estilo de vida e a medicina tradicional/convencional

Tradicional	Medicina do estilo de vida
Trata os fatores de risco individuais	Busca compreender e ajudar a mudar hábitos associados ao adoecimento
Paciente é passivo – só deve seguir as ordens médicas	Paciente é ativo, e se envolve nas decisões relativas à sua própria saúde
Paciente não é solicitado a fazer grandes mudanças	Paciente é solicitado a fazer grandes mudanças
Tratamento de curto prazo	Tratamento de longo prazo
Responsabilidade é do clínico	Reponsabilidade é dividida com o paciente
Ênfase no diagnóstico e na prescrição	Medicação pode ser prescrita, mas a ênfase é na mudança de estilo de vida

Fonte: Carvalho, 2019[22]; Australasian Society of Lifestyle Medicine, 2019[23].

Uma preocupação recorrente das instituições oficiais relacionadas à MEV é o entendimento de qual o escopo, a definição correta, e de que não se confundam algumas outras especialidades ou áreas da medicina com ela. É nesse contexto de esclarecimento que um editorial publicado pela Australasian Society of Lifestyle Medicine publicou alguns esclarecimentos com os principais enganos feitos por profissionais e leigos que querem saber mais sobre o tema[24]. Aqui resumimos alguns deles:

- A MEV não é sobre negar o uso de medicamentos[24]: não há negação da ciência e dos tratamentos já estabelecidos pela medicina e pela literatura médica. Apenas ganhamos uma ferramenta complementar na abordagem ao paciente que passa por uma condição médica.
- A MEV não é sobre tomar suplementos[24]: a MEV não é algo que você possa "tomar", é algo que você faz ou ajuda outros a fazer. É sobre melhorar o comportamento que está relacionado ao adoecimento, construindo novos hábitos e abandonando/diminuindo outros. Suplementos poderão ser usados em casos indicados, como sempre foi. Mas a MEV é sobre hábitos e estilo de vida.
- A MEV não é medicina integrativa[24]: nem medicina funcional ou ambiental. As definições de cada uma delas é diferente, assim como seu escopo.
- A MEV não é sobre dietas em geral ou da moda[24]: o foco está em melhorar a nutrição, e qualquer postura fundamentalista defendendo uma "dieta" em detrimento de outra, ignorando as pesquisas e não levando em consideração a cultura em que o indivíduo está inserido, a literatura médica e a ciência não são considerados MEV.
- A MEV não é um movimento vegetariano ou vegano[24]: o que comemos, por que comemos, como preparamos e compartilhamos está intrinsecamente ligado à cultura e à identidade, à tradição, à geografia, a recursos e, provavelmente, o mínimo

deles, à escolha individual, visto que nossas 'escolhas' geralmente são um produto de todos os itens citados. E provavelmente o mais importante hoje em dia é evitar "substâncias semelhantes a alimentos comestíveis" – ou seja, industrializados e ultraprocessados.

Mais um aspecto que se destaca na MEV em relação à abordagem convencional é a ênfase no autocuidado dos médicos, uma vez que médicos que adotam um estilo de vida saudável têm maior chance de ter pacientes com o mesmo perfil[25].

PSIQUIATRIA DO ESTILO DE VIDA

A saúde mental é influenciada e influencia o estilo de vida adotado por um indivíduo. O crescente número de pesquisas que correlacionam dieta, atividade física, sedentarismo, controle de estresse, entre outros, ao desfecho clínico-psiquiátrico, trouxe mais ferramentas para prevenção e tratamento adjuvante e intervenções para somar ao arsenal terapêutico[27].

Ao conjunto de evidências e práticas que envolvem as ferramentas da medicina do estilo de vida aplicadas à saúde mental e à psiquiatria dá-se o nome de psiquiatria do estilo de vida (*lifestyle psychiatry*)[27].

Como veremos a seguir existem diversas influências na saúde global do paciente que sofre com um diagnóstico em saúde mental. Essa realidade demanda intervenções que implicam em aumentar o nível de atividade física, melhorar sua dieta, enfrentar o tabagismo, o sedentarismo, o sobrepeso e a síndrome metabólica, e aumentar sua qualidade de vida, assim como melhorar sua resposta ao tratamento[27,28].

Perfil clínico-metabólico do paciente psiquiátrico

Os dados do último levantamento do *Global Burden of Disease*[29] apontaram como principais fatores de risco para a mortalidade:

- Hipertensão arterial sistêmica.
- Hiperglicemia.
- Obesidade.

Tabagismo, uso abusivo de álcool, sedentarismo, dieta pobre em nutrientes e rica em consumo de alimentos industrializados estão entre os comportamentos relacionados a esses fatores[29].

No Brasil, os fatores de risco mais prevalentes para mortalidade são:

- Obesidade.
- Hipertensão arterial sistêmica
- Tabagismo.

Os riscos relacionados à dieta e ao uso abusivo de álcool vêm em 5º e em 6º lugares, consecutivamente (Figura 2).

Em paralelo, as doenças mentais que afetam quase 30% da população mundial ao longo da vida estão entre as principais responsáveis pelo aumento da carga de doença global, somando 32% dos anos vividos com incapacidade[29]. E apesar dos avanços nas psicoterapias e nos tratamentos farmacológicos, boa parte dos pacientes não respondem de forma satisfatória, não atingindo a remissão total[30]. Outro dado preocupante é o fato de grande parte das pessoas do planeta não terem acesso a serviços de saúde mental especializados[30].

O perfil clínico dos pacientes psiquiátricos também está associado ao maior risco de mortalidade prematura por todas as causas quando comparados a população em geral. A expectativa de vida de indivíduos com transtornos psiquiátricos maiores é reduzida por 7 a 24 anos, de acordo com estudos epidemiológicos[31,32]. Cerca de 60% do excesso de mortalidade observado nesse perfil de pacientes é em decorrência da coexistência de doenças cerebrovasculares, diabetes tipo 2, acidente vascular cerebral e obesidade[31]. A síndrome metabólica (SMet) – definida por uma combinação de obesidade abdominal/central, hipertensão arterial, baixos níveis de HDL, triglicerídeos elevados e hiperglicemia – está presente em 58% dos pacientes psiquiátricos; distribuídos entre a esquizofrenia; transtorno bipolar do humor e transtorno depressivo maior[31].

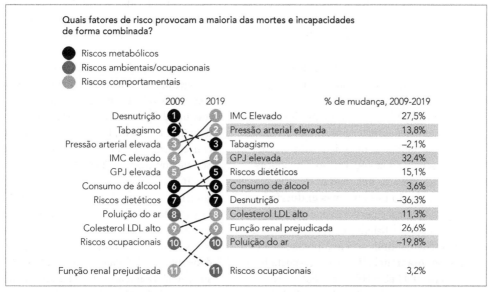

FIGURA 2 Os 10 principais riscos que contribuem para o número total de anos de vida perdidos ajustados por incapacidade (DALY, do inglês *disability adjusted life years*) em 2019 e a variação percentual de 2009-2019, com todas as idades combinadas.

Mecanismos fisiopatológicos e comportamentais e sua relação com a MEV

A fisiopatologia dos transtornos mentais é complexa e envolve a relação entre os sistemas nervoso, endócrino e imune.

A doença mental não pode mais ser explicada como uma alteração apenas do funcionamento das vias de neurotransmissores, em sua quantidade e/ou em uma disfunção unicamente cerebral. A doença psiquiátrica é uma doença sistêmica[32] que se caracteriza por inúmeros fatores que afetam a homeostase da pessoa afetada; o que se agrava pelos fatores listados a seguir:

- Pacientes psiquiátricos têm menores chances de receber um tratamento médico para outra doença do que a população em geral. Os pacientes com doenças mentais graves recebem pouca atenção à saúde física e, consequentemente, menos acesso ao tratamento adequado para suas condições médicas associadas (p. ex., clínica geral, cuidados cardiovasculares e oncológicos). Dados de um estudo mostraram que pessoas com diagnóstico de esquizofrenia recebem 50% menos avaliações médicas de rotina que a população em geral. Ainda, recebem menos atenção em *screenings* médicos, capazes de diminuir as chances de adoecimento futuro, um exemplo: ida regular ao ginecologista pelas mulheres[33].
- Vulnerabilidade genética compartilhada. Já existem evidências de genes comuns para doenças mentais e: obesidade, doença cardiovascular, condições cardiometabólicas, diabetes, doenças inflamatórias[34].
- Desregulação dos sistemas endócrino e imune (central e periférico); e disfunções metabólicas. A fisiologia dos pacientes está alterada, incluindo o eixo hipotálamo-hipofisário-adrenal (HPA), e a resposta inflamatória. O eixo HPA desregulado se caracteriza por distúrbio da sensibilidade dos glicocorticoides, acompanhado por ação sistêmica do cortisol. Há aumento da obesidade central por acúmulo de gordura abdominal, aumento de triglicérides, alterações das citocinas inflamatórias, diminuição da barreira hematoencefálica e ativação indireta da microglia. Em situações de estresse (HPA ativado), o metabolismo do triptofano é desviado da produção de serotonina para a de quinurenina, que possui efeito neurotóxico e de diminuição da neuroplasticidade. A ativação sustentada do eixo HPA e da resposta inflamatória afetam a sensibilidade à insulina e alteram o metabolismo da glicose[34].

- Grande parte do arsenal farmacológico utilizado de forma eficaz para tratamento psiquiátrico apresenta um perfil de efeitos colaterais que alteram o metabolismo basal e/ou o apetite (qualitativa e quantitativamente) com consequente aumento de peso corporal, e risco de desenvolvimento de diabetes tipo 2, hipertensão e outros sintomas da síndrome metabólica[35,36].
- O eixo intestino-cérebro (EIC) é uma via bidirecional que se comunica através de moléculas dos sistemas imune, neuroendócrino, neuronal, e das moléculas produzidas pelo metabolismo dos microrganismos intestinais[37]. Nos últimos anos houve um aumento exponencial de estudos/publicações apontando o papel central do EIC na fisiopatogenia dos transtornos mentais; assim como a microbiota intestinal sendo um promissor "alvo" para novas abordagens terapêuticas. Em 2010, foram 45 publicações com o termo: *gut-brain axis*, e subiu para 802 até novembro de 2020 (fonte: PubMed, 2020). Nos humanos, os casos em que há aumento da permeabilidade intestinal (*leaky gut*) secundária ao estado inflamatório leva ao início de quadros depressivos, e estados depressivos aumentam a permeabilidade intestinal, criando um círculo vicioso[38]. A inflamação está relacionada ao aumento de bactérias Gram-negativas que atravessam a barreira intestinal, causam um

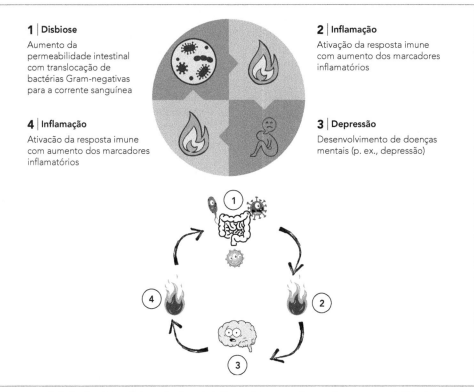

FIGURA 3 O "círculo vicioso" das relações da inflamação com a depressão: a permeabilidade intestinal aumentada (1) facilita a translocação de bactérias Gram-negativas do intestino para a corrente sanguínea, com ativação da resposta imune e aumento do estado inflamatório (2) que, por sua vez, aumenta as chances de desenvolvimento de depressão (3), que está relacionada ao aumento do estado inflamatório (4), responsável pelo aumento da permeabilidade da barreira intestinal (1); dando início ao recomeço do círculo. As alterações podem começar em qualquer uma das partes envolvidas no processo.

aumento de IgM e IgA, devido a uma substância tóxica presente na membrana desses microrganismos. Em resposta, há ativação das moléculas sinalizadoras intracelulares responsáveis pelo aumento de citocinas pró-inflamatórias, como interleucina 1. Há uma cascata na qual há o aumento do estresse oxidativo. Este, por sua vez, aumenta a permeabilidade da barreira intestinal e retroalimenta o ciclo inicial[38,39].

- Estilo de vida – os hábitos dos pacientes com sintomas psiquiátricos estão intimamente relacionados aos fatores citados, podendo melhorar ou piorar o prognóstico e a expectativa de vida. E é nesse contexto que se inserre a MEV na saúde mental, ou surge a denominada psiquiatria do estilo de vida.

COMO INVESTIGAR OS HÁBITOS DO PACIENTE E COMO SE DÁ A INTERVENÇÃO

Existem inúmeros instrumentos validados e padronizados que avaliam cada um dos pilares da MEV de forma isolada, não existe, no entanto, um instrumento que consiga abarcar a avaliação de todos os pilares de forma única. No momento, alguns grupos que trabalham com a MEV tentam desenhar e desenvolver instrumentos de avaliação multifatoriais, incluindo todos os pilares da MEV, para, a partir daí, serem criadas diretrizes de avaliação e intervenção sistematizadas[40]. A anamnese é a ferramenta que temos de investigação e avaliação do estilo de vida e hábitos diários do paciente.

A intervenção dependerá do momento de vida do paciente, de seu diagnóstico, e em que estágio para a mudança ele se encontra. O Modelo Transteórico de Mudanças[41] e a Entrevista Motivacional[42] são exemplos de duas ferramentas para avaliação e intervenção, respectivamente; e serão abordados em detalhes no próximo capítulo. Ao longo do livro serão citados instrumentos, como questionários e escalas que podem ajudar em cada um dos diagnósticos e/ou nos pilares a serem avaliados.

O importante é reconhecer que a mudança de comportamento é um processo lento, gradual; que as mudanças vão acontecer no ritmo do paciente e não no do médico ou profissional da saúde que as prescrevem. Que a postura do profissional precisa ser de acolhimento e não de julgamento, que a frustação fará parte da jornada e que a postura motivacional do profissional deve estar presente e ser aplicada visando resultados positivos na qualidade de vida, melhora da saúde física e mental e aumento da longevidade

REFERÊNCIAS BIBLIOGRÁFICAS

1. Rippe J. Lifestyle medicine. New Jersey: Wiley-Blackwell; 1999.
2. Yeh B, Kong D. The advent of lifestyle medicine. Am J Lifestyle Med. 2013;3(1).
3. American College of Lifestyle Medicine. Lifestyle medicine. Available: https://lifestylemedicine.org/What-is-Lifestyle-Medicine
4. Pot GK, Battjes-Fries MCE, Patijn ON, Pijl H, Witkamp RF, Visser M, et al. Nutrition and lifestyle intervention in type 2 diabetes: pilot study in the Netherlands showing improved glucose control and reduction in glucose lowering medication. BMJ. 2019;0:1-8.
5. Crowley J, Ball L, Hiddink GJ. Nutrition in medical education: a systematic review. Lancet Planet Health. 2019;3:e379-89.
6. Grandner MA. Sleep, health, and society. Sleep Med Clin. 2017;12(1):1-22.

7. Adams SK, Murdock KK, Daly-Cano M, Rose M. Sleep in the social world of college students: bridging interpersonal stress and fear of missing out with mental health. Behav Sci. 2020;10:54.
8. Li L, Griffits MD, Mei S and Niu Z. Fear of missing out and smartphone addiction mediates the relationship between positive and negative affect and sleep quality among Chinese university students. Front Psychiatry. 2020;11:877.
9. World Health Organization. guidelines on physical activity and sedentary behaviour. Geneva: WHO; 2020.
10. World Health Organization. Let`s be active. Available: http://www.who.int/lets-be-active/en/#Beactive (acesso 4 abr 2021).
11. Du Y, Liu B, Sun Y, Snetselaar LG, Wallace RB, Bao W. Trends in adherence to the physical activity guidelines for americans for aerobic activity and time spent on sedentary behavior among US adults, 2007 to 2016. JAMA Netw Open. 2019;2(7):e197597.
12. Prom-Wormley EC, Ebejer J, Dick DM, Bowersd MS. The genetic epidemiology of substance use disorder: a review. Drug Alcohol Depend. 2017;180:241-59.
13. Global Health Metrics. Global burden of 87 risk factors in 204 countries and territories, 1990-2019: a systematic analysis for the Global Burden of Disease Study 2019. Lancet. 2020;396:1223-49.
14. Holt-Lunstad, Smith TB, Baker M, Harris T, Stephenson D. Loneliness and social isolation as risk factors for mortality: a meta-analytic review. Perspect Psychol Sci, 2015;10(2):227-37.
15. Xia N and Li Huige. Loneliness, social isolation, and cardiovascular health. Antioxid Redox Signal. 2018;28(9):837-51.
16. Dėdelė A, Miškinytė A, Andrušaitytė S, Bartkutė Ž. Perceived stress among different occupational groups and the interaction with sedentary behaviour. Int J Environ Res Public Health. 2019;16:4595.
17. Cortes ML, Louzado JA, Oliveira MG, Bezerra VM, Mistro S, Medeiros DS, et al. Association between perceived stress and health-risk behaviours in workers. Psychol Health Med. 2020;9;1-15.
18. Blaxton JM, Bergeman CS, Whitehead BR, Braun ME, Payne JD. Relationships among nightly sleep quality, daily stress, and daily affect. J Gerontol B Psychol Sci Soc Sci. 2017;72(3):363-72.
19. Campagne DM. Stress and perceived social isolation (loneliness). Arch Gerontol Geriatr. 2019;82:192-9.
20. Miguel EC, Lafer B, Elkis H, Forlenza OV. Clínica psiquiátrica – 3 volumes. Barueri: Manole, 2021.

21. Ripol RM. Lifestyle medicine: The importance of considering all the causes of disease. Rev Pisiquiatr Salud Ment. 2012;5(1):48-52.
22. Frates B, Bonnet J, Joseph R, Peterson J. Empowering people to change. In: Frates B, Bonnet J, Joseph R, Peterson J. Lifestyle medicine handbook: An introduction to the power of healthy habits. Monterey: American College of Lifestyle Medicine. Healthy Learning; 2019.
23. Carvalho AP. Medicina do estilo de vida. In: Katekawa A, Góis AFT, Naves B, Martinez D, Figliuolo FNF, Machado G, et al. Médicos na Cozinha. São Paulo: Editora dos Editores; 2019.
24. Australasian Society of Lifestyle Medicine. Time to set the record straight – what Lifestyle Medicine is, and what it is not. Available: https://www.lifestylemedicine.org.au/content/time-to-set-the-record-straight-what--lifestyle=-medicine-is-and-what-it-is-not/#:~:text-So%20if%20someone%20is%20offering,then%20it's%20not%20Lifestyle%20Medicine!
25. Collier R. Healthier doctors, healthier patients. CMAJ. 2012;184(17).
26. Hartzband P, Groopman J. Physician burnout, interrupted. N Engl J Med. 2020;382:2485-7.
27. Noordsy DL. Lifestyle psychiatry. Washington: American Psychiatric Publishing; 2019.
28. Firth J, Ward PB, Stubbs B. Lifestyle psychiatry: investigating health behaviours for mental well-being. Lausanne: Frontiers Media; 2019.
29. GBD 2019 Risk Factors Collaborators. Global burden of 87 risk factors in 204 countries and territories, 1990-2019: a systematic analysis for the Global Burden of Disease Study 2019. Lancet. 2020;396(10258):1223-49.
30. Firth J, Solmi M, Wootton RE, Vancampfort D, Schuch F, Hoare E, et al. A meta-review of "lifestyle psychiatry": the role of exercise, smoking, diet and sleep in the prevention and treatment of mental disorders. World Psychiatry. 2020;19(3):360-80.
31. Pennix BWJH, Lange SMM. Metabolic syndrome in psychiatric patients: overview, mechanisms, and implications. Dialogues Clin Neurosci. 2018;20(1).
32. Mazereel V, Detraux J, Vancampfort D, van Winkel R, De Hert M. Impact of psychotropic medication effects on obesity and the metabolic syndrome in people with serious mental illness. Front Endocrinol. 2020;11:573479.
33. Mitchell AJ, Lord O, Malone D. Differences in the prescribing of medication for physical disorders in individuals with v. without mental illness: meta-analysis. Br J Psychiatry. 2012;201:435-43.
34. Toups M. Inflammation and depression: the neuroimmune connection. Curr Treat Options Psychiatry. 2018;5(4):452-8.
35. Cooper SJ, Reynolds GP, Barnes T, England E, Haddad PM, Heald A, et al. BAP guidelines on the management of weight gain, metabolic disturbances and cardiovascular risk associated with psychosis and antipsychotic drug treatment. J Psychopharmacol. 2016;30(8):717-48.
36. Wang S-M, Han C, Bahk W-M, Lee S-J, Patkar AA, Masand PS, et al. Addressing the side effects of contemporary antidepressant drugs: a comprehensive review. Chonnam Med J. 2018;54:101-12.
37. Mayer E, Ryu HJ. The gut brain axis and microbiome in psychiatric disorders. In: Noordsy DL (Editor). Lifestyle psychiatry. Washington: American Psychiatric Publishing; 2019.
38. Berk M, Williams J, Jacka FN, O'Neil A, Pasco JA, Moylan S, et al. So depression is an inflammatory disease, but where does the inflammation come from? BMC Medicine. 2013;11:200.
39. Meyyappan C. Effect of fecal microbiota transplant on symptoms of psychiatric disorders: a systematic review. BMJ. 2020;20:299.
40. Reis F, Sá-Moura B, Guardado D, Couceiro P, Catarino L, Mota-Pinto A, et al. Development of a healthy lifestyle assessment toolkit for the general public. Front Med. 2019;6:134.
41. Oliveira MS, Boff RM, Cazassas MJ, DiClemente CC. Por que é tão difícil mudar? Constribuições do modelo transteorico de mudança do comportamento na prática clínica e na promoção de saúde. Novo Hamburgo: Synopsis; 2017.
42. Rollnik S, Miller W, Butler CC. Entrevista Motivacional no cuidado à saúde. Ajudando pacientes a mudar o comportamento. São Paulo: Artmed; 2009.

CAPÍTULO 2

Ferramentas da medicina do estilo de vida: modelo transteórico de mudança e entrevista motivacional como estratégias translacionais de mudança de hábitos

Margareth da Silva Oliveira
Fernanda Pasquoto de Souza
Raquel de Melo Boff

Objetivos do capítulo

- Apresentar a interlocução entre a ciência translacional e a medicina do estilo de vida com abordagens de intervenções interdisciplinares em saúde.
- Demonstrar um modelo teórico/prático para auxiliar profissionais da saúde a compreenderem e conduzirem mudanças de comportamento em seus pacientes.
- Ensinar as principais estratégias de interação da entrevista motivacional como uma ferramenta para aumentar a motivação para mudança de estilo de vida.

Questões orientadoras

- Como o modelo transteórico de mudança e a entrevista motivacional configuram-se como ferramentas da medicina do estilo de vida (MEV)?
- Quais os cinco estágios de prontidão para a mudança e como eles se aplicam na prática?
- Qual a essência da entrevista motivacional?
- Quais os quatro processos fundamentais para o sucesso da intervenção em entrevista motivacional?
- Como o modelo transteórico de mudança e a entrevista motivacional, que são abordagens da medicina do estilo de vida, podem auxiliar na produção de comportamentos saudáveis e funcionais?

INTRODUÇÃO

A proposta dos modelos translacionais de pesquisa fomentou a relação entre ciência básica e aplicação, o que fortalece a prática baseada em evidências. Esses modelos viabilizam a integralidade de conceitos para a tomada de perspectiva diagnóstica e terapêutica. Assim, concepções médicas tornam-se mais coerentes com políticas públicas que preconizam uma visão biopsicossocial para tratamento de doenças crônicas.

Em consonância com essa proposta, surge a medicina do estilo de vida (MEV), caracterizada pela união de forças de diversas áreas da saúde com o intuito de promover ações para modificar hábitos que impactam na manutenção de doenças crônicas. Sabe-se que o principal mediador do estilo de vida é o comportamento e, portanto, profissionais que trabalham com a

MEV necessitam de ferramentas para instrumentalizá-los a ajudar pacientes que precisam mudar hábitos.

Com vistas a essas questões, este capítulo se propõe a apresentar duas metodologias de intervenção que serão úteis para qualquer profissional de saúde que queria ajudar seu paciente a mudar o estilo de vida. O modelo transteórico de mudança (MTT) proporciona uma visão ampla sobre quando e como as pessoas mudam. A observância ao quanto pronto cada um está para mudar, bem como quais recursos internos ou externos podem ser utilizados para isso, são aspectos abordados neste texto. Ainda, dicas de técnicas serão apresentadas para melhor compreensão da aplicabilidade dos conceitos.

A entrevista motivacional (EM) trata-se de um método de interação interpessoal determinante para o aumento da motivação para mudança. O texto tratará de explicar as características desse estilo de comunicação e os aspectos cruciais para praticá-lo. Embora não sejam sinônimos, o MTT e a EM são dispositivos que se complementam e potencializam o efeito de intervenções para mudança do estilo de vida. Consolidam-se como ferramentas amplamente difundidas na literatura científica e com uso indicado pelo Ministério da Saúde, por meio dos *Cadernos de atenção básica*, cursos, capacitações e treinamentos para manejo da dependência química e tratamento de doenças crônicas.

CIÊNCIA TRANSLACIONAL

A ideia da translação vem ganhando o mundo cada vez com mais força. Isso decorre do esforço em fomentar as pesquisas em saúde nas dimensões epidemiológicas, clínicas e biomédicas. O termo pesquisa translacional esteve associado, originalmente, a pesquisas realizadas no Instituto Nacional de Câncer dos Estados Unidos (NCI) e somente na primeira década do século XXI se estendeu para outras áreas de pesquisa em saúde, nas quais espaços acadêmicos receberam fomentos para o desenvolvimento das pesquisas clínicas e translacionais[1]. Por

definição, pesquisa translacional (PT) é um campo interdisciplinar de investigação biomédica que tem como base três pilares: a pesquisa básica, também chamada de bancada, as aplicações clínicas (leito) e as aplicações nos sistemas de saúde (comunidade). O seu objetivo é aglutinar disciplinas, recursos, conhecimentos e técnicas, de forma ética com vistas aos avanços na prevenção, no diagnóstico e nas terapias, com o objetivo de ampliar a qualidade dos sistemas de saúde. É interativa e dinâmica e inclui a síntese, a disseminação e a aplicação do conhecimento para a prática da saúde, representando o processo de colocar o resultado do conhecimento em ação, produzindo práticas com resultados positivos e relevantes para os sistemas de saúde[2-4].

Seguindo nessa linha, a medicina translacional é uma ciência em franco desenvolvimento que abrange três aspectos fundamentais: a aceleração da transmissão do conhecimento da pesquisa básica à pesquisa aplicada, o aprimoramento das observações clínicas para o melhor entendimento da relação entre a ciência básica e a implementação nos espaços de saúde e na aplicação na população geral e os conceitos que provém das pesquisas clínicas. Por meio dos conhecimentos oriundos das pesquisas, a medicina translacional tem por objetivo transformá-los em práticas de investigação diagnóstica e tratamentos. O Brasil já conta com algumas instituições de prestação de serviços médicos e pesquisa que tem como pressuposto esses requisitos que são fundamentais para o desenvolvimento e a expansão dos programas translacionais[5].

A proposta do modelo translacional abre possibilidades para que as diferentes áreas da saúde incorporem conceitos de forma interdisciplinar. Isso possibilita a ampliação de recursos sobre a resolução dos problemas científicos e, por sua vez, práticos. Fruto de modelos translacionais de pesquisas, a MEV configura-se como uma área de natureza interdisciplinar que objetiva ações baseadas na integralidade para o sucesso de desfechos clínicos refratários.

MEDICINA DO ESTILO DE VIDA E A SUA RELAÇÃO COM O MODELO TRANSTEÓRICO DE MUDANÇA

A MEV é uma abordagem interdisciplinar baseada em evidências e, portanto, relacionada intimamente com a ciência translacional, que busca promover saúde e aumentar a qualidade de vida de pacientes por meio de terapias que impulsionem comportamentos saudáveis[6]. A prática dessa metodologia está baseada no aconselhamento alimentar, na prática de exercícios físicos, na saúde do sono, no bem-estar emocional, na cessação de comportamentos nocivos, como tabagismo, abuso de substâncias psicoativas, comportamentos violentos e de risco, dentre outros, e na redução do estresse[7].

A Associação Americana de Escolas Médicas reconheceu, em 2018, a MEV como uma das cinco especialidades médicas emergentes de grande relevância para a saúde, em virtude da sua grande importância para a prevenção e manejo de doenças crônicas. A necessidade urgente de implementar esse treinamento para futuros médicos foi reforçada e evidenciada com o objetivo de reduzir os custos em saúde. A recomendação das organizações em saúde é que para o controle das doenças crônicas, se conheçam os fatores de riscos, bem como os protetivos, direcionando as práticas para o controle, para a prevenção e para a promoção da saúde baseando-se nas melhores evidências científicas[8].

As doenças crônicas demandam atenção dos pesquisadores, educadores e profissionais de diferentes áreas da saúde, no sentido de que são condições que estão relacionadas não só aos fatores de predisposição genética, mas em grande parte ao estilo de vida adotado pelas pessoas. Além disso, manifestam-se em diversas populações, demonstrando sua complexidade e necessidade de entendimento a respeito de educação em saúde relacionadas a adoção de comportamentos e hábitos que modifiquem esse cenário, provocando melhorias na saúde[9].

Nesse sentido é que a busca por intervenções que entendam os indivíduos como seres biopsicossociais, contemplando sua integralidade, a interação entre o sujeito e o seu meio, seus relacionamentos interpessoais e entendendo que saúde e bem-estar estão associadas a esses fatores, é que a MEV se propõe a olhar o processo de adoecimento não focado na doença, mas nos comportamentos não saudáveis que ocasionaram essas condições e para além disso, pensar a promoção de saúde como o principal objetivo a ser seguido. Para tanto, não se negam os tratamentos convencionais, mas se abrangem as possibilidades de intervenção, focando na mudança de hábitos e comportamentos que estejam na raiz de muitas doenças e ainda convidando esse paciente a experimentar práticas focadas no estilo de vida que promovam saúde e bem-estar.

É sob essa perspectiva que a interdisciplinaridade enriquece o paradigma da promoção de saúde. Pois bem, é entendendo o funcionamento estrutural dos seres humanos que as intervenções que impulsionam a mudança e os ajustes do comportamento se farão presentes. Face a isso, modelos explicativos e promotores de mudança comportamental têm sido alvo de inúmeras revisões sistemáticas e ensaios clínicos, cristalizando-se na área da saúde como modelos transdisciplinares de intervenção.

Nesse sentido destacam-se o MTT e a EM que configuram métodos de intervenção preconizados pelo Ministério da Saúde em atenção básica[10]. Ambos são modelos que propõe o tratamento de doenças crônicas por meio da mudança atitudinal via incremento da motivação para mudar. No entanto, o MTT é uma abordagem integrativa que explica quando e como a mudança comportamental acontece, enquanto a EM caracteriza-se por um método de interação entre profissional e paciente no qual o objetivo do primeiro é evocar, por meio de estratégias verbais, a motivação para mudar dos pacientes.

O MTT e a EM não são sinônimos, são estratégias complementares que podem ser utilizadas por qualquer profissional de saúde que almeja que seus pacientes realizem uma mudança atitudinal, como comportamento alimentar, adesão a exercício físico, abstinência de tabaco, álcool e drogas ilícitas, uso de métodos contraceptivos, cuidados pré-natais, uso de aparelhos de amplificação sonora individual, uso regular de órteses e próteses, gerenciamento do sono, cuidados com a pele, realização de autoexames preventivos, adesão à medicações, redução do peso[11,12].

MODELO TRANSTEÓRICO DE MUDANÇA DE COMPORTAMENTO

A perda do pai para doenças decorrentes do alcoolismo fez o psicólogo americano James Prochaska direcionar suas pesquisas na Universidade de Rhode Island, na década de 1980, para a descoberta de um modelo explicativo sobre a manutenção da mudança de comportamentos refratários, como a dependência química[13]. O pesquisador conduziu estudos que buscavam por um modelo de intervenção integrativo para a dependência química, e para isso extraiu de vários sistemas de psicoterapia o que nelas impulsionava a mudança.

Juntamente com seu orientando de doutorado, Carlo Diclemente, entrevistaram mais de 200 pessoas que faziam uso do tabaco para avaliar quais os mecanismos que as faziam modificar esse hábito com ou sem o auxílio de um profissional de saúde. As conclusões dos autores apontaram que o processo de mudança é multidimensional, envolvendo múltiplos sistemas humanos, eventos e influências. Ainda, deram a perspectiva de que a motivação não é um interruptor que "liga e desliga", e está atrelada a uma série de características contextuais[14]. Juntaram todos esses eventos humanos em um modelo explicativo, composto por mecanismos de mudança de diversas abordagens em psicologia e deram a ele o nome de modelo transteórico de mudança (MTT).

No MTT, a mudança comportamental não é considerada um produto, é um processo[15] que demanda a integração de algumas dimensões relativas a tempo, aos mecanismos e ao contexto em que acontece. De acordo com o MTT, cada indivíduo experiencia um momento que o torna mais disposto a mudar um hábito, como

aderir a uma alimentação saudável, enquanto outros sequer acreditam que têm uma alimentação inadequada. Nesse sentido, os estágios de prontidão representam a dimensão temporal e indicam o quanto motivado alguém está, o que o coloca em um estágio em direção à mudança. O estágio é marcado por uma série de emoções, pensamentos e comportamentos que tornam a mudança mais atingível ou não. A literatura apresenta cinco estágios: pré-contemplação, contemplação, preparação, ação e manutenção descritos na Tabela 1[16].

TABELA 1 Estágios de prontidão para mudança

Estágios	Manifestação emocional, cognitiva e comportamental
Pré-contemplação	Paciente não reconhece que precisa realizar uma mudança, irrita-se com a insistência externa para que ele mude e encontra-se em um *status quo*.
Contemplação	Paciente encontra-se ambivalente, reconhece que necessita realizar uma mudança, não a faz porque acha difícil e ainda sente os ganhos de não mudar.
Preparação	Paciente tomou a decisão de mudar, sente-se motivado, mas ainda não realizou a mudança na prática, apenas planejou os passos para realizá-la.
Ação	Paciente sente-se motivado, está atuando ativamente na mudança, mas ainda muito no início e com certa dificuldade.
Manutenção	Paciente já automatizou a mudança, apenas precisa trabalhar para mantê-la.

Fonte: Prochaska et al., 1982[16].

O primeiro passo para auxiliar um paciente a aderir a uma mudança é identificar qual é o comportamento-alvo a modificar e qual o objetivo desse comportamento. O MTT compreende que um comportamento pode ser cessado, modificado ou iniciado[17]. Por exemplo, hábito alimentar é complexo e demanda uma série de ações que podem ser mudadas (o tipo de caloria ingerida), cessadas (ingestão de frituras) ou iniciadas (aumento de ingestão de alimentos *in natura*).

Há ainda outros hábitos que o indivíduo não tinha e precisa ser iniciado, como o uso de órteses ou dormir uma quantidade de horas satisfatórias; ou aqueles que precisariam ser cessados, como o uso do tabaco. Nesse sentido, o estágio de prontidão para mudança deve ser considerado com vistas a cada comportamento específico junto ao seu objetivo. A importância de identificar o estágio de prontidão em que o paciente se encontra para cada comportamento determina o tipo de interação necessária para fomentar a motivação e fazê-lo transitar em direção a manutenção[18]. Para isso, a literatura nacional conta com escalas para avaliação da prontidão para mudança como a *University of Rhode Island Change Assessment Scale* (URICA) adaptada e validada na população brasileira para comportamentos, como uso de substâncias ilícitas, ta baco e compulsão alimentar[19-21]. Além da URICA, réguas de prontidão para a mudança[22] (Figura 1) e algoritmos podem ser utilizados[23].

É importante salientar que a movimentação entre os estágios nem sempre é linear, normalmente ocorre de forma espiral. Isso porque, durante o processo, as recaídas são esperadas e uma vez que ocorram o indivíduo poderá retornar não para o mesmo estágio em que estava antes de recair, mas para outro mais avançado ou regredido. É comum pessoas que estão tentando manter uma alimentação saudável e, portanto, encontrarem-se no estágio de ação, irem a uma festa e exagerarem na ingestão de doces e bebidas alcoólicas, e depois desse evento retornam para a ação e mantêm o seu comportamento. Enquanto outras na mesma situação, retornam para a pré-contemplação, incorporando a ideia de que não conseguem manter uma alimentação saudável em festas então não tentarão em outros contextos.

Os estágios orientam os profissionais de saúde a reconhecerem quando um paciente está pronto para realizar uma mudança, os mecanismos de mudança os orientam a saber como a mudança acontece. Os mecanismos dividem-se entre os processos de mudança, autoeficácia e tomada de decisão[24]. Os processos de mudança são considerados "motores" que movimentam o indivíduo para a mudança comportamental. Existem dez processos de mudança, cinco são cognitivos/experienciais e dizem respeito às experiências emocionais e pensamentos sobre como a pessoa entende seu comportamento. Os processos comportamentais são comportamentos que os pacientes podem ter para sustentar a mudança. Na Tabela 2 estão descritos os dez processos e as principais estratégias para estimular o uso pelos pacientes.

Os profissionais devem estimular, por meio de técnicas interventivas que os pacientes utilizem os processos de mudança, uma vez que eles facilitam a movimentação entre os estágios. É preciso estar atento para o fato de que em determinados estágios deve-se focar na estimulação de alguns processos de mudança em detrimento a outros[22,25]. Por exemplo, nos estágios iniciais, pré-contemplação, contemplação à ampliação da consciência e o alívio emocional podem auxiliar o paciente a dar-se conta da gravidade do seu problema e da implicação emocional que ele tem na sua vida. Ainda, o uso da autorreavaliação na contemplação pode fazer com que o paciente avance em direção à prepa-

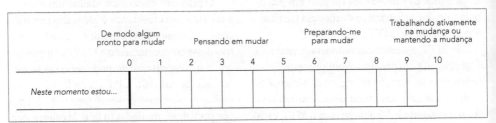

FIGURA 1 Régua de prontidão para a mudança. Responder: "o quanto pronto estou neste momento para modificar o comportamento (nomear o comportamento)".

TABELA 2   Processos de mudança

Processos de mudança	Descrição	Estratégias para estimular o uso pelo paciente
Ampliação da consciência	Conhecimento sobre si mesmo e sobre o seu comportamento.	Promoção de educação em saúde. Biblioterapia *Feedbacks* Incentivo à busca de informação
Alívio emocional	Reconhecimento sobre as experiências emocionais vivenciadas por causa do comportamento.	Dramatizações Estimular o reconhecimento e a expressão de emoções relativas ao problema Promover estratégias de *mindfulness*
Autorreavaliação	Reconhecer quando o comportamento-alvo da mudança entra em conflito com valores pessoais.	Clarificar os valores para o paciente. Auxiliar o paciente a pensar na discrepância de seus valores com seu comportamento atual.
Reavaliação circundante	Reconhecimento do efeito do próprio comportamento sobre os outros e sobre o ambiente.	Clarificar sobre o exercício de papéis. Auxiliar o paciente a perceber a influência do seu comportamento no exercício de papéis. Ajudar o paciente a identificar como as pessoas ao seu redor manifestam preocupações sobre seu comportamento.
Deliberação social	Identificação de alternativas no meio social que estimulem a mudança.	Trazer alternativas para o paciente de situações, lugares, associações, grupos que podem auxiliar na mudança.
Autodeliberação	Estabelecimento de um compromisso com a mudança.	Ajudar o paciente a estabelecer um plano de mudança realista e atingível. Auxiliá-lo a pensar no passo a passo de colocar seu plano em prática.
Controle de estímulos	Alterar ou modificar gatilhos que favoreçam uma recaída.	Promover o reconhecimento de situações tentadoras para o paciente. Auxiliar o paciente a pensar em estratégias para lidar com as situações tentadoras.
Contracondicionamento	Alterações a respostas emocionais, fisiológicas ou comportamentais a situações inevitáveis.	Promover técnicas de respiração. Auxiliar com estratégias de relaxamento.
Gerenciamento de reforço	Reconhecer e recompensar as consequências positivas da mudança de comportamento.	Apontar sobre as mudanças positivas alcançadas pelo paciente. Promover o autorreconhecimento.
Relações de ajuda	Identificar em seu meio social pessoas ou lugares que fortalecem a manutenção da mudança.	Levar sugestões para o paciente de profissionais ou serviços que podem apoiá-lo. Clarificar com o paciente relações que o ajudam a se manter na mudança.

ração uma vez que o auxilia na tomada de decisão por pesar a discrepância entre seus valores e seu comportamento. Em estágios tardios, como a ação e a manutenção, processos como o controle de estímulos e o contracondicionamento são úteis para alterar situações ambientais que promovam recaídas e tolerar as próprias reações fisiológicas diante de uma situação tentadora, uma vez que a mudança já foi iniciada efetivamente. Protocolos testados empiricamente sugerem que é necessário "fazer a coisa certa na hora certa" para um desempenho mais efetivo da abordagem sobre seus desfechos[22,25].

Processos de mudança não são técnicas e estratégias a serem aplicadas por profissionais, são recursos internos próprios que o paciente faz uso para consolidar sua mudança[13]. Nesse contexto, o que cabe aos clínicos é estimular o uso desses processos por meio de técnicas e estratégias em saúde. Um exemplo disso é ensinar técnicas de relaxamento para um paciente diabético que se sente ansioso e que tem o hábito comer doces para acalmar-se. A decisão sobre o quanto a estratégia será útil é do paciente, o profissional oferece os recursos, e por meio desses recursos o contracondicionamento é utilizado.

Profissionais de saúde devem estar atentos sobre quais processos de mudança devem ser estimulados em seus pacientes. No entanto, a avaliação do uso desses processos é feita por entrevistas e observações que dizem respeito ao como o paciente experimenta suas emoções, pensamentos e comportamentos diante da possibilidade de mudar. Para a população brasileira, há apenas a adaptação de escala de avaliação de processos de mudança para a dependência química[26]. A literatura aponta que alguns processos serão mais eficazes para mudanças de determinados comportamentos em detrimento a outros, por exemplo, o alívio emocional que coloca o paciente em contato com as emoções provocadas pelo comportamento problema é um importante processo na redução de peso[25], enquanto a reavaliação circundante é mais útil para a abstinência da dependência química, considerando que são visíveis os prejuízos desse hábito no meio social do indivíduo[27].

A autoeficácia e a tomada de decisão também são preditores para o sucesso a um estilo de vida saudável[28-30]. A autoeficácia diz respeito à crença que os indivíduos têm de que eles serão bem-sucedidos para transpor um obstáculo[31]. Não se trata de pensamento positivo, mas de uma visão de confiança em si. Compondo um dos mecanismos do MTT, a autoeficácia diz respeito ao nível de confiança que o indivíduo tem de que

não terá recaídas diante de situações que podem ser tentadoras. Para avaliá-las, há escalas traduzidas e adaptadas para o Brasil que quantificam a tentação e a confiança para o uso de drogas[32] e a autoeficácia para regular hábito alimentar e exercício físico[33]. A tomada de decisão é um mecanismo importante, especialmente no estágio de contemplação no qual os sujeitos estão fortemente ambivalentes. Ela pode ser estimulada por meio de uma técnica chamada balança decisional, que faz alusão a uma balança na qual o paciente é encorajado a pensar nos prós e contras de fazer a mudança e nos prós e contras de não fazer a mudança dando um peso, de zero a dez para a importância de cada um deles.

O MTT é umas das ferramentas úteis da MEV, uma vez que norteia o trabalho dos profissionais em saúde na condução da adesão dos pacientes a mudanças que venham impactar na sua qualidade de vida. Para o uso adequado da abordagem é necessário que haja o encorajamento a mudar por meio do incremento na motivação intrínseca. É neste ponto que a EM potencializa o MTT, considerando que o estilo de comunicação utilizada será determinante tanto para o avanço entre os estágios de prontidão para mudança quanto para o uso efetivo dos mecanismos de mudança.

ENTREVISTA MOTIVACIONAL

Na década de 1980 os psicólogos Willian Miller e Stephen Rollnick perceberam que as abordagens confrontativas para o tratamento de indivíduos com comportamentos dependentes relacionados ao álcool poderia despertar resistência, causando um efeito reverso, não produtivo. Miller e Rollnick desenvolveram, então, a EM, que consiste num modelo ateórico de intervenção que auxilia o indivíduo resistente à mudança com forte comportamento ambivalente a evocar suas motivações para provocar mudanças positivas para sua própria saúde[34].

A EM é definida pelos seus criadores como um estilo de comunicação, numa atmosfera colaborativa, com o objetivo de resolução da ambivalência por meio do reforço da motivação pessoal do indivíduo com foco num objetivo específico[35].

É uma ferramenta alternativa para abordar a mudança de comportamento que encoraja uma relação construtiva entre profissional da saúde e paciente e oportuniza melhores resultados no tratamento. Mesmo que inicialmente, utilizada quase que exclusivamente para tratamento da dependência química, a EM foi ampliando seu espectro de atuação, trabalhando hoje com a saúde cardiovascular, traumatismo craniano, odontologia, dietas, obesidades, entre outros problemas; e na promoção de saúde de uma forma geral.

Fundamentada nos conceitos de motivação, ambivalência e prontidão para a mudança, a EM foi influenciada por outras intervenções, como o aconselhamento centrado na pessoa, a terapia cognitiva, a teoria sistêmica e a psicologia social, porém se estrutura na relação profissional-paciente. Essa relação precisa ser empática, colaborativa, na qual o profissional não deve confrontar o paciente, mas atuar de forma diretiva, focal e breve, explorando as motivações para mudança trazidas pelo paciente, estabelecendo um cenário de aceitação e compaixão.

Além da psicologia clínica, a EM se desenvolveu em áreas da saúde, serviço social, educação e reabilitação, impactando a vida de muitos pacientes[36]. Estudos realizados por Souza e Oliveira[37] sobre um treinamento em habilidades de EM com estudantes do último ano de graduação dos cursos de medicina, fisioterapia, odontologia, psicologia, enfermagem e nutrição de uma universidade privada do sul do Brasil, evidenciaram que quanto maior a confiança em EM, maior é o percentual de perguntas consistentes, assertivas e fundamentadas nos princípios da EM. Essa confiança do profissional aumenta a probabilidade do comportamento de mudança ocorrer e ser mantido.

Motivação, ambivalência e prontidão para a mudança

A EM baseia-se na motivação intrínseca do paciente, ou seja, o indivíduo percebe na própria mudança o prazer e o bem-estar, sem precisar buscar uma recompensa para cessar o comportamento mal-adaptado. Porém, em situações patológicas, nas quais um comportamento nocivo é motivado por recompensas prazerosas e influenciado pelo meio no qual se desenvolve, há um conflito interno desse sujeito, que se torna ambivalente quanto aos seus objetivos. A ambivalência é um estado que apresenta componentes opostos, com valores conflitantes e não necessariamente com a mesma intensidade. Pode ser compreendida aqui como a probabilidade que o indivíduo inicie e permaneça num projeto de mudança específico, e o profissional, ao perceber esse estado, é que pode tentar educá-lo sobre as consequências dos seus problemas. Por isso é que na EM busca-se potencializar a motivação intrínseca do paciente, evocando e reforçando seus motivos já relatados, fazendo com que ele se escute, com o objetivo da resolução da ambivalência e da prontidão para mudança.

O passo a passo da entrevista motivacional

A EM pode ser pensada como a união sequencial de quatro processos fundamentais para o sucesso da intervenção[35].

- Engajamento: decorrente do vínculo terapêutico, quando o profissional consegue estabelecer uma aliança, numa atmosfera de confiança, respeito e sem julgamentos, apenas evidenciando os desejos e objetivos do paciente, a possibilidade de engajamento e compromisso torna-se mais consolidada.
- Foco: sendo a EM uma conversa entre paciente e profissional, ela pode, por vezes, perder o rumo, no sentido de que o sujeito na sua fala pode focar nos seus conflitos, dificuldades e obstáculos para a mudança. Cabe ao profissional, nesse momento, de forma acolhedora e compreensiva, redirecionar o foco da conversa, mais uma vez trazendo as motivações e os objetivos do paciente.

- Evocação: o profissional com suas habilidades e ferramentas deve evocar as motivações do paciente para a mudança. Isso deve ser feito de forma sutil, de maneira que o profissional possa reativar pensamentos e sentimentos para que o indivíduo chegue às suas próprias conclusões sobre a importância e o significado da mudança.

- Planejamento: quando a reflexão permite ao paciente que ele tenha clareza e se sinta decidido a atingir seus objetivos, há um planejamento de mudança de comportamento, com etapas e metas estabelecidas, de forma que o profissional o auxilie; mas a construção e a condução desse processo é do indivíduo, com vistas ao seu objetivo, de forma a ter autonomia nessa condição.

Como fazer?

A EM lança mão de recursos que se fortalecem na aproximação com o paciente, na medida em que é um estilo de comunicação que utiliza uma linguagem clara e acessível e busca um contexto de colaboração, na qual o paciente se sinta acolhido e não julgado; e por vezes, mais parece uma conversa do que uma intervenção. Sendo assim, é importante salientar que métodos claros precisam estar presentes nessa abordagem, de forma a orientar os objetivos do profissional.

O início da intervenção deve ser por meio de perguntas abertas, aquelas que demandam respostas que não podem ser respondidas com "sim" ou "não". Entendendo que alguns pacientes têm dificuldades em falar sobre seus problemas e que é desconfortável expor suas fragilidades e conflitos, é muito importante que as perguntas do profissional tenham potencial de elaboração de respostas que tragam os elementos necessários para o entendimento do problema e para que sejam geradoras de outras perguntas.

A partir das perguntas, o conflito do paciente começa a surgir e ele, em geral, verbaliza seus medos, suas angústias e seus desejos. No meio dessa fala, sempre surge um pensamento ou um comportamento positivo que ele já teve ou planeja ter. Esse recorte de fala precisa ser reforçado positivamente por elogios e incentivo para que pareça ser uma boa ideia e uma conduta adequada. Isso impulsiona a autoestima e autoeficácia do paciente, que se sente encorajado a agir de forma assertiva.

A reflexão do profissional sobre o que o paciente diz é de fundamental importância. É por meio dessas respostas que o paciente vai sentir-se validado ou não, se houve julgamentos, se a resposta do profissional e a expressão que ele manifesta estão de acordo com suas expectativas, para que se sinta acolhido, por meio da empatia captar o quanto o profissional se esforça para compreender a perspectiva do paciente. Da mesma maneira, o profissional por meio das suas reflexões vai avaliar o comportamento verbal e não verbal do paciente para seguir nas suas estratégias ou reformulá-las, se assim for necessário.

Por fim, fazer um resumo de tudo que foi o falado é parte da intervenção. Os resumos conectam os fatos, informam ao paciente que o profissional estava atento à escuta e entendeu a situação. Da mesma forma, possibilitam que o paciente retome o que falou e possa avaliar seus conflitos, seus objetivos e suas possibilidades de mudança.

Alguns pacientes com alto grau de ambivalência se sentem muito inseguros. Nesse sentido, oferecer informações, quando solicitadas, pode ser importante; nem sempre o profissional precisa ter uma postura completamente isenta de opiniões, muitas vezes, um conselho pedido pelo paciente precisa ser atendido, claro que de forma a usar as próprias falas do indivíduo, mas tentando inserir numa avaliação do melhor comportamento diante de dada situação.

CONSIDERAÇÕES FINAIS

A ideia aqui proposta foi abordar elementos importantes para o entendimento da medicina do estilo de vida, como metodologia que contempla a saúde nas suas múltiplas dimensões, sendo elas biológicas, psicológicas e sociais e se fundamenta em práticas baseadas em evidências e, portanto, nos modelos translacionais de mudança de hábitos. Diante disso, esse capítulo se propôs a apresentar o modelo transteórico de mudança e a entrevista motivacional como importantes e qualificados métodos de intervenção com potencial de modificar comportamentos disfuncionais, com vistas à promoção de saúde e bem-estar. Com isso, a seguir, explana-se em tópicos os principais pontos do capítulo:

- Modelos translacionais de mudanças de hábitos são abordagens da medicina do estilo de vida construídas a partir de evidências científicas, que visam a produção de comportamentos saudáveis e funcionais.
- A medicina do estilo de vida é uma metodologia de abordagem interdisciplinar baseada em evidências científicas e relacionada intimamente à ciência translacional.
- A medicina do estilo de vida entende que é mais efetivo olhar o indivíduo de forma global, com suas potencialidades do que focar na doença manifestada; e que a mudança de comportamentos nocivos por outros, mais funcionais e saudáveis, podem prevenir doenças crônicas e promover qualidade de vida.
- O modelo transteórico de mudança e a entrevista motivacional são ferramentas de mudança atitudinal complementares amplamente difundidas para esse objetivo e recomendadas pelo Ministério da Saúde; a primeira explica como o processo de mudança acontece e a segunda, por meio do vínculo entre paciente e profissional, evoca a motivação intrínseca do indivíduo aumentando o potencial de mudança de comportamento.
- O MTT parte da premissa de que a mudança comportamental não é um produto, mas um processo, no qual vivenciar uma situação específica pode promover novos comportamentos ou não. Essa prontidão para a mudança depende e está associada aos cinco estágios considerados no modelo: pré--contemplação, contemplação, preparação, ação e manutenção.

- A constatação do comportamento-alvo e seu objetivo é o primeiro passo para modificá--lo. Depois disso, ser capaz de identificar o estágio de prontidão para mudança em que o paciente se encontra é fundamental para definir a interação necessária entre paciente e profissional para que seja possível uma transição de estágios rumo à manutenção.
- A EM é uma ferramenta de comunicação colaborativa entre paciente e profissional que tem como objetivo evocar os motivos intrínsecos do indivíduo que deseja a mudança, mas que está ambivalente em relação a mudar seu comportamento. A EM pode ser usada, por exemplo, na fase de contemplação do MTT, em que o indivíduo já é capaz de perceber seus comportamentos disfuncionais, almeja a mudança, porém o sentimento de ambivalência prevalece.

Por fim, espera-se que este capítulo possa ter elucidado questões relacionadas ao tema e que o entendimento a respeito da MTT e da EM tenham sido satisfeitos; porém, é importante ressaltar que as informações aqui apresentadas não são exaustivas ao que tange a mudança de comportamento e outras ferramentas, intervenções e teorias sempre serão importantes para o objetivo principal de qualquer abordagem em saúde, que é oferecer possibilidades de ampliar as práticas de prevenção e promoção de saúde para a população.

Dicas práticas para casos clínicos

Aplicando o MTT
- Para toda mudança que o paciente deseja fazer é importante conhecer seu objetivo: iniciar, mudar ou cessar.
- Avaliar o estágio de prontidão para mudança será útil para nortear quais estratégias de intervenção fomentarão o uso dos mecanismos de mudança naquele momento.

(continua)

- Processos de mudança cognitivos/experienciais são mais utilizados em estágios iniciais; enquanto processos de mudança comportamentais são mais úteis em estágios avançados.
- Quem utiliza os processos para mudar são os pacientes; profissionais de saúde usam técnicas e estratégias para facilitar o acesso a esses recursos internos.
- A autoeficácia deve ser fortalecida ao longo do tratamento, pois ela determina o grau de confiança de fazer e permanecer na mudança.
- Listar e pesar prós e contras de fazer ou não uma mudança pode ser útil para incentivar a tomada de decisão.
- Sempre que necessário escalas e inventários que avaliam os construtos do MTT podem ser utilizados.

Mantendo uma conversa sobre mudança
- Respeitar a autonomia.
- Ter compaixão pelo problema de seu paciente.
- Adotar uma postura evocativa em vez de impositiva.
- Colocar-se numa posição colaborativa e não de superioridade.
- Escutar com curiosidade e atenção.
- Observar se o desenrolar da sua conversa está tendo engajamento, foco, evocação e planejamento.
- Ficar atento aos desejos, habilidades, razões ou necessidades de mudança do paciente.
- Estimular o comprometimento, a disposição e os primeiros passos em direção à mudança.
- Utilizar perguntas abertas, reflexões, afirmações e resumos para engajar de forma gentil seu paciente na mudança.

REFERÊNCIAS BIBLIOGRÁFICAS

1. Zerhouni EA. Translational and clinical sciencetime for a new vision. N Engl J Med. 2005;353(15):1621-23.
2. Canadian Institutes of Health Research. Guide to knowledge translation planning at CIHR: integrated and end-of-grant approaches [internet]. Ottawa: Canadian Institutes of Health Research; 2012.
3. Tetroe J. Knowledge translation at the Canadian Institutes of Health Research: a Primer. Focus. 2007;18:1-8.
4. Straus SE, Tetroe J, Graham I. Defining knowledge translation. CMAJ. 2009;181(3-4):165-8.
5. Luz PL. Medicina translacional: nova fronteira. SOCES. 2018;28(1):5.
6. Lianov L, Johnson M. Physician competencies for prescribing lifestyle medicine. JAMA. 2010;304(2):202-3.
7. Trilk J, Nelson L, Briggs A, Muscato D. Including lifestyle medicine in medical education: racional e for American Medical Association Resolution 959. American J Prev Medic. 2019;65(5):169-75.
8. Anil S, Zair S, Al-Naggar RE. Effectiveness of preventive medicine edication and its determinants among medical students in Malaysia. Front Med. 2016;10(1):91-100.
9. Azevedo PRA, Sousa MM, Sousa NF, Oliveira SHS. Ações de educação em saúde no contexto das doenças crônicas: revisão integrativa. Rev Fund Care Online. 2018;10(1)260-7.
10. Brasil. Ministério da Saúde. Caderno de atenção básica: estratégia para o cuidado da pessoa com obesidade. Brasília: Ministério da Saúde; 2014. Recuperado de http://bvsms.saude.gov.br/bvs/publicacoes/estrategias_cuidado_doenca_cronica_obesidade_cab38.pdf
11. Kim H, Kohl HW, Pettee Gabriel KK, Han H. Differential use of strategic constructs of the transtheoretical model across accelerometer-determined sedentary time. Am J Health Behav. 2020;44(1):18-25.
12. Boff RM, Dornelles MA, Feoli AMP, Gustavo AS, Oliveira MS. Transtheoretical model for change in obese adolescents: MERC randomized clinical trial. J Health Psy. 2018;16;1359105318793189.
13. Prochaska JO, Diclemente CC, Norcross JC. In search of how people change: applications to addictive behaviour. Amer Psych. 1992;47:1102-4.
14. Prochaska JO, Di Clemente CC. Toward a more integrative model of change. Psychotherapy. 1982;19(3):276-88.
15. Diclemente CC. Change is a process not a product: reflections on pieces to the puzzle. J Subs Use Misuse. 2015;50(8-9):1225-28.
16. Prochaska JO, Di Clemente CC. Transtheoretical therapy: Toward a more integrative model of change. Psychotherapy. 1982;19(3):276-88.
17. Connors GJ, Diclemente CC, Velasquez MM, Donovan DM. Background and overview (Cap. I). In: Connors GJ, Diclemente CC, Velasquez MM, Donovan DM. Substance abuse treatment and the sta-

ges of change. Second edition: Selecting and planning interventions. New York: Guilford Press; 2015.

18. Ludwig MB. Modelo transteórico de mudança o que é e como se aplica. In: Oliveira MS, Boff RM, Cazassa MJ, Diclemente CC. Porque é tão difícil mudar: contribuições do modelo transteórico de mudança do comportamento na prática clínica e promoção de saúde. Novo Hamburgo: Sinopsys; 2017.

19. Szupszynski KPDR, Oliveira MS. Adaptação brasileira da University of Rhode Island Change Assessment (URICA) para usuários de substâncias ilícitas. Psico-USF. 2008;13(1):31-9.

20. Oliveira MDS, Ludwig MWB, Moraes JFD, Rodrigues VS, Fernandes RS. Evidências de validade da University of Rhode Island Change Assessment (URICA-24) para dependentes de tabaco. Rev Cienc Med. 2014;23(1):5.

21. Bittencourt SA, Santos PL, Oliveira MS. Motivação para mudança: análise fatorial da URICA para hábitos alimentares. Psico-USF. 2012;17(3):497-505.

22. Velasquez MM, Crouch C, Stephens NS, Diclemente CC. Group treatment for substance abuse. Second edition: a stages-of-change therapy manual. New York: Guilford Press; 2016.

23. Ma J, Betts NM, Horacek T, Georgiou C, White A. Assessing stages of change for fruit and vegetable intake in young adults: a combination of traditional staging algorithms and food-frequency questionnaires. Health Educ Res. 2003;18(2):224-36.

24. Aten JD, Strain JD, Gillespie RE. A transtheoretical model of clinical supervision. Training and education in professional psychology. 2008;2(1):1-9.

25. Boff RM, Segalla CD, Feoli AMP, Gustavo AS, Oliveira MS. O modelo transteórico para auxiliar adolescentes obesos a modificar estilo de vida. Temas em Psicologia. 2018;26(2),1055-67.

26. 26. Szupszynski KPDR. Estudo dos processos de mudança em usuários de substâncias psicoativas ilícitas. [Tese]. Porto Alegre: Pontifícia Universidade Católica do Rio Grande do Sul; 2012.

27. Rodrigues VS, Horta RL, Del Rio Szupszynski KP, Souza MC, Oliveira MS. Revisão sistemática sobre tratamentos psicológicos para problemas relacionados ao crack. J Bras Psiquiatr. 2013;62(3):208-16.

28. Olander EK, Fletcher H, Williams S, Atkinson L, Turner A, French DP. What are the most effective techniques in changing obese individuals' physical activity self-efficacy and behaviour: a systematic review and meta-analysis. Int J Behav Nutr Phys Act. 2013;10(1):1-15.

29. Godrich S, Loewen O, Blanchet R, Willows N, Veugelers P. Canadian children from food insecure households experience low self-esteem and self-efficacy for healthy lifestyle choices. Nutrients. 2019;11(3):675.

30. Sheykhnezhad F, Seyedfatemi N. Effect of group education on self-efficacy and craving tendencies in drug abusers in 5th Azar Drug Abuse Treatment Center of Gorgan. Cogent Psyc. 2019;6(1):1587818.

31. Bandura A. Guide for constructing self-efficacy scales. In: Paja F. Self-efficacy beliefs of adolescents. Greenwich: Information Age; 2006. Recuperado de https://www.uky.edu/~eushe2/Bandura/Bandura-Guide2006.pdf

32. Freire SD, Silva DC, Ávila AC, Diclemente CC. Oliveira MS. Adaptation and validation of the Brazilian DASE and TUD Scales for Cocaine/Crack Users. Paidéia. 2017;27(67):93-9.

33. Oliveira MS, Boff RM, Segalla CD. O papel da autoeficácia na condução do tratamento da obesidade. In: Santana S, Dias C, Oliveira MS. Teoria social cognitiva no contexto da saúde, escola e trabalho. Novo Hamburgo: Sinopsys; 2017.

34. Miller WR, Rollnick S. Motiacional interview: helping people change. New York: Guilford; 2013.

35. Rollnick S, Miller WR, Butler CC. Entrevista motivacional no cuidado da saúde: ajudando pacientes a mudar o comportamento. Porto Alegre: Artmed; 2009.

36. Miller WR, Moyers TB. Eight stages in learning motivational interviewing. J Teach Addict. 2006;5(1):317.

37. Souza FP, Heinen M, Oliveira MS. Reflexões sobre um treinamento em entrevista motivacional em estudantes da área da saúde. Psic Argum. 2020;38(99):88-107.

PARTE II
ATIVIDADE FÍSICA

CAPÍTULO 3

Conceitos básicos de exercício físico e atividade física

Ana Carolina Kanitz
Rochelle Rocha Costa
Rodrigo Sudatti Delevatti

Objetivos do capítulo

- Conceituar comportamento sedentário.
- Conceituar atividade física.
- Apresentar os diferentes domínios de atividade física.
- Conceituar exercício físico.
- Apresentar os conceitos relacionados à estrutura de uma sessão de exercício físico.
- Apresentar os conceitos de treinamento físico e seus princípios.

Questões orientadoras

- Qual a diferença entre comportamento sedentário e sedentarismo?
- Atividade física e exercício físico são sinônimos?
- Quais são os domínios que englobam as atividades físicas?
- Como estruturar uma sessão de exercício físico?
- Quais são os princípios do treinamento físico?
- Como otimizar os benefícios do treinamento físico?

INTRODUÇÃO

Este capítulo propõe uma passagem pelos conceitos relacionados ao movimento humano na área da saúde. Assim, primeiramente será conceituado o comportamento sedentário, passando a conceituação da atividade física em seus diferentes domínios. Posteriormente, um subtipo de atividade física, geralmente realizado no domínio de lazer, e conhecido como exercício físico, será conceituado. Caracterizado pela estruturação de sessões compostas de variáveis específicas, o exercício físico pode levar ao treinamento físico, quando diferentes sessões são somadas ao longo do tempo com objetivo de gerar efeitos crônicos sobre as capacidades físicas dos praticantes. A concepção da estrutura do capítulo deve-se à compreensão dos autores que a linha temporal dos conceitos abordados traduz também um *continuum* de comportamentos relacionados ao movimento, estando em um extremo o comportamento sedentário e no outro, a prática de treinamento físico. Porém, ao longo do capítulo, é importante compreender que mesmo entrelaçados, comportamentos relacionados ao movimento humano, especialmente comportamento sedentário e atividade física, também exercem efeitos independentes sobre a saúde.

COMPORTAMENTO SEDENTÁRIO

Comportamento sedentário é um termo utilizado para se referir a atividades que possuem um baixo dispêndio energético, muito próximo ao estado de repouso ($\leq 1,5$ equivalentes metabólicos – MET) e que são realizadas em posição sentada ou reclinada[1]. Logo, para uma atividade ser classificada como de comportamento sedentário, ela deve apresentar ambas características: baixo gasto energético e precisa ser realizada em uma postura na qual grandes grupos musculares tenham pouca ou nenhuma sobrecarga. Dentre as atividades classificadas como comportamento sedentário, estão aquelas realizadas em frente a telas, como assistir televisão, utilizar computador e jogar videogame, algumas atividades em ambientes de trabalho ou escola, e o transporte utilizando carro ou mesmo transporte público. Vale ressaltar que dormir não é considerado um comportamento sedentário, pois é uma atividade vital e benéfica para as pessoas. Assim, apenas contam como comportamento sedentário aquelas atividades que são realizadas no tempo acordado[2].

O comportamento sedentário deve ser considerado independente da atividade física. Nesse sentido, destaca-se que o termo "comportamento sedentário" se distingue de "sedentarismo" ou "inatividade física". Estes últimos referem-se ao não cumprimento do nível de atividade física recomendado pelas diretrizes, por exemplo < 150 minutos/semana de atividade física moderada ou intensa, ou a simples ausência de prática de atividade física[3]. Já o comportamento sedentário pode existir mesmo que uma pessoa seja extremamente ativa, pois é possível acumular elevadas quantidades de atividade física e de comportamento sedentário durante o dia.

Um período prolongado de comportamento sedentário está associado com risco aumentado de obesidade, de desenvolver doenças cardiovasculares, câncer e ao desenvolvimento de doenças mentais[4,5]. Além disso, estudos têm demonstrado uma relação direta entre tempo prolongado de comportamento sedentário e mortalidade por doenças cardiovasculares, metabólicas e por todas as causas[6], independente da prática de atividade física moderada ou vigorosa. Assim, mesmo em pessoas consideradas ativas, o tempo prolongado em comportamento sedentário poderá promover efeitos nocivos à saúde, sendo considerado um problema de saúde pública[7]. Logo, a redução do tempo em comportamento sedentário pode ser tão importante quanto o aumento do tempo em atividade física. Cabe ressaltar que não há um ponto de corte consistente em relação ao tempo despendido em comportamento sedentário e o risco à saúde. Os estudos apresentam ampla variação devido às diferentes metodologias aplicadas, tanto em relação a forma de avaliação quanto à população estudada.

ATIVIDADE FÍSICA

Atividade física é definida como qualquer movimento corporal produzido pela musculatura esquelética, que resulta em gasto energético acima das condições de repouso[8]. Dessa forma, incluem-se as atividades diárias, como andar, subir e descer escadas, arrumar a casa, dançar, passear com o cachorro, praticar algum esporte, arrumar o jardim, entre outros. A atividade física pode ser classificada de acordo com o gasto energético necessário para manter a atividade. Assim, atividades leves apresentam 1,6 a 2,9 MET (p. ex., caminhar devagar e subir escadas), atividades moderadas apresentam 3,0 a 5,9 MET (p. ex., caminhada rápida ou trote), e atividades vigorosas apresentam valores maiores ou iguais a 6 MET (p. ex., prática esportiva)[9]. As diretrizes recomendam, para adultos, um acúmulo de 150 minutos semanais de atividades de intensidade moderada, ou 75 minutos por semana de intensidade vigorosa, ou ainda uma combinação destas[10].

A atividade física pode ser analisada em diferentes domínios, sendo de lazer, transporte, trabalho e doméstico[11]. Atividade física de lazer considera-se aquela atividade cuja prática não é obrigatória e nem tem data e horário certo para acontecer. Dentro deste domínio considera-se, por exemplo, os esportes (amadores), caminhadas ou corridas ao ar livre, passeio de bicicleta. A atividade física de transporte inclui qualquer deslocamento ativo que tenha a finalidade de promover o deslocamento individual ou coletivo, como caminhar até o supermercado ou ir de bicicleta para o trabalho. No domínio de atividade física no trabalho consideram-se as atividades laborais em que há um gasto energético maior do que em repouso; por exemplo, caminhar para entregar cartas, no caso dos carteiros, empregadas domésticas na execução dos seus trabalhos, atletas, entre outros. Por fim, as atividades físicas domésticas incluem todas as atividades realizadas para os cuidados da casa ou pessoais, como varrer a casa, tomar banho, cuidar do jardim, lavar o carro etc.

O aumento dos níveis de atividade física, independente do domínio, tem demonstrado uma associação inversa com o desenvolvimento de doenças crônicas, como diabetes, hipertensão, musculoesqueléticas e câncer. Assim, o acúmulo de horas em atividades físicas é uma estratégia eficaz na promoção da saúde na população[12].

EXERCÍCIO FÍSICO

O exercício físico pode ser definido como um subtipo de atividade física, que se classifica dentro do domínio de lazer. Consiste em movimentos corporais planejados, estruturados e repetidos, cujo objetivo está em aprimorar ou manter um ou mais componentes da aptidão física. A aptidão física, por sua vez, pode ser conceituada como um conjunto de atributos que as pessoas apresentam ou desenvolvem, que estão relacionados à capacidade de realizar atividades físicas[13].

Por sua característica planejada, o exercício físico deve ser pensado previamente à sua realização, para que seja capaz de promover melhoras em desfechos de saúde. Esse planejamento envolve, prioritariamente, a organização de uma forma estruturada de cada sessão de exercício (por vezes também chamada de "treino"). Nesse sentido, diretrizes de prescrição de exer-

cícios[14] recomendam que cada sessão envolva, ordenada e consecutivamente, de três a quatro etapas (ou fases). São elas:

- Aquecimento.
- Parte principal: condicionamento e/ou práticas esportivas.
- Volta à calma.
- Flexibilidade.

As recomendações que envolvem apenas três etapas, organizam o trabalho de flexibilidade dentro da etapa 2 (parte principal), se este for o objetivo primário de condicionamento do praticante ou, ainda, dentro da etapa 3 (volta à calma). Nesse último caso, o objetivo primário de condicionamento será outro que não o desenvolvimento da flexibilidade. Mas os exercícios que auxiliam no seu desenvolvimento (os alongamentos) serão utilizados com o intuito de promover a volta à calma, considerando sua menor intensidade quando comparados aos exercícios adotados na fase 2 para fins de melhoria cardiorrespiratória ou neuromuscular.

Aquecimento

No geral, independente do objetivo do praticante, a primeira etapa de uma sessão de exercícios deve se caracterizar como "aquecimento". Essa fase costuma ter uma duração média de 5 a 10 minutos e é constituída de exercícios leves, de baixa intensidade. É comum a utilização de exercícios aeróbicos de baixo impacto, exercícios de mobilidade articular e/ou alongamentos. O objetivo de se iniciar uma sessão de exercícios com a fase de aquecimento está em promover uma transição gradativa do estado de repouso para o exercício principal, visando uma progressão das respostas fisiológicas de forma segura. Sendo assim, a abordagem adequada consiste em aumentar gradativamente o nível de atividade do início da sessão até que se atinja a intensidade alvo para etapa 2 (parte principal). Nos casos em que o objetivo principal está no condicionamento neuromuscular, é comum adotar como aquecimento algumas repetições de exercícios de força (mais especificamente os de resistência muscular localizada) com cargas baixas e um número considerável de repetições, o que promove, dentre outras respostas, um aumento gradativo da frequência cardíaca.

Parte principal

A segunda etapa de uma sessão de exercícios é considerada a parte principal, na qual são trabalhadas as valências alvo do praticante. As valências alvo mais comuns são o condicionamento cardiorrespiratório, o neuromuscular, a flexibilidade e/ou o desempenho esportivo. Dessa forma, dependendo do objetivo do praticante, a estrutura dessa parte da sessão de exercícios terá um formato específico. Condicionamento cardiorrespiratório, por exemplo, será trabalhado na parte principal, usando exercícios, como caminhada, corrida, natação, dança, ciclismo, remo, entre outros. Objetivos relacionados ao desenvolvimento neuromuscular serão trabalhados, nessa parte da sessão, por meio de exercícios localizados, como aqueles adotados em treinamentos de força, treinamentos funcionais, musculação, levantamento de peso. O desenvolvimento esportivo, por sua vez, apresentará exercícios ainda mais específicos na parte principal da sessão, podendo ser subdivididos em exercícios técnicos e táticos. Considerando a abordagem do exercício no contexto da saúde desta obra, esses aspectos não serão detalhados. A parte principal de uma sessão de exercícios é a de maior duração, durando (no contexto de práticas visando saúde) geralmente, de 20 a 60 minutos por sessão. É a fase na qual se atinge a maior intensidade da sessão e, assim, as maiores respostas fisiológicas e/ou biomecânicas. É importante atentar para que, mesmo dentro da fase principal, o aumento da intensidade seja gradativo e progressivo.

Volta à calma

A parte principal é seguida, de forma imediata ao seu término, por um período de volta à calma. Esse momento da sessão de exercícios é destinado a atividades de menor intensidade do que aquelas desempenhadas na parte principal e tem como objetivo o "resfriamento" do corpo e o retorno gradativo da homeostase fisiológica. É importante salientar que, por vezes, dependendo da intensidade atingida durante a parte principal, o retorno fisiológico às condições pré-sessão só ocorre horas depois do término da sessão, podendo ainda perdurar por até 72 horas após, em alguns sistemas do organismo. Em outras palavras, o objetivo da fase de volta à calma é o oposto do objetivo da fase de aquecimento. Assim, exercícios similares podem ser adotados, porém organizados de forma a progressivamente diminuir a intensidade. Assim, são exercícios comuns na fase de volta à calma os aeróbicos de baixo impacto e baixa intensidade, bem como os exercícios de alongamento. De forma similar ao aquecimento, a duração média dessa fase é de 5 a 10 minutos. Ao seu final, é esperado observar valores menores de frequência cardíaca e pressão arterial do que aqueles mensurados na fase principal da sessão de exercícios.

PARÂMETROS CONSIDERADOS NA ESTRUTURAÇÃO DA SESSÃO DE EXERCÍCIOS

A estruturação da sessão de exercícios envolve a manipulação de alguns parâmetros importantes, visando que respostas fisiológicas ocorram e, finalmente, resultem em melhorias nos mais diversos domínios da saúde dos praticantes. De acordo com o Colégio Americano de Medicina Esportiva[14], a organização da sessão de exercícios deverá respeitar o princípio FITT. Esse acrônimo se refere aos parâmetros apresentados a seguir:

- F: frequência. Diz respeito à frequência que o participante receberá cada estímulo adaptativo em decorrência das sessões de exercício.
- I: intensidade. Refere-se à carga, ou seja, ao quão forte é um exercício. Assim, exercícios de menor intensidade (como os adotados nas fases de aquecimento e volta à calma) são

exercícios com menor estresse fisiológico, ou ditos exercícios mais "leves". Em contrapartida, exercícios de maior intensidade (como os adotados na fase principal da sessão) são os de maior estresse fisiológico, assim, considerados mais "pesados" ou difíceis. A manipulação da intensidade adotada para cada exercício é tão importante quanto a manipulação da intensidade total da sessão.

- T: Tempo. O parâmetro tempo se refere à duração da sessão de exercícios. Essa duração engloba o aquecimento, a parte principal e a volta à calma. Diferentes manipulações do tempo de sessão podem ser pensadas visando uma progressão ao longo do processo adaptativo ao exercício. Essa manipulação na duração não precisa ser apenas um aumento do tempo. Em geral, realiza-se um balanço entre duração e intensidade da sessão de exercício. Dessa forma, sessões com maior duração apresentam uma prescrição de menor intensidade, visando, além de uma adequada adaptação, a integridade física do praticante. Frequentemente, quando se almejam melhorias em parâmetros de saúde, as maiores durações são desejadas, podendo, inclusive haver uma relação dose-dependente entre esse parâmetro e alguns desfechos clínicos.
- T: Tipo: Refere-se ao modo como o participante se exercitará. Esse parâmetro pode ser entendido, também, como modalidade de exercício. Alguns exemplos de tipos de exercícios podem ser caminhadas, corridas, pedaladas, levantamento de peso, e esportes específicos, como futebol, voleibol, basquetebol, natação e outros. O tipo de exercício pode ainda ser pensado em relação ao meio onde será realizado, se indoor (em ambientes fechados) ou *outdoor* (em ambientes abertos). Por exemplo, a corrida pode ser realizada ao ar livre, em ambientes públicos como parques ou em pistas atléticas abertas; mas também pode ser realizada em academias, centros de treinamento, piscina aquecida, em ambientes fe-

chados. De forma similar, pode-se pensar no tipo de exercício tendo em vista o uso ou não de ergômetros. Exemplificando com a caminhada, pode-se executar uma sessão de caminhada em esteira ergométrica, em piso tradicional (sem ergômetro), ou mesmo em uma piscina rasa (sem ergômetro, porém em outro meio).É fundamental que o tipo de exercício seja específico para o alcance dos objetivos do praticante, levando em consideração suas particularidades (p. ex., comorbidades associadas), mas também que seja uma modalidade prazerosa visando adesão a médio e longo prazo.

TREINAMENTO FÍSICO

Apesar de os termos exercício físico e treinamento serem usados muitas vezes de forma intercambiável, especialmente em estudos clínicos, o treinamento físico é o conjunto de sessões de exercício. Enquanto uma única sessão de exercício pode gerar uma resposta transitória aguda, a repetição sistemática de estímulos e suas respostas associadas são necessárias para a ocorrência de algumas adaptações crônicas[14]. A transição do estudo das sessões de exercício para o treinamento físico exige a inserção de outra importante variável, a frequência semanal, pois a distribuição das sessões de treinamento ao longo da semana dependerá das condições e objetivos das pessoas. Ainda, para que as sessões de exercício sejam manipuladas de forma adequada ao longo do tempo, alguns princípios devem ser seguidos, chamados "Princípios do Treinamento Físico".

Devido à natureza clínica desta obra, serão conceituados e discutidos quatro princípios centrais, que são a especificidade, a sobrecarga, a progressão e a reversibilidade. Ainda, serão abordados dois fatores relacionados ao processo de adaptação ao treinamento, por vezes também colocados como princípios[16], que são os "valores iniciais" e as "melhoras decrescentes". A implementação dos princípios no delineamento de uma intervenção de exercício/treinamento físico ajuda a assegurar a adequada manipulação da dose (frequência, intensidade e duração) e do tipo de exercício utilizado para alcançar os objetivos propostos[16].

Princípios do treinamento físico

Especificidade

As adaptações ao treinamento são específicas aos sistemas ou músculos treinados. Por exemplo: um treinamento de força, como realizado na musculação, é mais apropriado em uma intervenção que objetiva adaptações neuromusculares, como força e resistência muscular, do que em uma intervenção que objetive adaptações cardiorrespiratórias. Já um treinamento aeróbio, como corrida, desenvolverá prioritariamente resistência aeróbia, com pouco impacto sobre força e resistência muscular.

Progressão

O corpo adapta-se aos estímulos de exercício. Para a continuidade do processo adaptativo, variáveis de volume e/ou intensidade devem ser periodicamente incrementadas. Por exemplo: uma intervenção de caminhada/corrida com duas sessões semanais de 30 minutos em uma intensidade correspondente ao limiar anaeróbio pode ter a adição de 5 minutos às sessões, a cada 3 ou 4 semanas, sendo incrementado gradualmente o volume, com o intuito de continuar gerando estímulo suficiente para aumento da capacidade aeróbia.

Sobrecarga

Totalmente vinculado à progressão, o princípio da sobrecarga refere-se à necessidade de o estímulo de treinamento ser maior do que aqueles que o indivíduo já está fisiológica e biomecanicamente adaptado. Por exemplo: no mesmo exemplo do princípio "Progressão", o aumento da duração em 5 minutos, a adição de um dia a mais de exercício na semana ou ao aumento da intensidade da sessão realizada em intensidades acima do limiar anaeróbio, permitirão o incremento da aptidão cardiorrespiratória.

Reversibilidade

Uma vez que o estímulo de treinamento é removido, os níveis de aptidão deverão retornar aos valores iniciais. Por exemplo: aumentos de força obtidos após um ano de treinamento de força podem ser completamente revertidos após alguns meses de inatividade.

A análise da aplicação dos referidos princípios no processo de treinamento deve levar sempre em consideração a individualidade, pois a otimização dos benefícios e minimização dos riscos advindos da prescrição de treinamento estão associados a seu grau de individualização[17].

Valores iniciais

As melhoras nos desfechos de interesse serão maiores nos indivíduos que se encontram com os desfechos mais baixos, ou seja, os ganhos são proporcionais à amplitude existente para que ocorram. Por exemplo: pessoas com baixo nível de força devem ter maiores aumentos na força do que pessoas com alto nível de força a partir de um dado treinamento de força.

Melhoras decrescentes

Muito associado aos "valores iniciais", é esperado que o grau de melhora esperado com o treinamento reduza proporcionalmente ao aumento da aptidão, ou seja, quanto maior o estado de treinabilidade dos indivíduos, menores serão seus ganhos. Esse fator explica a maior necessidade de esforços para que melhoras continuem ocorrendo. Por exemplo: uma pessoa não treinada deverá experienciar um ganho inicial muito grande, mas a magnitude de ganhos será reduzida ao longo do processo de treinamento, fenômeno conhecido como "efeito teto".

A fim de unir os componentes das sessões de exercício e distribuí-los adequadamente ao longo do treinamento, algumas recomendações gerais podem ser feitas. Porém, cabe salientar o caráter de recomendação, pois a prescrição exata dependerá das características específicas do indivíduo a ser treinado, bem como das suas necessidades, seus objetivos e suas condições.

Recomendações gerais[14]

- Individualizar a progressão de cada indivíduo.
- Progredir, quando possível, em duração, frequência e intensidade, porém preferencialmente progredir apenas um componente por vez.
- Incrementos de intensidade de 5 a 10% geralmente são bem tolerados.
- Incrementar de 1 a 5 minutos na duração das sessões até atingir a duração desejada.

Existe solidez científica para assumir-se que desde a redução do comportamento sedentário até a prática de algum tipo de treinamento, que siga ao menos minimamente as recomendações, são condutas indicadas. Porém, é preciso compreender que o exercício é um estressor que induz várias respostas psicofisiológicas nos mais diferentes sistemas orgânicos. Para qualificar o processo em busca das desejadas respostas, maximizando-as, os profissionais do exercício devem controlar o estresse aplicado aos indivíduos. Para isso, é necessário controlar e manipular adequadamente a carga de treinamento[15].

O termo carga de treinamento pode se referir à carga externa ou interna. Enquanto carga externa corresponde ao conjunto de variáveis de treinamento, que juntas compõem uma organização da qualidade e da quantidade de estímulos; a carga interna corresponde à reação/resposta psicofisiológica ocorrida a partir da carga externa (conjunto de variáveis) imposta. Vários fatores influenciam o estresse imposto pelo conjunto das variáveis empregado. Características individuais, como o nível de treinamento, estado de saúde geral, condições psicológicas, nutrição, ambiente e genética são conhecidos influenciadores da carga interna, que modificam diretamente o quanto as adaptações são alcançadas com o treinamento[15]. Portanto, por mais gerais e benéficas que recomendações de atividade física e treinamento sejam, a responsividade dos desfechos diante dos estímulos impostos é muito variável, pois é mediada por inúmeros fatores. Assim, o monitoramento da carga interna de treinamento ao longo do processo, possível de ser feito pela percepção de esforço das sessões[18], pode auxiliar na precisão da prescrição.

Dicas práticas para casos clínicos

Comportamentos – processos	Conceitos – classificações
Comportamento sedentário	Atividades que possuem baixo dispêndio energético (< 1,5 equivalentes metabólicos – MET) e que são realizadas em posição sentada ou reclinada.
Atividade física	Qualquer movimento corporal produzido pela musculatura esquelética, que resulta em gasto energético acima das condições de repouso.
Domínios da atividade física	Lazer, transporte, trabalho e doméstico.
Exercício físico	Movimentos corporais planejados, estruturados e repetidos, cujo objetivo está em aprimorar ou manter um ou mais componentes da aptidão física.
Fases da sessão de exercício	Aquecimento; parte principal: condicionamento e/ou práticas esportivas; volta à calma; flexibilidade.
Parâmetros do exercício físico	Frequência, intensidade, tempo e tipo.
Treinamento físico	Conjunto de sessões de exercício. Período com repetição sistemática de estímulos físicos e suas respostas associadas.
Princípios do treinamento físico	Especificidade, progressão, sobrecarga, reversibilidade, individualidade.

CONSIDERAÇÕES FINAIS

O presente capítulo "visitou" conceitos fundamentais relacionados à atividade física nos seus mais diferentes domínios e espectros. Esses conceitos envolvem a ausência (comportamento sedentário) e a presença (atividade física, exercício e treinamento físico) do movimento humano, sendo a presença do movimento abordada de forma ampliada (atividade física) até a sua sistematização por meio de determinados princípios. Ao finalizar o capítulo, é preciso reforçar que a saúde física e mental será otimizada por meio da redução do tempo em ausência de movimento, bem como pela maior realização de atividades físicas diversas e pela prática sistemática de exercícios, conhecida como treinamento físico.

REFERÊNCIAS BIBLIOGRÁFICAS

1. Russell RP, O´Neill R, Lobelo F. The evolving definition of sedentary. Exerc Sport Sci Rev. 2008;36(4):173-8.
2. Owen N, Healy GN, Matthews CE, Dunstan DW. Too much sitting: the population health science of sedentary behavior. Exerc Sport Sci Rev. 2010; 38(3):105-13.
3. Farias Jr JC. (In)Atividade física e comportamento sedentário: estamos caminhando para uma mudança de paradigma? Rev Bras Ativ Fis Saúde. 2011;16(4):279-80.
4. Perrino T, Brown SC, Huang S, Brown CH, Gomez GP, Pantin H, et al. Depressive symptoms, social support, and walking among Hispanic older adults. J Aging Health. 2011;23(6):974-93.
5. Proper KI, Singh AS, Van Mechelen W, Chinapaw MJM. Sedentary behaviors and health outcomes among adults a systematic review of prospective studies. Am J Prev Med. 2011;40(2):174-82.
6. Taylor WC. Prolonged sitting and the risk of cardiovascular disease and mortality. Curr Cardiovasc Risk Rep. 2011;5(4):350-7.
7. Hallal PC, Bauman AE, Heath GW, Kohl HW, Lee IM, Pratt M. Physical activity: more of the same is not enough. Lancet. 2012;21;380(9838):190-91.

8. Caspersen CJ, Powell KE, Christenson GM. Physical activity, exercise, and physical fitness: definitions and distinctions for health-related research. Public Health Rep. 1985;100(2):126-31.
9. Ainsworth BE, Haskell WL, Herrmann SD, Meckes N, Bassett DR Jr, Tudor-Locke C. Compendium of physical activities: a second update of codes and MET values. Med Sci Sports Exerc. 2011;43(8):1575-81.
10. World Health Organization (WHO). WHO guidelines on physical activity and sedentary behaviour. Geneva: WHO; 2020. Disponível em: https://apps.who.int/iris/bitstream/handle/10665/336656/9789240015128-eng.pdf
11. Strath SJ, Kaminsky LA, Ainsworth BE, Ekelund U, Freedson PS, Gary RA, et al. Guide to the assessment of physical activity: Clinical and research applications: a scientific statement from the American Heart Association. Circulation. 2013;128(20):2259-79.
12. Bauman AE. Updating the evidence that physical activity is good for health: an epidemiological review 2000-2003. J Sci Med Sport. 2004;7(1 Suppl):6-19.
13. Powers SK, Howley ET. Fisiologia do exercício: teoria e aplicação ao condicionamento e ao desempenho. 6 ed. Barueri: Manole; 2009.
14. American College of Sports Medicine. Diretrizes do ACSM para os testes de esforço e sua prescrição. Tradução Dilza Balteiro Pereira de Campos. 9 ed. Rio de Janeiro: Guanabara; 2014.
15. Impellizzeri FM, Marcora SM, Coutts AJ. Internal and external training load: 15 years on. Int J Sports Physiol Perform. 2019;14(2):270-3.
16. Baschung Pfister P, de Bruin ED, Tobler-Ammann BC, Maurer B, Knols RH. The relevance of applying exercise training principles when designing therapeutic interventions for patients with inflammatory myopathies: a systematic review. Rheumatol Int. 2015;35(10):1641-54.
17. Squires RW, Kaminsky LA, Porcari JP, Ruff JE, Savage PD, Williams MA. Progression of exercise training in early outpatient cardiac rehabilitation: an official statement from the American Association of Cardiovascular and Pulmonary Rehabilitation. J Cardiopulm Rehabil Prev. 2018;38(3):139-46.
18. Nakamura FY, Moreira A, Aoki MS. Monitoramento da carga de treinamento: a percepção do esforço da sessão é um método confiável? Rev Educação Física. 2010;21(1):1-11.

CAPÍTULO 4

Atividade física e depressão

Fernanda Castro Monteiro
Andrea Camaz Deslandes

Objetivos do capítulo

- Apresentar as evidências do papel profilático e terapêutico das atividades físicas nos transtornos depressivos em diferentes faixas etárias.
- Orientar a prescrição de exercícios para pacientes com transtornos depressivos
- Apontar as barreiras, os facilitadores e os fatores motivadores para a prática regular de atividade física nos transtornos depressivos.

Questões orientadoras

- Quais os sintomas, os fatores de risco e o possível tratamento para os transtornos depressivos?
- Como a redução do comportamento sedentário e a prática de atividade física podem ajudar na redução do risco de depressão e promover uma melhor resposta clínica de pacientes com transtorno depressivo?
- Como melhorar a adesão à prática de atividade física em pacientes diagnosticados com transtorno depressivo?

INTRODUÇÃO

Os transtornos depressivos são a principal causa de anos vividos com incapacidade em todo o mundo, afetando mais de 300 milhões de pessoas de todas as idades e figurando como um dos principais contribuintes para a carga global geral de doenças[1]. De acordo com dados da Organização Mundial da Saúde (OMS), cerca de 4,4% da população mundial apresenta o diagnóstico de depressão, sendo mais comum em mulheres (5,1%) do que em homens (3,6%)[2]. Além de ser um transtorno altamente prevalente e incapacitante, pode apresentar curso recorrente, trazendo diversos prejuízos para a qualidade de vida do indivíduo. Segundo Chisholm et al.[3], os custos associados aos dias perdidos de trabalho devido à depressão e à ansiedade são estimados em US$ 1,15 trilhão por ano em todo o mundo e estima-se que esse valor duplique até 2030. Diante desse preocupante cenário, o exercício físico pode figurar como alternativa de prevenção e tratamento, auxiliando na redução dos sintomas depressivos e contribuindo para uma melhora da saúde física e mental.

TRANSTORNOS DEPRESSIVOS

De acordo com a quinta edição do *Manual diagnóstico e estatístico de transtornos mentais* (DSM-5), os transtornos depressivos incluem:

transtorno disruptivo da regulação do humor, transtorno depressivo maior (TDM) ou unipolar, transtorno persistente (distimia), transtorno disfórico pré-menstrual, transtorno induzido por substância/medicamento e transtorno devido a outra condição médica[4]. A sintomatologia em comum entre os transtornos é a presença de humor triste, vazio ou irritável acompanhada de alterações somáticas e cognitivas que venham a afetar de forma significativa a vida do indivíduo.

Entre esse grupo de transtornos, o TDM representa a condição mais prevalente. Tem como característica episódios distintos de pelo menos duas semanas de duração, envolvendo alterações nítidas no afeto, na cognição e em funções neurovegetativas, apresentando remissões entre episódios. Segundo o DSM-5, o diagnóstico de TDM se dá pela presença, durante duas semanas pelo menos, de cinco ou mais dos seguintes sintomas: humor deprimido/tristeza; perda do interesse e prazer em atividades antes interessantes ou prazeirosas; perda ou ganho de peso/alterações no apetite; insônia ou hipersônia; agitação ou retardo psicomotor; fadiga ou anergia; baixa autoestima; sentimento de culpa ou desesperança; dificuldade de concentração e déficit de memória; ideação, com ou sem plano ou tentativa de suicídio[4]. Tais sintomas causam sofrimento clinicamente significativo e/ou prejuízo no funcionamento em áreas importantes da vida do indivíduo. Entretanto, tais sintomas não devem resultar do luto ou abuso de substâncias[4]. Entre os sintomas, ideações suicidas são os desfechos mais graves e estão associados a deficiências da capacidade funcional, baixa interação social, humor deprimido e baixo *status* socioeconômico[5,6]. O Brasil figura entre os dez países com as maiores taxas de suicídio em todo o mundo[6].

Dentre os fatores de risco associados à depressão, estão a obesidade e o sedentarismo, o uso de tabaco e os baixos níveis de atividade física[1]. Indivíduos com TDM apresentam maior risco de mortalidade prematura[7] com expectativa de vida dez anos menor em comparação com a população em geral[8] e apresentam maior prevalência de comorbidades físicas, como obesidade, diabetes tipo 2, síndrome metabólica e doença cardiovascular[9,10]. Entre as possíveis causas para o surgimento da depressão está a hipótese monoaminérgica, que indica a diminuição das monoaminas (noradrenalina e serotonina) associada aos sintomas depressivos[11]. Até o momento, o mecanismo de ação dos tratamentos farmacológicos mais utilizados são os inibidores seletivos de recaptação de serotonina (ISRS), os inibidores seletivos de recaptação de noradrenalina (ISRN) e os inibidores da monoaminaoxidase (IMAO).

Entretanto, apesar do tratamento farmacológico ser considerado padrão-ouro para o tratamento dos transtornos depressivos, mais da metade dos pacientes continua apresentando sintomas após a primeira intervenção terapêutica, necessitando de tratamentos complementares; e a taxa de remissão ao tratamento na primeira tentativa não é maior do que 20%. Na segunda tentativa, as taxas de remissão chegam a apenas 30%[12]. Uma metanálise de rede recente concluiu que a combinação de tratamento farmacológico com psicoterapia promove melhores respostas clínicas, adesão ao tratamento e remissão dos sintomas do que a monoterapia[13]. Além disso, a aceitabilidade por parte do paciente é maior em tratamentos combinados do que o tratamento farmacológico isolado[13]. Nesse contexto, o exercício físico tem sido indicado como uma alternativa complementar para o tratamento da depressão, contribuindo para uma melhor resposta clínica. De acordo com o *Canadian Network for Mood and Anxiety Treatment* (CANMAT), pacientes deprimidos com sintomas leves têm indicação para prática de exercícios até mesmo como monoterapia. Além disso, pacientes com sintomas moderados a graves têm indicação para prática de exercícios como tratamento adjunto, aliado ao tratamento farmacológico[14].

Os efeitos antidepressivos do exercício podem ser explicados por fatores psicossociais e neurofisiológicos. Entre as hipóteses psicossociais, podemos destacar o aumento da autoestima, da distração, da sensação de *mastery* e da autoeficácia. Entre as possíveis adaptações neurofisiológicas, destacam-se o aumento da síntese e liberação de neurotransmissores (como a noradrenalina, serotonina e dopamina) e de fatores tróficos como o fator neurotrófico derivado do cérebro (*brain derived neurotrophic factor*, BDNF), fator de crescimento similar a insulina tipo 1 (*insulin growth factor 1*, IGF-1) e o fator de crescimento endotelial vascular (*vascular endothelial growth factor*, VEGF)[15-17]. Além disso, o exercício físico contribui para a modulação do eixo hipotálamo-pituitária-adrenal, redução da resposta inflamatória, aumento da resposta imunológica e antioxidativa, aumento de neurogênese, angiogênese, sinaptogênese e biogênese mitocondrial[18].

No entanto, segundo Schuch et al.[18], os mecanismos neurobiológicos pelos quais a prática de exercícios confere proteção contra o surgimento da doença ainda não foram elucidados totalmente e, provavelmente, são multifatoriais. Altos níveis de exercícios estão associados a um maior volume do hipocampo, enquanto reduções no volume do hipocampo foram associadas ao início da depressão[19]. Anormalidades cerebrais estruturais e funcionais em pacientes com TDM podem estar associadas a níveis baixos de BDNF, função anormal do eixo hipotálamo-pituitária-adrenal e toxicidade mediada pelo glutamato[20].

TRANSTORNO DEPRESSIVO EM CRIANÇAS E ADOLESCENTES E EXERCÍCIO FÍSICO

Em crianças e adolescentes, o transtorno depressivo também figura globalmente como uma das principais causas de incapacidade e está associado à deficiência funcional e suicídio[21]. Segundo a OMS, entre 10 e 20% das pessoas experimentam alguma forma de transtorno mental durante a infância e a adolescência em todo o mundo. Globalmente, doenças mentais são responsáveis por 16% da carga global de doenças e incapacidade em crianças e adolescentes com idade entre 10 e 19 anos por ano. Além disso, apesar de metade de todas essas

disfunções começarem aos 14 anos de idade, a maioria dos casos não é detectada e tratada[22].

A depressão na juventude está associada a uma série de dificuldades, como dificuldades de interação social e baixo desempenho acadêmico, podendo resultar em deficiências socioeducacionais[23]. Os sintomas do transtorno depressivo em crianças e adolescentes podem ser semelhantes aos apresentados por adultos e, no geral, os critérios para diagnóstico são os mesmos[23]. Entretanto, em uma metanálise recente, na qual foi investigada a exposição ao estresse precoce e o risco para depressão em crianças e adolescentes, os autores pontuam diferenças importantes no que diz respeito à etiologia, apresentação clínica e curso da doença nessa população[24]. O surgimento da depressão na juventude pode ser influenciado por mudanças biológicas e físicas da puberdade, diferenças no desenvolvimento da maturação neural, aumento da suscetibilidade a fatores estressores psicossociais e capacidade cognitiva reduzida para lidar com adversidades[24]. Além disso, crianças e adolescentes deprimidos, em comparação com adultos deprimidos, estão mais propensos a queixas somáticas e a experimentar problemas comportamentais[25].

Apesar de evidências crescentes na literatura acerca da utilização do exercício físico como tratamento auxiliar na depressão em adultos e idosos, menos atenção vem sendo dedicada a examinar sua utilização no tratamento da doença em crianças e adolescentes[26]. Nessa população, intervenções farmacológicas, psicossociais e psicoterapia são investigadas com maior frequência, enquanto intervenções envolvendo exercício físico são menos frequentes[27]. Entretanto, estudos mostram que o exercício contribui para a melhora do desempenho cognitivo[28,29], desempenho acadêmico[29] e redução dos sintomas depressivos em crianças e adolescentes. Strole et al.[30] investigaram a associação entre a AF e a prevalência e incidência de transtornos mentais em adolescentes. Entre os transtornos de humor, os autores verificaram uma redução na prevalência (47%) e na incidência (34%) de distimia.

Recentemente, Schuch et al.[31] verificaram a redução de 10% de chance de incidência de depressão em jovens mais ativos (OR = 0,90, IC 95% = 0,83, 0,98), comparados aos menos ativos. Apesar dos inúmeros benefícios da prática de exercícios, um estudo recente indicou que, globalmente, mais de 80% dos adolescentes em idade escolar entre 11-17 anos não atendem às diretrizes de recomendações para atividade física diária, comprometendo sua saúde atual e futura[32]. Além disso, as meninas são menos ativas do que os meninos e a prevalência de atividade física não mudou desde 2001. Os achados indicam que quatro em cada cinco adolescentes eram insuficientemente ativos em 2016 (81% [95% UI 77,8-87,7]). Países de baixa e média renda apresentaram um percentual de 79,3% (77,2-87,5) de adolescentes insuficientemente ativos. O Brasil, especificamente, apresentou uma prevalência de atividade física insuficiente de 78,0% (75,0-80,8) para meninos, e 89,4% (87,6-91,0) para meninas, evidenciando um cenário preocupante e que merece atenção[32].

Além do efeito benéfico do exercício na redução de prevalência e incidência de depressão, o exercício físico pode contribuir para a redução dos sintomas depressivos e melhor resposta clínica em crianças e adolescentes. Em metanálises que investigaram o efeito do exercício em crianças e adolescentes com sintomas depressivos, Larun et al.[33] e Radovic et al.[26] relataram uma redução moderada nos sintomas depressivos de crianças e adolescentes que receberam uma intervenção de exercício comparados com o grupo controle, sem tratamento. Wegner et al.[34] corroboraram esses achados em uma recente metanálise, apresentando evidência de melhor resposta clínica em crianças e adolescentes que realizaram exercício físico (d = −0,50). A amostra total continha 30 estudos, totalizando 2.110 participantes (faixa etária de 5 a 20 anos). A duração média das intervenções foi 11,5 semanas, com duração média de sessão de 41 minutos e frequência de três sessões por semana. O tipo de intervenção mais implementado foi exercício aeróbico, enquanto os grupos controle continuaram com sua rotina regular. A análise adicional em amostras clinicamente deprimidas mostrou um efeito pequeno a moderado (d = −0,48) a favor da intervenção[34]. Apesar de menos investigada do que em adultos, a evidência do efeito antidepressivo do exercício físico em crianças e adolescentes respalda a sua utilização na prática clínica e deve ser recomendado para esta faixa etária.

TRANSTORNO DEPRESSIVO EM ADULTOS E IDOSOS

Por se tratar de um transtorno altamente incapacitante e de curso crônico e recorrente, a depressão merece atenção especial na população adulta e idosa. Silva et al.[35], em uma metanálise, verificaram a prevalência de sintomas depressivos no Brasil de 14% ([IC 95%] 13-16%), enquanto a prevalência de transtorno depressivo maior ao longo da vida foi de 17% ([IC 95%] 14-19%). Entre os subgrupos, as mulheres apresentaram uma prevalência maior da doença em relação aos homens (22 e 9%, respectivamente). Os achados do estudo ainda apontaram que um em cada sete adultos têm sintomas depressivos, e um em cada 12 adultos apresentou transtorno depressivo maior por um período superior a 12 meses. Já Munhoz et al.[36] verificaram uma prevalência de rastreamento positivo para depressão de 4,1% (IC 95%: 3,8-4,4%). Dentre as faixas etárias, indivíduos idosos acima dos 80 anos apresentaram uma maior prevalência da doença: 6,8%, seguidos por 50-59 anos (5,4%); 70-79 anos (5,1%); e entre 60-69 anos (5%). Ser residente em área urbana, com menor escolaridade, tabagista, com hipertensão arterial, diabetes e/ou doenças cardíacas estava positivamente associado à depressão. A região do país que apresentou a maior prevalência de depressão foi a Sul (4,8%), e a comorbidade associada com maior prevalência foi a cardiopatia (14%).

A relação entre o comportamento sedentário e a depressão é observada tanto pela maior prevalência e incidência de depressão em indivíduos menos ativos quanto o maior comportamento sedentário em pacientes com depressão. Schuch et al.[37] verificaram que indivíduos deprimidos apresentam um alto comportamento sedentário (média de aproximadamente 8,5 horas por dia). Pacientes deprimidos foram considerados significativamente menos prováveis a atender às recomendações de 150 minutos semanais de AF comparado com indivíduos controle saudáveis, indicando que estão 50% mais propensos a não atenderem às recomendações de diretrizes de AF[37]. Uma recente metanálise analisou o comportamento sedentário em indivíduos deprimidos em seis países de baixa e média renda (China, Gana, Índia, México, Rússia e África do Sul) e verificou um tempo gasto em comportamento sedentário médio de 215 ($\pm$ 192) minutos por dia. Idade avançada, ser solteiro, do sexo masculino e estar desempregado, figuraram como fatores sociodemográficos significativamente associados a altos níveis de comportamento sedentário[38]. Além do maior comportamento sedentário em pacientes depressivos, a relação entre maior prevalência e incidência de depressão em indivíduos fisicamente inativos vem sendo observada nas últimas décadas[39]. Nesse sentido, diversos estudos observam o sedentarismo como fator de risco de depressão[40]. Recentemente, Schuch et al.[31] examinaram a relação entre AF e a potencial incidência de depressão. Nos achados do estudo, a AF teve um efeito protetor contra a incidência de depressão em adultos (*odds ratio* = 0,78, IC 95% = 0,70, 0,87), e em pessoas idosas (*odds ratio* = 0,79, IC 95% = 0,72, 0,86).

Além do efeito do exercício físico na redução da prevalência e incidência da depressão, o efeito antidepressivo em pacientes diagnosticados com depressão é observado nas últimas décadas. Ashdown-Frank et al.[41], em uma recente meta-revisão investigando o efeito do exercício físico em pessoas com transtorno mental, incluíram 27 metanálises no estudo. Quatro delas investigaram os efeitos da prática de exercícios na redução dos sintomas depressivos em adultos, e apenas uma investigou os mesmos efeitos na população idosa. Entre os estudos que investi-

garam adultos, o exercício foi efetivo na redução de sintomas depressivos. O exercício aeróbio e de resistência apresentaram resultados eficazes na redução dos sintomas depressivos. Tanto exercício agudo quanto crônico se mostraram eficazes para a redução dos sintomas de depressão em pacientes com TDM[42]. Intensidade moderada a vigorosa, ou a combinação de exercício aeróbio com exercícios contra resistência, por pelo menos 90 minutos semanais, parecem ser mais indicados na redução de sintomas[18]. Dentre os idosos com TDM ou distimia os resultados foram favoráveis ao exercício físico, apesar de um menor tamanho de efeito[42].

Segundo Schuch et al.[43], a severidade dos sintomas depressivos, a presença de comorbidades e a heterogeneidade da amostra são fatores que podem influenciar o tamanho de efeito do exercício no tratamento da depressão. No geral, o resultado da metanálise mostrou um tamanho de efeito grande e significativo para o exercício físico na redução dos sintomas de depressão. Efeitos maiores foram encontrados para intervenções em TDM, utilizando exercícios aeróbios, em intensidades moderadas e vigorosas, e na presença de supervisão profissional.

Especificamente em idosos, comorbidades físicas, perda de amigos e familiares, redução do *status* socioeconômico e aumento de dependência nas atividades de vida diária são alguns dos fatores de risco para a depressão. Miller et al.[44] realizaram uma revisão sistemática e metanálise com o objetivo de comparar o efeito de diferentes tipos de exercícios em idosos clinicamente deprimidos. Foram incluídos artigos investigando exercícios aeróbios (n = 6), como caminhada; de resistência (n = 5), como exercícios com pesos; e corpo-mente (n = 4), como tai chi. Em comparação com os controles, os exercícios corpo-mente mostraram uma melhor resposta nos sintomas depressivos (g = −0,87 a −1,38), seguido por exercícios aeróbicos (g = −0,51 a −1,02) e exercícios de resistência (g = −0,41 a -0,92). Especificamente nessa faixa etária, o exercício físico deve ser recomendado, não somente para o tratamento dos sintomas depressivos, mas também

BARREIRAS E FACILITADORES PARA A PRÁTICA DE EXERCÍCIO FÍSICO NO TRANSTORNO DEPRESSIVO

para a redução de fragilidade e de doenças cardiometabólicas e melhora da independência nas atividades de vida diária.

Encorajar o estilo de vida ativo em indivíduos deprimidos e promover seu engajamento em um programa de exercício físico é um desafio constante. Nesse contexto, faz-se necessário e urgente compreender as potenciais barreiras e facilitadores para prática de exercício nessa população.

Muito utilizadas na psicologia do esporte, as teorias motivacionais visam auxiliar profissionais da saúde a compreenderem melhor a motivação do indivíduo a realizar uma mudança comportamental, aderindo ou não a um determinado comportamento. Entre elas, estão a teoria do comportamento planejado (Fishbein e Ajzen)[45], teoria do modelo transteorético (Pochaska e Diclemente)[46], teoria social-cognitiva (Bandura)[47] e teoria da autodeterminação (Deci e Ryan)[48]. Acerca da mudança de comportamento, Rollnick, Miller e Butler[49], sugerem uma forma de aconselhamento conhecida como entrevista motivacional. Como princípios orientadores, a entrevista se baseia nas seguintes premissas: resistir ao impulso de consertar e dizer o que é certo; exercer uma escuta empática; entender as motivações do paciente; e, por fim, incentivá-lo de forma otimista a aderir a determinada mudança.

Em uma revisão sistemática com metanálise, fatores motivadores e barreiras para o exercício em pacientes com transtorno mental foram investigados[50]. Os fatores motivadores e as barreiras foram classificados em aspectos físicos, psicológicos e socioecológicos. Dentre os achados do estudo, os motivadores mais prevalentes foram: perder peso (83% dos pacientes); melhora do humor (81%) e redução do estresse (78%). As barreiras mais prevalentes foram estresse e humor deprimido (61% dos pacientes) e falta de apoio social (50%)[50]. Farholm et al.[51] analisaram os fatores motivadores para a prática de AF em pacientes com transtorno mental grave. A prontidão para prática de AF foi positivamente relacionada à alimentação, prontidão para uma dieta saudável, percepção da função do corpo, autoavaliação da saúde, motivação autodeterminada e autoeficácia. Entretanto, a prática de AF não foi associada *à* aparência corporal percebida. E por fim, a motivação autônoma foi positivamente associada ao relato de experimentar uma diminuição nos sintomas depressivos durante a prática de AF.

Em um estudo recente, Monteiro et al.[52], analisaram as principais barreiras e facilitadores para a prática de AF em pacientes deprimidos em atendimento ambulatorial. Dentre os principais achados do estudo, melhora no desempenho físico foi o benefício mais reportado, enquanto a barreira mais relatada foi esforço físico. A gravidade dos sintomas de depressão foi negativamente correlacionada com melhoria de vida, desempenho físico, perspectiva psicológica, interação social e saúde preventiva. De um modo geral, as evidências mostram que fatores psicológicos estão diretamente envolvidos com a prática de AF ou exercícios. Crenças sobre o exercício, motivação para ser fisicamente ativo e senso de recompensa acerca da atividade, parecem ser fatores determinantes na decisão do paciente sobre praticar ou não a atividade[53]. Dessa forma, a utilização de entrevista motivacional deve ser cada vez mais implementada como ferramenta auxiliar no processo de mudança comportamental do indivíduo[54].

CONSIDERAÇÕES FINAIS

Embora a literatura atual apresente fortes evidências sobre os benefícios da prática de exercício para a saúde física e mental em pacientes com depressão, diversas são as barreiras para a utilização desse conhecimento na prática clínica. Para a implementação de um programa de exercícios, o profissional deve traçar metas factíveis com a realidade do paciente através de entrevistas e avaliações. Tais ferramentas são cruciais

QUADRO 1 Indicações de frequência, intensidade, duração e recomendações clínicas para a prescrição de exercício físico em cada faixa etária

	Aeróbica	Contra resistência[2]	Neuromuscular	Esportes/jogos
Frequência	*¶Todos os dias ou 150-300 min/sem (moderado) e 75-150 minutos/semana (intenso)	*¶2-3x/semana	*2-3x/semana	¶Todos os dias
Intensidade	*¶5-6 (moderado) e 7-8 (intenso) Borg 60-80% FC máx. 50-84% VO$_2$ máx. (Refs. 44, 55)	*¶5-6 (moderado) e 7-8 (intenso) Borg 60-80% FC máx. 50-84% VO$_2$ máx. 60-80% 1 RM ≥ 2 séries −10 a 15 repetições (Refs. 44, 55)	*5-6 (moderado) Borg *60-80% FC máx. *50-74% VO$_2$ máx. (Refs. 44, 55)	¶60-80% FC máx. ¶50-74% VO$_2$ máx. (Ref. 56)
Duração	*30-60 minutos /dia ¶60 minutos /dia (Refs. 44, 55)	*40-50 minutos/dia ¶60 minutos /dia (Refs. 44, 55)	*45-60 minutos /dia (Refs. 44, 55)	¶60 minutos /dia > (Ref. 56)
Tipo	Caminhada Corrida Ciclismo Natação	Musculação Exercícios com peso corporal	Yoga Tai chi	Jogos Lutas, dança Pular corda Amarelinha Queimado
Barreiras	Humor deprimido Falta de apoio social Dificuldade em realizar esforço físico (Refs. 50, 52)			
Facilitadores	Perder peso Melhora do humor Redução do estresse Melhorar desempenho físico (Refs. 50, 52)			
Cuidados com medicação	⚠ Questionar o paciente sobre os possíveis efeitos colaterais, como: ⚠ Alterações no sono e apetite, boca seca, náusea, fadiga, hipotensão postural, visão embaçada, constipação, agitação ou retardo motor. ⚠ Monitorar frequência cardíaca e pressão arterial, antes, durante e após a atividade.			

(continua)

QUADRO 1 Indicações de frequência, intensidade, duração e recomendações clínicas para a prescrição de exercício físico em cada faixa etária (continuação)

Cuidados com o paciente	
	⚔ Escute o paciente!
	⚔ Saber escutar o paciente de forma empática, respeitando suas limitações e sintomas é a principal estratégia.
	⚔ Evite frases como: "Você não tem motivos para se sentir triste, seja forte, saia dessa." Essa abordagem não ajuda o paciente e pode fazê-lo sentir-se ainda pior.
	⚔ Fique atento aos sinais corporais.
	⚔ A depressão possui um curso recorrente, momentos de melhora e piora são esperados.
	⚔ Procure ter contato com familiares e equipe médica, especialmente no caso de crianças, adolescentes e idosos.
	⚔ Procure engajar o responsável/familiares do paciente no programa de exercícios.
	⚔ O envolvimento com o programa pode impactar de forma positiva a qualidade de vida dos familiares/cuidadores.
	⚔ Não insistir se o paciente demonstrar receio em praticar a atividade.
	⚔ Procure sugerir atividades outdoor, próximo da natureza.
	⚔ Pergunte sobre os dias anteriores e sobre a noite de sono, e adapte o treinamento em caso de fadiga.
	⚔ Orientar sobre cuidados com hidratação, sono e alimentação.
	⚔ Planejar e oferecer uma atividade prazerosa, controlando os princípios de treinamento (como sobrecarga progressiva, individualidade e especificidade.
	⚔ Estimular um estilo de vida saudável (dieta, qualidade de sono, meditação).
	⚔ Questionar sobre exames de rotina e a saúde geral do paciente.

a: atividade envolvendo grandes grupos musculares, mantida continuamente e de natureza rítmica; b: atividade intensa e de curta duração, alimentada pelas fontes de energia dentro do músculo em contração; c: atividades envolvendo habilidades motoras como, equilíbrio, agilidade e coordenação. *: Adultos/idosos; ¶: crianças/adolescentes. FC: frequência cardíaca; RM: repetição máxima; VO₂ máx: consumo máximo de oxigênio.
Fonte: Miller et al., 2020[44]; Firth et al., 2016[50]; Monteiro et al., 2020[52]; Garber et al., 2011[55], ACSM, 2015[56].

para conhecimento do meio em que o paciente se insere, seu quadro clínico, tratamentos, suas crenças, seus hábitos e estilo de vida. A partir disso, o profissional deve utilizar estratégias para promover uma mudança comportamental, fornecendo apoio, orientação e motivação ao indivíduo. Um esforço conjunto entre o profissional, a equipe multidisciplinar e familiares se faz necessário para engajar o paciente na mudança comportamental e adesão ao programa oferecido. As metas de resultados devem ser previamente acordadas entre todos os envolvidos. É aconselhável traçar um planejamento prévio realista, escutando o paciente de forma empática e sem julgamentos. Mesmo a inserção de pequenas mudanças na rotina do paciente para a redução do comportamento sedentário devem ser valorizadas. A escuta empática e a valorização dos progressos devem estar presentes em todos os estágios do treinamento. O profissional de Educação Física deve trabalhar constantemente para a quebra de possíveis barreiras e reforço de facilitadores e motivadores para a prática regular de exercícios físicos, contribuindo para a resposta clínica, redução de sofrimento e melhora da qualidade de vida dos pacientes.

REFERÊNCIAS BIBLIOGRÁFICAS

1. GBD 2017 Disease and Injury Incidence and Prevalence Collaborators. Global, regional, and national incidence, prevalence, and years lived with disability for 354 diseases and injuries for 195 countries and territories, 1990-2017: a systematic analysis for the Global Burden of Disease Study. 2017. Lancet. 2018; 392:1789-858.
2. World Health Organization (WHO). Depression and other common mental disorders global health estimates; 2017.
3. Chisholm D, Sweeny K, Sheehan P, Rasmussen B, Smit F, Cuijpers P, et al. Scaling-up treatment of depression and anxiety: a global return on investment analysis. Lancet Psychiatry. 2016 3:415-24.
4. Association AP. Diagnostic and statistical manual of mental disorders. 5 ed. Arlington: American Psychiatric Association; 2013.
5. Dumith SC, Demenech LM, Carpena MX, Nomiyana S, Neiva-Silva L, de Mola CL. Suicidal thought

in southern Brazil: Who are the most susceptible? J Affective Dis. 2020;260:610-6.
6. Carpena MX, Martins-Silva T, Costa FS, Darley R, Loret de Mola C. Contextual risk factors of depression and suicidal thoughts in Brazilian adults: a multilevel analysis. Braz J Psychiatry. 2019;41:433-6.
7. Cuijpers P, Vogelzangs N, Twisk J, Kleiboer A, Li J, Penninx BW. Comprehensive metaanalysis of excess mortality in depression in the general community versus patients with specific illnesses. Am J Psychiatry. 2014;171:453-62.
8. Laursen TM, Musliner KL, Benros ME, Vestergaard M, Munk-Olsen T. Mortality and life expectancy in persons with severe unipolar depression. J Affect Disord. 2016;193:203-7.
9. Vancampfort D, Stubbs B, Mitchell AJ, De Hert M, Wampers M, Ward PB, et al. Risk of metabolic syndrome and its components in people with schizophrenia and related psychotic disorders, bipolar disorder and major depressive disorder: a systematic review and metaanalysis. World Psychiatry. 2015;14:339-47.
10. Vancampfort D, Correll CU, Galling B, Probst M, De Hert M, Ward PB, et al. Diabetes mellitus in people with schizophrenia, bipolar disorder and major depressive disorder: a systematic review and large scale meta-analysis. World Psychiatry. 2016; 15:166-74.
11. Lopez-Munhoz F, Alamo C. Monoaminergic neurotransmission: the history of the discovery of antidepressants from 1950s until today. Current Pharmaceutical Design. 2009;15:1563-86.
12. Sinyor M, Schaffer A, Levitt A. The sequenced treatment alternatives to relieve depression (STAR*D) trial: a review. Can J Psychiatry. 2010;55:126-35.
13. Cuijpers P, Noma H, Karyotaki E, Vinkers CH, Cipriani A, Furukawa TA. A network meta-analysis of the effects of psychotherapies, pharmacotherapies and their combination in the treatment of adult depression. World Psychiatry. 2020;19:92-107.
14. Ravindran AV, Balneaves LG, Faulkner G, Ortiz A, McIntosh D, Morehouse RL, et al. Canadian Network for Mood and Anxiety Treatments (CANMAT) 2016 clinical guidelines for the management of adults with major depressive disorder: section 5. Complementary and alternative medical treatments. Can J Psychiatry. 2016;61(9):540-60.
15. Deslandes A, Moraes H, Ferreira C, Veiga H, Silveira H, Mouta R, et al. Exercise and mental health: many reasons to move. Neuropsychobiology. 2009; 59:191-8.

16. Portugal E, Cevada T, Sobral Monteiro-Junior R, Guimarães T, Rubini E, Lattari E, et al. Neuroscience of exercise: from neurobiology mechanisms to mental health. Neuropsychobiology. 2013;68:1-14.

17. Cooney GM, Dwan K, Greig CA, Lawlor DA, Rimer J, Waugh FR, et al. Exercise for depression. Cochrane Database Syst Rev. 2013;9:CD004366.

18. Schuch FB, Deslandes AC, Stubbs B, Gosmann NP, Belem da Silva CT, Fleck MPA. Neurobiological effects of exercise on major depressive disorder: a systematic review. Neurosci Biobehav Rev. 2016;61:1-11.

19. Shen X, Reus LM, Cox SR, Adams MJ, Liewald DC, Bastin ME, et al. Subcortical volume and white matter integrity abnormalities in major depressive disorder: findings from UK biobank imaging data. Sci Rep. 2017;7(1):5547.

20. 20. Aan het Rot M, Mathew SJ, Charney DS. Neurobiological mechanisms in major depressive disorder. Can Med Association J. 2009:305-13.

21. Forman-Hoffman V, McClure E, McKeeman J, Wood CT, Middleton JC, Skinner AC, et al. Screening for major depressive disorder in children and adolescents: a systematic review for the US preventive services task force. Ann Inter Med. 2016;164(5):342-9.

22. WHO. Report on adolescent mental health. 2019. www.who.int/news-room/fact-sheets/detail/adolescent-mental-health (acesso 13 ago 2020).

23. Maughan B, Collishaw S, Stringaris A. Depression in childhood and adolescence. J Can Acad Child Adolesc Psychiatry. 2013;22:1.

24. LeMoult J, Humphreys KL, Tracy A, Hoffmeister JA, Ip E, Gotlib IH. Meta-analysis: exposure to early life stress and risk for depression in childhood and adolescence. J Am Acad Child Adolesc Psychiatry. 2020;59(7):842-55.

25. Garnefski N, Legerstee J, Kraaij V, Van T, Teerds J. Cognitive coping strategies and symptoms of depression and anxiety: a comparison between adolescents and adults. J Adolesc. 2002;25:603-11.

26. Radovic S, Gordon MS, Melvin GA. Should we recommend exercise to adolescents with depressive symptoms? A meta-analysis. J Paediatrics Child Health. 2017;53(3):214-20.

27. Larun L, Nordheim LV, Ekeland E, Hagen KB, Heian F. Exercise in prevention and treatment of anxiety and depression among children and young people. Cochrane Database of Systematic Reviews. 2006;3:CD004691.

28. de Greef JH, Bosker RJ, Ossterlaan J, Visscher C, Hartman E. Review effects of physical activity on executive functions, attention and academic performance in preadolescent children: a meta-analysis. J Sci Med Sport. 2018;21(5):501-7.

29. Ludyga S, Gerber M, Brand S, Holsboer-Trachsler E, Puhse U. Acute effects of moderate aerobic exercise on specific aspects of executive function in different age and fitness groups: a meta-analysis. Psychophysiology. 2016;53(11):1611-26.

30. Strohle A, Hoefler M, Pfister H, Muller AG, Hoyer J, Wittchen HU, et al. Physical activity and prevalence and incidence of mental disorders in adolescents and young adults. Psychological Med. 2007;37:1657-66.

31. Schuch FB, Vancampfort D, Firth J, Rosenbaum S, Ward PB, Silva ES, et al. Physical activity and incident depression: a meta-analysis of prospective cohort studies. Am J Psychiatry. 2018;175(7):631-48.

32. Guthold R, Stevens GA, Riley LM, Bul FC. Global trends in insufficient physical activity among adolescents: a pooled analysis of 298 population-based surveys with 1·6 million participants. Lancet Child Adolesc Health. 2020;4:23-35.

33. Larun L, Nordheim LV, Ekeland E, Hagen KB, Heian F. Exercise in prevention and treatment of anxiety and depression among children and young people. Cochrane Database Syst Rev. 2006;3:1-47.

34. Wegner M, Amatriain-Fernández S, Kaulitzky A, Murillo-Rodriguez E, Machado S, Budde H. Systematic review of meta-analyses: exercise effects on depression in children and adolescents. Front Psychiatry. 2020;11:81.

35. Silva MT, Galvao TF, Martins SS, Pereira MG. Prevalence of depression morbidity among Brazilian adults: a systematic review and meta-analysis. Rev Bras Psiquiatr. 2014;36:262-70.

36. Munhoz TN, Nunes BP, Wehrmeister FC, Santos IS, Matijasevich A. A nation wide population-based study of depression in Brazil. J Affect Disord. 2016;192:226-33.

37. Schuch FB, Vancampfort D, Firth J, Rosenbaum S, Ward PB, Reichert T, et al. Physical activity and sedentary behavior in people with major depressive disorder: a systematic review and meta-analysis. J Affect Disord. 2017;210:139-50.

38. Vancampfort D, Stubbs B, Mugisha J, Firth J, Schuch FB, Koyanagi A. Correlates of sedentary behavior in 2,375 people with depression from 6 low- and middle-income countries. J Affect Disord. 2018;234:97-104.

39. Moraes H, Deslandes A, Ferreira C, Pompeu F, Ribeiro P, Laks J. O exercício físico no tratamento da depressão em idosos: revisão sistemática. Rev Psiquiatr. 2007;29(1).

40. Vancampfort D, Stubbs B, Sienaert P, Wyckaert S, De Hert M, Rosenbaum S, et al. What are the factors that influence physical activity participation in individuals with depression? A review of physical activity correlates from 59 studies. Psychiatria Danubina. 2015;27:224.

41. Ashdown-Frank G, Firth J, Carney R, Carvalho AF, Hallgren M, Koyanagi A, et al. Exercise as medicine for mental and substance use disorders: a meta review of the benefits for neuropsychiatric and cognitive outcomes. Sports Med. 2020;50(1):151-70.

42. Stubbs B, Vancampfort D, Firth J, Schuch FB, Hallgren M, Smith L, et al. Relationship between sedentary behavior and depression: a mediation analysis of influential factors across the lifespan among 42,469 people in low- and middle-income countries. J Affect Disord. 2018;229:231-8.

43. Schuch FB, Vancampfort D, Richards J, Rosenbaum S, Ward PB, Stubbs B. Exercise as a treatment for depression: a meta-analysis adjusting for publication bias. J Psychiatry Res. 2016;77:42-51.

44. Miller KJ, Gonçalves-Bredley DC, Areerob P, Hennessy D, Mesagno C, Grace F. Comparative effectiveness of three exercise types to treat clinical depression in older adults: a systematic review and network meta-analysis of randomised controlled trials. Ageing Res Rev. 2020;58:100999.

45. Ajzen I. From intentions to actions: a theory of planned behavior. Action Control. 1985;11-39.

46. Prochaska JO, DiClemente CC. Stages and processes of self-change of smoking: Toward an integrative model of change. J Consult Clin Psychol. 1983;51(3):390-5.

47. Bandura A. Human agency in social cognitive theory. Am Psychol. 1989;44(9):1175-84.

48. Deci EC, Ryan RM. The general causality orientations scale: Self-determination in personality. J Res Pers. 1985;19(2):109-34.

49. Rollnick S, Miller WR, Butler CC. Entrevista motivacional no cuidado da saúde, ajudando pacientes a mudar o comportamento. Porto Alegre: Artmed; 2009.

50. Firth J, Rosenbaum S, Stubbs B, Gorczynski P, Yung AR, Vancampfort D. Motivating factors and barriers towards exercise in severe mental illness: a systematic review and meta-analysis. Psychol Med. 2016;46:2869-81.

51. Farholm A, Sorensen M. Motivation for physical activity and exercise in severe mental illness: A systematic review of cross-sectional studies. Int J Mental Health Nurs. 2016;25:116-26.

52. Monteiro FC, Schuch FB, Deslandes AC, Vancampfort D, Mosqueiro B, Messinger, MF, et al. Perceived barriers, benefits and correlates of physical activity in outpatients with major depressive disorder: a study from Brazil. Psychiat Res. 2020;284:112751.

53. Diamond R, Wait F. Physical activity in a pandemic: a new treatment target for psychological therapy. Psychol Psychother. 2020;10.1111.

54. Frost H, Campbell P, Maxwell M, Carroll RE, Dombrowski SU, Williams B, et al. Effectiveness of motivational interviewing on adult behaviour change in health and social care settings: a systematic review of reviews. PLoS One. 2018;13(10):e0204890.

55. Garber CE, Blissmer B, Deschenes MR, Franklin BA, Lamonte MJ, Lee IM, et al. American College of Sports Medicine position stand. Quantity and quality of exercise for developing and maintaining cardiorespiratory, musculoskeletal, and neuromotor fitness in apparently healthy adults: guidance for prescribing exercise. Med Sci Sports Exerc. 2011;43(7):1334-59.

56. American College of Sports Medicine (ACSM). Physical activity in children and adolescents; 2015.

CAPÍTULO 5

Atividade física e transtorno bipolar

Beny Lafer
Lucas Melo Neves
Cícera Duarte
Felipe Barreto Schuch

Objetivos do capítulo

- Conceituar o transtorno bipolar, apresentar sua incidência na população e as comorbidades associadas.
- Apresentar as evidências quanto à prática da atividade física no paciente com transtorno bipolar.
- Apresentar os estudos que mostram elevado comportamento sedentário em pacientes com transtorno bipolar e possíveis formas de alterar esse comportamento.
- Apresentar as evidências quanto ao uso do exercício físico agudo (após uma sessão) e crônico (após várias sessões, normalmente semanas de treinamento) na melhoria funcional e de sintomas da doença em pacientes com transtorno bipolar.

Questões orientadoras

- O que é e quais são as principais características do transtorno bipolar?
- Por que pacientes com transtorno bipolar apresentam menor expectativa de vida?
- O movimento corporal pode colaborar no tratamento adjuvante no transtorno bipolar?
- Atividade física e exercício físico são sinônimos?
- O que é comportamento sedentário e qual sua influência no tratamento de comorbidades do transtorno bipolar?
- Como reduzir o comportamento sedentário no transtorno bipolar?
- Quais as evidências sobre o efeito do exercício físico agudo (resposta após a realização de uma sessão de exercício físico) no transtorno bipolar?
- Quais as evidências sobre o efeito do exercício físico crônico (resposta após a realização 2 a 3 sessões semanais de exercícios físicos por 8 semanas ou mais) no transtorno bipolar?

INTRODUÇÃO

Quase um terço da população apresentará ao longo da vida algum transtorno mental que poderá gerar grande sofrimento e incapacitação. Evidências convergentes indicam que a atividade física, conceituada como qualquer movimento corporal produzido pelos músculos esqueléticos que resulte em gasto de energia acima dos níveis de repouso (exercícios, esportes e atividades físicas realizadas como parte da vida diária, podendo ser realizada no trabalho, lazer e transporte) e a redução do comportamento sedentário, conceituado como qualquer comportamento que configure a postura sentada ou reclinada, com baixo gasto calórico – gasto de energia ≤ 1,5 MET (*metabolic equivalent of task* – equivalente metabólico da tarefa) – (p. ex., ficar sentado) promovem benefícios na prevenção primária e tratamento clínico em pacientes com diferentes transtornos mentais.

Evidências recentes indicam que o indivíduo com transtorno bipolar apresenta um elevado comportamento sedentário diário (até 13 horas). Porém, ainda há escassez de estudos investigando formas para diminuir o comportamento sedentário no transtorno bipolar.

Estudos observacionais têm indicado que os modelos teóricos propostos na relação exercício físico e transtorno bipolar podem ter impacto positivo na saúde física (p. ex., aumento da aptidão cardiorrespiratória) e saúde mental (diminuição nos sintomas da doença). Porém, existe escassez de ensaios clínicos randomizados com poder amostral adequado que demonstrem a efetividade do exercício físico para melhorias de sintomas, prevenção de novos episódios ou melhorias funcionais, o que dificulta a recomendação quanto a tempo, intensidade ou tipo de exercício mais benéfico e seguro até o momento.

Os estudos já realizados por nós destacados, são apresentados de forma crítica e as recomendações decorrentes são discutidas no presente capítulo.

TRANSTORNO BIPOLAR

Flutuações no humor são comuns durante a vida diária normal como um resultado de eventos estressantes ou agradáveis, mas mudanças graves no humor, incapacitante e de longa duração resultam em sofrimento psicológico e comportamental e estão presentes nos transtornos do humor[1], dentre eles o transtorno bipolar.

O transtorno bipolar é um transtorno psiquiátrico caracterizado por recorrentes episódios de alterações no estado de humor e energia, afetando mais de 1% da população mundial[2].

Ele é uma das principais causas de incapacidade entre a população economicamente ativa, pois além dos episódios agudos, pode levar ao comprometimento cognitivo, queda no funcionamento psicossocial e elevar a mortalidade por suicídio e doenças cardiovasculares[2].

O transtorno bipolar tem como característica a presença de episódios maníacos ou hipomaníacos recorrentes que se alternam com episódios depressivos. O episódio de mania é caracterizado por humor anormal (irritável e/ou exaltado) e persistentemente elevado com duração mínima de uma semana, com a presença de três ou mais dos seguintes sintomas: autoestima inflada, redução da necessidade de sono, indivíduo mais loquaz (mais falante) que o habitual ou apresentando pressão para continuar falando, pensamentos acelerados, distração, agitação psicomotora e comportamentos de risco (p. ex., exposição a situações que afetem sua integridade física)[3].

O transtorno bipolar é classificado em diferentes subtipos diagnósticos, sendo eles: a) transtorno bipolar tipo I; b) transtorno bipolar tipo II; c) transtorno ciclotímico; d) transtorno bipolar e transtorno relacionado induzido por substância/medicamento; e) transtorno bipolar e transtorno relacionado devido a outra condição médica; f) outro transtorno bipolar e transtorno relacionado especificado; g) transtorno bipolar e outro transtorno relacionado não especificado[3].

Pessoas com transtorno bipolar tipo I têm pelo menos um episódio de mania, acompanhados ou não de episódios depressivos. Os episódios de depressão são caracterizados por período(s) de humor alterado (deprimido) com duração mínima de duas semanas, com a presença de 1 ou 2 sintomas maiores: humor deprimido ou perda de interesse. Além disso, os episódios depressivos devem estar associados a três ou mais dos seguintes sintomas menores: alteração de apetite ou peso corporal (sem motivação); alteração de sono; lentificação ou inquietação; cansaço; sentimento de culpa; pensamento de morte/suicídio; dificuldade de concentração[1].

Já portadores de transtorno bipolar tipo II não apresentam obrigatoriamente episódios de mania, podendo apresentar episódios de hipomania (período de humor anormal, menos intenso que a mania, com os mesmos sintomas, mas com duração menor, de pelo menos 4 dias) e de um ou mais episódios de depressão[1].

O transtorno ciclotímico, por sua vez, é caracterizado por depressão recorrente e estados hipomaníacos, com duração de pelo menos 2 anos, que não atendem ao diagnóstico limiar para um grande episódio afetivo[1]. Como veremos a seguir, pesquisas científicas relacionadas a atividade física e transtorno bipolar têm se concentrado especialmente em populações com transtorno bipolar tipo I e transtorno bipolar tipo II.

Pacientes com transtorno bipolar têm uma expectativa de vida menor (8,5 a 19,8 anos) comparada a população geral[4], o que é atribuído às desordens que acompanham seus respectivos quadros; por exemplo, apresentarem risco aumentado para doença cardíaca, diabetes, obesidade, hipertensão entre outras comorbidades[5]. Além disso, apresentam um índice de morte por suicídio até 15 vezes maior que na população geral. De fato, pacientes com transtorno bipolar tem maior risco de desenvolver doenças cardiovasculares[6], sendo a causa *mortis* de 38% dessa população[7], taxa até duas vezes maior que a verificada na população em geral. A maior incidência de doenças cardiovasculares nesse grupo pode ser atribuída a fatores que podem estar relacionados ao estilo de vida sedentário, aumento na inflamação ou aos efeitos adversos dos medicamentos[8-10]. Apesar da doença cardiovascular ser multifatorial, diferentes indicadores de sedentarismo e atividade física têm sido apontados como fatores-chave para o entendimento da sua prevalência e é uma importante estratégia de atenuação/reversão desse quadro.

ATIVIDADE FÍSICA NO TRANSTORNO BIPOLAR

A avaliação da atividade física no transtorno bipolar, assim como na população em geral, são mais frequentemente realizadas por dois métodos:

Questionários que utilizam o relato do paciente quanto ao movimento corporal nos últimos 7 dias (medida subjetiva), dos quais destacamos os questionários IPAQ (*International Physical Activity Questionnaire*)[11,12] e o SIMPAQ (*Simple Physical Activity Questionnaire*)[13], sendo este segundo desenvolvido e validado em pessoas com transtornos mentais.

Equipamentos conhecidos como acelerômetros[14], que por meio de uma combinação do registro do movimento corporal do paciente por sensores e cálculos em algoritmos validados, indicam a atividade física realizada nos últimos 7 dias (medida objetiva).

Uma importante revisão sistemática com metanálise incluindo pacientes com depressão, esquizofrenia e transtorno bipolar (total de 35.682 pacientes) pode ser destacada como um dos mais completos estudos na temática dos transtornos psiquiátricos e atividade física até o momento[15]. Ao analisarmos apenas os resultados com paciente com transtorno bipolar, verificamos que realizam 84 minutos de atividade física por dia, o que atende o proposto pela diretriz de atividade física (em média, 30 minutos por dia). Tais resultados fazem do paciente com transtorno bipolar mais ativos que pacientes com depressão (29 minutos) ou esquizofrenia (37 minutos). Interessantemente, os níveis de atividade física no paciente com transtorno bipolar se diferenciaram de acordo com o local onde os pacientes foram avaliados. Pacientes internados realizaram 90 minutos por dia, enquanto pacientes ambulatoriais 32 minutos por dia e pacientes da comunidade 16 minutos por dia[15], o que está abaixo da recomendação (30 minutos por dia). Cabe ressaltar, no entanto, que esses dados foram extraídos majoritariamente de estudos com questionários baseados no relato do paciente, o que aumenta o risco de superestimação dos níveis de atividade física[5,16].

Outra importante revisão sistemática com metanálise, essa exclusiva com pacientes com transtorno bipolar, identificou seis estudos que avaliaram a atividade física (279 pacientes) indicando 118 minutos por dia de atividade moderada/vigorosa[5]. Importante destacar que o nível de atividade física considerando as intensidades leve, moderada e vigorosa foi menor quando avaliado objetivamente (acelerômetros = 179 minutos por dia) comparado ao avaliado subjetivamente (questionários = 315 minutos por dia), o que exige maiores investigações para entendimento de diferenças tão substanciais, pois parece ser superestimado quando avaliado subjetivamente. Nesse mesmo estudo, idade avançada e índice de massa corporal (IMC) mais alto foram preditores de níveis mais baixos de atividade física, o que indica a influência de outras características.

Outro interessante estudo, no qual pacientes com transtorno bipolar em eutimia foram seguidos por 18 meses, evidenciou que pacientes menos ativos tiveram um risco aumentado de ocorrências de episódios de humor e hospitalizações psiquiátricas[17], podendo sugerir que a atividade física seja um bom fator prognóstico a longo prazo para o transtorno bipolar.

Além do entendimento desse comportamento em pacientes com diagnóstico de transtorno bipolar, verificam-se também estudos que investigam se maior atividade física geral pode ser associada a menor risco de transtorno bipolar prevalente[18]. Nesse estudo utilizando análise de randomização mendeliana (análise estatística amplamente usada para avaliar a causalidade potencial de um fator de risco de interesse sobre um resultado, usando variantes genéticas como variáveis instrumentais), foi verificada a relação entre atividade física (comportamento sedentário, atividade de intensidade moderada e total – dados do *UK Biobank*) e dados genômicos para transtornos mentais (dados do *Psychiatric Genomics Consortium*). Tal estudo, com uma amostra de 51.710 pacientes, indicou que a atividade física geral é associada a aproximadamente 50% menos risco de desenvolver transtorno bipolar.

Intervenções para mudança no estilo de vida, ou seja, que façam as pessoas serem mais ativas fisicamente, são importantes. A maioria das intervenções para mudança no estilo de vida inclui um ou mais dos seguintes componentes: educação e construção de conhecimento (p. ex., informações sobre a consequência de ser fisicamente inativo), motivação e definição de metas (p. ex., palestras ou consultas breves sobre como aumentar a atividade física), técnicas baseadas na comunidade para encorajar uma mudança de comportamento (p. ex., estabelecer metas de deslocamento ativo no bairro onde vive) ou reduzir barreiras estruturais (p. ex., trabalhar em ambientes que favoreçam maior tempo em pé) ou culturais (p. ex., diminuir o tempo de exposição a telas no ambiente familiar)[19]. Essas intervenções parecem ser efetivas para aumentar a atividade física e promover uma mudança de comportamento na população em geral[20]. Essas estratégias, também denominadas de intervenções de aconselhamento, foram testadas em pacientes com transtorno bipolar em um estudo piloto com baixo poder amostral[21] encontrando uma relação entre aumento da atividade física semanal e diminuição dos sintomas/gravidade da doença. No entanto, foi um estudo piloto e mais estudos, com maior poder amostral, são necessários para confirmação de tais achados.

A investigação do nível de atividade física comparando os diferentes tipos (p. ex., transtorno bipolar tipo I ou II) ou fases da doença (mania ou depressão) ainda não foi realizada. Considerando a particularidade diagnóstica recente em remissão total ou parcial, apenas um estudo está disponível (comparando com controles saudáveis), indicando que pessoas com transtorno bipolar em remissão total ou parcial são menos ativas que controles saudáveis[22].

Em síntese, a atividade física, especialmente quando realizada nas intensidades moderada e vigorosa, é um importante indicador de saúde e preditor de risco de morte para a população mundial, e resultados até o momento disponíveis sumarizados nas metanálises citadas indicam que o paciente com transtorno bipolar realiza a recomendação de 30 minutos por dia ou 150 minutos por semana. Porém, quando observado o local de tratamento, apenas pacientes em internação continuam atendendo a recomendação, ou seja, pacientes com transtorno bipolar em tratamento em ambulatórios ou avaliados na comunidade não atendem as recomendações. A intervenção de aconselhamento parece ter potencial para mudar o comportamento e aumentar a atividade física como já demonstrado preliminarmente em estudos com baixo poder amostral, devendo novos estudos com poder amostral adequado serem realizados. Além disso, novos estudos são necessários para esclarecer possíveis diferenças observadas, considerando as diferentes ferramentas usadas (p. ex., questionário e acelerômetro).

COMPORTAMENTO SEDENTÁRIO NO TRANSTORNO BIPOLAR

Como destacado, o comportamento sedentário é uma medida que ganhou atenção como preditor independente de mortalidade e de outras doenças há poucos anos. Interessantemente, ao contrário da atividade física moderada/vigorosa, que no paciente com transtorno bipolar é similar ao da população geral, o comportamento sedentário é um indicador que tem causado preocupação na população com transtorno bipolar.

Ambas as revisões sistemáticas com metanálises citadas em "Atividade física no transtorno bipolar" também sumarizam o que temos a respeito do comportamento sedentário. De fato, é muito comum estudos relatarem medidas de atividade física e comportamento sedentário em conjunto, visto que as mesmas ferramentas usadas para aferir atividade física, frequentemente também medem comportamento sedentário.

Estudos com medidas subjetivas como o questionário IPAQ utilizam questões em relação ao tempo gasto sentado, deitado e reclinado para indicar o tempo gasto em comportamento sedentário, e estudos com medidas objetivas como acelerômetros e inclinômetros, utilizam das aferições do tempo gasto nas posições sentada

e reclinada para tal. Interessantemente, o que temos sumarizado é que o comportamento sedentário do paciente com transtorno bipolar é maior que outras populações psiquiátricas ou saudáveis[5,15].

Pacientes com transtorno bipolar gastam 10,2 horas por dia em comportamento sedentário, enquanto pacientes com depressão gastam aproximadamente 6,5 horas, e pacientes com esquizofrenia 8,1 horas[15]. Não há diferenças significativas de acordo com o ambiente em que os pacientes se encontram (internados ou ambulatoriais ou residentes na comunidade). O comportamento sedentário é maior quando avaliado por meio de medidas objetivas (9,5 horas por dia) comparado a medidas subjetivas (6,5 horas por dia)[15]. Ao analisarmos os três estudos (149 pacientes) da metanálise, exclusivamente com pacientes com transtorno bipolar[5], valores próximos a 10 horas diárias são verificados. Corroborando com o exposto, uma outra metanálise[23] incluindo 2.033 pacientes com sintomas psicóticos (amostra com pacientes com transtorno bipolar e esquizofrenia), o valor de comportamento sedentário pode chegar a 13 horas diárias.

Assim como demonstrado com atividade física, poucos estudos investigaram a variável de comportamento sedentário em pacientes com transtorno bipolar. Porém, os estudos disponíveis indicam que essa parece ser uma das populações que mais permanecem em comportamento sedentário. Importante destacar que comportamento sedentário acima de 6 a 8 horas por dia parece estar associado a um risco aumentado de mortalidade para todas as causas como para doença cardiovascular[24].

EXERCÍCIO FÍSICO NO TRANSTORNO BIPOLAR

A prática do exercício físico para manutenção e melhoria de indicadores da saúde da população é bem estabelecida na literatura, de forma a trazer benefícios para os sistemas cardiorrespiratório, musculoesquelético e cardiovascular, por exemplo[25,26], e desponta com potencial de tratamento adjuntivo para indivíduos com transtorno bipolar. Na prescrição de exercícios físicos para portadores de patologias em geral (cardiopatas, diabéticos, portadores de Alzheimer, etc.), realiza-se adequação às necessidades, condições e fisiopatologia específicas de cada doença de forma que propicie os melhores resultados com segurança, eficácia e de acordo com as diretrizes fornecidas para a população saudável[27].

Para doenças psiquiátricas, como a depressão maior e esquizofrenia, por exemplo, a literatura tem estabelecido algumas variáveis importantes nas prescrições do exercício físico[28-30]. Entretanto, no transtorno bipolar, ainda existem muitas lacunas a serem preenchidas em relação às variáveis a serem compreendidas, como a intensidade, frequência, modalidades de exercício físicos a serem sugeridos em cada fase da doença, bem como o impacto dessa prática em relação aos mecanismos envolvidos na fisiopatologia da doença[31]. Fazer exercícios regularmente tem surtido efeitos associados às alterações hormonais e de neurotransmissores, em mecanismos de neuroplasticidade e neurogênese (BDNF, por exemplo), redução de inflamações e estresse oxidativo, sendo que alguns desses processos estão relacionados com a fisiopatologia do transtorno bipolar[32-35].

As recomendações de exercício físico de forma terapêutica adjuvante referente ao transtorno bipolar são baseadas, em sua maioria, nos resultados positivos de estudos em depressão maior ou modelos teóricos e estudos abertos com pequeno poder amostral[34,36], pois, até o presente momento, não há estudos controlados, randomizados, que possam estabelecer com precisão quais seriam as recomendações específicas, benefícios e os mecanismos fisiológicos ativados na prática aguda ou crônica de exercício para a população portadora desse transtorno.

Em um estudo conduzido em uma clínica psiquiátrica com pacientes internados, portadores de transtorno bipolar, em qualquer estado de humor[37], os pacientes foram convidados a integrar um dos seguintes grupos: grupo de caminhadas diárias ou grupos sem caminhadas, mantendo suas rotinas de internação. Esse estudo de coorte retrospectivo demonstrou que o grupo que sofreu a intervenção apresentou no momento da alta menores escores em escala de avaliação de depressão, ansiedade e estresse (*Depression Anxiety Stress Scales* – DASS) quando comparado com o grupo que não praticou caminhadas (depressão: 70 *vs.* 50%, p = 0,048; ansiedade: 55 *vs.* 24%, p = 0,002; estresse: 53 *vs.* 32%, p = 0,01). Características como tamanho da amostra e desenho retrospectivo limitam a generalização dos resultados dessa pesquisa.

Van Clitters et al.[38], com o objetivo de estudar um programa (IN Shape) de promoção de saúde e mudança de hábitos por meio de estímulos para a prática de exercício físico e alimentação saudável, em um grupo adulto de pacientes de transtorno bipolar e outras doenças psiquiátricas (n = 76), desenvolveram um protocolo com orientações personalizadas. Com duração de nove meses, houve associação da participação ao aumento de exercícios, atividade vigorosa e caminhada (p < 0,01) e tendência de redução no consumo de calorias (p = 0,053). A sensação de satisfação com condicionamento físico, aspectos de funcionamento da saúde mental e diminuição da gravidade de sintomas negativos foram significativos (p < 0,01, p < 0,05 e p < 0,01, respectivamente). Vale ressaltar que a amostra foi composta por um grupo heterogêneo de pacientes com transtornos psiquiátricos distintos e não apenas transtorno bipolar.

Em um outro programa[21] (New-TX), com intuito de minimizar o desenvolvimento e impacto de doenças cardiovasculares em pacientes com transtorno bipolar, foi aplicado um protocolo de integração multidisciplinar baseado em terapia cognitivo-comportamental, com informações e estímulos às mudanças de hábitos de nutrição saudável, prática de caminhadas regulares e estilo de vida saudável. Divididos em grupo intervenção (n = 19) e o controle (n = 19), ao comparar os dois grupos no final do estudo, apenas o funcionamento psicossocial apresentou melhoras significativas no grupo intervenção. Apesar do grupo intervenção ter relatado aumento de duração no tempo semanal de exercício e diminuição nos sintomas de depressão, essas e outras variáveis, como perda de peso e sintomas de humor não foram significativos. Tamanho e características da amostra, medicação utilizada e a ausência de profissional qualificado para mensurar o volume de exercício praticado, foram relatados como possíveis limitações do estudo.

Alguns estudos avaliaram a resposta aguda de uma única sessão de exercício na cognição e marcadores neurobiológicos. Com o intuito de investigar o impacto do exercício sobre o fluxo sanguíneo cerebral (FSC) em adolescentes com transtorno bipolar, um estudo[39] recrutou 31 pacientes e 20 controles saudáveis, pareados por idade e gênero. Foram feitas avaliações de ressonância magnética funcional, que aconteceram na linha de base, após 15 e 45 minutos do exercício aeróbio em cicloergômetro. Dados clínicos, como pressão arterial, subtipo do transtorno bipolar, fase atual da doença, medicação utilizada, dados de funcionamento global, escores de mania e depressão, idade de início do transtorno, sexo, idade, além de índice de massa corpórea (IMC) e inventário de sentimentos induzidos pelo exercício foram utilizados para investigar a influência desses fatores em relação aos achados. Os autores relataram aumento no FSC em regiões frontais do cérebro do grupo intervenção quando comparadas ao grupo controle na situação de base. Após a sessão de exercício, ambos os grupos apresentaram diminuição no FSC, porém nos pacientes com transtorno bipolar essa alteração estava mais evidenciada. A diminuição do FSC após 15 minutos poderia ser explicada por efeitos fisiológicos próprios do exercício. Após 45 minutos pós exercício, os autores relacionaram a diminuição do FSC à sessão aguda do exercício aeróbio, porém não esclareceram se o evento estava relacionado à conectividade funcional ou a alguns substratos bioenergéticos. Os pesquisadores concluíram que uma única sessão de exercício aeróbio poderia reduzir o FSC nas regiões frontal medial e cingulado médio em adolescentes portadores de transtorno bipolar, quando comparados com controles saudáveis. Além disso, concluíram que o sentimento de exaustão pós exercício estava relacionado às mudanças no FSC apenas na região frontal e não na parietal. A inclusão de pacientes em estados de humor e medicações variadas foram consideradas limitações do estudo.

Em um outro estudo[40], na mesma linha de pesquisa do citado anteriormente, os investigadores aplicaram uma tarefa de atenção sustentada e inibição, pré e pós uma sessão de exercício aeróbio para um grupo de adolescentes com transtorno bipolar e outro grupo de adolescentes saudáveis. Foi utilizada ressonância magnética para comparar a resposta neural durante a tarefa. Os pesquisadores encontraram evidências de que o exercício aeróbio pode impactar transitoriamente nos déficits de funções cognitivas (no caso dessa investigação: atenção sustentada e processos de inibição) no grupo dos adolescentes portadores do transtorno bipolar; e também consideraram como fator importante do estudo que as comparações observadas entre os dois grupos pode colaborar para elucidar os mecanismos terapêuticos do exercício aeróbio e ajudar na melhor compreensão da fisiopatologia do transtorno em questão. Entretanto, ressaltaram que maior tempo de observação pós intervenção poderia mostrar mais informações quanto a duração das respostas observadas.

Para investigar níveis séricos do fator neurotrófico derivado do cérebro (BDNF), um estudo[41] comparou adultos homens e mulheres com transtorno bipolar com grupo controle, pareados por idade e sexo. Foram feitas avaliações antropométricas e psiquiátricas antes do exercício. Utilizando um cicloergômetro, com protocolo de incremento de carga (watts) e velocidade constante até a exaustão (95% da frequência cardíaca máxima ou razão de troca respiratória de 1.15), em sessão única, a amostra sanguínea foi coletada antes e imediatamente após a sessão. Ao final do estudo, os autores encontraram diferença significativa de aumento dos níveis séricos periféricos do BDNF apenas nas mulheres com transtorno bipolar quando comparando valores pré e pós intervenção, sugerindo que o aumento de BDNF após exercício aeróbio, nessa população, aparentemente pode ser influenciado pelo sexo, recomendando maiores investigações que possam aprofundar a compreensão do papel da idade, sexo, medicação utilizada, fase da doença durante a intervenção e o impacto dos hormônios sexuais no BDNF, medido em sérico periférico.

Até o presente momento, podemos afirmar que a literatura na temática está em uma fase inicial, e limitações metodológicas impedem conclusões mais robustas. No entanto, os estudos com exercício físico para pacientes com transtorno bipolar, e até os modelos teóricos de mecanismos de ação especulados, apontam para resultados promissores, positivos e possíveis. Mais estudos, com metodologias mais robustas, com maior precisão na prescrição e maior compreensão da ação e dos mecanismos envolvidos no exercício físico nessa população são necessários para que possamos compreender de maneira mais precisa os reais efeitos do exercício como uma estratégia adjuvante no tratamento, prevenção de comorbidades e melhoria na qualidade de vida dessa população.

CONSIDERAÇÕES FINAIS

A prática do exercício físico, o aumento da atividade física e a redução do comportamento sedentário ganham força em relação a prevenção e manutenção da saúde em geral, e recentes estudos indicam o benefício na saúde mental da população em geral e em pacientes portador de algum transtorno mental. O exercício pode ser considerado uma terapia adjuvante na depressão, bem como em algumas condições psiquiátricas, sendo que alguns estudos iniciais apontam para possíveis benefícios no transtorno bipolar. Nesse cenário, torna-se interessante que pesquisas mais robustas envolvendo exercício físico, o aumento da atividade física e a redução do comportamento sedentário sejam desenvolvidas. Convergindo para o melhor de nosso conhecimento, maiores esclarecimentos podem trazer uma indicação definitiva do uso no tratamento adjuvante das fases agudas, na manutenção e na profilaxia de recorrências no transtorno bipolar.

Dicas práticas para casos clínicos

- Atividade física, comportamento sedentário e exercício físico emergem como indicadores de grande importância em pacientes com doenças psiquiátricas.

- O paciente com transtorno bipolar tem elevado comportamento sedentário diário, entre 10 e 13 horas, e a diminuição desse tempo deve ser considerada no tratamento.

- A prática de exercícios físicos e a redução do tempo gasto em comportamento sedentário beneficiam populações com doenças psiquiátricas, com robustas evidências nos pacientes com depressão. No transtorno bipolar algumas evidências positivas são destacadas, mas investigações adicionais são necessárias para fortalecer esses achados.

- A prática de exercícios físicos tem surtido efeitos associados às alterações hormonais e de neurotransmissores, em mecanismos de neuroplasticidade e neurogênese (BDNF, por exemplo), redução nos níveis inflamatórios e de estresse oxidativo, relacionados à fisiopatologia do transtorno bipolar.

REFERÊNCIAS

1. Carvalho AF, Firth J, Vieta E. Bipolar disorder. N Engl J Med. 2020;383(1):58-66.
2. Grande I, Berk M, Birmaher B, Vieta E. Bipolar disorder. Lancet. 2016;387(10027):1561-72.
3. American Psychiatric Association (APA). DSM-5: Manual diagnóstico e estatístico de transtornos mentais, 5.ed. Porto Alegre: Artmed; 2014.
4. Chesney E, Goodwin GM, Fazel S. Risks of all-cause and suicide mortality in mental disorders: a meta-review. World Psychiatry. 2014;13(2):153-60.

5. Vancampfort D, Firth J, Schuch F, Rosenbaum S, De Hert M, Mugisha J, et al. Physical activity and sedentary behavior in people with bipolar disorder: a systematic review and meta-analysis. Journal of affective disorders. 2016;201:145-52.

6. Correll CU, Solmi M, Veronese N, Bortolato B, Rosson S, Santonastaso P, et al. Prevalence, incidence and mortality from cardiovascular disease in patients with pooled and specific severe mental illness: a large-scale meta-analysis of 3,211,768 patients and 113,383,368 controls. World Psychiatry. 2017;16(2):163-80.

7. Westman J, Hällgren J, Wahlbeck K, Erlinge D, Alfredsson L, Ösby U. Cardiovascular mortality in bipolar disorder: a population-based cohort study in Sweden. BMJ Open. 2013;3(4).

8. Vancampfort D, Sienaert P, Wyckaert S, Probst M, De Herdt A, De Hert M, et al. Cardiorespiratory fitness in outpatients with bipolar disorder versus matched controls: An exploratory study. J Affect Disord. 2016;199:1-5.

9. Lin K, Liu T. Exercise on bipolar disorder in humans. Int Rev Neurobiol. 2019;147:189-98.

10. Firth J, Siddiqi N, Koyanagi A, Siskind D, Rosenbaum S, Galletly C, et al. The Lancet Psychiatry Commission: a blueprint for protecting physical health in people with mental illness. Lancet Psychiatry. 2019;6(8):675-712.

11. Lee PH, Macfarlane DJ, Lam TH, Stewart SM. Validity of the international physical activity questionnaire short form (IPAQ-SF): a systematic review. Int J Behav Nutrition Phys Activity. 2011;8(1):115.

12. Craig CL, Marshall AL, Sjöström M, Bauman AE, Booth ML, Ainsworth BE, et al. International physical activity questionnaire: 12-country reliability and validity. Med Sci Sports Exercise. 2003;35(8):1381-95.

13. Rosenbaum S, Morell R, Abdel-Baki A, Ahmadpanah M, Anilkumar TV, Baie L, et al. Assessing physical activity in people with mental illness: 23-country reliability and validity of the simple physical activity questionnaire (SIMPAQ). BMC Psychiatry. 2020; 20(1):1-12.

14. Arvidsson D, Fridolfsson J, Börjesson M. Measurement of physical activity in clinical practice using accelerometers. J Internal Med. 2019;286(2):137-53.

15. Vancampfort D, Firth J, Schuch FB, Rosenbaum S, Mugisha J, Hallgren M, et al. Sedentary behavior and physical activity levels in people with schizophrenia, bipolar disorder and major depressive disorder: a global systematic review and meta-analysis. World Psychiatry. 2017;16(3):308-15.

16. de Oliveira Tavares VD, Galvão-Coelho NL, Firth J, Rosenbaum S, Stubbs B, Smith L, et al. Reliability and convergent validity of self-reported physical activity questionnaires for people with mental disorders: a systematic review and meta-analysis. J Phys Act Health. 2020;1-7.

17. Melo MCA, Garcia RF, de Araújo CFC, Rangel DM, de Bruin PFC, de Bruin VMS. Physical activity as prognostic factor for bipolar disorder: an 18-month prospective study. J Affect Disord. 2019;251:100-6.

18. Sun H, Gao X, Que X, Liu L, Ma J, He S, et al. The causal relationships of device-measured physical activity with bipolar disorder and schizophrenia in adults: a 2-sample mendelian randomization study. J Affect Disord. 2020;263:598-604.

19. Jepson RG, Harris FM, Platt S, Tannahill C. The effectiveness of interventions to change six health behaviours: a review of reviews. BMC. 2010;10:538.

20. Howlett N, Trivedi D, Troop NA, Chater AM. Are physical activity interventions for healthy inactive adults effective in promoting behavior change and maintenance, and which behavior change techniques are effective? A systematic review and meta-analysis. Translational Behav Med. 2019;9(1):147-57.

21. Sylvia LG, Pegg SL, Dufour SC, Janos JA, Bernstein EE, Chang WC, et al. Pilot study of a lifestyle intervention for bipolar disorder: Nutrition exercise wellness treatment (NEW Tx). J Affect Disord.. 2019;250:278-83.

22. la Cour Karottki NF, Coello K, Stanislaus S, Melbye S, Kjærstad HL, Sletved KSO, et al. Sleep and physical activity in patients with newly diagnosed bipolar disorder in remission, their first-degree unaffected relatives and healthy controls. Int J Bipolar Dis. 2020;8:1-10.

23. Stubbs B, Williams J, Gaughran F, Craig T. How sedentary are people with psychosis? A systematic review and meta-analysis. Schizophrenia Res. 2016;171(1):103-9.

24. Patterson R, McNamara E, Tainio M, de Sá TH, Smith AD, Sharp SJ, et al. Sedentary behaviour and risk of all-cause, cardiovascular and cancer mortality, and incident type 2 diabetes: a systematic review and dose response meta-analysis. New York: Springer; 2018.

25. Rimes R, Moura MS, Lamego KM, Souza de Sa Filho A, Manochio J, Paes F, et al. Effects of exercise on physical and mental health, and cognitive and brain functions in schizophrenia: clinical and experimental evidence. CNS Neurol Disord Drug Targets. 2015;14(10):1244-54.

26. Garber CE, Blissmer B, Deschenes MR, Franklin BA, Lamonte MJ, Lee IM, et al. American College of Sports Medicine position stand. Quantity and quality of exercise for developing and maintaining cardiorespiratory, musculoskeletal, and neuromotor fitness in apparently healthy adults: guidance for prescribing exercise. Med Sci Sports Exercise. 2011;43(7):1334-59.

27. Pedersen BK, Saltin B. Exercise as medicine: evidence for prescribing exercise as therapy in 26 different chronic diseases. Scand J Med Sci Sports. 2015;25 Suppl 3:1-72.

28. Kvam S, Kleppe CL, Nordhus IH, Hovland A. Exercise as a treatment for depression: a meta-analysis. J Affect Disord. 2016;202:67-86.

29. Shimada T, Ito S, Makabe A, Yamanushi A, Takenaka A, Kawano K, et al. Aerobic exercise and cognitive functioning in schizophrenia: Results of a 1-year follow-up from a randomized controlled trial. Psy Res. 2020;286:112854.

30. Ventura J, McEwen S, Subotnik KL, Hellemann GS, Ghadiali M, Rahimdel A, et al. Changes in inflammation are related to depression and amount of aerobic exercise in first episode schizophrenia. Early Interv Psychiatry. 2020;10.1111/eip12946.

31. Stubbs B, Vancampfort D, Hallgren M, Firth J, Veronese N, Solmi M, et al. EPA guidance on physical activity as a treatment for severe mental illness: a meta-review of the evidence and Position Statement from the European Psychiatric Association (EPA), supported by the International Organization of Physical Therapists in Mental Health (IOPTMH). Eur Psychiatry. 2018;54:124-44.

32. Pereira CS, Padoan CS, Garcia LF, Patusco L, Magalhães PV. Barriers and facilitators perceived by people with bipolar disorder for the practice of exercise: a qualitative study. Trends Psychiatry Psychother. 2019;41(1):1-8.

33. Filho ASS, Moura AMS, Lamego MK, Rocha NBF, Paes F, Oliveira AC, et al. Potential therapeutic effects of physical exercise for bipolar disorder. CNS Neurological Disorders-Drug Targets. 2015;14(10):1255-9.

34. Thomson D, Turner A, Lauder S, Gigler ME, Berk L, Singh AB, et al. A brief review of exercise, bipolar disorder, and mechanistic pathways. Front Psychology. 2015;6:147.

35. Ashton MM, Mohebbi M, Turner A, Marx W, Berk M. Physical activity as a predictor of clinical trial outcomes in bipolar depression: a subanalysis of a mitochondrial-enhancing nutraceutical randomized controlled trial. 2020;65(5):306-18.

36. Schuch FB, Vancampfort D, Richards J, Rosenbaum S, Ward PB, Stubbs B. Exercise as a treatment for depression: a meta-analysis adjusting for publication bias. J Psychiatric Res. 2016;77:42-51.

37. Ng F, Dodd S, Berk M. The effects of physical activity in the acute treatment of bipolar disorder: A pilot study. J Affect Disord. 2007;101(1-3):259-62.

38. Van Citters AD, Pratt SI, Jue K, Williams G, Miller PT, Xie H, et al. A pilot evaluation of the In SHAPE individualized health promotion intervention for adults with mental illness. Community Ment Health J. 2010;46(6):540-52.

39. MacIntosh BJ, Shirzadi Z, Scavone A, Metcalfe AW, Islam AH, Korczak D, et al. Increased cerebral blood flow among adolescents with bipolar disorder at rest is reduced following acute aerobic exercise. J Affect Disord. 2017;208:205-13.

40. Metcalfe A, MacIntosh B, Scavone A, Ou X, Korczak D, Goldstein B. Effects of acute aerobic exercise on neural correlates of attention and inhibition in adolescents with bipolar disorder. Transl Psychiatry. 2016;6(5):e814-e.

41. Schuch FB, da Silveira LE, de Zeni TC, da Silva DP, Wollenhaupt-Aguiar B, Ferrari P, et al. Effects of a single bout of maximal aerobic exercise on BDNF in bipolar disorder: a gender-based response. Psychiatry Res. 2015;229(1-2):57-62.

CAPÍTULO 6

Ansiedade e estresse

Grace McKeon
Simon Rosenbaum

Objetivos do capítulo

- *Background* – o que é ansiedade?
- Transtornos relacionados à ansiedade e ao estresse.
- Tratamento tradicional de transtornos relacionados à ansiedade e ao estresse.
- Efeitos do exercício em pessoas com transtornos relacionados à ansiedade e ao estresse.
- Mecanismos plausíveis.

Questões orientadoras

- Quais são os diferentes transtornos de ansiedade?
- Quais são as evidências para o exercício e os transtornos de ansiedade?
- Quais são os mecanismos ansiolíticos?

INTRODUÇÃO

A ansiedade é uma reação normal ao estresse e, em certas situações, pode ser uma resposta adaptativa positiva. Por exemplo, pode ajudar a alertar-nos sobre perigos e a responder a ameaças. No entanto, a ansiedade pode se tornar desadaptativa quando se torna excessiva e crônica. Os transtornos de ansiedade são transtornos mentais comuns que, em muitos casos, limitam a capacidade do indivíduo para realizar atividades cotidianas. Em geral, os transtornos de ansiedade estão associados à intensa ativação do sistema nervoso autônomo, ao comprometimento do funcionamento diário e da qualidade de vida[1], a alguma doença mental comórbida[2] e a um grande risco de doença cardiovascular e de mortalidade prematura associada[2].

Os transtornos de ansiedade são o tipo mais comum de transtorno mental e atualmente constituem a principal causa de ocorrência de anos globais vividos com incapacidade[3,4]. A prevalência varia entre os diferentes transtornos de ansiedade; porém, estima-se que a prevalência global em um ano fique em 7,3%[4,5]. A prevalência ao longo da vida para qualquer transtorno de ansiedade é muito elevada; o problema afeta entre 26 e 40% da população[6]. Uma revisão sistemática de 48 revisões, publicada em 2016, verificou que os percentuais são particularmente elevados entre mulheres (5,2-8,7%), adultos jovens (2,5-9,1%), pessoas portadoras de doenças crônicas (1,4-70%) e indivíduos de cultura anglo/europeia (3,8-10,4%)[7].

O DSM-5 descreve diferentes tipos de transtornos de ansiedade, inclusive transtorno de ansiedade generalizada (TAG), transtorno de pânico (TP), transtorno de ansiedade social (TAS), transtorno de ansiedade de separação, agorafobia e fobia específica. Na versão anterior, DSM-IV, também estavam inclusos: transtorno de estresse pós-traumático (TEPT) e transtorno obsessivo-compulsivo (TOC), mas subsequentemente essas duas manifestações foram reclassificadas em grupos diagnósticos distintos: transtornos obsessivo compulsivo e transtornos relacionados e transtornos relacionados a trauma e a estressores. Para as finalidades deste capítulo, TEPT e TOC serão incluídos, por serem transtornos de elevada comorbidade com os transtornos de ansiedade e também por apresentarem sobreposição de muitos sintomas. A Tabela 1 fornece uma breve descrição de cada um dos transtornos de ansiedade, além de TOC e TEPT.

ETIOLOGIA E TRATAMENTO TRADICIONAL

Atualmente, não se sabe quais são as causas dos transtornos de ansiedade; mas provavelmente envolvem uma combinação de fatores genéticos, ambientais, psicológicos e do desenvolvimento. Embora cada transtorno de ansiedade tenha características singulares, os tratamentos de primeira escolha são psicoterapia, como a terapia cognitivo-comportamental (TCC), e farmacoterapia, com o uso de inibidores seletivos da recaptação da serotonina (SSRI), inibidores da recaptação da serotonina-norepinefrina (SNRI) ou benzodiazepínicos[9-11]. Esses tratamentos podem ser administrados isoladamente ou em combinação. Embora tais tratamentos tradicionais possam demonstrar grande eficácia, cerca de um terço dos pacientes não responderá aos SSRI e à TCC[9,10]. Além disso, a disponibilidade dessas opções terapêuticas costuma ser limitada, principalmente em países em desenvolvimento, e o tempo de espera para o uso da psicoterapia pode ser muito longo[12].

Ainda não ficou esclarecido também até que ponto os tratamentos tradicionais estão associados com comorbidades físicas comumente associadas aos transtornos de ansiedade, por exemplo, diabetes e doenças cardiovasculares[13-15]. Por exemplo, pessoas com um transtorno de ansiedade têm uma possibilidade 52% maior de

TABELA 1   Tipos de transtornos relacionados à ansiedade e ao estresse

Transtorno de ansiedade generalizada	Preocupação persistente e excessiva com uma série de eventos ou atividades, ocorrendo em maior número de dias em relação aos dias de não ocorrência do problema; perdura por pelo menos seis meses. É difícil controlar a preocupação contínua; isso está associado a pelo menos três dos seguintes sintomas; inquietação, fadiga, dificuldade de concentração, irritabilidade, tensão muscular e perturbação do sono, causando angústia ou deficiência significativa.
Transtorno de pânico	Ataques de pânico recorrentes ou sensações abruptas de medo ou de desconforto intenso. Os ataques estão associados a uma insuportável combinação de sofrimento físico e psicológico. Durante um ataque, ocorre uma combinação de vários dos sintomas: palpitações, sudorese, tremores, dor no peito, sensação de asfixia etc. Esse transtorno faz com que durante um mês ou mais a pessoa fique num estado de preocupação persistente com a possibilidade de novos ataques ou de suas consequências e/ou de uma significativa mudança maladaptativa no comportamento, com relação aos ataques.
Fobias, fobia específica	Medo ou ansiedade em relação a um objeto ou situação específica desproporcional ao perigo real. A pessoa sabe que seu medo é excessivo, mas não é capaz de superá-lo. Esses medos causam tal angústia que algumas pessoas vão a extremos para evitar o que temem e esse medo se prolonga por pelo menos seis meses. Um exemplo é o medo de voar.

(continua)

CAPÍTULO 6 ANSIEDADE E ESTRESSE 57

TABELA 1   Tipos de transtornos relacionados à ansiedade e ao estresse (*continuação*)

Transtorno de ansiedade social	Medo intenso e persistente de interações sociais, por exemplo, desconforto por sofrer constrangimento, ser humilhado, rejeitado ou julgado por outros. Pessoas com esse transtorno tentarão evitar a situação, ou a suportarão com grande ansiedade. Alguns exemplos são o medo extremo de falar em público, de conhecer novas pessoas ou de comer/beber em público. A ansiedade causa problemas no funcionamento cotidiano da pessoa e perdura por pelo menos seis meses.
Transtorno de ansiedade de separação	Excessivo medo ou ansiedade em relação à separação de alguém a que a pessoa está apegada. Os sintomas são excessivos com relação ao que seria apropriado para a idade da pessoa, são persistentes (pelo menos quatro semanas em crianças e seis meses em adultos) e causam problemas funcionais. A pessoa com transtorno de ansiedade de separação pode ficar constantemente preocupada por antecipar o afastamento ou por estar longe de casa ou de seus entes queridos, pode ficar excessivamente preocupada em perder um ente querido ou pode ficar relutante em dormir sem esse ente. Os sintomas de angústia costumam surgir na infância, mas podem persistir ao longo da vida adulta.
Agorafobia	Medo de lugares ou situações que possam causar pânico ou fazer com que a pessoa se sinta encurralada ou desamparada. O medo não guarda proporção com a situação real e geralmente se prolonga por seis meses ou mais, causando problemas funcionais. As situações como usar transporte público, estar em espaços abertos ou fechados, estar no meio de uma multidão podem causar medo real ou antecipado.
Transtorno de estresse pós-traumático	Conjunto de reações que podem se desenvolver em pessoas que vivenciaram ou testemunharam um evento traumático, por exemplo, desastre natural, acidente grave, agressão sexual etc. São quatro os grupos de sintomas do TEPT: a pessoa revive o trauma, evita lembranças do evento, exibe mudanças negativas no pensamento e no humor, e apresenta alterações na excitação e na reatividade.
Transtorno obsessivo compulsivo	Pensamentos, ideias ou sensações (obsessões) recorrentes e indesejáveis que conduzem a comportamentos compulsivos. Os comportamentos repetitivos, como lavar as mãos, contar objetos, verificar coisas ou fazer limpeza, podem interferir significativamente nas atividades cotidianas e nas interações sociais da pessoa.

Fonte: APA, 2013[8].

apresentar doenças cardiovasculares, em comparação com a população em geral[16]. Assim, a prática do exercício pode ser uma útil opção de tratamento coadjuvante para pessoas com transtornos de ansiedade e, além disso, pode ajudar a melhorar as comorbidades ligadas à saúde física e mental.

EXERCÍCIO E TRANSTORNOS RELACIONADOS À ANSIEDADE E AO ESTRESSE

São numerosas as evidências atestando que a prática do exercício pode melhorar os sintomas de ansiedade entre adultos saudáveis compro-

vadamente sem transtornos de ansiedade[17,18]. Por outro lado, também há evidências demonstrando que a inatividade física é fator de risco para a ocorrência de ansiedade[19]. As evidências não são tão expressivas para os efeitos ansiolíticos do exercício em pessoas diagnosticadas com um transtorno relacionado à ansiedade e ao estresse; contudo, os estudos até agora publicados são promissores. As evidências disponíveis foram compiladas em metanálises que investigaram os benefícios potenciais da prática do exercício em pessoas com um diagnóstico de transtorno de ansiedade[20-22]. Uma revisão sistemática/metanálise realizada por Stubbs et al.[20] revisou estudos randomizados e controlados

(ERC) sobre exercício *versus* condições de controle (incluindo tratamento de rotina/lista de espera) entre pessoas com diagnóstico de ansiedade e/ou transtorno relacionado ao estresse. As metanálises abrangeram seis ERC, e seus autores concluíram que o treinamento físico resultou em melhora moderada (estatisticamente significativa) nos sintomas de ansiedade. A seguir, um resumo de análise mais detalhada dos efeitos do exercício nos transtornos de ansiedade individuais.

Transtorno de ansiedade generalizada

Um ERC mais antigo, de 2011, examinou os efeitos do exercício em pessoas com diagnóstico primário de TAG[23]. Participaram 30 mulheres sedentárias com idades entre 18-37 anos, não submetidas a qualquer outro tratamento além da farmacoterapia. As participantes foram alocadas aleatoriamente em duas sessões semanais de treinamento de resistência (TR), treinamento aeróbio (TA), ou em uma lista de espera de seis semanas. O TR consistia em duas sessões semanais de levantamento de peso com a parte inferior do corpo. O TA consistia em duas sessões semanais de ciclismo combinado com TR em diferentes variáveis, inclusive progressão de carga e duração do exercício. Os pesquisadores observaram alta adesão (100%) e cumprimento da dose de exercício prescrita (> 99%) e nenhum evento adverso foi relatado. No grupo TR, foi observada redução significativa das sensações de ansiedade-tensão e na frequência e intensidade da irritabilidade. Nesse grupo também foram observadas melhoras no traço de ansiedade, concentração, sintomas de depressão, fadiga e vigor, e na intensidade da dor. No grupo TA, os pesquisadores observaram melhoras comparáveis na ansiedade, concentração, irritabilidade, tensão muscular, nos sintomas de fadiga e no vigor.

Plag et al. conduziram um dos primeiros estudos que avaliaram os efeitos do treinamento intervalado de alta intensidade (HIIT) em indivíduos com transtorno de ansiedade[24]. Trata-se de um ERC que investigou os efeitos do HIIT entre pessoas com TAG. Os participantes do estudo fizeram 12 dias de HIIT, consistindo na prática de 10 repetições de alta intensidade, com intervalos de um minuto a 77-95% da frequência cardíaca máxima dos participantes, separadas por intervalos de um minuto com prática em intensidade baixa a moderada. A série se repetiu a cada dois dias. Os autores consideraram que HIIT teve grande eficácia na redução da gravidade dos sintomas e da depressão comórbida. Efeitos significativos do tratamento foram observados para preocupação, sintomas somáticos relacionados ao estresse, ansiedade inespecífica e sintomas depressivos comórbidos. Os autores observaram ainda que houve um impacto sobre os principais sintomas de TAG já durante a intervenção, e esse impacto persistia 18 dias após a prática do HIIT. Esse estudo sugere que, em comparação com os tratamentos tradicionais (farmacoterapia, psicoterapia), HIIT pode ter eficácia específica para transtorno comparável ou até mais intenso.

Além das melhorias mencionadas nos sintomas de TAG, o exercício também demonstrou melhorar a qualidade de vida e do sono e a função física entre pacientes com TAG[25].

Embora o HIIT tenha se mostrado eficaz, há alguma controvérsia em torno da viabilidade dessa prática como estratégia mais ampla de promoção de exercícios, pois para muitas pessoas pode ser uma experiência desagradável ou desconfortável, o que, por sua vez, pode fazer com que o paciente evite o exercício[26]. Assim, foi sugerido que, para uma adesão no longo prazo, a autosseleção da intensidade pode ser mais eficaz.

Transtornos de ansiedade de separação

Contamos com um pequeno número de estudos que analisam o impacto do exercício no transtorno de ansiedade de separação; mas a literatura existente fica limitada por deficiências metodológicas, por exemplo, o pequeno tamanho das amostras ou a inexistência de grupo controle[27,28]. Um estudo de 2012 recrutou 56 pessoas com TAS, designando-as aleatoriamente para uma intervenção de 8 semanas de exercício aeróbico ou redução do estresse baseada em *mindfulness* (REBM). A intervenção com o exercício aeróbio consistiu em pelo menos duas sessões individuais e uma sessão em grupo por semana, enquanto o grupo REBM participou de uma aula semanal em grupo com duração de 2,5 horas, além de um retiro de um dia, com prática diária. Os autores associaram as duas intervenções a mudanças clínicas significativas na ansiedade social e na depressão, tanto imediatamente após a intervenção como no acompanhamento de 3 meses[27].

Mais especificamente, o exercício e o treinamento de *mindfulness* (atenção plena) foram associados a reduções equivalentes na reatividade emocional autorrelatada em resposta às memórias negativas relacionadas à ansiedade social, e os dois grupos do estudo exibiram padrões semelhantes de mudança nas respostas cerebrais medidas com imagens de ressonância magnética funcional. O treinamento de exercício e de meditação também foi associado a melhorias semelhantes na autoconfirmação de traços sociais negativos e nos aumentos em traços sociais positivos.

Fobias específicas

Há carência de ERC ou de outros estudos examinando a influência da atividade física ou do exercício em pessoas com diagnóstico primário de fobia específica. No entanto, estudos epidemiológicos sugerem que pessoas fisicamente ativas estão em menor risco para sofrer fobias específicas, transtorno de ansiedade social, agorafobia e ataques de pânico[29]. Tendo em vista que as pesquisas são observacionais, não é possível extrair conclusões com relação à eficácia.

Transtorno de pânico

Em 2015, Brown et al. publicaram um ERC no qual examinaram o efeito de oito semanas de exercício aeróbio *versus* atividade física de baixo impacto, além da TCC em pacientes com transtorno de pânico[30]. Quarenta e sete participantes foram randomizados para treinamento aeróbio, consistindo em três sessões semanais, de 30 minutos de corrida em esteira, a 70% do VO_{2max} *versus* exercícios de baixa intensidade, com base sobretudo na flexibilidade. Os autores constataram melhora nos sintomas de ansiedade em ambos os grupos e que, depois do treinamento, não houve diferença significativa entre a corrida em esteira e o exercício de baixa intensidade. Transcorridos sete meses, foram observadas diferenças significativas e moderadas nos sintomas de ansiedade entre os grupos: os participantes que completaram o treinamento aeróbio exibiam sintomas significativamente menos intensos. Um estudo publicado em 2018 também verificou que os exercícios aeróbios, juntamente com a TCC, melhoraram os sintomas em pessoas com transtorno do pânico e agorafobia[31].

AMOSTRAS MESCLADAS

Um ERC com 74 participantes com diagnóstico de SAD, GAD ou TP examinou o efeito da adição de um programa de exercícios domiciliares de intensidade moderada à prática de 8-10 semanas de TCC[32]. A adição à TCC de sessões de 30 minutos de exercícios de caminhadas com intensidade moderada até a meta de 150 minutos por semana reduziu significativamente os sintomas de ansiedade (tamanho do efeito = 1,36), em comparação com a situação do grupo de controle de TCC.

TEPT

Apesar dos avanços, ainda são poucos os estudos controlados que investigam o impacto do exercício no TEPT. Em 2015, Rosenbaum et al. revisaram sistematicamente ERC de intervenção com atividade física entre pessoas com TEPT[33]. Quatro estudos que foram incluídos na revisão e mostraram a eficácia das intervenções com atividade física, em comparação com as condições de controle, na redução do TEPT e dos sintomas depressivos. O tamanho de efeito observado foi pequeno a moderado. O maior estudo publicado até o momento recrutou 81 participantes com diagnóstico primário de TEPT em uma unidade de tratamento hospitalar[34]. Os participantes foram alocados aleatoriamente para cuidados de rotina (n = 42) *versus* exercício + cuidados de rotina (n = 39). A intervenção com o exercício consistiu em três sessões de treinamento de resistência (de 30 minutos cada) por semana e um programa de caminhada controlado por pedômetro. Foi observada redução significativa dos sintomas de TEPT no grupo com intervenção, em comparação com o grupo de tratamento habitual. Mais importante ainda: também foi observada redução significativa no risco cardiometabólico, inclusive na circunferência da cintura.

Whitworth et al.[35] conduziram uma revisão sistemática sobre as associações entre exercícios e TEPT em veteranos militares, uma população que enfrenta maior risco de TEPT. Nessa revisão, foram incluídos 13 estudos relevantes (inclusive pesquisas observacionais, experimentais e qualitativas). Na opinião dos autores, os resultados foram promissores. Eles sugeriram que o exercício praticado com regularidade tem correlação inversa com TEPT e com seus sintomas em veteranos militares.

Desde a publicação dessa revisão, foram realizados dois ERC-piloto menores. O primeiro desses estudos avaliou um programa de exercícios integrados em grupo que combinava exercícios aeróbios e de resistência com práticas baseadas em *mindfulness* numa população de veteranos[36]. Quarenta e sete veteranos foram randomizados para intervenção com exercício *versus* grupo controle em lista de espera. O grupo com a intervenção praticou três sessões de exercícios em grupo com duração de uma hora durante 12 semanas, tendo demonstrado maior redução na gravidade dos sintomas de TEPT (d = -0,90) e melhorias mais significativas na qualidade de vida (d = 0,53). O segundo ERC-piloto investigou a viabilidade da prática de exercí-

cios supervisionados para veteranos de idade mais avançada com TEPT e descreveu resultados físicos e funcionais[37]. O grupo de intervenção praticou três sessões semanais de exercícios estruturados durante 12 semanas, que consistiram em exercícios aeróbios, de força, flexibilidade e equilíbrio; o grupo controle não recebeu nenhum treinamento físico. Os veteranos do primeiro grupo puderam praticar a intervenção com baixo desgaste (11%), tendo sido observadas melhoras substanciais nos resultados secundários, inclusive nos níveis de atividade física, resistência aeróbia e resultados funcionais. Os participantes desse grupo também obtiveram reduções clinicamente relevantes na circunferência da cintura e na pressão arterial sistólica, que são fatores de risco para síndrome metabólica. Esse achado é particularmente importante, considerando o risco 1,4 vezes maior de ocorrência de síndrome metabólica entre pessoas com TEPT[38].

Analogamente ao que ocorre com os veteranos, pessoas que trabalham nos serviços de emergência também enfrentam maior risco de TEPT em virtude da repetida exposição a eventos traumáticos. Um estudo aberto recentemente publicado examinou o efeito de uma intervenção com exercício supervisionado de doze semanas entre policiais; seus autores observaram reduções clinicamente significativas nos sintomas de TEPT[39].

TOC

Um dos primeiros ERC que se propuseram a investigar os efeitos do exercício entre pacientes com TOC foi publicado em 1999[40]. Doze participantes foram designados para uma versão de *yoga kundalini* e comparados a 10 pacientes designados para meditação *mindfulness*. Transcorridos três meses, as pessoas que participaram da intervenção de ioga tiveram melhoras mais significativas *versus* grupo de meditação, na *Yale-Brown Obsessive Compulsive Scale* (redução de 34,8 *versus* 13,9%).

Em 2007, um estudo-piloto de doze semanas examinou o efeito do exercício aeróbio praticado juntamente com cuidados de rotina nos sintomas de TOC em 15 pacientes com esse transtorno[41]. Os pacientes deveriam ter recebido tratamento farmacológico ou TCC durante pelo menos 3 meses. Um fisiologista do exercício administrou 3 a 4 sessões semanais de 20-40 minutos de exercício aeróbio com intensidade moderada, durante 12 semanas. Foi observada redução significativa da gravidade dos sintomas, com um tamanho de efeito médio considerável, de 1,69. Foram demonstradas reduções clinicamente significativas para 69 e 50% dos pacientes, respectivamente, no pós-tratamento e em um acompanhamento de seis meses.

Um ERC publicado em 2017 testou a eficácia do exercício aeróbio como complemento ao tratamento do TOC, com o objetivo de diminuir a gravidade desse transtorno[42]. No estudo, 56 participantes com TOC foram aleatoriamente alocados para doze semanas de exercícios aeróbios de intensidade moderada supervisionados + domiciliares *versus* doze semanas de educação para a saúde. Os autores do estudo não observaram qualquer diferença entre as duas condições; mas na pós-avaliação, ambos os grupos demonstraram redução significativa na gravidade dos sintomas de TOC, na depressão e na ansiedade.

MECANISMOS

Ainda permanecem obscuros os mecanismos exatos relacionados aos efeitos ansiolíticos do exercício. Os mecanismos biológicos propostos incluem a regulação, pelo exercício, das respostas inflamatórias e oxidativas ao estresse, neurogênese, regulação do eixo hipotálamo-hipófise-adrenal (HPA) e biorritmos (p. ex., sono)[43]. Os mecanismos psicossociais propostos incluem maior domínio e distração da ruminação ou de pensamentos negativos. A prática do exercício também oferece a oportunidade para alcançar e melhorar a autoeficácia e de distração da ruminação ou de pensamentos negativos, além de abrir oportunidades para a interação social. A seguir, estão listados os mecanismos biológicos e psicossociais

mais importantes já sugeridos para fundamentar os efeitos do exercício sobre a ansiedade[44].

Mecanismos biológicos

O exercício atenua a regulação do eixo HPA e do sistema nervoso simpático, que normalmente sofre desregulação em função do estresse crônico[43]. É sugerido que a ação do exercício se dá mediante a normalização da liberação de cortisol e das catecolaminas e pela diminuição da excitação e da angústia.

Acredita-se que o exercício também influencie positivamente outras medidas da neurogênese hipocampal adulta e que reduza a excitação em nível neuronal, graças a aumentos nos níveis das beta-endorfinas, fator de crescimento endotelial vascular, BDNF, serotonina e outros transmissores de neuropeptídeos opioides endógenos, sem exceção, considerados como mecanismos fisiopatológicos comuns para transtornos de ansiedade[44].

Mecanismos psicossociais

Uma técnica de redução da ansiedade comumente utilizada na TCC é a exposição interoceptiva, que envolve a exposição do indivíduo afetado às sensações corporais temidas, de maneira sistemática e controlada[45]. Da mesma forma, o exercício, particularmente a atividade com intensidade moderada a vigorosa, expõe o indivíduo a sensações fisiológicas comumente experimentadas por pessoas com distúrbios de ansiedade, por exemplo, aumento da frequência cardíaca, falta de ar ou sudorese[46]. Como as demais estratégias de exposição interoceptiva, a exposição a sensações corporais induzidas pelo exercício pode tornar mais fácil a descoberta, pelo paciente, que as sensações são desconfortáveis, mas não catastróficas.

Em segundo lugar, a adesão bem-sucedida a um programa de exercícios pode resultar em uma sensação de controle, ao reforçar as crenças adaptativas do paciente – de que ele tem o poder de influenciar seu ambiente com relação aos resultados desejados[47]. Foi demonstrado que o senso de controle modera as consequências negativas dos contratempos e restaura a esperança. A sensação de maior controle está associada a estados psicológicos positivos. O controle pode ser alcançado, por exemplo, com o aumento da força ou da aptidão física; o indivíduo recebe *feedback* da ampliação de suas capacidades, o que resulta em aumento da autoeficácia[47].

Além disso, estudos randomizados associaram o aumento da atividade física ao aumento da autoestima[48] e, alternativamente, a diminuição da autoestima foi identificada como fator de risco para exacerbação dos sintomas de ansiedade[49]. Um estudo correlacional que envolveu 1.036 mulheres jovens revelou associações inversas e indiretas entre atividade física e sintomas de TAS, TAG e TOC, que se expressaram por meio de associações positivas com autoconceito físico e a autoestima, tanto a nível global como especificamente. Embora sejam transversais, esses achados favorecem a noção de que a atividade física pode diminuir o risco de transtornos de ansiedade, ao exercer influências positivas no autoconceito físico e na autoestima.

PRESCRIÇÃO E DOSE DO EXERCÍCIO

Até o momento, as evidências disponíveis têm se concentrado principalmente nos efeitos do treinamento físico contínuo de intensidade moderada (p. ex., caminhada, corrida, ciclismo). No entanto, foram publicadas pesquisas promissoras relacionadas ao treinamento de resistência e a exercícios de mente-corpo, como *tai chi* e *yoga*; mas há dificuldade na definição e replicação de intervenções com *yoga*/mente-corpo. Os autores de uma metanálise, publicada em 2017, sobre os efeitos ansiolíticos do exercício concluíram que, devido à variabilidade dos dados, não houve possibilidade de investigar a influência da frequência, intensidade e tipo de exercício nos resultados observados. Os pesquisadores da metanálise sugerem que as recomendações clínicas permaneçam alinhadas

com as recomendações gerais para a saúde da Organização Mundial da Saúde (OMS). Isso significa que devem ser feitos pelo menos 150 minutos semanais de atividade física de intensidade moderada ou 75 minutos semanais de atividade aeróbia moderada a vigorosa, além de duas sessões de treinamento de resistência por semana. Essa meta pode ser viabilizada em sessões de 10 minutos distribuídas ao longo do dia. As evidências também demonstram que é possível diminuir os sintomas de ansiedade com uma única sessão de exercícios. Uma metanálise de 36 ERC examinando os efeitos agudos do exercício no estado de ansiedade publicados entre 1991 e 2016 demonstrou uma melhora média pequena, mas estatisticamente significativa (g de Hedges = 0,16) no estado de ansiedade em resposta a uma única sessão de exercício, em comparação com as condições de controle[50].

CONSIDERAÇÕES FINAIS

As evidências disponíveis reforçam a noção de que o treinamento físico pode melhorar os sintomas de ansiedade em pessoas com transtornos de ansiedade. Embora a farmacoterapia e as intervenções psicológicas sejam estratégias úteis, deve-se levar em conta questões relacionadas ao tempo de espera, ao estigma e à abordagem das comorbidades físicas para a saúde. Considerando a combinação dos benefícios ansiolíticos com os ganhos para a saúde física, a prática do exercício parece ser uma opção terapêutica desejável e promissora para pessoas portadoras de transtornos de ansiedade. No entanto, ainda persistem lacunas notáveis na literatura, incluindo mecanismos ansiolíticos e protocolos ideais para aumentar a adesão dos pacientes. É importante ter em mente que, apesar do risco significativo de comorbidades para a saúde física, por exemplo, doenças cardiovasculares e síndrome metabólica, é raro que pesquisas sobre transtornos de ansiedade e atividade física registrem resultados de saúde física[51].

Dicas práticas para casos clínicos

- Priorizar o divertimento
  - Não existe "melhor tipo" de exercício para transtornos de ansiedade. Incentive a atividade física de uma forma que as pessoas usufruam máximo prazer. Para tanto, isso pode ser conseguido, por exemplo, com treinamento de resistência, exercícios aeróbios ou exercícios de mente--corpo (*yoga, tai chi*). A variedade nas modalidades pode ajudar a aumentar o prazer com a prática. Permitir que o paciente escolha a intensidade do exercício também pode ajudar a aumentar sua adesão, levando a mudanças que sejam preservadas no longo prazo.

- Estabelecer metas
  - A definição de metas é uma técnica importante para a mudança de comportamento. Ajude o paciente a elaborar metas específicas, mensuráveis, alcançáveis, realistas e oportunas. Se atualmente ele estiver inativo, talvez seja mais conveniente a prescrição de metas mais em aberto, por exemplo, aumentar a contagem de passos ou passar menos tempo sentado.

- Determinar sessões em grupo e personalizadas
  - É recomendável o uso de uma combinação de sessões de exercício em grupo e individuais.

- Incentivar o apoio social
  - O apoio social pode aumentar a adesão à prática do exercício. Incentivar o paciente a se exercitar com um amigo ou membro da família pode ser uma estratégia promissora.

- Ficar alinhado com as recomendações da OMS como guias
  - Incentive o paciente a começar lentamente e a aumentar gradualmente, de modo a tentar cumprir as orientações de 150 minutos semanais de atividade física de intensidade moderada, juntamente com duas sessões de treinamento de resistência. Mesmo apenas uma série de exercícios pode diminuir os sintomas de ansiedade.

REFERÊNCIAS BIBLIOGRÁFICAS

1. Mendlowicz MV, Stein MB. Quality of life in individuals with anxiety disorders. Am J Psychiatry. 2000;157(5):669-82.

2. Hofmeijer-Sevink MK, Batelaan NM, van Megen HJ, Penninx BW, Cath DC, van den Hout MA, et al. Clinical relevance of comorbidity in anxiety disorders: a report from the Netherlands Study of Depression and Anxiety (NESDA). J Affect Disord. 2012;137(1-3):106-12.

3. Lopez AD, Mathers CD, Ezzati M, Jamison DT, Murray CJ. Global and regional burden of disease and risk factors, 2001: systematic analysis of population health data. Lancet. 2006;367(9524):1747-57.

4. Baxter AJ, Scott K, Vos T, Whiteford H. Global prevalence of anxiety disorders: a systematic review and meta-regression. Psychol Med. 2013;43(5):897.

5. Kessler RC, Berglund P, Demler O, Jin R, Merikangas KR, Walters EE. Lifetime prevalence and age-of-onset distributions of DSM-IV disorders in the National Comorbidity Survey Replication. Arch Gen Psychiatry. 2005;62(6):593-602.

6. Kessler RC, Petukhova M, Sampson NA, Zaslavsky AM, Wittchen HU. Twelve-month and lifetime prevalence and lifetime morbid risk of anxiety and mood disorders in the United States. Int J Methods Psychiatr Res. 2012;21(3):169-84.

7. Remes O, Brayne C, van der Linde R, Lafortune L. A systematic review of reviews on the prevalence of anxiety disorders in adult populations. Brain Behav. 2016;6(7):e00497-e.

8. American Psychiatric Association. Diagnostic and statistical manual of mental disorders (DSM-5®): Arlington: American Psychiatric Pub; 2013.

9. Hofmann SG, Smits JA. Cognitive-behavioral therapy for adult anxiety disorders: a meta-analysis of randomized placebo-controlled trials. J Clin Psychiatry. 2008;69(4):621.

10. De Vries YA, De Jonge P, van den Heuvel E, Turner EH, Roest AM. Influence of baseline severity on antidepressant efficacy for anxiety disorders: meta-analysis and meta-regression. Brit J Psychiatry. 2016;208(6):515-21.

11. Baldwin DS, Anderson IM, Nutt DJ, Bandelow B, Bond A, Davidson JR, et al. Evidence-based guidelines for the pharmacological treatment of anxiety disorders: recommendations from the British Association for Psychopharmacology. J Psychopharmacology. 2005;19(6):567-96.

12. Gunter RW, Whittal ML. Dissemination of cognitive-behavioral treatments for anxiety disorders: Overcoming barriers and improving patient access. Clin Psychol Rev. 2010;30(2):194-202.

13. Tang F, Wang G, Lian Y. Association between anxiety and metabolic syndrome: A systematic review and meta-analysis of epidemiological studies. Psychoneuroendocrinology. 2017;77:112-21.

14. Emdin CA, Odutayo A, Wong CX, Tran J, Hsiao AJ, Hunn BH. Meta-analysis of anxiety as a risk factor for cardiovascular disease. Am J Cardiol. 2016;118(4):511-9.

15. Firth J, Siddiqi N, Koyanagi A, Siskind D, Rosenbaum S, Galletly C, et al. The Lancet Psychiatry Commission: a blueprint for protecting physical health in people with mental illness. Lancet Psychiatry. 2019;6(8):675-712.

16. Batelaan NM, Seldenrijk A, Bot M, van Balkom AJ, Penninx BW. Anxiety and new onset of cardiovascular disease: critical review and meta-analysis. Br J Psychiatry. 2016;208(3):223-31.

17. Herring MP, Lindheimer JB, O'Connor PJ. The effects of exercise training on anxiety. Am J Lifestyle Med. 2014;8(6):388-403.

18. Rebar AL, Stanton R, Geard D, Short C, Duncan MJ, Vandelanotte C. A meta-meta-analysis of the effect of physical activity on depression and anxiety in non-clinical adult populations. Health Psychol Rev. 2015;9(3):366-78.

19. Teychenne M, Costigan SA, Parker K. The association between sedentary behaviour and risk of anxiety: a systematic review. BMC Public Health. 2015;15(1):513.

20. Stubbs B, Vancampfort D, Rosenbaum S, Firth J, Cosco T, Veronese N, et al. An examination of the anxiolytic effects of exercise for people with anxiety and stress-related disorders: a meta-analysis. Psychiatry Res. 2017;249:102-8.

21. Bartley CA, Hay M, Bloch MH. Meta-analysis: aerobic exercise for the treatment of anxiety disorders. Prog Neuropsychopharmacol Biol Psychiatry. 2013;45:34-9.

22. Ashdown-Franks G, Firth J, Carney R, Carvalho AF, Hallgren M, Koyanagi A, et al. Exercise as medicine for mental and substance use disorders: a meta-review of the benefits for neuropsychiatric and cognitive outcomes. Sports Med. 2019.

23. Herring MP, Jacob ML, Suveg C, Dishman RK, O'Connor PJ. Feasibility of exercise training for the short-term treatment of generalized anxiety disorder: a randomized controlled trial. Psychother Psychosom. 2012;81(1):21-8.

24. Plag J, Schmidt-Hellinger P, Klippstein T, Mumm JLM, Wolfarth B, Petzold MB, et al. Working out the worries: a randomized controlled trial of high intensity interval training in generalized anxiety disorder. J Anxiety Disord. 2020;76:102311.

25. Herring MP, Johnson KE, O'Connor PJ. Exercise training and health-related quality of life in generalized anxiety disorder. Psychol Sport Exerc. 2016;27:138-41.

26. Ekkekakis P. Let them roam free? Sports Med. 2009;39(10):857-88.

27. Jazaieri H, Goldin PR, Werner K, Ziv M, Gross JJ. A randomized trial of MBSR versus aerobic exercise for social anxiety disorder. J Clin Psychol. 2012;68(7):715-31.

28. Martinsen EW, Hoffart A, Solberg ØY. Aerobic and non-aerobic forms of exercise in the treatment of anxiety disorders. Stress Med. 1989;5(2):115-20.

29. Goodwin RD. Association between physical activity and mental disorders among adults in the United States. Prev Med. 2003;36(6):698-703.

30. Gaudlitz K, Plag J, Dimeo F, Ströhle A. Aerobic exercise training facilitates the effectiveness of cognitive behavioral therapy in panic disorder. Depress Anxiety. 2015;32(3):221-8.

31. Bischoff S, Wieder G, Einsle F, Petzold MB, Janssen C, Mumm JL, et al. Running for extinction? Aerobic exercise as an augmentation of exposure therapy in panic disorder with agoraphobia. J Psychiatr Res. 2018;101:34-41.

32. Merom D, Phongsavan P, Wagner R, Chey T, Marnane C, Steel Z, et al. Promoting walking as an adjunct intervention to group cognitive behavioral therapy for anxiety disorders—a pilot group randomized trial. J Anxiety Disord. 2008;22(6):959-68.

33. Rosenbaum S, Vancampfort D, Steel Z, Newby J, Ward PB, Stubbs B. Physical activity in the treatment of Post-traumatic stress disorder: a systematic review and meta-analysis. Psychiatry Res. 2015;230(2):130-6.

34. Rosenbaum S, Sherrington C, Tiedemann A. Exercise augmentation compared with usual care for post-traumatic stress disorder: a randomized controlled trial. Acta Psychiatr Scand. 2015;131(5):350-9.

35. Whitworth JW, Ciccolo JT. Exercise and post-traumatic stress disorder in military veterans: a systematic review. Mil Med. 2016;181(9):953-60.

36. Goldstein LA, Mehling WE, Metzler TJ, Cohen BE, Barnes DE, Choucroun GJ, et al. Veterans Group Exercise: a randomized pilot trial of an integrative exercise program for veterans with posttraumatic stress. J Affect Disord. 2018;227:345-52.

37. Hall KS, Morey MC, Beckham JC, Bosworth HB, Sloane R, Pieper CF, et al. Warrior wellness: a randomized controlled pilot trial of the effects of exercise on physical function and clinical health risk factors in older military veterans with PTSD. The Journals of Gerontology Series A, Biological Sciences and Medical Sciences. 2020;75(11):2130-8.

38. Rosenbaum S, Stubbs B, Ward PB, Steel Z, Lederman O, Vancampfort D. The prevalence and risk of metabolic syndrome and its components among people with posttraumatic stress disorder: a systematic review and meta-analysis. Metabolism. 2015;64(8):926-33.

39. Rosenbaum S, Stierli M, McCullagh S, Newby J, Ward PB, Harvey S, et al. An open trial of the RECONNECT exercise program for NSW Police Officers with posttraumatic stress disorder or psychological injury. Health Promot J Austr. 2020.

40. Shannahoff-Khalsa DS, Ray LE, Levine S, Gallen CC, Schwartz BJ, Sidorowich JJ. Randomized controlled trial of yogic meditation techniques for patients with obsessive-compulsive disorder. CNS spectrums. 1999;4(12):34-47.

41. Brown RA, Abrantes AM, Strong DR, Mancebo MC, Menard J, Rasmussen SA, et al. A pilot study of moderate-intensity aerobic exercise for obsessive compulsive disorder. J Nerv Ment Dis. 2007;195(6):514-20.

42. Abrantes AM, Brown RA, Strong DR, McLaughlin N, Garnaat SL, Mancebo M, et al. A pilot randomized controlled trial of aerobic exercise as an adjunct to OCD treatment. Gen Hosp Psychiatry. 2017;49:51-5.

43. Salmon P. Effects of physical exercise on anxiety, depression, and sensitivity to stress: a unifying theory. Clin Psychol Rev. 2001;21(1):33-61.

44. Anderson E, Shivakumar G. Effects of exercise and physical activity on anxiety. Frontiers in Psychiatry. 2013;4(APR):Article 27.

45. Kaczkurkin AN, Foa EB. Cognitive-behavioral therapy for anxiety disorders: an update on the empirical evidence. Dialogues Clin Neurosci. 2015;17(3):337.

46. Smits JAJ, Berry AC, Rosenfield D, Powers MB, Behar E, Otto MW. Reducing anxiety sensitivity with exercise. Depress Anxiety. 2008;25(8):689-99.

47. Petruzzello SJ, Landers DM, Hatfield BD, Kubitz KA, Salazar W. A meta-analysis on the anxiety-reducing effects of acute and chronic exercise. Outcomes and mechanisms. Sports Med. 1991;11(3):143-82.

48. Elavsky S. Longitudinal examination of the exercise and self-esteem model in middle-aged women. J Sport Exerc Psychol. 2010;32(6):862-80.

49. Bos AE, Huijding J, Muris P, Vogel LR, Biesheuvel J. Global, contingent and implicit self-esteem and psychopathological symptoms in adolescents. Pers Individ Dif. 2010;48(3):311-6.

50. Ensari I, Greenlee TA, Motl RW, Petruzzello SJ. Meta-analysis of acute exercise effects on state anxiety: an update of randomized controlled trials over the past 25 years. Depress Anxiety. 2015;32(8):624-34.

51. Stonerock GL, Hoffman BM, Smith PJ, Blumenthal JA. Exercise as treatment for anxiety: systematic review and analysis. Ann Behav Med. 2015;49(4):542-56.

CAPÍTULO 7

Transtorno por uso de substâncias

Cássio Lamas Pires
Franciele Ramos Figueira
Eduardo Lusa Cadore

Objetivos do capítulo

- Revisar evidências relacionadas ao consumo de substâncias durante a quarentena.
- Por meio de uma breve revisão na literatura, descrever os principais desfechos da atividade física ou exercício físico no tratamento do transtorno por uso de substâncias.

Questões orientadoras

- A pandemia da Covid-19 pode influenciar no consumo de substâncias?
- A atividade física ou o exercício físico contribuem no tratamento do transtorno por uso de substâncias?

INTRODUÇÃO

O uso de substâncias que alteram as sensações e as percepções acompanha a humanidade desde seus primórdios. No percorrer da história, diferentes formas de encarar e se ocupar com esse fenômeno se apresentaram, seja a partir dos conhecimentos e crenças, seja por interesses de cada época. Nesse sentido, pontua-se que os hábitos e os costumes das sociedades ao longo do tempo ditaram a forma como a dependência de drogas foi sendo compreendida[1]. A dependência de drogas, e aqui drogas são definidas como todas e quaisquer substâncias que agem no sistema nervoso central (SNC), requer um entendimento alicerçado em evidências. Trata-se, em nosso contexto atual enquanto sociedade, de um grave problema de saúde pública identificado no século XX, portanto este viés das ciências da saúde sobre o tema pode ser considerado recente[1]. O impacto decorrente das consequências adversas do consumo de substâncias ganha contornos significativos, sendo temática de relevância e magnitude global[2].

A prática de atividade física/exercício físico vem sendo objeto de inúmeras pesquisas relacionadas a diferentes transtornos psiquiátricos[3]. Sua interface com o transtorno por uso de substâncias (TUS) é cada vez mais ampla e chama atenção de pesquisadores, gestores e profissionais da saúde de instituições públicas e privadas.

Os avanços nas pesquisas da neurociência e nos estudos sobre comportamento demonstram que a saúde mental e a saúde física são duas dimensões da vida fortemente trançadas e sobremaneira interdependentes. Portanto, assim como muitos agravos físicos, os distúrbios mentais e comportamentais compreendem uma trama de fatores biológicos, psicológicos e sociais[4].

TABELA 1 Critérios diagnósticos para transtorno por uso de substância

1. Há consumo da substância por mais tempo e mais frequência do que o pretendido ou planejado.

2. Há desejo persistente ou esforços malogrados no sentido de reduzir ou controlar o uso.

3. Há tempo considerável gasto em atividades necessárias para obter, usar e se recuperar dos efeitos da substância.

4. Há sensação de fissura ou um forte desejo ou necessidade de usar a substância.

5. Há uso recorrente da substância que resulta em fracasso no cumprimento de responsabilidades laborais, escolares ou familiares.

6. Há uso recorrente da substância apesar de problemas sociais ou interpessoais persistentes ou continuados causados ou exacerbados pelos efeitos da substância.

7. Há abandono ou redução significativa em importantes atividades sociais, profissionais ou recreativas em função do uso da substância.

8. Uso recorrente da substância em situações nas quais isso representa perigo para a integridade física.

9. Há manutenção do uso da substância apesar da consciência de ter prejuízos clínicos, psicológicos ou sociais causados ou exacerbados pela substância.

10. Tolerância, definida por qualquer um dos seguintes aspectos:

a. Necessidade de quantidades progressivamente maiores da substância para atingir a intoxicação ou o efeito desejado.

b. Efeito acentuadamente menor com o uso continuado da mesma quantidade da substância.

11. Abstinência, manifestada por qualquer um dos seguintes aspectos:

a. Síndrome de abstinência característica da substância.

b. A substância ou assemelhado é consumido para aliviar ou evitar os sintomas de abstinência.

Fonte: APA, 2014[5].

DEFINIÇÕES E CONCEITOS SOBRE O TRANSTORNO POR USO DE SUBSTÂNCIAS

A Organização Mundial da Saúde (OMS) define o TUS como o estado mental, podendo ser também físico, que resulta da "interação entre um organismo vivo e uma substância, caracterizado por modificações de comportamento e outras reações que sempre incluem o impulso a utilizar a substância de modo contínuo ou periódico"[4], essa definição de uso e/ou dependência está atrelada ao propósito de experimentar seus efeitos psíquicos ou evitar o incômodo que sua falta ocasiona.

O *Manual diagnóstico e estatístico de transtornos mentais* da Associação Americana de Psiquiatria (DSM-5) aborda os transtornos relacionados por uso de substância de forma seccionada, pois engloba dez classes distintas de drogas. Cada classe recebeu destaque para definição do diagnóstico; no entanto, essas dez classes não são absolutamente diferentes, pois toda e qualquer substância consumida em excesso culminará na ativação direta do sistema de recompensa. Dessa forma, em linhas gerais, o DSM-5 define o TUS quando há um padrão problemático deste uso, conferindo prejuízos na funcionalidade do indivíduo e/ou sofrimento clinicamente significativo. O diagnóstico é caracterizado pela presença de dois ou mais dos critérios dispostos na Tabela 1, sempre considerando os últimos doze meses de vida do indivíduo[5].

A Tabela 2 mostra a quanto equivale a dose padrão de álcool.

TABELA 2 Equivalência da quantidade de álcool em diferentes bebidas, em termos de dose-padrão

Tipo de bebida	Volume	Graduação alcoólica
Destilados	40 mL	40%
Vermute ou licores	85 mL	28%
Vinho de mesa	140 mL	12%
Cerveja ou chope	340 mL	5%

Fonte: WHO, 2020[6].

ETIOLOGIA DO TRANSTORNO POR USO DE SUBSTÂNCIAS

O TUS é um fenômeno complexo, com diversas variáveis envolvidas. Nesse sentido, não existe uma razão etiológica simples e que contemple todas as peculiaridades do problema. Podemos ponderar que a tríade de elementos na Figura 1 representa essa inter-relação.

O meio ambiente é o espaço em que ocorre a confluência do indivíduo com a substância, assim como a circunstância em que ela é utilizada. É importante demarcar que a disponibilidade da substância, bem como o significado e simbolismo atribuído ao seu uso podem gerar o abuso, a compulsão e a dependência. Três diferentes cenas podem nos ajudar a refletir sobre esse pilar da tríade:

- Uso de álcool com amigos ou familiares na praia, no verão.
- Fazer um brinde em alusão a alguma conquista (aniversário, formatura, casamento ou virada de ano).
- O consumo de álcool antes de conduzir um veículo. As cenas 1 e 2 são plausíveis e aceitáveis na cultura ocidental de forma geral.

A cena 3 nos remete a uma situação em que pode haver consequências gravíssimas, como acidentes incapacitantes e morte.

No Brasil, a Lei n. 11.705, de 19 de junho de 2008, popularmente denominada "lei seca", dispõe sobre o consumo de álcool ou qualquer outra substância psicoativa que determine dependência ao conduzir veículos – é conferido crime de trânsito dirigir com "qualquer concentração de álcool por litro de sangue"[7].

A substância é o agente externo ao organismo que produz alterações nas funções fisiológicas e químicas, bem como aspectos físicos, emocionais e comportamentais via SNC. Faz-se necessário ressaltar que sua forma de apresentação, sua acessibilidade, seu custo, sua dosagem e seu modo de uso estão entrelaçados em relação aos efeitos e potencial dependógeno (Tabela 2). Substâncias que apresentam maior velocidade de ação e intensidade do efeito sobre o cérebro possuem maior potencial para abuso e consequentemente para a dependência. Da mesma forma que suscitam síndromes de abstinência mais fortes. As substâncias são classificadas em três grupos (Tabela 3), conforme sua interação com o SNC.

O indivíduo, dentre os três pilares, é o mais complexo, pois sofre a influência de diversas variáveis nas suas vivências; e a relação que estabelece com a substância culminará em dependência ou não. Essa interação indivíduo-substância é afetada intimamente por fatores genéticos, biológicos, psicológicos, sociais e psicodinâmicos[9-11].

O TUS, portanto, demanda um tratamento complexo no qual múltiplas abordagens devem ser utilizadas para contribuir na recuperação das pessoas[12]. O tratamento para pessoas com TUS deve reunir técnicas e intervenções com o objetivo de facilitar a redução ou a abstinência do consumo de substâncias, assim como alavancar a qualidade de vida e o funcionamento social das pessoas. Dentre as inúmeras abordagens de tratamento, como os fármacos, os programas de reabilitação, grupos de mútua ajuda, terapia cognitivo comportamental, psicoterapia indivi-

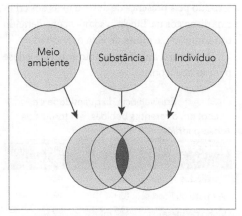

FIGURA 1 Intersecção da inter-relação complexa para o desenvolvimento do transtorno por uso de substâncias (TUS).

TABELA 3 Classificação das drogas, tipos e efeitos

Substância	SNC	Tipos	Efeitos
Depressoras	Diminuem as atividades cerebrais e as funções orgânicas	Álcool Opioides Benzodiazepínicos Solventes	Lentificação motora e do tempo de reação Redução da atenção e da concentração Diminuição da capacidade cognitiva
Estimulantes	Aumentam as atividades cerebrais e do sistema nervoso autônomo	Cocaína Crack Anfetaminas Nicotina Cafeína	Taquicardia Vasoconstrição Hipertensão Humor exaltado Aceleração do pensamento Dilatação da pupila Insônia Falta de apetite Perda da sensação de cansaço
Perturbadoras	Alteram as atividades cerebrais e as funções psíquicas	Maconha LSD Cogumelos	Distorção do tempo e do espaço Hiperemia conjuntival Xerostomia (boca seca) Aumento da frequência cardíaca

Fonte: Ministério da Justiça, 2011[8].

dual e em grupo, meditação e técnicas de relaxamento, podemos destacar também a prática de exercícios físicos[13].

EPIDEMIOLOGIA DO USO DE DROGAS

Dados epidemiológicos obtidos por meio do *World Drug Report* (2020) apontam que 269 milhões de pessoas no mundo, aproximadamente 30% a mais comparado ao ano de 2009, usaram alguma substância psicoativa durante o ano de 2018. O relatório da The United Nations Office on Drug and Crime (UNODOC) afirma que adolescentes e adultos jovens representam parte significativa dos usuários de drogas e alerta que as pessoas estão usando mais drogas, assim como há mais oferta de drogas e mais tipos de drogas do qualquer período histórico anterior. O relatório mostra que 35,1 milhões de pessoas que consomem substâncias psicoativas sofrem de TUS, ou seja, são usos que apresentam agravos e prejuízos à saúde na iminência de necessitarem de algum tipo de tratamento[14].

É importante fornecermos uma visão extensa e global sobre os agravos à saúde das pessoas com TUS e suas tendências, pois o impacto nos sistemas de saúde dos países e seus desenvolvi-

mentos sociais pode ser deveras oneroso. Esses agravos se referem às comorbidades psiquiátricas que estão fortemente associadas ao TUS e vice-versa. Além de que, pessoas com TUS estão mais expostas a vivenciarem *"overdoses* não fatais, doenças infecciosas, como HIV e hepatite C, e morte prematura"[2]. Em relação às questões sociais destacamos a associação do TUS com a vulnerabilidade, instabilidade econômica, dificuldade de manter-se em um emprego ou conseguir um trabalho.

Pelos dados apresentados na Tabela 4, podemos ter uma noção estimada do número de usuários, no mundo, de cada substância ilícita em 2018.

Dados da última pesquisa realizada em território brasileiro – II LENAD (Levantamento

TABELA 4 Número de usuários, em milhões, de cada substância ilícita

Substância	Número de pessoas
Maconha	192
Opioides	58
Anfetamina	27
Ecstasy	21
Cocaína	19

Nacional de Álcool e Drogas) – mostram que há uma estabilização do número de pessoas que usam álcool. De acordo com a pesquisa, 5,8% da população adulta já usou algum tipo de droga ilícita pelo menos uma vez na vida[14].

CONSUMO DE SUBSTÂNCIAS EM TEMPOS DA COVID-19

A pandemia da Covid-19 transformou a vida das pessoas de forma global. Os impactos na saúde, na economia, na política e nas estruturas sociais mais amplas são campos de análises para pesquisadores ao redor do mundo. Essa doença respiratória aguda causada pelo coronavírus da síndrome respiratória aguda grave 2 (SARS--CoV-2), teve sua primeira identificação na cidade de Wuhan, na China, no dia 1 de dezembro de 2019. A partir de então, há uma grande preocupação diante desse acometimento à saúde da população mundial, pois o nível de transmissão é alto, com casos se alastrando velozmente em diversas regiões do planeta.

No dia 30 de janeiro de 2020, a OMS declarou que o surto do novo coronavírus se constituía em uma Emergência de Saúde Pública de Importância Internacional (ESPII) – o nível mais elevado de alerta da organização. Eram, até então, inexistentes os planos estratégicos para serem aplicados a uma pandemia desta magnitude. Tudo era novo para as autoridades sanitárias, trabalhadores de saúde e população em geral[15].

Orientações de isolamento social, distanciamento físico e restrição a acesso a produtos e serviços, bem como informações sobre ações preventivas à transmissão modificaram e impactaram drasticamente a organização civil e as relações interpessoais. De igual forma, pesquisadores da área de saúde mental e estudos comportamentais começaram a alertar sobre os possíveis impactos na saúde mental da população e a refletirem sobre estratégias de prevenção e tratamento, bem como para a vulnerabilidade dos usuários de álcool e drogas diante das medidas de isolamento social, com consultas e atendimentos presenciais cancelados. O alerta sobre o possível aumento no consumo de substâncias compõe as previsões de diversos pesquisadores[16-18], assim como as pessoas usuárias de substâncias são apontadas como mais suscetíveis e vulneráveis ao novo coronavírus, sendo considerada população de risco às complicações clínicas da Covid-19[9,19].

A literatura sobre o aumento no padrão de consumo de substâncias na população em geral ainda é escassa. O estudo de Ammar et al.[20] sobre os efeitos do confinamento domiciliar durante a pandemia da Covid-19 no comportamento alimentar e na atividade física de 1.047 pessoas ao redor do mundo, a partir de pesquisa *online*, encontrou um decréscimo no consumo em *binge** para álcool durante o período de isolamento social[20]. Estudo polonês, de Sidor e Rzymski[21], ao verificar hábitos alimentares durante a quarentena em 1.097 indivíduos, sendo que 14 deles se declararam dependentes do álcool, verificou que 77% da amostra não relataram alterações no consumo, sendo apenas 14,6% apresentaram aumento no uso de álcool. Quando verificado nos indivíduos autodeclarados dependentes do álcool, os dados mostraram um aumento no consumo; entretanto o número de pessoas (n = 14) que se declaram dependentes, na amostra foi baixo. Em relação ao tabaco, 155 indivíduos relataram uso frequente e destes, 45,2% referiram aumento no consumo.

O estudo de Nguyen et al.[22], com uma amostra de 5.423 estudantes de Medicina de oito universidades do Vietnã inquiriu sobre hábitos e comportamentos antes e durante a pandemia. Em relação a uso de tabaco e consumo de álcool os achados não estão em congruência com as previsões e estimativas sobre o aumento do con-

---

* Caracteriza-se por um padrão de consumo de álcool de alto risco, em que a pessoa ingere uma quantidade elevada de álcool (5 doses ou mais para homens e 4 doses ou mais para mulheres) em um curto período de tempo (2 horas ou menos) que resulta em uma intoxicação imediata. (ver Tabela 2 para dose-padrão conforme o tipo de bebida alcoólica).

sumo, visto que apenas 168 (3,1%) e 375 (6,9%) referiram não mudar ou aumentar o uso de tabaco e álcool respectivamente. Por outro lado são dados de uma cultura específica com a tendência a ter acesso a informações sobre boas práticas e hábitos para saúde[22]. Chodkiewicz et al.[23], em outro estudo polonês, investigaram o consumo de fármacos e substâncias em uma amostra de 443 pessoas. O álcool (73%) e o tabaco (25%) são as substâncias mais utilizadas, dado esperado por serem ambas lícitas. Mais de 30% dos respondentes afirmaram terem mudado seus hábitos de beber durante a pandemia, 16% referem consumir menos álcool e 14% referem ter aumentado o consumo[23].

Pišot et al.[24] realizaram estudo sobre comportamento alimentar, consumo de álcool, hábito de fumar e atividade física em nove países europeus, por meio de uma *survey online*. Os achados surpreenderam os pesquisadores que em uma amostra de 4.018 pessoas/participantes verificaram que o aumento do consumo de álcool e tabagismo foi relatado em menos de 10% dos participantes, enquanto 36% bebem e 14% fumam menos ou muito menos do que antes das mediadas restritivas. De acordo com os pesquisadores, o declínio do consumo de álcool e do tabagismo pode ser explicado pelas severas restrições impostas nos países para controlar o surto pandêmico[24]. O fechamento de *pubs*, cafés, boates e outros locais de encontros sociais podem ter contribuído, pois geralmente é nesses locais que se mantém os hábitos de beber e fumar.

No Brasil, um estudo com uma população específica de médicos urologistas[25], relatou 39,9% de aumento na ingestão de bebidas alcoólicas em uma amostra de 766. No estudo de Rodriguez et al.[26], pela University of South Florida, em uma amostra de 754 (50% mulheres) cidadãos americanos, verificou-se que o hábito de consumir mais bebidas alcoólicas foi utilizado para lidar com o estresse devido a pandemia Covid-19. Os dados alertam para as questões de gênero, sendo que houve um aumento significativo no consumo entre mulheres (25%)[26]. O estudo alemão de Koopmann et al.[27], encontrou um aumento

no consumo de álcool geral da população em 6,1% comparando as respostas sobre o consumo no mesmo período do ano anterior. Neste estudo, de um total de 2102 respondentes, 8,2% referiu não usar álcool, 37,7% não obtiveram mudanças no consumo, 19,4% referiu consumir menos ou muito menos e 34,7% da amostra referiu consumir mais ou muito mais álcool. Os pesquisadores sugerem que os serviços de saúde tenham subsídios e informações sobre os potenciais efeitos em longo prazo do aumento do consumo de álcool durante a pandemia. Referem também que há necessidade de mais pesquisas sobre a interação do comportamento de consumo de álcool e a pandemia de Covid-19[27].

Nossas buscas por estudos que investigaram o fenômeno do uso de substâncias como forma de lidar com fatores estressores da pandemia são ainda inconclusivos. É precipitado afirmar se há ou não aumento significativo em relação ao consumo habitual nos contextos de cada região geográfica, pois não há dados suficientes sobre transtornos de abuso de substâncias ou estudos avaliando o possível aumento no consumo como consequência do isolamento social[28].

Os dados apontados pela OMS, em 30 de março de 2021, mostraram que os casos confirmados da Covid-19 são de 127.497.620 e 2.790.761 óbitos em todo o mundo. No Brasil, o número de casos confirmados de Covid-19, neste mesmo período, foram de 12.748.747 e 321.515 óbitos[30].

ATIVIDADE FÍSICA E EXERCÍCIO FÍSICO NO TUS

A atividade física, e especificamente o exercício físico, tem sido considerado um importante contribuinte no tratamento do TUS[30,31]. Entre alguns dos benefícios, encontram-se a melhora da ansiedade[30], do funcionamento cognitivo[32] da autoeficácia, da autoestima, além de melhora na qualidade de vida[33] e diminuição dos sintomas depressivos[34,35].

Entende-se que pessoas que apresentam o TUS precisam suprir a falta da droga quando não estão em uso e a prática da atividade física, por ser uma ação que gera sensação de prazer, bem-estar físico e mental, pode contribuir para a redução da prevalência de uso das substâncias psicoativas. Além disso, a atividade física pode favorecer mudanças no estilo de vida, possibilitando hábitos de vida saudáveis que melhoram as habilidades psicológicas, físicas e sociais nessa população[36]. Têm-se observado também que o exercício físico evoca vias de recompensas e neuroquímicos no cérebro que são semelhantes às induzidas por substâncias[31]. Com isso, reforçar os efeitos do exercício por meio da ativação do circuito recompensa (dopaminérgico) sugere que, como parte de uma estratégia de tratamento, o exercício pode competir com a substância de uso[37].

Estudos epidemiológicos indicam que os níveis de atividade física são geralmente inversamente relacionados ao TUS. Similarmente, estudos prospectivos que examinaram a relação entre atividade física e uso de álcool, mostram que indivíduos que relatam níveis perigosos de consumo de álcool também relataram menos atividade física[38,39].

Em relação ao efeito protetivo da atividade física e o risco de desenvolver transtorno por uso de álcool, existe um aumento de 1,5 a 2 vezes do risco de desenvolver este transtorno em indivíduos sedentários em comparação com um nível de atividade física moderado a alto (razão de risco para homens 1,64, IC 95% 1,29-2,10 e mulheres 1,45; IC 95% 1,01-2,09). No entanto, quando estratificado pela presença de outros transtornos psiquiátricos, essa associação não ocorre[40]. Também foi observado em estudo longitudinal um efeito protetivo importante da atividade física no desenvolvimento de esteatose hepática em indivíduos que usavam álcool de forma moderada. Já para aqueles que faziam uso mais frequente, a atividade física não teve efeitos significativos, independente de tipo ou frequência[41].

O envolvimento com atividade física ou com algo relacionado ao planejamento de atividades físicas durante o tratamento para transtornos por uso de álcool (TUA) está associado a relatos de menor uso de drogas do que aqueles não envolvidos em atividades[42]. Além disso, uma revisão sistemática realizada para avaliar o impacto de programas de exercício físico estruturado ou apenas recomendações para o exercício físico no tratamento desta população mostrou que diferentes tipos de exercícios físicos podem ter efeitos benéficos em determinados domínios do funcionamento físico, incluindo $VO_{2máx}$, frequência cardíaca basal, nível de atividade física e força. Também, uma tendência para um efeito positivo sobre a ansiedade, gerenciamento de humor, desejo e comportamento de beber foram observados[43].

Em relação ao tabaco, 21 ensaios clínicos foram avaliados para verificar os efeitos de um programa de exercícios físicos associado a um programa cognitivo comportamental *vs* um programa cognitivo comportamental sozinho na cessação de fumo e melhora na abstinência[44]. Os tipos de exercícios dos estudos incluídos foram: exercício aeróbico (17 estudos, 3.635 participantes), exercício de força (1 estudo, 25 participantes), combinação de aeróbico + força (1 estudo, 330 participantes) e exercício não especificado (2 estudos, 2.617 participantes). Não houve diferença entre os grupos para melhora da abstinência a longo prazo e na cessação do fumo. Os autores sugerem que as estimativas de efeito do tratamento são de baixa ou muito baixa certeza, devido à imprecisão e viés de publicação dos ensaios clínicos incluídos no estudo[44].

Existem poucos estudos que avaliaram o uso de exercício físico em pessoas usuárias de diferentes tipos de drogas. Muller et al.[45] avaliou os efeitos de atividades físicas, como caminhadas, corridas e jogos com bola associadas a sessões de treinamento de força, durante 10 semanas (30 min. 1-2x/semana) em uma amostra que fazia uso de benzodiazepínicos (41% dos participantes), álcool (38%), *cannabis* (28%), heroína/opiáceos (25%), anfetaminas (25%) e tabaco (77%). Ao término da intervenção pode-se observar que houve melhora em domínios da saúde mental e na qualidade de vida desses indivíduos. A taxa de participantes que completaram o estudo foi de 69% e o percentual de pacientes que fez uso de drogas após a intervenção foi de 26% da amostra. Importante ressaltar que esse estudo não avaliou os desfechos da qualidade de vida, gravidade de dependência, saúde mental e carga somática para a saúde por tipo de uso de drogas separadamente[45].

No que se refere a transtorno por uso de diferentes tipos de drogas e atividade física e/ou exercício físico, a literatura mostra-se muito limitada ainda, pois a maioria dos estudos investigam os efeitos da atividade física no TUS ou tabaco e ainda assim, quando investigam o TUS, muitos não consideram estudos com redução de danos, além disso, as estratégias de pesquisa são incompletas[46,47]. As revisões sistemáticas sobre TUS indicam uma urgência de estudos futuros com maior qualidade metodológica, pois faltam informações claras sobre cegamento dos pesquisadores para os desfechos e da ocultação da alocação dos participantes. Além disso, em alguns estudos os participantes incluídos apresentam transtornos por uso de múltiplas drogas, com isso o tratamento específico do exercício em uma única droga é difícil de ser analisado[47].

A taxa de abandono de pessoas com TUS nos ensaios clínicos é alta, de aproximadamente 40,3%, sem diferença entre o grupo que fez atividade física e grupo controle[48]. No entanto, 21 estudos incluídos nessa revisão sistemática foram classificados como alto ou incerto risco de viés, e esse valor pode ser diferente na prática clínica.

Percebe-se a importância de estudos com um desenho metodológico de maior tempo de acompanhamento e que façam uma análise por tipo de drogas para estabelecer recomendações de exercícios baseadas em evidências para o tratamento do TUS. Porém, é importante ressaltar que boa parte da população não cumpre as recomendações de atividade física e pessoas com TUS devido às características da doença, tendem a se engajar menos ainda em atividade física regular. Porém, isso não deve ser um impeditivo para que os profissionais da saúde encorajem esta população, pois a atividade física pode oferecer uma abordagem alternativa no tratamento do TUS, além de oferecer benefícios psicológicos, comportamentais e fisiológicos,

como já bem estabelecido, ela é facilmente acessível e potencialmente econômica.

RECOMENDAÇÃO DE ATIVIDADE FÍSICA/EXERCÍCIO FÍSICO NO TUS

As revisões sistemáticas que avaliaram os efeitos do exercício físico no TUS não estabelecem uma recomendação específica que possa contribuir na redução de uso de substância ou até mesmo na abstinência desta população. Contudo, os estudos mostraram efeitos positivos de diferentes tipos de exercícios em variáveis que afetam consideravelmente a vida de pessoas com TUS.

Consideramos que o mais adequado em relação à recomendação de atividade física para contribuir com o tratamento do TUS é avaliar a situação de cada indivíduo, considerando as suas vulnerabilidades físicas e mentais. Sugerimos iniciar utilizando as orientações da OMS de 2020 que recomenda 150 minutos semanais de atividade física leve ou moderada ou, pelo menos, 75 minutos de atividade física vigorosa por semana ou a combinação de ambos[49]. Conforme adaptação, sugere-se aumentar a intensidade e ofertar diferentes tipos de exercícios físicos. Importante ressaltar que essas orientações são passíveis de contribuir na redução de mortalidade por todas as causas, além de que exercícios de intensidade moderada a vigorosa podem melhorar as respostas imunológicas à infecções, reduzir a inflamação crônica de baixo grau e melhorar vários marcadores imunológicos em vários estados de doenças, incluindo câncer, HIV, doenças cardiovasculares, diabetes, deficiência cognitiva e obesidade[50].

Levando em consideração o maior sedentarismo durante a quarentena e um indício de aumento no consumo de substâncias neste período, faz-se necessário pensar nas consequências para a saúde desses dois fatores. Nesse caso, a OMS segue as mesmas orientações, sugerindo que a atividade física de intensidade moderada deva ser mantida no período de quarentena em função da Covid-19[49]. Já o Colégio Americano de Medicina do Esporte (ACSM) divulgou diretrizes que sugerem 150 a 300 minutos por semana de atividade física aeróbica de intensidade moderada e duas sessões por semana de treinamento de força muscular[51]. Em ambos os casos, para a população em geral que não apresente sintomas da Covid-19.

CONSIDERAÇÕES FINAIS

O TUS é um fenômeno complexo, com diversas variáveis envolvidas e podemos dizer que os principais elementos que se inter-relacionam para o seu desenvolvimento são ambiente, substância e indivíduo. Em relação à pandemia da Covid-19 e à sua influência no consumo de substâncias, podemos dizer que a literatura ainda é escassa e os impactos da pandemia neste aspecto ainda é incerto. Além disso, a mudança de comportamento individual diante de situações estressoras pode variar de acordo com cada região e também com as normas adquiridas para proteção coletiva em cada país, o que torna difícil a comparação desses desfechos.

Sobre o tratamento de pessoas com o TUS verificamos que demanda de múltiplas abordagens e que ele é complexo. Como apresentado aqui, a atividade física ou exercício físico têm mostrado muitas contribuições em diversos componentes da saúde dessa população, porém ainda não temos resultados efetivos com diferentes tipos de exercícios em relação ao fator de proteção para o desenvolvimento dessa doença ou até mesmo na redução de uso ou abstinência, devido ao baixo número de estudos que tiveram esse enfoque. Contudo, mais estudos devem ser feitos para verificar os efeitos da atividade física na redução de danos nessa população, já que é uma doença que requer um tratamento em longo prazo.

REFERÊNCIAS

1. Pratta EMM, Santos MA. O processo saúde-doença e a dependência química: interfaces e evolução. Psicologia: teoria e pesquisa. 2009;25:203-11.

Dicas práticas para casos clínicos

Efeitos (esperados) da atividade física e do exercício físico no TUS	Características das intervenções no TUS que mostraram benefícios nos estudos abordados ao longo do capítulo	Desfechos das intervenções no TUS encontrados nos estudos abordados ao longo do capítulo
■ ↓ da ansiedade ■ Melhora do funcionamento cognitivo ■ Melhora da autoeficácia ■ Melhora na autoestima ■ Melhora na qualidade de vida ■ ↓ dos sintomas depressivos ■ ↓ de consumo de substâncias	■ Programas de exercícios físicos estruturados compostos por: – Exercícios aeróbicos, como caminhadas, ciclismos e corrida, combinados de resistência aeróbica + força; exercícios de coordenação e yoga (duração de 14 dias a 4 meses; tempo de 15 a 60 min. 1-5 vezes/semana). – Jogos com bola associados à sessões de treinamento de força (durante 10 semanas/30 minutos, 1-2 vezes/semana). – Atividades físicas em âmbito multidisciplinar.	■ Melhora $VO_{2máx}$ ■ Melhora na frequência cardíaca basal ■ Aumento no nível de atividade física e força ■ ↓ da ansiedade ■ Melhora no gerenciamento de humor ■ Melhora na qualidade de vida

2. United Natins Office on Drug and Crime (UNODC). World Drug Report 2020. Available: www.unodc.org/wdr2020 (acesso 27 set 2020).

3. Ashdown-Franks G, Firth J, Carney R, Carvalho AF, Hallgren M, Koyanagi A, et al. Exercise as medicine for mental and substance use disorders: a meta-review of the benefits for neuropsychiatric and cognitive outcomes. Sports Med. 2020;50(1):151-70.

4. Organização Munial da Saúde (OMS). Neurociência: consumo e dependência de substâncias psicoativas. Genebra: OMS; 2004.

5. American Psychiatric Association. Manual diagnóstico e estatístico de transtornos mentais, 5.ed. (DSM-5). Porto Alegre: Artmed; 2014.

6. World Health Organization. Alcohol use disorders identification test (AUDIT). Disponível em: https://www.who.int/publications/i/item/audit-the-alcohol-use-disorders-identification-test-guidelines-for-use-in-primary-health-care (acesso 27 set 2020).

7. Brasil. Coordenação de Estudo Legsilativos – CEDI. Lei nº 11.705, de 19 de junho de 2008. Brasilia: Congresso Nacional; 2008.

8. Brasil. Secretaria Nacional de Políticas sobre Drogas. Livreto informativo sobre drogas psicotrópicas. Brasília: Ministério da Justiça; 2011.

9. Volkow ND, Michaelides M, Baler R. The neuroscience of drug reward and addiction. Physiol Rev. 2019;99(4):2115-40.

10. Karila L, Benyamina A. Addictions. Rev Mal Respir. 2019;36(2):233-40.

11. Johnson B. Engineering neurobiological systems: addiction. Psychiatr Clin North Am. 2018;41(2):331-9.

12. Ribeiro M, Laranjeira R. O tratamento do usuário de crack. Porto Alegre: Artmed; 2010.

13. Brasil. Ministério da Justiça e da Cidadania. Sistema para detecção do uso abusivo e dependência de substâncias psicoativas: encaminhamento, intervenção breve, reinserção social e acompanhamento. 11ª ed. Brasília: Secretaria Nacional de Políticas sobre Drogas; 2017. Available: https://www.supera.org.br/material/ (acesso 10 dez 2020).

14. Laranjeira R. II Levantamento Nacional de Ácool e Drogas (LENAD)-2012. Instituto Nacional de Ciência e Tecnologia para Políticas Públicas de Ácool e Outras Drogas (INPAD). São Paulo: Unifesp; 2014.

15. Freitas ARR, Napimoga MH, Donalisio MR. Análise da gravidade da pandemia de Covid-19. Epidemiologia e Serviços de Saúde. 2020;29(2):e2020119.

16. Zaami S, Marinelli E, Vari MR. New trends of substance abuse during Covid-19 Pandemic: an international perspective. Front Psychiatry. 2020;11:700.

17. Spagnolo PA, Montemitro C, Leggio L. New challenges in addiction medicine: Covid-19 infection in patients with alcohol and substance use disorders – the perfect storm. Am J Psychiatry. 2020;177(9):805-7.

18. Clay JM, Parker MO. Alcohol use and misuse during the Covid-19 pandemic: a potential public health crisis? Lancet Public Health. 2020;5(5):e259.

19. Testino G, Pellicano R. Alcohol consumption in the Covid-19 era. Minerva Gastroenterologica e Dietologica. 2020;66(2):90-2.

20. Ammar A, Brach M, Trabelsi K, Chtourou H, Boukhris O, Madsmoudi L, et al. Effects of Covid-19 home confinement on eating behaviour and physical activity: results of the ECLB-COVID19 International Online Survey. Nutrients. 2020;12(6).

21. Sidor A, Rzymski P. Dietary choices and habits during Covid-19 lockdown: experience from Poland. Nutrients. 2020;12(6).

22. Nguyen HT, Do BN, Pham KM, Kim GB, Dam HTB, Nguyen TT, et al. Fear of Covid-19 scale-associations of its scores with health literacy and health-related behaviors among medical students. Int J Environ Res Public Health. 2020;17(11).

23. Chodkiewicz J, Talarowska M, Miniszewska J, Nawrocka N, Bilinski P. Alcohol consumption reported during the Covid-19 pandemic: the initial stage. Int J Environ Res Public Health. 2020;17(13).

24. Pisot S, Milovanovic I, Simunic B, Gentile A, Bosnar K, Prot F, et al. Maintaining everyday life praxis in the time of Covid-19 pandemic measures (ELP-COVID-19 survey). Eur J Public Health. 2020.

25. Gomes CM, Favorito LA, Henriques JVT, Canalini AF, Anzolch KMJ, De Carvalho RF, et al. Impact of Covid-19 on clinical practice, income, health and lifestyle behavior of Brazilian urologists. Int Braz J Urol. 2020;46(6):1042-71.

26. Rodriguez LM, Litt DM, Stewart SH. Drinking to cope with the pandemic: the unique associations of COVID-19-related perceived threat and psychological distress to drinking behaviors in American men and women. Addict Behav. 2020;110:106532.

27. Koopmann A, Georgiadou E, Kiefer F, Hillemacher T. Did the general population in Germany drink more alcohol during the Covid-19 Pandemic lockdown? Alcohol Alcohol. 2020.

28. García-Álvarez LF, Sáiz PA, García-Portilla MP, Bobes J. Will changes in alcohol and tobacco use be seen during the Covid-19 lockdown? Adicciones. 2020; 32:85-9.

29. Haasova M, Warren FC, Ussher M, Van Rensburg KJ, Faulkner G, Cropley M, et al. The acute effects

of physical activity on cigarette cravings: systematic review and meta-analysis with individual participant data. Addiction. 2013;108(1):26-37.

30. World Health Organization. PAHO Covid-19 daily update: 30 March 2021. Disponível em: https://www.paho.org/en/documents/paho-covid-19-daily-update-30-march-2021 (acesso 01 abr 2021).

31. Brown RA, Abrantes AM, Read JP, Marcus BH, Jakicic J, Strong DR, et al. A pilot study of aerobic exercise as an adjunctive treatment for drug dependence. Ment Health Phys Act. 2010;3(1):27-34.

32. Lynch WJ, Peterson AB, Sanchez V, Abel J, Smith MA. Exercise as a novel treatment for drug addiction: a neurobiological and stage-dependent hypothesis. Neurosci Biobehav Rev. 2013;37(8):1622-44.

33. Antunes HKM, Santos RF, Cassilhas R, Santos RVT, Bueno OFA, MELLO MT. Exercício físico e função cognitiva: uma revisão. Revista Brasileira de Medicina do Esporte. 2006;(12):108-14.

34. Weinstock J, Barry D, Petry NM. Exercise-related activities are associated with positive outcome in contingency management treatment for substance use disorders. Addict Behav. 2008;33(8):1072-5.

35. Palmer JA, Palmer LK, Michels K, Thigpen B. Effects of type of exercise on depression in recovering substance abusers. Perceptual and motor skills. 1995;2(80):523-30.

36. Schuch FB, Vancampfort D, Firth J, Rosenbaum S, Ward PB, Silva ES, et al. Physical activity and incident depression: a meta-analysis of prospective cohort studies. Am J Psychiatry. 2018;175(7):631-48.

37. Mialick E. Uma proposta de implantação de programas de atividade físicas para comunidades terapêuticas. Encontro interdisciplinar: dependência química. Saúde e Responsabilidade Social - Educando e Transformando Através da Educação Física. Campinas. 2008.

38. Greenwood BN, Foley TE, Le TV, Strong PV, Loughridge AB, Day HE, et al. Long-term voluntary wheel running is rewarding and produces plasticity in the mesolimbic reward pathway. Behav Brain Res. 2011;217(2):354-62.

39. Liangpunsakul S, Crabb DW, Qi R. Relationship among alcohol intake, body fat, and physical activity: a population-based study. Ann Epidemiol. 2010;20(9):670-5.

40. Berrigand D, Dodd K, Troiano RP, Krebs-Smith SM, Barbash RB. Patterns of health behavior in US adults. Prev Med. 2003;36(5):615-23.

41. Ejsing LK, Becker U, Tolstrup JS, Flensborg-Madsent T. Physical activity and risk of alcohol use disorders: results from a prospective cohort study. Alcohol Alcohol. 2015;50(2):206-12.

42. Tsunoda K, Kai Y, Uchida K, Kuchiki T, Nagamatsu T. Physical activity and risk of fatty liver in people with different levels of alcohol consumption: a prospective cohort study. BMJ Open. 2014;4(8):e005824.

43. French MT, Popovici I, Maclean JC. Do alcohol consumers exercise more? Findings from a national survey. Am J Health Promot. 2009;24(1):2-10.

44. Giesen ES, Deimel H, Bloch W. Clinical exercise interventions in alcohol use disorders: a systematic review. J Subst Abuse Treat. 2015;52:1-9.

45. Ussher MH, Faulkner GEJ, Angus K, Hartmann-Boyce J, Taylor AH. Exercise interventions for smoking cessation. Cochrane Database Syst Rev. 2019(10):CD002295.

46. Muller AE, Clausen T. Group exercise to improve quality of life among substance use disorder patients. Scand J Public Health. 2015;43(2):146-52.

47. Zschucke E, Heinz A, Strohle A. Exercise and physical activity in the therapy of substance use disorders. Sci World J. 2012;2012:901741.

48. Wang D, Wang Y, Li R, Zhou C. Impact of physical exercise on substance use disorders: a meta-analysis. Plos One. 2014;9(10):e110728.

49. Hallgren M, Vancampfort D, Giesen ES, Lundin A, Stubbs B. Exercise as treatment for alcohol use disorders: systematic review and meta-analysis. Br J Sports Med. 2017;51(14):1058-64.

50. World Health Organization. Stay physically active during self-quarantine. Disponível em: https://www.euro.who.int/en/health-topics/health-emergencies/coronavirus-covid-19/technical-guidance/stay-physically-active-during-self-quarantine (acesso 27 set 2020).

51. Duggal NA, Niemiro G, Harridge SDR, Simpson RJ, Lord JM. Can physical activity ameliorate immunosenescence and thereby reduce age-related multi-morbidity? Nat Rev Immunol. 2019;19(9):563-72.

52. American College OD Sports Medicine (ACSM). Staying physically active during the COVID-19 Pandemic 2020. Disponível em: https://www.acsm.org/read-research/newsroom/news-releases/news- detail/2020/03/16/staying-physically-active-during-covid-19-pandemic (acesso 27 set 2020).

CAPÍTULO 8

Exercício e demências

Felipe de Oliveira Silva
Andrea Camaz Deslandes

Objetivos do capítulo

- Apresentar os diferentes diagnósticos, sintomas e fatores de risco na demência.
- Discutir o papel profilático e terapêutico dos exercícios físicos nas demências.
- Aplicar as evidências científicas para as avaliações funcionais, os princípios de treinamento e a prescrição de exercícios físicos para idosos com demência.
- Apontar as barreiras, os facilitadores e as motivações para a prática regular de atividades e exercícios físicos nas demências.

Questões orientadoras

- Quais os principais diagnósticos, sintomas e fatores de risco existentes na demência?
- Como a redução do comportamento sedentário e o exercício físico podem ajudar na redução do risco e melhorar a resposta clínica de pacientes com demências?
- Como avaliar a função motora e prescrever exercícios físicos para idosos com demências, baseado nas evidências científicas?
- Como melhorar a adesão de idosos com demências ao treinamento físico?

INTRODUÇÃO

Uma das principais causas de dependência e morbidade entre os idosos, a demência, atinge cerca de 50 milhões de idosos em todo o mundo e esse número pode chegar a 152 milhões até 2050[1]. Ainda sem um tratamento efetivo, a redução dos fatores de risco deve ser promovida ao longo da vida. Diante da necessidade de procedimentos preventivos e terapias complementares ao tratamento farmacológico, o exercício físico é apontado como uma importante estratégia neuroprotetora[2]. As alterações biopsicossociais geradas pelo exercício físico ocorrem por múltiplas vias e dependem de um programa de treinamento adequado às necessidades do idoso, dos cuidadores e familiares mais próximos. Dessa forma, para obtermos os resultados profiláticos e terapêuticos desejados, o programa de exercícios físicos deve ser planejado com base no entendimento do estado funcional individualizado do idoso com demência, assim como as barreiras, facilitadores e motivações para a prática da atividade física.

DEMÊNCIAS

A demência é uma síndrome caracterizada por um comprometimento cognitivo importante com interferência nas atividades de vida diária do idoso, representando um declínio evidente em relação ao desempenho anterior e não apresentando relação com *delirium* ou outra doença grave[3,4]. A quinta edição do *Manual diagnóstico e estatístico de transtornos mentais* (DSM-5), propôs uma nova classificação diagnóstica que substitui o termo demência por transtornos neurocognitivos, separando-o em leve e maior[3]. Dessa forma, o DSM-5 incorporou em seus critérios diagnósticos o comprometimento cognitivo leve (CCL). O quadro clínico do CCL pode representar a transição de um envelhecimento saudável para uma demência, com subtipos que apresentam um critério diagnóstico específico[5]. Caracterizada como uma doença pré-demencial, o CCL pode exibir uma prevalência de 22% entre os idosos e uma taxa de conversão para demência em 10 a 15% dos casos[6]. Entre os diferentes tipos de demência diagnosticados, a doença de Alzheimer é a causa mais comum, ocorrendo entre 64 e 86% dos casos, seguida da demência vascular (15 a 43%), a demência por corpos de Lewy (10 a 15%) e a demência frontotemporal (3 a 11%)[7]. Embora estes sejam os diagnósticos mais comuns, ainda existem outros tipos menos frequentes, como demência devido à doença de Parkinson, à doença de Huntington, à doença de Creutzfeldt-Jakob, por traumatismo craniano, alcoolismo, entre outros.

Apesar das inúmeras pesquisas e atualizações nos critérios clínicos de investigação, a confirmação do diagnóstico diferencial da demência ocorre apenas após uma análise laboratorial do tecido cerebral *post-mortem*[8]. Contudo, o diagnóstico *in vivo*, baseado nos critérios diagnósticos citados, também apresenta boa sensibilidade e especificidade. Além de exames laboratoriais e de imagem, testes neuropsicológicos são utilizados para avaliar a demência e o seu quadro evolutivo. Entre eles, a escala de estadiamento da demência (CDR, *Clinical Dementia Rating*)[9] é utilizada para avaliar a gravidade dos sintomas clínicos (Quadro 1).

Estudos apresentam uma prevalência de 3 a 14% para pessoas acima dos 50 anos em diferentes países, sendo o diagnóstico de demência prevalente em aproximadamente 5% dos idosos brasileiros[10]. Contudo, Nakamura e Opaleye[11] relatam que em países de baixa e média renda, até 75% das pessoas com demência não possuem diagnóstico.

Entre os fatores de risco não modificáveis, podemos destacar a idade como o fator mais representativo e a herança genética, que parece ser forte em apenas alguns casos, como na demência frontotemporal[7]. Estudos recentes mostram a existência de doze fatores de risco modificáveis, que juntos podem representar até 40%

QUADRO 1 **Estágios da demência**

Estágio pré-demencial (CDR 0,5)	Estágio leve (CDR 1)	Estágio moderado (CDR 2)	Estágio severo (CDR 3)
▪ Apresenta um leve declínio cognitivo que pode ter relação com a memória (amnéstico), ou outro domínio cognitivo (não amnéstico), ou múltiplos domínios. ▪ Pode se tornar repetitivo de maneira intermitente ▪ Pode apresentar uma leve dificuldade, mas se mantém independente nas tarefas de vida diária.	▪ Esquecimento de compromissos, recados recentes e nomes de pessoas. ▪ Desorientação temporal. ▪ Desorientação espacial em lugares familiares. ▪ Precisa de auxílio em algumas tarefas diárias. ▪ Começa a apresentar mudanças de comportamento.	▪ Esquecimento de compromissos recentes, nomes de pessoas conhecidas. ▪ Dificuldade crescente na comunicação, com perda de vocabulário. ▪ Desorientação espacial dentro de casa. ▪ Precisa de ajuda com cuidados pessoais. ▪ Apresenta divagações e questionamentos repetidos.	▪ Dificuldade em reconhecer parentes e amigos próximos. ▪ Totalmente inconsciente da hora e do lugar. ▪ Precisa de autocuidado assistido. ▪ Apresenta dificuldade na mobilidade e caminhada. ▪ A mudança de comportamento aumenta, podendo se tornar agressivo.

dos casos de demência: déficit auditivo (8%), baixa escolaridade (7%), tabagismo (5%), depressão (4%), isolamento social (4%), traumatismo craniano (3%), hipertensão (2%), inatividade física (2%), poluição (2%), consumo excessivo de bebida alcoólica (1%), obesidade (1%) e diabetes (1%)[1]. Além destes, outros fatores de risco interligados também podem contribuir para o desenvolvimento das demências, como doenças cardiovasculares, deficiências nutricionais e transtornos no sono.

O processo neurodegenerativo na demência é progressivo, irreversível e pode ocorrer pela perda de ramificações dendríticas, diminuição da mielinização dos axônios e a apoptose exacerbada das células gliais e neuronais. Os diagnósticos mais prevalentes na demência, suas principais teorias fisiopatológicas e sintomatologia são destacadas na Figura 1.

Entre os possíveis efeitos neuroprotetores do exercício, podemos destacar as seguintes hipóteses: redução do estresse oxidativo e de processos inflamatórios[12], aumentando a depuração linfática e degradação proteolítica de espécies da proteína beta-amiloide[13], aumento da síntese e liberação de neurotransmissores (como noradrenalina, serotonina, dopamina, acetilcolina)[14] e de fatores tróficos, como o fator de crescimento derivado do cérebro (BDNF, *brain-derived neurotrophic factor*), o fator de crescimento semelhante à insulina (IGF-1, *insulin-like growth factor*) e o fator de crescimento endotelial vascular (VEGF, *vascular endothelial growth factor*)[15], aumento da produção de irisina[16], aumento da neuroplasticidade, aumento da reserva vascular e aumento de neurogênese, angiogênese, biogênese mitocondrial e sinaptogênese[17,18].

O PAPEL PROFILÁTICO E TERAPÊUTICO DO EXERCÍCIO FÍSICO NAS DEMÊNCIAS

As alterações de fatores determinantes ao estilo de vida dos idosos são cada vez mais abordadas como uma importante terapia não farmacológica para prevenção da síndrome demencial.

A inatividade física e o comportamento sedentário podem contribuir para a piora do controle glicêmico e aumento do declínio cognitivo[19]. Segundo Lima e Freitas[20] idosos com doença de Alzheimer apresentam uma média diária de 4.645 passos e o acréscimo de 30 minutos de caminhada leve pode levar o mesmo a atingir mais 2.010 passos. Considerando que uma média abaixo de 6.284 passos/dia pode estar relacionada com estágios mais avançados da fase pré-demencial, os idosos que permanecerem ativos com uma média entre 7-8 mil passos/dia podem estar mais protegidos do declínio cognitivo[21,22]. Logo, uma simples redução no tempo do comportamento sedentário pode beneficiar tanto os idosos em risco quanto os com demência. Uma revisão também revelou que níveis baixos, médios e altos de atividade física estão associados a uma redução de 14, 24 e 28%, respectivamente, no risco de desenvolver demência[23]. Estudos de coorte têm evidenciado que o maior benefício do exercício físico pode ser notado na prevenção, podendo contribuir de 30 a 40% na redução do risco de demência[24]. Embora nem todas as doenças demenciais sejam passíveis de prevenção, é importante ressaltar que a redução dos fatores de risco pode tanto proteger o idoso saudável quanto beneficiar o idoso com demência.

Na falta de estratégias terapêuticas que possam reverter o curso neurodegenerativo da demência, o tratamento farmacológico pode ajudar a reduzir os sintomas cognitivos e comportamentais nos estágios evolutivos da doença. Contudo, com um custo-benefício questionável[1], está claro que o tratamento farmacológico precisa de terapias auxiliares para melhorar a qualidade de vida tanto dos idosos com demência, quanto dos seus cuidadores. Com um bom custo-benefício e sem efeitos colaterais, o programa de exercícios físicos é indicado como uma terapia adicional capaz de potencializar o efeito proporcionado pelo tratamento farmacológico[25]. Dessa forma, o exercício físico tem sido relacionado à melhora nas funções e estruturas cerebrais das regiões do hipocampo,

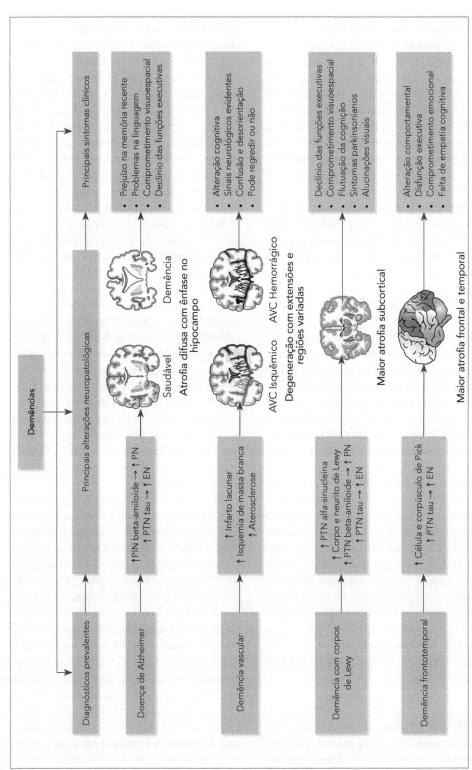

FIGURA 1 Diagnósticos, fisiopatologia e sintomas das doenças mais prevalentes na demência. EN: emaranhado neurofibrilar; PN: placa neurítica; PTN = proteína.

precúneo, cingulado anterior e córtex pré-frontal, em revisões de estudos de neuroimagem com idosos saudáveis, pacientes pré-demenciais e com demência inicial[26,27]. Uma metanálise em rede comparando diferentes tipos de tratamento para pacientes com CCL e doença de Alzheimer sugere que o exercício físico pode apresentar uma melhora significativa na cognição, mesmo quando comparado a terapias farmacológicas[28]. McDermott e Charlesworth[29] revelam, em uma síntese de revisões sistemáticas, que o exercício físico multimodal realizado na intensidade moderada pode melhorar as funções cognitivas globais, físicas e as atividades de vida diária (AVD) de pessoas com demência. Além disso, o exercício físico contribui para a melhoria dos sintomas neuropsiquiátricos e redução do risco de quedas[30]. Entretanto, ensaios clínicos randomizados mostram que o efeito terapêutico pode ser influenciado pelo tipo de exercício, intensidade, tempo de intervenção e também pelo comprometimento do paciente[31-33]. A Tabela 1 apresenta um resumo das metanálises recentes sobre o exercício físico no tratamento das demências.

O PROGRAMA DE AVALIAÇÃO E PRESCRIÇÃO DE EXERCÍCIOS FÍSICOS NA DEMÊNCIA

Antes de elaborar o programa de exercícios físicos, é preciso conhecer o estado funcional e entender as necessidades do paciente com demência. Nesse caso, é importante avaliar a capacidade do idoso nas atividades básicas e instrumentais de vida diária[40], equilíbrio dinâmico e estático[41], mobilidade e marcha[42], assim como o desempenho em tarefas de força, resistência aeróbica e flexibilidade[43]. Além dos testes, podemos controlar o número de passos dados ao longo do dia com o pedômetro ou acelerômetro. Tal estratégia permite não só analisar o nível do desempenho físico, mas também o comportamento sedentário do paciente com demência. Uma vez que os idosos apresentam dificuldade em seguir um programa de exercícios regular, gerenciar o nível diário de atividade física ideal para dirimir o declínio cognitivo pode ser uma boa estratégia adicional. Dessa forma, uma avaliação personalizada e periódica pode ajudar a planejar e gerenciar um programa de exercícios eficaz e adequado para cada paciente.

Os princípios gerais utilizados para a elaboração de um programa de exercício físico, também se aplicam em idosos com demência. Dessa forma, para se obter os resultados esperados precisamos respeitar os princípios da individualidade, especificidade, periodização, progressão, sobrecarga e reversibilidade[44]. Normalmente, pacientes com demência apresentam baixa capacidade aeróbia, fraqueza muscular, falta de equilíbrio e dificuldade na marcha. Portanto, antes de começar o programa, o paciente deve obter a liberação médica para a realização dos exercícios físicos. Um programa adequado para essa população deve ser sempre supervisionado e incluir, principalmente, exercícios aeróbios, contrarresistência e neuromuscular (exercícios de equilibro, agilidade, coordenação e flexibilidade)[45]. O volume e a intensidade devem ser leves no início e a progressão adaptada à tolerância de cada paciente. O tipo de exercício também deve ser adaptado de acordo com a preferência do paciente e se possível em grupo, com atividades cognitivas inseridas de forma lúdica e com música. Nesse caso, podemos destacar exercícios de dupla-tarefa (motora/motora ou motora/cognitiva), ou exercícios de habilidade aberta com engajamento cognitivo adequado ao paciente. Pacientes acamados ou com uma incapacidade física visível precisam aumentar a força muscular antes de iniciar um treino aeróbico prolongado. Caso o idoso com demência apresente dificuldade em atingir a quantidade mínima de atividades, assim como o volume e a intensidade do programa, o mesmo deve ser replanejado. Na medida do possível, o paciente deve atingir e superar gradativamente a quantidade mínima planejada e reduzir progressivamente o comportamento sedentário. Conhecer a rotina e as preferências pessoais do

TABELA 1 **Resultados clínicos de estudos de revisão sistemática e metanálise que investigaram o efeito do exercício físico nas demências**

Autor	Doença	Volume	Intensidade	Tipo de treinamento (aderência%)	Tempo de intervenção	Resposta clínica, DPM (IC)	Tamanho do efeito
Whitty et al.[34]	CCL	≥ 2x/semana		Aeróbico (70%)	≥ 4 meses	Melhora na cognição global	Efeito moderado
	CCL	1-3x/semana em grupo		Cognitivo e motor combinado (dança e dupla-tarefa)	≥ 6 meses	Melhora na memória e cognição global	Efeito pequeno a moderado
	CCL			Força	≥ 6 meses	Melhora na função executiva, memória e cognição global	Efeito pequeno
	CCL			Força	≤4 meses	Sem melhora na cognição	Efeito nulo
	CCL			Tai chi x alongamento x treino cognitivo	3-4 meses	Melhora na função executiva, memória e cognição global	Efeito pequeno
Chan et a.[35]	CCL	1-3x/semana com 25-60 minutos/sessão	Leve a moderada	Dança		Melhora na cognição global 0,40 (0,17; 0,63), na atenção 0,54 (0,38; 0,71), na memória evocada 0,33 (0,01; 0,64) e na habilidade visuoespacial 0,16 (0,01; 0,32)	Efeito pequeno a moderado
Panza et al.[36]	CCL (65%) DA (35%)	≥ 2x/semana	Leve a moderada	Atividade física/exercício		Melhora na cognição global 0,47 (0,26; 0,68)	Efeito pequeno
	CCL (65%) DA (35%)	≥ 3x/semana	Leve a moderada	Aeróbico		Melhora na cognição global 0,65 (0,35; 0,95)	Efeito moderado
	CCL (65%) DA (35%)	2x/semana	Leve a moderada	Exercícios combinados (aeróbico, força, equilíbrio e flexibilidade)		Melhora na cognição global 0,19 (-0,06; 0,43)	Efeito nulo
Demurtas et al.[30]	CCL			Corpo e mente		Melhora na cognição global 0,36 (0,20; 0,52)	Efeito pequeno
	CCL			Exercícios combinados (aeróbico e força)		Melhora na cognição global 0,30 (0,11; 0,49)	Efeito pequeno
	CCL			Força		Melhora na cognição global 0,80 (0,29; 1,31)	Efeito grande
	CCL			Atividade física/exercício		Melhora na função executiva 0,42, memória 0,26 e atenção 0,39	Efeito pequeno
	DA			Atividade física/exercício		Melhora na cognição global 1,10 (0,65; 1,64)	Efeito grande
	Demência			Atividade física/exercício		Melhora na cognição global 0,48 (0,22; 0,74)	Efeito pequeno
	Demência			Atividade física em casa		Melhora na AVD 0,77 (0,17; 1,37), nos SNP 4,62 (9,08; 0,16) e no risco de queda 1,06 (1,67; 0,46)	Efeito moderado a grande

(continua)

TABELA 1 Resultados clínicos de estudos de revisão sistemática e metanálise que investigaram o efeito do exercício físico nas demências (*continuação*)

Autor	Doença	Volume	Intensidade	Tipo de treinamento (aderência%)	Tempo de intervenção	Resposta clínica, DPM (IC)	Tamanho do efeito
Sultana et al.[37]	Demência			Exergames (80-100%)		Melhora no equilíbrio 0,46 (0,08;0,84), sem efeito na mobilidade 0,00 (-0,44; 0,44)	Efeito pequeno e nulo
Groot et al.[38]	DA			Atividade física/exercício		Melhora na cognição global 0,38 (0,09; 0,66)	Efeito pequeno
	Demência			Atividade física/exercício		Melhora na cognição global 0,47 (0,14; 0,80)	Efeito pequeno
	Demência			Exercícios combinados (aeróbico e não aeróbico)		Melhora na cognição global 0,59 (0,32; 0,86)	Efeito moderado
	Demência			Aeróbico		Melhora na cognição global 0,41 (0,05; 0,76)	Efeito pequeno
Forbes et al.[39]	Demência			Atividade física/exercício		Melhora na cognição global 0,43 (-0,05; 0,92)	Efeito nulo
	Demência			Atividade física/exercício		Melhora na AVD 0,68 (0,08; 1,27)	Efeito moderado

AVD: Atividade de vida diária; CCL: comprometimento cognitivo leve; DA: doença de Alzheimer; DPM: diferença padronizada das médias; IC: intervalo de confiança; SNP: sintoma neuropsiquiátrico.

paciente são muito importantes para definir o programa de exercícios.

Todavia, considerando o caráter progressivo da demência, a preservação do estado funcional do idoso deve ser considerada um resultado favorável. Alterações cognitivas e comportamentais, como dificuldades em lembrar nomes, tarefas sugeridas e variações de desempenho podem ocorrer. Além da melhora do desempenho cognitivo e físico, deve-se ter como objetivo a melhora de sintomas neuropsiquiátricos (apatia e agressividade), relaxamento, alívio da dor e interação social[46]. Pacientes com CDR 3 e CDR 2 em estágios mais avançados devem ser direcionados para um programa de atividades físicas realizadas por meio das atividades de vida diária e se possível com a participação do cuidador[47]. Uma síntese de revisões destaca a importância das atividades em grupo para melhorar a integração social para pessoas com demência em estágios avançados[29]. Dessa forma, inserir o cuidador na atividade pode ser importante não só para o paciente, mas também para a saúde do cuidador. É preciso fornecer apoio aos cuidadores com dicas que facilitem sua rotina, assim como ter cuidados especiais durante o treinamento do idoso com demência (Quadro 2).

BARREIRAS, FACILITADORES E AS MOTIVAÇÕES PARA A PRÁTICA DE EXERCÍCIOS FÍSICOS NA DEMÊNCIA

Fatores individuais, interpessoais e ambientais podem influenciar o comportamento sedentário e a dificuldade de se engajar em um programa de atividades físicas. Inúmeras condições fisiológicas, psicológicas ou socioecológicas podem afetar de forma positiva ou negativa o interesse dos idosos com demência em realizar exercícios físicos regularmente. Com isso, antes de prescrever os exercícios, precisamos identificar e entender os fatores que influenciam o seu engajamento, já que em alguns casos, apenas 57% aderem ao programa[34]. Entrevistar previamente o idoso, o cuidador e os familiares mais próximos, para conhecer os interesses individuais, as relações interpessoais e o ambiente no qual estão inseridos é fundamental para o planejamento e o engajamento. Estudos revelam que entender a interação complexa e dinâmica existente entre as pessoas envolvidas na rotina dos pacientes pode ajudar a superar as barreiras iniciais e facilitar a adesão em um programa de exercícios[48]. Nesse cenário, algumas revisões e estudos identificaram barreiras, facilitadores e motivadores relacionados

QUADRO 2 *Check-list* de cuidados para prática de atividades e exercícios físicos em pacientes com demência e seu cuidador

Atenção!	
Cuidados com o paciente	Cuidados com o cuidador
■ Não infantilize o paciente	■ Convide para realizar as atividades
■ Chame-o pelo nome	■ Escute e ofereça apoio
■ Elogie sempre	■ Estabeleça uma parceria
■ Utilize a instrução verbal e visual	■ Reduza a sobrecarga com dicas
■ Evite estímulos excessivos	■ Forneça informações claras
■ Observe respostas adversas aos medicamentos	■ Estimule o exercício para saúde
■ Observe o agravamento dos sintomas	■ Explique os resultados esperados
■ Ofereça descanso adequado	■ Incentive a socialização
■ Programe uma atividade prazerosa	■ Oriente a manutenção das atividades da vida diária do paciente
■ Não corrija excessivamente	■ Pergunte sobre alimentação, sono e os medicamentos do paciente
■ Adapte o treino quando necessário	■ Pergunte sempre sobre o *check-up* e a saúde do paciente
■ Aja de forma segura e carinhosa	■ Alerte sobre o prejuízo nas mudanças da rotina e meio ambiente do paciente
■ Atenção à segurança dos exercícios	
■ Hidratação e temperatura ambiente	
■ Vestimenta confortável	

à atividade física em pacientes com demência e seus cuidadores (Quadro 3). Os principais achados revelam a importância do apoio individual para superação de barreiras e da orientação para metas, mas principalmente a necessidade de se sentir conectado socialmente, tanto para pacientes com demência quanto para os seus cuidadores. Os cuidadores e familiares devem ser incentivados a facilitar o processo de adesão, mas o profissional também tem a responsabilidade de intervir baseado nas barreiras, facilitadores e motivações de cada paciente, para então aumentar a taxa de adesão ao programa de exercícios a longo prazo.

CONSIDERAÇÕES FINAIS

O exercício físico deve ser introduzido na rotina de pacientes com demência para melhorar suas funções cognitivas globais, físicas, sintomas neuropsiquiátricos, reduzir o risco de quedas e manter as AVD. Antes de se definir as metas do programa, as necessidades de cada paciente devem ser identificadas por meio de entrevistas e testes iniciais. O profissional de educação física deve atuar em conjunto com uma equipe interdisciplinar composta por geriatras e gerontólogos, neurologistas, psiquiatras, psicólogos, fisioterapeutas, terapeutas

QUADRO 3 Principais barreiras, facilitadores e fatores motivacionais para prática de atividade física em pacientes com demência e seus cuidadores

Grupo	Barreiras	Facilitadores	Motivação
Estágio pré-demencial[48]	■ Falta de motivação intrínseca ■ Limitações físicas e mentais ■ Dificuldade de acesso a provedores de exercícios ■ Falta de programas que atendam às necessidades e preferências ■ Estigma	■ Companhia e transporte fornecidos pelo cuidador	■ Cuidar da saúde física e mental
Demência[49-54]	■ Limitações físicas e mentais ■ Dificuldades para orientação e organização dos cuidadores ■ Rotina ■ Falta de suporte prático e emocional ■ Falta de propósito ■ Experiências anteriores negativas com exercício ■ Crenças equivocadas dos benefícios	■ Acesso a opções convenientes e personalizadas ■ Apoio do cuidador	■ Cuidar da saúde física e mental ■ Atividades preferidas ■ Bem-estar emocional e físico ■ Conexão social ■ Exercício em grupo específico para demência ■ Apoio e orientação para começar e continuar o exercício ■ Participar de novas atividades fora de casa
Cuidador[49,52-54]	■ Saúde física ■ Papel de cuidar ■ Tempo limitado		■ Bem-estar emocional e físico ■ Conexão social ■ Exercício em grupo específico para Demência ■ Apoio e orientação para começar e continuar o exercício ■ Participar de novas atividades fora de casa

Fonte: Ellis e Motl, 2013[49]; van Alphen et al., 2016[50]; Hobson et al., 2019[48]; Hancox et al., 2019[51]; Taraldsen et al., 2020[52]; Farina et al., 2020[53]; Karssemeijer et al., 2020[54].

ocupacionais, entre outros, além dos cuidadores e familiares mais próximos. Orientação, apoio e conectividade social, assim como outras estratégias motivacionais necessárias para aumentar a adesão devem ser implementadas. A saúde do cuidador impacta diretamente na qualidade de vida do paciente e este deve ser incluído em rotinas de treinamento prazerosas e voltadas para a preservação da funcionalidade do paciente.

Informações para a prescrição de exercícios físicos

	Estágio da demência	Aeróbico	Contrarresistência	Neuromuscular
Intensidade	CDR 0,5 e 1[55]	5-6 (moderada) e 7-8 (intensa) na escala de Borg	5-6 (moderada) e 7-8 (intensa) na escala de Borg	5-6 (moderada) na escala de Borg
	CDR 1 e 2[56]	5-6 (moderada) na escala de Borg	5-6 (moderada) na escala de Borg	5-6 (moderada) na escala de Borg
	CDR 2 e 3[57]	3 a 5 (leve) na escala de Borg	3 a 5 (leve) na escala de Borg	5-6 (moderada) na escala de Borg
Duração	CDR 0,5 e 1[55]	≥ 30 minutos/dia	2 a 3 séries de 8-12 repetições com 5 a 10 exercícios, 60-80% RM	≤ 30 minutos/dia
	CDR 1 e 2[56]	30 a 60 minutos	1 a 2 séries de 8-12 reps com 3 a 5 exercícios, 50-70% RM	≤ 30 minutos/dia
	CDR 2 e 3[57]	35-45 minutos	1 a 2 séries de 12-15 reps	35-45 minutos
Frequência	CDR 0,5 e 1[55]	todos os dias ou 150-300 minutos/semana (moderada) e 75-150 minutos/semana (intensa)	≥ 2 dias/semana	2 dias/semana
	CDR 1 e 2[56]	4-5x/semana	2-3x/semana	3 dias/semanas
	CDR 2 e 3[57]	2x/semana com intervalo de 48 horas	2x/semana com intervalo de 48 horas	2x/semana com intervalo de 48 horas

(continua)

Informações para a prescrição de exercícios físicos

Recomendações	
	■ Monitore a FC e a PA antes, durante e depois do treinamento.
	■ Controle frequentemente a intensidade do exercício por meio da escala de Borg (0 a 10), ou frequencímetro, ou oxímetro.
	■ Início do treino: pergunte sobre o dia anterior, ou como o paciente está se sentindo, tente criar vínculos (escuta empática).
	■ Faça um aquecimento leve (5-10 minutos).
	■ Sempre que possível faça um treinamento multimodal (aeróbico, força, equilíbrio e coordenação).
	■ Utilize ao menos um exercício de dupla tarefa por sessão.
	■ Volta à calma: respiração, flexibilidade e relaxamento.
	■ Despedida: pergunte o que foi trabalhado, o que gostou e o que não, agradeça e convide para o próximo treino.

Fonte: Chodzko-Zajko et al., 2009[55]; Moore et al., 2016[56]; de Souto Barreto et al., 2016[57].

REFERÊNCIAS BIBLIOGRÁFICAS

1. Livingston G, Huntley J, Sommerlad A, Ames D, Ballard C, Banerjee S, et al. Dementia prevention, intervention, and care: 2020 report of the Lancet Commission. Lancet. 2020;396(10248):413-46.

2. Deslandes A, Moraes H, Ferreira C, Veiga H, Silveira H, Mouta R, et al. Exercise and mental health: many reasons to move. Neuropsychobiology. 2009; 59(4):191-8.

3. American Psychiatric Association. DSM-5: Manual diagnóstico e estatístico de transtornos mentais, 5 ed. Porto Alegre: Artmed; 2014.

4. World Health Organization (WHO). ICD-10: international statistical classification of diseases and related health problems: tenth revision. 2 ed. Geneva: World Health Organization; 2004.

5. Petersen RC. Mild cognitive impairment as a diagnostic entity. J Intern Med. 2004;256(3):183-94.

6. Geda YE. Mild cognitive impairment in older adults. Curr Psychiatry Rep. 2012;14(4):320-7.

7. Rosano C, Ikram MA, Ganguli M. Neuroepidemiology. Philadelphia: Elsevier; 2016. 352 p.

8. Sacuiu SF. Dementias. Handb Clin Neurol. 2016;138:123-51.

9. Morris JC. The clinical dementia rating (CDR). Current version and scoring rules. 1993;43(11):2412-a.

10. Cleret de Langavant L, Bayen E, Bachoud-Levi AC, Yaffe K. Approximating dementia prevalence in population-based surveys of aging worldwide: An unsupervised machine learning approach. Alzheimers Dement. 2020;6(1):e12074.

11. Nakamura AE, Opaleye D, Tani G, Ferri CP. Dementia underdiagnosis in Brazil. Lancet. 2015; 385(9966):418-9.

12. Radak Z, Chung HY, Goto S. Exercise and hormesis: oxidative stress-related adaptation for successful aging. Biogerontology. 2005;6(1):71-5.

13. Vecchio LM, Meng Y, Xhima K, Lipsman N, Hamani C, Aubert I. The neuroprotective effects of exercise: maintaining a healthy brain throughout aging. Brain Plast. 2018;4(1):17-52.

14. Basso JC, Suzuki WA. The effects of acute exercise on mood, cognition, neurophysiology, and neurochemical pathways: a review. Brain Plast. 2017;2(2):127-52.

15. Voss MW, Erickson KI, Prakash RS, Chaddock L, Kim JS, Alves H, et al. Neurobiological markers of exercise-related brain plasticity in older adults. Brain Behav Immun. 2013;28:90-9.

16. Lourenco MV, Frozza RL, de Freitas GB, Zhang H, Kincheski GC, Ribeiro FC, et al. Exercise-linked FNDC5/irisin rescues synaptic plasticity and memory defects in Alzheimer's models. Nat Med. 2019;25(1):165-75.

17. Matta Mello Portugal E, Cevada T, Sobral Monteiro-Junior R, Teixeira Guimaraes T, da Cruz Rubini E, Lattari E, et al. Neuroscience of exercise: from neurobiology mechanisms to mental health. Neuropsychobiology. 2013;68(1):1-14.
18. Cabral DF, Rice J, Morris TP, Rundek T, Pascual-Leone A, Gomes-Osman J. Exercise for brain health: an investigation into the underlying mechanisms guided by dose. Neurotherapeutics. 2019;16(3):580-99.
19. Wheeler MJ, Dempsey PC, Grace MS, Ellis KA, Gardiner PA, Green DJ, et al. Sedentary behavior as a risk factor for cognitive decline? A focus on the influence of glycemic control in brain health. Alzheimers Dement. 2017;3(3):291-300.
20. Lima RA, Freitas CMSMd, Smethurst WS, Santos CM, Barros MVGd. Physical activity level among elderly with Alzheimer disease by using the IPAQ questionnaire and pedometers. Rev Bras Atividade Física & Saúde. 2010;15(3):180-5.
21. Chang YT. Physical activity and cognitive function in mild cognitive impairment. ASN Neuro. 2020;12:1759091419901182.
22. Tudor-Locke C, Craig CL, Aoyagi Y, Bell RC, Croteau KA, De Bourdeaudhuij I, et al. How many steps/day are enough? For older adults and special populations. Int J Behav Nutr Phys Act. 2011;8:80.
23. Cunningham CROS, Caserotti P, Tully MA. Consequences of physical inactivity in older adults: A systematic review of reviews and meta-analyses. Scand J Med Sci Sports. 2020;30(5):816-27.
24. Erickson KI, Hillman C, Stillman CM, Ballard RM, Bloodgood B, Conroy DE, et al. Physical activity, cognition, and brain outcomes: a review of the 2018 physical activity guidelines. Med Sci Sports Exerc. 2019;51(6):1242-51.
25. Nickel F, Barth J, Kolominsky-Rabas PL. Health economic evaluations of non-pharmacological interventions for persons with dementia and their informal caregivers: a systematic review. BMC Geriatr. 2018;18(1):69.
26. Herold F, Torpel A, Schega L, Muller NG. Functional and/or structural brain changes in response to resistance exercises and resistance training lead to cognitive improvements: a systematic review. Eur Rev Aging Phys Act. 2019;16:10.
27. Haeger A, Costa AS, Schulz JB, Reetz K. Cerebral changes improved by physical activity during cognitive decline: A systematic review on MRI studies. Neuroimage Clin. 2019;23:101933.

28. Liang JH, Xu Y, Lin L, Jia RX, Zhang HB, Hang L. Comparison of multiple interventions for older adults with Alzheimer disease or mild cognitive impairment: A PRISMA-compliant network meta-analysis. Medicine (Baltimore). 2018;97(20):e10744.
29. McDermott O, Charlesworth G, Hogervorst E, Stoner C, Moniz-Cook E, Spector A, et al. Psychosocial interventions for people with dementia: a synthesis of systematic reviews. Aging Mental Health. 2019;23(4):393-403.
30. Demurtas J, Schoene D, Torbahn G, Marengoni A, Grande G, Zou L, et al. Physical activity and exercise in mild cognitive impairment and dementia: an umbrella review of intervention and observational studies. J Am Med Dir Assoc. 2020;21(10):1415-22.
31. Ngandu T, Lehtisalo J, Solomon A, Levälahti E, Ahtiluoto S, Antikainen R, et al. A 2 year multidomain intervention of diet, exercise, cognitive training, and vascular risk monitoring versus control to prevent cognitive decline in at-risk elderly people (FINGER): a randomised controlled trial. Lancet. 2015;385(9984):2255-63.
32. de Oliveira Silva F, Ferreira JV, Placido J, Sant'Anna P, Araujo J, Marinho V, et al. Three months of multimodal training contributes to mobility and executive function in elderly individuals with mild cognitive impairment, but not in those with Alzheimer's disease: A randomized controlled trial. Maturitas. 2019;126:28-33.
33. Arcoverde C, Deslandes A, Moraes H, Almeida C, Araujo NBd, Vasques PE, et al. Treadmill training as an augmentation treatment for Alzheimer?s disease: a pilot randomized controlled study. Arq Neuro Psiq. 2014;72:190-6.
34. Whitty E, Mansour H, Aguirre E, Palomo M, Charlesworth G, Ramjee S, et al. Efficacy of lifestyle and psychosocial interventions in reducing cognitive decline in older people: Systematic review. Ageing Res Rev. 2020;62:101113.
35. Chan JSY, Wu J, Deng K, Yan JH. The effectiveness of dance interventions on cognition in patients with mild cognitive impairment: a meta-analysis of randomized controlled trials. Neurosci Biobehav Rev. 2020;118:80-8.
36. Panza GA, Taylor BA, MacDonald HV, Johnson BT, Zaleski AL, Livingston J, et al. Can exercise improve cognitive symptoms of alzheimer's disease? J Am Geriat Society. 2018;66(3):487-95.
37. Sultana M, Bryant D, Orange JB, Beedie T, Montero-Odasso M. Effect of Wii Fit(c) exercise on balan-

ce of older adults with neurocognitive disorders: a meta-analysis. J Alzheimer's Dis. 2020;75(3):817-26.

38. Groot C, Hooghiemstra AM, Raijmakers PG, van Berckel BN, Scheltens P, Scherder EJ, et al. The effect of physical activity on cognitive function in patients with dementia: A meta-analysis of randomized control trials. Ageing Res Rev. 2016;25:13-23.

39. Forbes D, Forbes SC, Blake CM, Thiessen EJ, Forbes S. Exercise programs for people with dementia. Cochrane Database Syst Rev. 2015;(4):CD006489.

40. Lawton M, Brody E. Assessment of older people self-maintaining and instrumental activities of daily living. Soc Biological Psychiatry. 1969:179-86.

41. Berg K, Wood-Dauphine S, Williams JI, Gayton D. Measuring balance in the elderly: preliminary development of an instrument. Physiother Can. 1989;41(6):304-11.

42. Podsiadlo D, Richardson S. The timed "Up & Go": a test of basic functional mobility for frail elderly persons. J Am Geriat Society. 1991;39(2):142-8.

43. Rikli RE, Jones CJ. Development and validation of a functional fitness test for community-residing older adults. J Aging Physical Act. 1999;7(2):129-61.

44. Kasper K. Sports training principles. Curr Sports Med Rep. 2019;18(4):95-6.

45. Garber CE, Blissmer B, Deschenes MR, Franklin BA, Lamonte MJ, Lee IM, et al. American College of Sports Medicine position stand. Quantity and quality of exercise for developing and maintaining cardiorespiratory, musculoskeletal, and neuromotor fitness in apparently healthy adults: guidance for prescribing exercise. Med Sci Sports Exerc. 2011;43(7):1334-59.

46. Khoo YJ, van Schaik P, McKenna J. The happy antics programme: holistic exercise for people with dementia. J Bodyw Mov Ther. 2014;18(4):553-8.

47. Bowes A, Dawson A, Jepson R, McCabe L. Physical activity for people with dementia: a scoping study. BMC Geriatr. 2013;13:129.

48. Hobson N, Dupuis SL, Giangregorio LM, Middleton LE. Perceived facilitators and barriers to exercise among older adults with mild cognitive impairment and early dementia. 2019;28(2):208.

49. Ellis T, Motl RW. Physical activity behavior change in persons with neurologic disorders: overview and examples from Parkinson disease and multiple sclerosis. J Neurol Phys Ther. 2013;37(2):85-90.

50. van Alphen HJ, Hortobagyi T, van Heuvelen MJ. Barriers, motivators, and facilitators of physical activity in dementia patients: A systematic review. Arch Gerontol Geriatr. 2016;66:109-18.

51. Hancox JE, van der Wardt V, Pollock K, Booth V, Vedhara K, Harwood RH. Factors influencing adherence to home-based strength and balance exercises among older adults with mild cognitive impairment and early dementia: promoting activity, independence and stability in early dementia (PrAISED). PloS One. 2019;14(5):e0217387.

52. Taraldsen K, Boulton E, Helbostad JL, Saltvedt I, Granbo R. Client, caregiver, volunteer, and therapist views on a voluntary supported group exercise programme for older adults with dementia. BMC Geriatr. 2020;20(1):235.

53. Farina N, Williams A, Clarke K, Hughes LJ, Thomas S, Lowry RG, et al. Barriers, motivators and facilitators of physical activity in people with dementia and their family carers in England: dyadic interviews. Aging Mental Health. 2020:1-10.

54. Karssemeijer EGA, de Klijn FH, Bossers WJR, Olde Rikkert MGM, van Heuvelen MJG. Ranking barriers, motivators, and facilitators to promote physical activity participation of persons with dementia: an explorative study. J Geriatr Phys Ther. 2020;43(2):71-81.

55. Chodzko-Zajko WJ, Proctor DN, Fiatarone Singh MA, Minson CT, Nigg CR, Salem GJ, et al. American College of Sports Medicine position stand. Exercise and physical activity for older adults. Med Sci Sports Exerc. 2009;41(7):1510-30.

56. Moore G, Durstine JL, Painter P. ACSM's exercise management for persons with chronic diseases and disabilities. 4 ed. Champaign: Human Kinetics; 2016.

57. de Souto Barreto P, Morley JE, Chodzko-Zajko W, Pitkala KH, Weening-Djiksterhuis E, Rodriguez-Manas L, et al. Recommendations on physical activity and exercise for older adults living in long-term care facilities: a taskforce report. J Am Med Dir Assoc. 2016;17(5):381-92.

CAPÍTULO 9

Exercício e esquizofrenia

Michele Fonseca Szortyka
Viviane Batista Cristiano
Paulo Belmonte-de-Abreu

Objetivos do capítulo

- Discutir a associação entre a funcionalidade e a gravidade de sintomas em pacientes com esquizofrenia.
- Mostrar a associação entre comportamento sedentário e esquizofrenia.
- Discutir os benefícios do exercício físico na saúde física e mental de pacientes com esquizofrenia.

Questões orientadoras

- Quais são os prejuízos da inatividade física em pacientes com esquizofrenia?
- Quais são os benefícios do exercício físico nos sintomas psicóticos, depressivos e de ansiedade no paciente com esquizofrenia?
- Quais os benefícios do exercício físico do ponto de vista neuronal do paciente com esquizofrenia?
- Quais os benefícios do exercício físico na capacidade cardiorrespiratória do paciente com esquizofrenia?
- Quais os benefícios do exercício físico na obesidade de pacientes com esquizofrenia?
- Quais os benefícios do exercício físico na qualidade de vida do paciente com esquizofrenia?

INTRODUÇÃO

A esquizofrenia está entre os distúrbios médicos mais incapacitantes e economicamente catastróficos, afetando aproximadamente 1% da população em geral[1]. As características da esquizofrenia geralmente incluem três grandes grupos de sintomas: sintomas novos e diferentes, chamados "positivos" (delírios e alucinações); sintomas de perda de funcionamento, chamados "negativos" (falta de afetividade, de prazer, de espontaneidade); e de prejuízo de raciocínio, os chamados "cognitivos" (pobreza de linguagem, redução de interesses)[2,3], que se manifestam, geralmente em episódios. Alguns desses sintomas, no entanto, podem permanecer após o episódio, deixando prejuízos residuais no funcionamento social e ocupacional.

Nos últimos anos vem havendo uma busca de intervenções adicionais para reduzir o prejuízo residual. Entre elas tomou destaque o exercício físico, tanto por ter efeitos nas disfunções cognitivas e funcionais quanto por minimizar os efeitos colaterais dos medicamentos antipsicóticos[4]. Este capítulo tem como objetivo descrever as evidências de benefício do exercício físico em esquizofrenia somado ao tratamento usual.

ESQUIZOFRENIA

A esquizofrenia é um transtorno mental grave, complexo e com o curso crônico e heterogêneo. Estima-se que mais de 21 milhões de pessoas em todo mundo sejam diagnosticadas com esquizofrenia com incidência anual de 1,5 em 10 mil pessoas[1]. A doença tem início geralmente na adolescência ou no princípio da vida adulta, sendo raro o início após a quinta década de vida ou na infância[5]. Ela se inicia mais precocemente e é frequentemente mais grave no sexo masculino[6].

A esquizofrenia é um transtorno multifatorial, não está relacionada a um único fator biológico, mas sim, a uma interação de diferentes fatores de risco intrínsecos e extrínsecos. Dentre alguns dos fatores de risco conhecidos estão: complicações obstétricas, infecções, inflamações, uso de maconha, tabagismo, imigrações, alterações em neurotransmissores e fatores ambientais[7,8].

Os medicamentos antipsicóticos são o tratamento de base para o tratamento da esquizofrenia. Em ensaios clínicos, eles demonstraram ser eficazes no tratamento de sintomas e comportamentos associados à doença[9,10]. Porém, os medicamentos antipsicóticos têm efeitos colaterais significativos; a avaliação e o manejo desses efeitos adversos são uma parte importante do tratamento[10]. Além dos efeitos colaterais, os custos com tratamentos são altos. Um estudo de coorte no Brasil, que revisou o gasto com antipsicóticos atípicos dos pacientes com diagnóstico de esquizofrenia em tratamento pelo SUS (Sistema Único de Saúde) durante os anos de 2000 a 2010, mostrou que o tratamento de 174.310 pacientes com diagnóstico de esquizofrenia custou anualmente um valor aproximado de US$ 1.811,92, ± US$ 284,39 por paciente, sendo os antipsicóticos responsáveis por 79,7% desses custos[11]. Na Europa, no período de 2011 a 2017, o impacto orçamentário do tratamento da esquizofrenia foi estimado entre € 119 a € 62.034 anuais por pessoa, sendo 44% desses gastos com custos indiretos (por exemplo, a perda da produtividade do paciente ou dos cuidadores), com variação de acordo com idade, sexo e gravidade da doença[12]. Uma revisão sistemática conduzida em quatro regiões (Europa, América, Ásia e África)[13] mostrou custos anuais diretos e indiretos de US$ 94 milhões a US$ 102 bilhões. Nos Estados Unidos, em 2013, foram estimados US$ 155 bilhões, incluindo custos diretos de assistência médica e custos indiretos associados à perda de produtividade[14].

Pacientes com diagnóstico de esquizofrenia têm uma expectativa de vida reduzida em aproximadamente 10-20 anos em comparação à população em geral[15]. As evidências mostram que uma das causas dessa expectativa de vida reduzida se deve à elevada prevalência de doenças físicas potencialmente preveníeis e evitáveis, como doenças cardiovasculares e diabetes[16]. Uma porção significativa dessa deterioração vem do tratamento medicamentoso que contribui significativamente para esse perfil de risco metabólico, que tem como principal sintoma o aumento de peso. Além disso, uma metanálise que incluiu informações de mais de 180 mil pacientes com diagnóstico de esquizofrenia evidenciou que os pacientes tinham quatro vezes mais chance de ter obesidade abdominal, 2,4 maior probabilidade de ter síndrome metabólica e duas vezes mais chance de ter diabetes quando comparados à população em geral[17]. Hábitos de vida não saudáveis, como tabagismo, manter uma dieta pobre e ter níveis baixos de atividade física, desempenham um papel importante para o desenvolvimento dessas condições.

ATIVIDADE FÍSICA EM PACIENTES COM ESQUIZOFRENIA

Pessoas com esquizofrenia fazem menos atividade física do que a população em geral. Em um estudo foi possível quantificar o nível de atividade física em 3.453 pacientes com esquizofrenia, verificou-se uma média de 80 minutos de exercício leve, 47 minutos de exercício de moderado para vigoroso e 1 minuto de vigoroso por dia (bastante abaixo dos valores recomendados)[18]. A inatividade física traz um prejuízo funcional de todo o corpo, e a preocupação com o funcionamento global é um importante indicador de desfecho na esquizofrenia. Estudos recentes nessa população mostram importantes alterações na capacidade funcional motora, postura, equilíbrio, marcha e flexibilidade[17,19-22]. Essas alterações, somadas às morbidades comuns na esquizofrenia como a obesidade gera um quadro de restrições físicas bem importantes. A capacidade funcional motora é essencial para executar as atividades de vida diárias e tem ampla associação com a capacidade cardiorrespiratória, marcha e equilíbrio[20]. Já a postura e a flexibilidade têm importante papel na representação corporal do indivíduo, sendo que alterações nas mesmas são responsáveis pelo desenvolvimento de quadros álgicos e consequentemente piora da qualidade de vida[21]. Marcadores de estresse oxidativo e inflamatórios também estão sendo associados a essas restrições físicas[21,22], possuindo um potencial pouco explorado para avaliação e acompanhamento da saúde física na esquizofrenia.

EXERCÍCIO E ESQUIZOFRENIA

O aumento na prática da atividade física e a redução do comportamento sedentário estão ganhando cada vez mais visibilidade na pesquisa e atenção clínica pela viabilidade e eficácia de programas de exercícios integrados ao conjunto de abordagens terapêuticas da esquizofrenia. Alguns dos principais efeitos do exercício incluem alterações em nível estrutural e funcional no sistema nervoso central e em desfechos cognitivos, na capacidade respiratória, na obesidade, nos sintomas positivos e negativos, e na mortalidade.

O efeito do exercício do ponto de vista cerebral

O exercício aeróbico aumenta os níveis de proteínas ligadas à melhora na neurogênese, neuroplasticidade e cognição[23], como o BDNF (fator neurotrófico derivado do cérebro). Adicionalmente, o exercício aeróbico aumenta o volume do hipocampo esquerdo em humanos[24]. Em outra revisão, demonstraram-se os efeitos do exercício aeróbico na estrutura e na função cerebral em pacientes com esquizofrenia, mostrando os resultados do exercício aeróbico no eixo hipotálamo-hipófise-adrenal, fatores de crescimento e sistema imunológico[25]. Ainda, o exercício parece promover melhoras na memória de trabalho, cognição social, atenção e vigilância em esquizofrenia[26]. Os efeitos foram dependentes da carga de exercício aeróbico, sendo maior ainda quando orientado por um profissional.

O efeito do exercício na capacidade cardiorrespiratória

As pessoas com graves doenças mentais também apresentam redução da aptidão ou capacidade cardiorrespiratória, sendo que o exercício físico pode reverter essa situação. Em uma metanálise foram revisados 23 estudos que mostram que a capacidade cardiorrespiratória está diminuída em pessoas com transtornos mentais, independentemente do diagnóstico da doença[27]. No entanto, existe uma melhora com o aumento da intensidade e frequência do exercício aeróbico, resultando em aumentos no $VO_{2\,máximo}$ ou $VO_{2\,pico}$ de 2,87 mL/kg/min[28]. Esses resultados são de relevância clínica, uma vez que essa magnitude de melhora da capacidade cardiorrespiratória está associada a um decréscimo de 15% na taxa risco de mortalidade por doença cardiovascular.

O efeito do exercício na obesidade

Os achados recentes sobre a eficácia das intervenções de exercícios para abordagem da obesidade são inconsistentes. Enquanto nos adultos saudáveis o exercício aeróbico, associado a uma orientação dietética, potencializa a redução do índice de massa corporal (IMC)[29,30], em pacientes com esquizofrenia podemos observar esse efeito somente em estudos isolados. Em um recente estudo, 24 pacientes praticaram três meses de exercício aeróbico e obtiveram uma redução no IMC, corroborando com estudos anteriores[31,32], assim como a prática de futebol por três meses que resultaram nos mesmos achados na redução do IMC[33]. Esses achados não se mantêm em metanálises quando são incluídos mais estudos[27,34], entretanto, a associação de exercício físico com dieta individualizada mostrou efetividade em um estudo com 106 pacientes com esquizofrenia que após nove meses de tratamento obtiveram uma redução do peso e IMC[35]. Esse achado foi reafirmado em um estudou com 33 pacientes com esquizofrenia obesos, não diabéticos e em tratamento com medicação antipsicótica que realizaram um programa de redução de peso de dez semanas, que incluiu modificação do estilo de vida, tratamento psicossocial, terapia comportamental e exercícios. Foi observado aumento em níveis séricos de BDNF em paralelo à redução do peso corporal[36].

O efeito do exercício na saúde mental

O manejo dos sintomas da esquizofrenia segue como o maior desafio para o tratamento da doença e dos profissionais que os acompanham nessa trajetória. Em uma metanálise com 1.109 pacientes com diagnóstico de esquizofrenia evidenciou o efeito do exercício físico sobre a redução da gravidade total dos sintomas (positivos e negativos), funcionamento global e sintomas depressivos[37]. Adicionalmente, a prática da ioga revelou efeito sobre a memória de longo prazo, apesar de não mostrar melhora significativa da cognição.

O exercício físico é um bom modulador do humor, tendo um efeito positivo na ansiedade e em sintomas depressivos. A ansiedade é frequentemente observada como parte do quadro clínico da esquizofrenia (por exemplo, durante um episódio psicótico agudo), como resultado de uma condição orgânica subjacente, como efeito colateral de medicação ou como sintoma de um transtorno de ansiedade concomitante. Uma metanálise de 52 estudos com um total de 4.032 pacientes com diagnóstico de esquizofrenia revelou que 38,3% deles sofriam de transtorno de ansiedade[38], e que a prática de 20 a 40 minutos de exercício aeróbico somado a exercício anaeróbico pode promover melhora do humor e da ansiedade por várias horas[39].

Os sintomas depressivos são características clínicas frequentes em pacientes com esquizofrenia, estima-se que um terço dos pacientes apresente depressão (39,4%)[40]. A depressão está associada a um curso da doença menos favorável (por exemplo, sendo um mau prognóstico de recuperação e reintegração na comunidade) e os resultados são piores quando comparados aos com pacientes com esquizofrenia sem depressão. O exercício físico atua na prevenção e no tratamento de sintomas depressivos[41-43], acredita-se que este efeito esteja associado com um aumento nos níveis de BDNF[4]. O exercício de intensidade moderada tem se mostrado eficaz, e estudos mostram que ambas as modalidades (aeróbico misto ou treinamento de força) diminui sintomas depressivos[41,44].

O efeito do exercício na qualidade de vida

A qualidade de vida está correlacionada aos sintomas psiquiátricos em pessoas com esquizofrenia. Entre eles, os sintomas de ansiedade e depressão, em particular, têm um impacto importante na qualidade de vida. Em uma revisão sistemática, encontraram-se evidências moderadas para melhora em curto prazo da qualidade de vida em pacientes com esquizofrenia após intervenções de ioga[45]. Em um estudo com 31 pacientes que realizaram um programa de dança durante oito meses, houve melhora significativa da sintomatologia da doença e na qualidade de vida em relação aos controles[46]. Em outro estudo, esse efeito foi reforçado sobre a qualidade de vida no exercício aeróbico associado à ioga[37].

A IMPORTÂNCIA DA PRÁTICA DA ATIVIDADE FÍSICA ORIENTADA

Os benefícios que a prática de atividade física proporciona são inúmeros, mas será que essa prática pode ser realizada sem acompanhamento presencial de um profissional? É a essa pergunta que alguns autores estão tentando responder. Evidências sugerem que indivíduos com transtornos mentais graves que praticaram atividade física orientada obtiveram maior motivação e assim foram capazes de superar várias barreiras psicológicas ligadas à prática de atividade física[47]. Esses indivíduos motivados e engajados conseguem evoluir nos exercícios e tendem a ter menor desistência à prática. Em contrapartida, indivíduos com atividade física sem supervisão profissional, mesmo tendo recebido orientação prévia, mostraram menor engajamento e evolução.

CONSIDERAÇÕES FINAIS

Podemos observar o impacto que a esquizofrenia causa na vida e na saúde dos pacientes, mostrando uma necessidade de tratamentos complementares eficazes para a recuperação funcional. A prática de exercício físico está associada a benefícios em vários domínios da vida do paciente, como melhora em alguns sintomas mentais, obesidade e qualidade de vida. Entretanto, ainda é necessária a execução de mais estudos clínicos para que se desenvolvam programas de treinamento físico baseados em evidências, incluindo maior acessibilidade de recomendações práticas sobre tipo e intensidade de exercício.

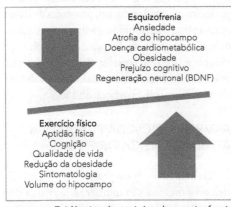

FIGURA 1 Evidências do prejuízo da esquizofrenia e da redução do efeito com exercício físico.

REFERÊNCIAS BIBLIOGRÁFICAS

1. McGrath J, Saha S, Chant D, Welha MJ. Schizophrenia: a concise overview of incidence, prevalence, and mortality. Epidemiol Rev. 2008;30:67.
2. American Psychiatric Association. Diagnostic and statistical manual of mental disorders (DSM-5). 5 ed. Arlington: APA; 2013.
3. Batinic B. Cognitive models of oositive and negative symptoms of schizophrenia and implications for treatment. Psychiatr Danub. 2019;31(2):181-4.
4. Girdler S, Confino J, Woesner M. Exercise as a treatment for schizophrenia: a review. Psychopharmacology Bulletin. 2019;49(1):56-69.
5. van Os J, Kapur S. Schizophrenia. Lancet. 2009;374(9690):635-45.
6. Abel K, Drake R, Goldstein J. Sex differences in schizophrenia. Int Rev Psychiatry. 2010;22:417.
7. Owen MJ, Sawa A, Mortensen PB. Schizophrenia. Lancet. 2016;388(10039):86-97.
8. Brokmeier L, Firth J, Vancampfort D, Smith L, Deenik J, Rosenbaum S, et al. Does physical activity reduce the risk of psychosis? A systematic review and meta-analysis of prospective studies. Psychiatry Res. 2020;284:112675.
9. Huh M, Nikolakopoulou A, Schneider-Thoma J, Krause M, Samara M, Peter N, et al. Comparative efficacy and tolerability of 32 oral antipsychotics for the acute treatment of adults with multi-episode schizophrenia: a systematic review and network meta-analysis. Lancet. 2019;394(10202):939-51.
10. Norman R, Lecomte T, Addington D, Anderson E. Canadian treatment guidelines on psychosocial treatment of schizophrenia in adults. Can J Psychiatry. 2017;62(9):617-23.
11. Barbosa W, Costa J, Lemos L, Gomes R, Oliveira H, Ruas C, et al. Costs in the treatment of schizophrenia in adults receiving atypical antipsychotics: an 11-year cohort in brazil. applied health economics and health policy. 2018;16:697-709.
12. Fasseeh A, Németh B, Molnár A, Fricke F-U, Horváth M, Kóczián K, et al. A systematic review of the indirect costs of schizophrenia in Europe. Eur J Public Health. 2018;28(6):1043-9.
13. Chong H, Teoh S, Wu D, Kotirum S, Chiou C, Chaiyakunapruk N. Global economic burden of schizophrenia: a systematic review. Neuropsych Dis Treat. 2016;12:357-73.
14. Cloutier M, Aigbogun MS, Guerin A. The economic burden of schizophrenia in the United States in 2013. J Clin Psychiatry. 2016;77:764-71.

15. Walker ER, Mcgee RE, Druss BG. Mortality in mental disorders and global disease burden implications: a systematic review and meta-analysis. JAMA Psychiatry. 2015;72(4):334-41.
16. Mitchell AJ, Vancampfort D, Sweers K, van Winkel R, Yu W, De Hert M. Prevalence of metabolic syndrome and metabolic abnormalities in schizophrenia and related disorders – a systematic review and meta-analysis. Schizophrenia Bulletin. 2013;39(2):306-18.
17. Vancampfort D, Wampers M, Mitchell AJ, Correll CU, De Herdt A, Probst M, et al. A meta-analysis of cardio-metabolic abnormalities in drug naive, first-episode and multi-episode patients with schizophrenia versus general population controls. World Psychiatry . 2013;12:240-50.
18. Stubbs B, Firth J, Berry A, Schuch F, Rosenbaumg S, Gaughran F, et al. How much physical activity do people with schizophrenia engage in? A systematic review, comparative meta-analysis and meta-regression. Schizophr Res. 2016;176(2-3):431-40.
19. Firth J, Carney R, Elliott R, French P, Parker S, Mcintyre R, et al. Exercise as an intervention for first-episode psychosis: a feasibility study. Early Interv Psychiatry. 2018;12:307-15.
20. Feldman R, Schreiber S, Pick C, Been E. Gait, balance and posture in major mental illnesses: depression, anxiety and schizophrenia. Austin Med Sci. 2020;5(1):1039.
21. Cristiano V, Szortyka M, Lobato M, Ceres K, Abreu PB. Postural changes in different stages of schizophrenia is associated with inflammation and pain: a cross-sectional observational study. Int J Psych Clin Pract. 2017;21:104-11.
22. Szortyka MFV, Cristiano VB, Ceresér KM, Francesconi LP, Lobato MI, Gama C, et al. Physical functional capacity and c-reactive protein in schizophrenia. Front Psych. 2016;7:131.
23. Vakhrusheva J, Marino B, Stroup ST, Kimhy D. Aerobic exercise in people with schizophrenia: neural and neurocognitive benefits. Curr Behav Neurosci Rep. 2016;3(2):165-75.
24. Firth J, Stubbs B, Vancampfort D, Schuch F, Lagopoulos J, Rosenbaum S, et al. Effect of aerobic exercise on hippocampal volume in humans: A systematic review and meta-analysis. 2018;166:230-8.
25. Maurus I, Hasan A, Röh A, Takahashi S, Rauchmann B, Keeser D, et al. Neurobiological effects of aerobic exercise, with a focus on patients with schizophrenia. Eur Arch Psychiatry Clin Neurosci. 2019;269(5):499-515.
26. Firth J, Stubbs B, Rosenbaum S, Vancampfort D, Malchow B, Schuch F, et al. Aerobic exercise improves cognitive functioning in people with schizophrenia: a systematic review and meta-analysis. Schizophr Bull. 2017;43(3):546-56.
27. Vancampfort D, Rosenbaum S, Schuch F, Ward P, Richards J, Mugisha J, et al. Cardiorespiratory fitness in severe mental illness: a systematic review and meta-analysis. Sports Med. 2016;47(2).
28. Vancampfort D, Rosenbaum S, Ward PB, Stubbs B. Exercise improves cardiorespiratory fitness in people with schizophrenia: a systematic review and meta-analysis. Schizophr Res. 2015;169(1-3):453-7.
29. Hanson S, Jones A. Is there evidence that walking groups have health benefits? A systematic review and meta-analysis. Br J Sports Med. 2015;49(11):710-5.
30. Wu T, Gao X, Chen M, van Dam RM. Long-term effectiveness of diet-plus-exercise interventions vs. diet-only interventions for weight loss: a meta-analysis. Obes Rev. 2009;10(3):313-23.
31. Szortyka MF, Batista CV, Abreu PB. Differential physical and mental benefits of physiotherapy program among patients with schizophrenia and healthy controls suggesting different physical characteristics and needs. Front Psychiatry. 2017;12:536767.
32. Dodd KJ, Duffy S, Stewart JA, Impey J, Taylor N. A small group aerobic exercise programme that reduces body weight is feasible in adults with severe chronic schizophrenia: a pilot study. Disabil Rehabil. 2011;33(13-14):1222-9.
33. Battaglia G, Alesi M, Inguglia M, Roccella M, Caramazza G, BellafioreM, et al. Soccer practice as an add-on treatment in the management of individuals with a diagnosis of schizophrenia. Neuropsychiatr Dis Treat. 2013; 9:595-603.
34. Firth J, Cotter J, Elliott R, French P, Yung AR. A systematic review and meta-analysis of exercise interventions in schizophrenia patients. Psychol Med. 2015:1-19.
35. Amiaz R, Rubinstein K, Czerniak E, Karni Y, Weiser M. A diet and fitness program similarly affects weight reduction in schizophrenia patients treated with typical or atypical medications. Pharmacopsychiatry. 2016;49:112-6.
36. Kuo FC, Lee CH, Hsieh CH, Kuo P, Chen YC, Hung YJ. Lifestyle modification and behavior therapy effectively reduce body weight and increase serum level of brain-derived neurotrophic factor in obese nondiabetic patients with schizophrenia. Psychiatry Res. 2013;209:150-4.
37. Dauwan M, Begemann M, Heringa S, Sommer I. Exercise improves clinical symptoms, quality of life, global functioning, and depression in schizophrenia:

a systematic review and meta-analysis. Schizophr Bull. 2015;42(3):588-99.

38. Achim A, Maziade M, Raymond E, Olivier D, Me´rette C, Roy M. How prevalent are anxiety disorders in schizophrenia? a meta-analysis and critical review on a significant association. Schizophr Bull. 2011;37(4):811-21.

39. Mikkelsen K, Stojanovskaa L, Polenakovic M, Bosevskic M, Apostolopoulos V. Exercise and mental health. Maturitas. 2017;106:48-56.

40. Conley RR, Ascher-Svanum H, Zhu B, Faries DE, Kinon BJ. The burden of depressive symptoms in the long-term treatment of patients with schizophrenia. Schizophr Res. 2007;90:186-97.

41. Schuch F, Vancampfort D, Rosenbaum S, Richards J, Ward P, Veronese N, et al. Exercise for depression in older adults: a meta-analysis of randomized controlled trials adjusting for publication bias. Rev Bras Psiquiatr. 2016;38:247-54.

42. Wu MH, Lee CP, Hsu SC, Chang CM, Chen CY. Effectiveness of highintensity interval training on the mental and physical health of people with chronic schizophrenia. Neuropsychiatr Dis Treat. 2015.11:1255-63.

43. Schuch FB, Vancampfort D, Richards J, Rosenbaum S, Ward PB, Stubbs B. Exercise as a treatment for depression: a meta-analysis adjusting for publication bias. J Psychiatr Res. 2016;77:42-51.

44. Scheewe TW, Backx FJG, Takken T, Jörg F, van Strater ACP, Kroes AG, et al. Exercise therapy improves mental and physical health in schizophrenia: a randomised controlled trial. Acta Psychiatrica Scandinavica. 2013;127(6):464-73.

45. Cramer H, Lauche R, Klose P, Langhorst J, Dobos G. Yoga for schizophrenia: a systematic review and meta-analysis. BMC Psychiatry. 2013,13:32.

46. Kaltsatou A, Kouidi E, Fountoulakis K, Sipka C, Theochari V, Kandylis D, et al. Effects of exercise training with traditional dancing on functional capacity and quality of life in patients with schizophrenia: a randomized controlled study. Clin Rehabil. 2015;29(9):882-91.

47. Firth J, Rosenbaum S, Stubbs B, Gorczynski P, Yung A, Vancampfort D. Motivating factors and barriers towards exercise in severe mental illness: a systematic review and meta-analysis. Psychol Med. 2016;46:2869-81.

CAPÍTULO 10

Exercício físico e doença de Parkinson

Elren Passos-Monteiro

Objetivos do capítulo

- Entender sobre as principais alterações fisiopatológicas na doença de Parkinson (DP), sejam elas não motoras e motoras.
- Apresentar os dados epidemiológicos sobre a doença.
- Abordar avaliações simples, de baixo custo e de fácil aplicação no contexto clínico.
- Apresentar modelos de treinamentos para pessoas com DP.
- Apresentar orientações de protocolos de exercícios para a reabilitação da marcha de pessoas com DP, baseado em evidências científicas.

Questões orientadoras

- O que é doença de Parkinson (DP)?
- A DP é causada por fatores genéticos?
- Quais são os principais sintomas da DP?
- Quais tipos de testes funcionais são necessários para aplicar em um paciente com DP?
- Como utilizar a caminhada nórdica para reabilitar a mobilidade funcional de pessoas com DP?
- Qual a intensidade fisiológica ideal para se treinar em indivíduos com DP?

INTRODUÇÃO

As sociedades estão envelhecendo progressivamente, isso não é mais nenhuma novidade. Aumentar a expectativa de vida, não significa necessariamente um maior tempo de saúde. E, de fato, à medida que as pessoas estão vivendo mais, a incidência das chamadas condições relacionadas à idade aumentou nas últimas décadas[1,2]. Adicionalmente, um estilo de vida inativo, dormir poucas horas, uma má alimentação e um comportamento sedentário ao longo da vida podem acelerar o declínio cognitivo, promover ansiedade, depressão e algumas desordens neurológicas, como a doença de Parkinson (DP)[3,4].

Essa síndrome neurológica apresenta-se distribuída em todas as classes sociais. Dez por cento dos diagnósticos ocorrem até os 45 anos de idade e esses casos são conhecidos como Parkinson precoce. Entretanto, com o crescente aumento da expectativa de vida, cresce a prevalência e a incidência de novos casos de forma exponencial[5]. Dados de estimativas mundiais revelam que há uma variação entre 5 e 35 novos casos ao ano a cada 100 mil indivíduos[6].

Dados do ano de 2016, do Instituto Brasileiro de Geografia e Estatística (IBGE), mostram que a prevalência da DP na população brasileira acima de 65 anos é de 3,3%; isso representa um total de 506.624 indivíduos[7]. As estimativas apontam que em 2030 haverá mais de 9.3 milhões de pessoas diagnosticadas com DP. Em relação ao sexo, a prevalência aumentou de menos de 1% em homens e mulheres entre 45 a 54 anos, para 4% em homens e 2% em mulheres com 85 anos ou mais[6,8]. Para as próximas duas décadas estima-se uma expansão acentuada, com o dobro de prevalência de casos[9,10]. Dada essa importância epidemiológica, impõem-se um preocupante cenário para a área da saúde pública e da assistência social.

A DP é a segunda doença neurodegenerativa progressiva e crônica, ou seja, não apresenta cura. É a doença mais comum em idosos depois do Alzheimer, e impacta consideravelmente a funcionalidade e a qualidade de vida das pessoas que recebem o diagnóstico[9,11]. Mas afinal, o que é a DP? Essa doença pode ser classificada como uma desordem do movimento, ou seja, hipercinético, que se constitui de movimentos amplos e involuntários; e hipocinético ou rígido-acinético, que se constituem de pouca amplitude ou ausência de movimentos[12,13]. As pessoas que são diagnosticadas com a DP apresentam muitos sinais clínicos e por isso ela é considerada polissintomática. Dentre os principais sintomas, destacam-se os não motores e os motores, sendo este segundo considerado sinais cardinais para o diagnóstico clínico.

Existem diferentes estágio referentes à gravidade da doença e a incapacidade funcional. Esses estadiamentos são avaliados por meio da escala Hoehn e Yahr (H&Y). Essa escala possui oito estágios, do 0 (sem sinais da doença) até o 5 (uso de cadeiras de rodas e/ou acamado) de acordo com a gravidade da DP, como podem ser observados na Tabela 1.

De acordo com a escala H&Y é possível observar que na medida em que a doença avança, é notório o comprometimento funcional, e principalmente aspectos de instabilidade e marcha são bastantes comprometidos[14].

FISIOPATOLOGIA E PRINCIPAIS SINTOMAS DA DP

A etiologia da DP ainda não está bem esclarecida[6]. Entretanto, alguns achados sugerem que os fatores ambientais, como habitação em locais rurais, exposição a pesticidas, a materiais agrotóxicos e a metais pesados parecem ser determinantes para o surgimento da enfermidade[8]. Além disso, fatores epigenéticos e de origem patogênica, como estresse oxidativo, e anormalidades mitocondriais, associados com fatores ambientais podem desencadear a doença[12].

Pessoas com o diagnóstico da DP, apresentam um acúmulo da proteína denominada alfa-sinucleína (α-sinucleína) e inclusões citoplasmáticas nas células remanescentes, chamadas de corpos de Lewy[6]. Isso faz com que ocorra uma degeneração seletiva dos neurônios dopaminérgicos na via nigroestriada. Todavia, não se sabe a causa da morte desses neurônios, e por isso, a doença é considerada idiopática, ou seja, que não tem uma causa definida.

As alterações cerebrais na DP ocorrem em uma estrutura chamada núcleos da base (NB), que é a estrutura responsável por comandar os nossos movimentos[15]. Quando há alterações nessa circuitaria, ocorrem os distúrbios do movi-

TABELA 1 Escala H&Y para o estadiamento e para o nível de incapacidade da doença de Parkinson

Estadiamento	Sintomas clínicos
Estágio 0	Sem sinais da doença
Estágio 1	Doença unilateral
Estágio 1,5	Acometimento unilateral e axial
Estágio 2	Acometimento bilateral, sem prejuízo do equilíbrio
Estágio 2,5	Leve acometimento bilateral, recuperação no teste de equilíbrio (pull test)
Estágio 3	Acometimento leve a moderado; alguma instabilidade postural; independente fisicamente
Estágio 4	Acometimento severo; ainda capaz de caminhar ou permanecer em pé sem auxílio
Estágio 5	Usando cadeira de rodas ou acamado, exceto se auxiliado

Nota: essa escala é validada para a população brasileira[14].

mento. Isso se deve ao fato de que ocorre uma desordem no sistema extrapiramidal, que é composto pelo NB e o tálamo[15]. Compõem os NB, o caudado, o putâmen, o globo pálido e a substância nigra[6]. Uma das funções dos NB é a manutenção da amplitude de movimento, selecionado corticalmente, quando as habilidades motoras são realizadas automaticamente com algum recurso atencional.

Dessa forma, os NB podem desempenhar uma função de programar e automatizar, seja ativando (por meio das vias diretas) ou inibindo (por meio da via indireta), os movimentos[16]. Esses mecanismos explicam, pelo menos parcialmente, se as manifestações clínicas na DP são motoras ou não motoras[17]. Esses sintomas clínicos serão apresentados a seguir.

Principais sintomas clínicos não motores e motores da DP

Os sintomas na DP são clinicamente perceptíveis quando de fato acontece o diagnóstico, o que corresponde uma alteração em torno de 55 a 70% da degeneração dopaminérgica[6]. Entretanto, ressalta-se que a doença é desencadeada em até duas décadas antes da manifestação dos primeiros sintomas, sejam eles não motores ou motores (Figura 1).

Os sintomas não motores são as alterações nas funções cognitivas, como falta de concentração e planejamento do movimento, déficit sensorial, perda olfatória, dificuldade na deglutição e na fala, distúrbios do sono, manifestações neuropsiquiátricas, ansiedade e depressão[11,18]. A gravidade dos sintomas não motores e motores, por sua vez, está causalmente relacionada a déficits na qualidade de vida[17,19].

Os distúrbios autonômicos, como redução da libido e disfunção sexual são sintomas não motores bem prevalentes nessa população, sendo relatados em trono de 40 a 80% das pessoas de ambos os sexos, porém com um maior percentual para homens (Figura 2)[20]. A DP afeta o sistema nervoso autônomo que controla a resposta e o funcionamento sexual[21]. A dopamina

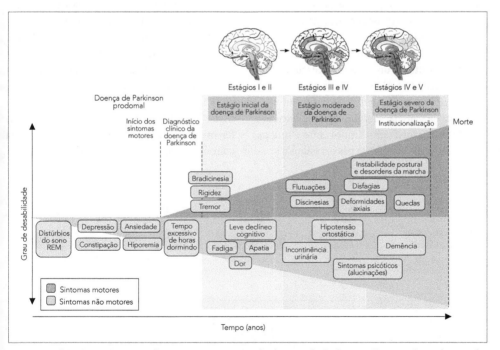

FIGURA 1 Principais sintomas clínicos e a progressão da doença de Parkinson. Fonte: adaptada e traduzida de Poewe et al.[6]

é uma substância química que transmite sinais entre partes do cérebro que normalmente coordenam o movimento do músculo liso, isso é crítico para a função sexual. Essa disfunção sexual está associada à fisiopatologia da DP e a algumas medicações. Além disso, a depressão e a ansiedade são fatores que contribuem muito para a insatisfação com a sexualidade. Por outro lado, pessoas sexualmente insatisfeitas costumam ser mais deprimidas do que as sexualmente satisfeitas, especialmente os homens[21,22].

Ao que diz respeito aos distúrbios motores, eles são considerados cardinais e incluem a bradicinesia, o tremor de repouso de mãos, braços e pernas e até mesmo dos lábios, a rigidez muscular tornando os músculos mais rígidos e mais contraídos, a bradicinesia, ou seja, os movimentos ficam mais lentos[17,23]. Além disso, ocorre a instabilidade postural, que pode pender para frente ou para os lados (camptocormia ou síndrome de Piza, respectivamente), tornando a pessoa mais instável estática e dinamicamente[24].

Outra restrição motora incapacitante é a alteração no padrão da locomoção tanto quanto pela progressão da doença quanto pelas restrições de idade[25,26]. A rigidez associada com a bradicinesia e com a dificuldade de iniciar a marcha constituem uma das maiores dificuldades dos pacientes. Além disso, as pessoas com DP apresentam redução da velocidade autosselecionada da marcha, equilíbrio e instabilidade[27].

Outra característica importante é que os passos são mais curtos, os pés arrastam e possuem um maior tempo de contato com o solo. Os braços perdem os movimentos e não conseguem se coordenar com as pernas fazendo com que essas pessoas andem como se fossem um "robô", justamente pela falta de dissociação entre as cinturas escapular e pélvica[28,29].

As pessoas com DP apresentam dificuldades para iniciar a caminhada, principalmente quando tem que mudar de direção ou realizar um giro. Geralmente acontece um congelamento, que é a sensação de estar colado ao solo, também conhecido como *freezing*, pois as pernas tornam-se pesadas e não obedecem ao comando de dar o passo, tornando-se quase impossível sair do lugar[30,31]. Quando a pessoa consegue sair do congelamento da caminhada, geralmente ela apresenta passos muito mais curtos e acelerados, como se estivesse "sapateando" e como fosse cair para frente, a este fenômeno chamamos de festinação. Todos esses prejuízos provocam um desequilíbrio, insegurança para caminhar e geram um elevado número de quedas nessa população[27].

Em relação aos padrões de atividade muscular durante a marcha, eles são alterados e caracterizados principalmente pela baixa ativação do gastrocnêmio medial[32]. Esse padrão é muito mais acentuado em pessoas com *freezing*, demonstrando uma perda de adaptação da atividade muscular com a variação da velocidade de locomoção[31]. Tais características aliadas a maior co-ativação muscular dos membros inferiores, tornam a caminhada parkinsoniana com um custo energético elevado[28,33].

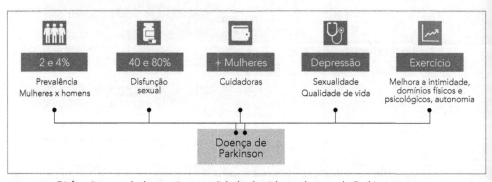

FIGURA 2 Disfunção sexual, depressão e qualidade de vida na doença de Parkinson.

De forma geral, as principais modificações da marcha dos pacientes com DP estão descritas no Quadro 1.

QUADRO 1 Alterações da marcha de pessoas com doença de Parkinson

Postura inclinada para frente ou para os lados
Cabeça inclinada para baixo, com o olhar mantendo-se sempre para o chão
↓ Velocidade de caminhada (mais lenta)
↓ Comprimento do passo (mais curto)
↑ Tempo maior de contato do pé no chão
Os pés se arrastam no solo
↔ Caminhada em bloco (como se fosse um "robô", sem o balanço dos braços)
↓ das articulações dos membros inferiores (↓ movimentação do tornozelo e joelhos)
Congelamento dos pés no chão (*freezing*)
↑ acentuado da cadência dos passos (festinação)
↓ e falta de controle motor (a perna não responde o comando ao movimento)
↻ Dificuldade de fazer movimentos de giro
Em um estágio avançado da doença, em pé ou durante a caminhada, os joelhos ficam flexionados
↓ do equilíbrio estático e dinâmico e ↑ risco elevado de quedas
↑ da assimetria dos passos
↑ do gasto energético da caminhada
Insegurança de se locomover

De todos os sinais da doença, sem dúvida a alteração da marcha é o que mais limita a independência e a autonomia para o desempenho das atividades de vida diárias, como caminhar dentro de casa, cuidar do jardim, ir à padaria ou fazer um passeio na praça. Deixar de fazer essas tarefas contribuem para uma vida sedentária e provoca uma redução do condicionamento físico, o isolamento social e o aparecimento de sintomas depressivos, afetando diretamente a qualidade de vida dessas pessoas[31].

A inserção precoce em um programa de exercícios físicos parece ser importante a fim de prevenir maiores limitações, ou simplesmente para retardar ou minimizar os efeitos deletérios da doença[8,9]. Para pensar na organização e no planejamento do exercício físico, torna-se necessário saber quais tipos de testes funcionais são necessários para aplicar em um paciente com doença de Parkinson? Essa questão será respondida a seguir, no tópico de avaliação funcional.

AVALIAÇÃO FUNCIONAL NA DP

A avaliação funcional de uma pessoa com DP é essencial para que o profissional conheça as principais limitações do seu aluno/paciente e adeque da melhor forma o programa de treinamento e reabilitação física (Figura 3). Quando falamos em funcionalidade, devemos pensar na pessoa no seu aspecto geral, que perpassam por aspectos de saúde mental até parâmetros de aptidão física.

Durante a avaliação, uma anamnese aprofundada permitirá que o profissional da saúde, trace o perfil clínico e funcional do seu cliente. Sugere-se que na anamnese verifique-se a presença ou não de outras comorbidades, uso e horários de medicamento, tempo de diagnóstico da DP, realização de cirurgias, história prévia de exercícios físico e nível de atividade física.

Para análise clínica e funcional, o uso de questionários pode ser uma alternativa de baixo custo e fácil aplicação. Entretanto, vale ressaltar que o profissional precisa estar familiarizado

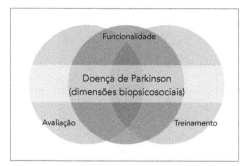

FIGURA 3 Dimensões biopsicossociais e funcionalidade para avaliação e treinamento físico na doença de Parkinson.

com as escalas e questionários, bem como organizar a ordem de aplicação de cada teste, para evitar possíveis erros de medidas. Além disso, verificar o efeito "on" da medicação, ou seja, o horário de pico da Levodopa (geralmente entre 1 e 2 horas, dependendo do estágio da doença)[25,29], que é o melhor horário para ser aplicado o teste. Recomenda-se estar em um ambiente reservado, tranquilo e sem agitações, pois são cuidados básicos para uma boa avaliação.

A Tabela 2 é um guia prático de componentes de uma avaliação funcional, por meio de alguns testes clínicos e funcionais que podem ser utilizados previamente a um período de treinamento, e pode ser utilizado após um período de intervenção como um re-teste ou reavaliação.

TABELA 2 Componentes de uma avaliação física-funcional na doença de Parkinson

Componente	Teste	Objetivos
Anamnese		
Aspectos demográficos	Questionário	Identificar: data de nascimento, naturalidade, estado civil, escolaridade, profissão, raça, religião, habitação, estado de independência autorrelatado.
Estilo de vida	Questionário	Investigar: história dos primeiros sinais clínicos, presença ou não de outras comorbidades, uso e horários de medicamento, tempo de diagnóstico da DP, realização de cirurgias.
Prontidão para atividade física (AF)	PAR-Q	Avaliar a prontidão do indivíduo para a realização de atividade física por meio de um questionário.
Nível de AF	IPAQ	Estimar o tempo semanal gasto em atividades físicas de intensidade moderada e vigorosa.
Clínicos		
Sintomas motores	UPDRS-III	A Escala Unificada da Avaliação da Doença de Parkinson (*Unifield Parkinson's Disease Rating Scale* – UPDRS) consiste em avaliar os sintomas motores da doença. Quanto maior a pontuação, maior comprometimento motor e agravamento da doença.
Estadiamento da doença	Escala Hoehn & Yahr	Classificar o estado geral e o nível de incapacidade do indivíduo. Essa escala abrange principalmente medidas globais de sinais e sintomas da doença de Parkinson.
Função cognitiva	Moca	O *Montreal Cognitive Assessment* (MoCA) tem por objetivo rastrear os declínios cognitivos leves a severos.
	Mini-mental	O Miniexame do Estado Mental (MEEM) tem por objetivo avaliar a função cognitiva sobre a orientação temporal, orientação espacial, registro de três palavras, atenção e cálculo, recordação das três palavras, linguagem e capacidade construtiva visual.
Sintomas depressivos	GDS-15	A Escala de Depressão Geriátrica (GDS) tem por objetivo realizar uma triagem sobre os sintomas depressíveis. São 15 itens e quanto maiores os escores, maiores os níveis de sintomas depressivos.
Estado de humor	Escala de BRUMS	Avaliar os indicadores de humor, como raiva, confusão, depressão, fadiga, tensão e vigor, a partir de uma escala de 24 itens.
Qualidade de vida	PDQ-8	Questionário específico para pessoas com doença de Parkinson, que tem por objetivo avaliar a qualidade de vida por meio de 8 itens.

(continua)

CAPÍTULO 10 EXERCÍCIO FÍSICO E DOENÇA DE PARKINSON **103**

TABELA 2 Componentes de uma avaliação física-funcional na doença de Parkinson (*continuação*)

Componente	Teste	Objetivos
Qualidade do sono	Questionário de Pittsburgh (IQSP)	Analisar a qualidade de sono por meio dos itens: qualidade do sono, latência do sono, duração do sono, eficiência habitual do sono, distúrbios do sono noturno, uso de medicamentos para dormir e sonolência diurna. E classifica de "bons" e "maus" dormidores.
Risco de quedas	Escala FES-I	Avaliar o medo de queda durante a execução de 16 atividades do dia a dia, e os escores podem variar de 16 a 64 pontos. Quanto maior este valor, maior o medo de cair.
Freezing da marcha	Escala FOG	Investigar o grau de dificuldade para andar, relacionado diretamente ao congelamento da marcha em pessoas com doença de Parkinson. A escala avalia se a pessoa tem ou não o congelamento da marcha.
Pressão arterial (PA)	Manômetro	Para aferição da PA, a pessoa deve estar sentada em uma cadeira confortável com o braço apoiado no nível do coração de forma mais relaxada possível. Após 5 minutos de repouso, o manômetro deve ser posicionado de modo a visualizar claramente os valores da medida.
Frequência cardíaca (FC repouso)	Frequencímetro	Para a realização dessa avaliação, a pessoa deve estar sentada em uma cadeira confortável, e após 5 minutos, a FC é verificada por um frequencímetro.
Funcionais		
Equilíbrio	MiniBest	O MiniBESTest (*Balance Evaluation Systems Test*) tem o objetivo rastrear os déficits no equilíbrio, como: restrições biomecânicas, limites de estabilidade, transições e ajustes posturais antecipatórios, respostas posturais à perturbação, orientação sensorial e estabilidade na marcha.
Velocidade da marcha	Teste de 10 m	Esse teste tem por objetivo avaliar a velocidade de caminhada em um corredor plano de 14 metros. O tempo necessário para percorrer os 10 metros é contabilizado por meio de um cronômetro, e a velocidade é dada em m/s.
Mobilidade funcional	*Timed Up and Go* (TUG)	Avaliar a mobilidade funcional e o risco de quedas, a partir de uma posição sentada e uma caminhada em um percurso de 3 metros, até sentar-se novamente. O tempo pode ser medido com um cronômetro.
Velocidade ótima de caminhada	Índice de reabilitação locomotora (IRL)	Essa avaliação é feita a partir da velocidade de marcha e o cálculo da velocidade ótima (que gastamos menos energia). O IRL nos dá indicativo de quanto a velocidade preferida de caminhada está afastada da velocidade ótima.
Força global	Dinamômetro palmar	O teste de força de preensão manual pode ser realizado pelo dinamômetro Jamar®, considerado o padrão-ouro para avaliação da força manual.
Força de membros inferiores	Sentar e levantar	Avaliar a força dos membros inferiores para levantar-se cinco vezes, o mais rapidamente possível, a partir de uma posição sentada. O tempo pode ser medido com a utilização de um cronômetro.
Funcionalidade	SPPB	O instrumento Short Physical Performance Battery (SPPB) tem por objetivo avaliar o desempenho físico e o rastreamento de idosos com futuros riscos de limitações físicas.
Aptidão cardiorrespiratória	Teste de caminhada de 6 minutos (TC6)	O TC6 tem objetivo de estimar o consumo submáximo de oxigênio (VO$_2$), a partir da distância alcançada durante uma caminhada no tempo de 6 minutos.

PROTOCOLOS DE CAMINHADA NÓRDICA PARA A REABILITAÇÃO DA MARCHA DE PESSOAS COM DP

Uma alternativa para diminuir os sintomas motores e prejuízos provocados pela DP é a prática regular de exercícios físicos. Muitas pesquisas têm mostrado resultados positivos para pessoas com DP que se exercitam pelo menos duas vezes na semana de forma orientada[34], ou seja, parece que o exercício físico, quando praticado em intensidades adequadas, produz efeitos similares ao período "*on*" da medicação, ou seja, quando a levodopa tem sua ação, reduzindo os sintomas motores[35].

O treinamento da caminhada de diferentes formas e em diversas superfícies diminuem os sintomas motores e os sintomas depressivos. Outro método que pode ser utilizado, é treinar a marcha em pistas visuais. O treinamento da caminhada por meio de marcadores sobre o solo parece ter um efeito benéfico, pois o paciente precisa se concentrar nos marcadores enquanto caminha e pode ser considerado como uma dupla-tarefa, ajudando no aumento do comprimento do passo e da velocidade de marcha[36].

Uma nova modalidade de caminhada que vem crescendo mundialmente e tem sido alvo de muitas pesquisas, tanto para idosos quanto para pessoas com DP, é a caminhada nórdica (CN) que utiliza dois bastões durante a locomoção[9,25,29,37]. A CN acarreta mudanças mecânicas como o aumento do comprimento de passo, que resulta em uma marcha mais rápida, uma menor variabilidade do comprimento de passo e um menor tempo de contato no duplo apoio[25,33,38,39]. Além disso, ocorrem mudanças nos padrões de ativação muscular, como a maior ativação dos músculos dos membros superiores, causada pelo movimento contralateral e preensão gerada no bastão[40,41].

A CN proporciona um efeito potencialmente positivo das respostas funcionais gerais devido à maior complexidade da tarefa de caminhar com bastões, assim sendo um exercício de dupla-tarefa[42,43]. O uso dos bastões aumenta a complexidade do movimento e induz um incremento na atividade do córtex frontal para controlar o movimento da marcha[25,44]. Quando distraídas, as pessoas com DP, tem uma propensão de não manter o padrão de marcha e a CN faz com que essa atenção ao movimento seja mais direcionada pela exigência da execução da técnica apresentada na Tabela 3[38,39].

TABELA 3   Técnica da caminhada nórdica – método *locomotion*

1. Olhar para o horizonte
2. Priorizar a postura ereta, semiflexão ou flexão de tronco, de acordo com os níveis 1, 2 e 3 de treinamento, respectivamente
3. Abdômen contraído para manter a postura
4. Os bastões e os braços devem movimentar-se contrários às pernas
5. Os bastões devem ser posicionados na diagonal
6. Princípio fundamental: segurar, impulsionar (aplicar força 1, 2, 3 contra o solo) e soltar os bastões
7. Quando a mão passar ao nível do quadril, elas devem abrir-se para facilitar o movimento do bastão retornar à frente
8. Fazer de forma "exagerada" a dissociação das cinturas escapular e pélvica
9. Coordenar braços e pernas de forma contrária
10. O posicionamento do pé deve se iniciar pelo calcanhar, realizar um rolamento completo até a retirada dele do solo pelas pontas dos dedos
11. Realizar as demais etapas priorizando um maior comprimento da passada. E assim realizando a técnica completa

Todos esses benefícios geram uma maior confiança durante a caminhada para as pessoas com DP, que podem utilizar os bastões como um programa de exercícios físicos e até mesmo no seu dia a dia e, ao mesmo tempo, o desenho moderno e esportivo dos bastões motiva a prática do exercício físico regular. De fato, estudos de intervenção de CN em pessoas com DP tem mostrado resultados satisfatórios na mobilidade funcional, no equilíbrio, no estágio da doença, na força muscular, na capacidade aeróbia e na qualidade de vida[20,25,29,33,38,43-45].

A técnica da CN é específica e necessita de um período de aprendizado (Figura 4). De forma muito simplificada, existem alguns passos que devem ser seguidos para iniciar a prática da CN. Esse passo a passo está descrito na Tabela 3, com uma metodologia pedagógica (palavras-chave para cada etapa da técnica) que facilitará o aprendizado[39].

Alguns cuidados devem ser tomados na hora de adquirir os bastões, segundo a Original Nordic Walking Federation (ONWF)[1]. O tamanho do bastão é individual, uma referência utilizada é a luvinha do bastão, que deve estar na direção da cicatriz umbilical, outra forma de saber a altura correta do bastão é multiplicar a estatura da pessoa por 0,68[20,39]. Outro cuidado que deve ser tomado durante a técnica é manter os braços semiflexionados, pois um treino longo pode causar lesões nas articulações do cotovelo e punho.

E qual a intensidade ideal para o exercício?

Para determinar a organização do treinamento físico ou do programa terapêutico, o profissional pode se deter no Princípio FITT-VP, como mostra a Figura 5.

E como escolher a intensidade fisiológica ideal para se treinar em indivíduos com doença de Parkinson? Em relação à intensidade de treinamento, recentemente, alguns estudos demonstraram que exercícios de curta duração e alta intensidade parecem ser uma nova alternativa de terapia física para as pessoas com déficits neurológicos "não desmielinizantes"[35,46,47].

Uma única sessão de exercício cardiovascular em alta intensidade realizado imediatamente após uma tarefa motora promove mudanças

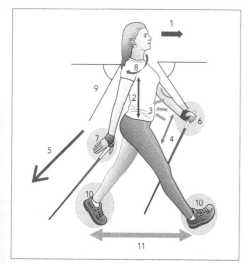

FIGURA 4 Figura ilustrativa da técnica da caminhada nórdica

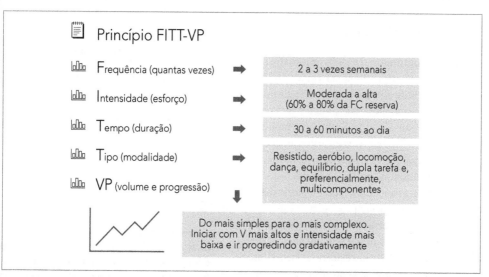

FIGURA 5 Planejamento do treinamento físico para pessoas com DP a partir do princípio FITT-VP.

na neuroplasticidade do córtex motor e facilita o aprendizado motor em pessoas saudáveis e em indivíduos com acidente vascular cerebral, com um potencial de aceleração de recuperação motora[48]. Isso pode ser explicado porque exercícios em altas intensidades (entre 60 a 80% da frequência cardíaca máxima predita pela idade), podem desencadear um aumento endógeno de fatores neurotróficos, bem como de neurotransmissores como a dopamina e a serotonina[25,35].

Um recente estudo sugere o *sprint* (corrida de velocidade) como uma nova possibilidade de reabilitação em treinamentos de curta duração e alta intensidade para essa população. Esse tipo de corrida pode ser um estímulo para promover adaptações neurais e musculares, como força, potência e velocidade[49]. Outro ponto importante é que o exercício de *sprint* possui uma estimulação rítmica que poderia modificar o padrão de ativação muscular das pessoas com DP, tornando-as mais próximas de pessoas saudáveis[47]. Como frequência, sugerimos uma progressão de *sprint* em cada sessão de CN para o aumento da intensidade e a medida que o aluno com DP vai se adaptando, sugere-se aumentar para 2 vezes na semana com protocolos de 2 a 3 repetições de corrida em um curto espaço (entre 10 e 20 metros) com intervalos de 5 minutos ou até o aluno sentir-se confortável para realizar novamente o *sprint*[47].

CONSIDERAÇÕES FINAIS

A DP é multifatorial e polissintomática. É necessário que o profissional da saúde conheça a fisiopatologia da doença, bem como seus principais sintomas motores e não motores para uma intervenção mais eficiente. Entretanto, mais do que conhecer a doença, é necessário conhecer o ser humano que recebe o diagnóstico. Portanto, faz-se necessário uma avaliação biopsicossocial para entender a funcionalidade e a partir disso planejar o mais adequado programa de exercício físico. É importante levar em consideração o gosto do cliente e pensar nesse treinamento a partir do princípio FITT-VP e nas evidências científicas. Treinamento de caminhada nórdica e a progressão da intensidade para o uso do *sprint* nas sessões parecem ser ótimas ferramentas e opções de reabilitação não farmacológica para a DP.

Dicas práticas para casos clínicos

Caso clínico

Paciente com o diagnóstico de doença de Parkinson idiopática, 68 anos de idade, caucasiano, divorciado, dentista aposentado. Relata falta de sono, sente uma forte dor no braço direito, e apresenta déficit de equilíbrio e congelamento da marcha. Toma levodopa 3 vezes ao dia, relata fraqueza nas pernas e sente que seu humor varia ao longo do dia. Quando está nervoso a sua perna direita começa a tremer.

Orientações práticas para quadros clínicos semelhantes

Agende uma avaliação para uma anamnese mais detalhada. Reserve 1:30 h de tempo e preferencialmente no melhor horário da fase "*on*" (pergunte qual horário ele se sente como menos sintomas).

Explique que você precisa avaliar como está a sua função cognitiva, seu humor e seu sono (ver as respectivas escalas na tabela de testes funcionais).

Avalie seu estadiamento da doença e os sintomas motores por meio das escalas UPDRS e H&Y.

Se ele não estiver muito cansado, você pode avaliar o equilíbrio, a velocidade de marcha e a força dos membros inferiores.

Fale ao seu cliente que você organizará um programa de exercícios baseado na necessidade dele. Pergunte o que mais lhe incomoda em relação ao Parkinson e investigue os seus gostos e preferências de atividades físicas.

Faça um monitoramento das sessões e não esqueça de reavaliá-lo após 6 e 12 semanas (nas quais acontecem as primeiras mudanças funcionais).

REFERÊNCIAS BIBLIOGRÁFICAS

1. Cadore EL, Rodríguez-Mañas L, Sinclair A, Izquierdo M. Effects of different exercise interventions on risk of falls, gait ability, and balance in physically frail older adults: a systematic review. Rejuvenation Res. 2013;16(2):105-14.

2. Apóstolo J, Cooke R, Bobrowicz-Campos E, Santana S, Marcucci M, Cano A, et al. Effectiveness of interventions to prevent pre-frailty and frailty progression in older adults: a systematic review. JBI Database Syst Rev Implement Reports. 2018;16(1):140-232.

3. Doszhanova G, Abduldayeva A, Dosmambetova K. Aging biomarkers for evaluating the life style quality of elderly and senile people. Iran J Public Health. 2018;47(5):757-8.

4. Schuch FB, Vancampfort D, Rosenbaum S, Richards J, Ward PB, Veronese N, et al. Exercise for depression in older adults: a meta-analysis of randomized controlled trials adjusting for publication bias. Rev Bras Psiquiatr. 2016;38(3):247-54.

5. Marras C, Canning CG, Goldman SM. Environment, lifestyle, and Parkinson's disease: Implications for prevention in the next decade. New Jersey: John Wiley and Sons; 2019. p. 801-11.

6. Poewe W, Seppi K, Tanner CM, Halliday GM, Brundin P, Volkmann J, et al. Parkinson disease. Nat Rev Dis Prim. 2017;3(1):1-21.

7. Instituto Brasileiro de Geografia e Estatística (IBGE). Síntese de indicadores sociais. Vol. 39, I. 2016. p. 1-63.

8. Capato TT da C, Domingos JMM, Almeida LRS de. Diretriz Europeia de Fisioterapia para a doença de Parkinson: desenvolvida por vinte associações profissionais europeias e adaptada para português europeu e do Brasil. São Paulo: Omnifarma; 2015. 204p.

9. Mak MKY, Wong-Yu ISK. Exercise for Parkinson's disease. In: International Review of Neurobiology. Academic Press; 2019. p. 1-44.

10. Poly TN, Islam MM, Walther BA, Yang HC, Nguyen PA, Huang CW, et al. Exploring the association between statin use and the risk of Parkinson's disease: a meta-analysis of observational studies. Neuroepidemiology. 2017;49:142-51.

11. Olchik MR, Ayres A, Ghisi M, Schuh AFS, Rieder CRM. Impacto da performance cognitiva na qualidade de vida de indivíduos com doença de Parkinson. Dement e Neuropsychol. 2016;10(4):303-9.

12. Jankovic J. Parkinson's disease: clinical features and diagnosis. J Neurol Neurosurg Psychiatry. 2008;79(4):368-76.

13. Calabresi P, Standaert DG. Dystonia and levodopa-induced dyskinesias in Parkinson's disease: Is there a connection? Neurobiol Dis. 2019;132:104579.

14. Scalzo PL, Nova IC, Perracini MR, Sacramento DRC, Cardoso F, Ferraz HB, et al. Validation of the Brazilian version of the berg balance scale for patients with Parkinson's disease. Arq Neuropsiquiatr. 2009; 67(3 B):831-5.

15. Nagano-Saito A, Martinu K, Monchi O. Function of basal ganglia in bridging cognitive and motor modules to perform an action. Front Neurosci. 2014; 8(8):1-12.

16. Alberts JL, Phillips M, Lowe MJ, Frankemolle A, Thota A, Beall EB, et al. Cortical and motor responses to acute forced exercise in Parkinson's disease. Park Relat Disord. 2016;24.

17. Ramaswamy B, Jones J, Carroll C. Exercise for people with Parkinson's: a practical approach. Pr Neurol. 2018;0:1-8.

18. Tuon T, Valvassori SS, Dal Pont GC, Paganini CS, Pozzi BG, Luciano TF, et al. Physical training prevents depressive symptoms and a decrease in brain-derived neurotrophic factor in Parkinson's disease. Brain Res Bull. 2014;108:106-12.

19. Tillmann AC, Andrade A, Swarowsky A, Guimarães ACDA. Brazilian samba protocol for individuals with Parkinson's disease: a clinical non-randomized study. JMIR Res Protoc. 2017;4;6(7):e129.

20. Passos-Monteiro EB, Schuch FT, Franzoni LR, Carvalho AA, Gomeñuka N, Becker M, et al. Nordic walking and free walking improve the quality of life, cognitive function, and depressive symptoms in individuals with Parkinson's disease: a randomized clinical trial. J Funct Morphol Kinesiol. 2020;5(4):82.

21. Palma JA, Kaufmann H. Treatment of autonomic dysfunction in Parkinson disease and other synucleinopathies. Mov Disord. 2018;33(3):372-90.

22. Özcan T, Benli E, Demir EY, Özer F, Kaya Y, Haytan CE. The relation of sexual dysfunction to depression and anxiety in patients with Parkinson's disease. Acta Neuropsychiatr. 2014;27(1):33-7.

23. Falvo MJ, Schilling BK, Earhart GM. Parkinson's disease and resistive exercise: rationale, review, and recommendations. Mov Disord. 2008,23(11):1-11.

24. Carpenter MG, Allum JHJ, Honegger F, Adkin AL, Bloem BR. Postural abnormalities to multidirectional stance perturbations in Parkinson's disease. J Neurol Neurosurg Psychiatry. 2004;75(9):1245-54.

25. Monteiro EP, Franzoni LT, Cubillos DM, de Oliveira Fagundes A, Carvalho AR, Oliveira HB, et al. Effects of Nordic walking training on functional parameters in Parkinson's disease: a randomized controlled clinical trial. Scand J Med Sci Sport. 2017;27(3).

26. dos Santos Delabary M, Komeroski IG, Monteiro EP, Costa RR, Haas AN. Effects of dance practice on functional mobility, motor symptoms and quality of life in people with Parkinson's disease: a systematic review with meta-analysis. Aging Clin Exp Res. 2018;30(7).

27. Artigas NR, Franco C, Leão P, Rieder CRM. Instabilidade postural e quedas são mais frequentes em pacientes com doença de Parkinson com pior mobilidade de tronco. Arq Neuropsiquiatr. 2016;74(7):519-23.

28. Peyré-Tartaruga L, Monteiro E. A new integrative approach to evaluate pathological gait: locomotor rehabilitation index. Clin Transl Degener Dis. 2016;1(2):86-90.

29. Zanardi APJ, Martinez FG, da Silva ES, Casal MZ, Martins VF, Passos-Monteiro E, et al. Effects of nordicwalking on gait symmetry in mild Parkinson's disease. Symmetry (Basel). 2019;11(12):1-10.

30. Pinto C, Pagnussat AS, Rozin Kleiner AF, Marchese RR, Salazar AP, Rieder CRM, et al. Automated mechanical peripheral stimulation improves gait parameters in subjects with Parkinson disease and freezing of gait: a randomized clinical trial. Am J Phys Med Rehabil. 2018;97(6):383-9.

31. Monteiro EP, Wild LB, Martinez FG, Pagnussat ADS, Peyré Tartaruga LA. Biomechanical aspects of locomotion people with Parkinson's disease: review study. Rev Bras Ciências do Esporte. 2017;39(4).

32. Dietz V, Zijlstra W, Prokop T, Berger W. Leg muscle activation during gait in Parkinson's disease: adaptation and interlimb coordination. Electroencephalogr Clin Neurophysiol. 1995;97(6):408-15.

33. Dipaola M, Pavan EE, Cattaneo A, Frazzitta G, Pezzoli G, Cavallari P, et al. Mechanical energy recovery during walking in patients with Parkinson disease. PLoS One [Internet]. 2016;11(6):8-10.

34. Flach A, Jaegers L, Krieger M, Bixler E, Kelly P, Weiss EP, et al. Endurance exercise improves function in individuals with Parkinson's disease: a meta-analysis. Neurosci Lett. 2017;659:115-9.

35. Alberts JL, Linder SM, Penko AL, Lowe MJ, Phillips M. It is not about the bike, it is about the pedaling: Forced exercise and Parkinson's disease. Exerc Sport Sci Rev. 2011;39(4):177-86.

36. Marinho MS, Chaves P de M, Tarabal T de O, Marinho MS, Chaves P de M, Tarabal T de O. Dupla-tarefa na doença de Parkinson: uma revisão sistemática de ensaios clínicos aleatorizados. Rev Bras Geriatr e Gerontol. 2014;17(1):191-9.

37. Rocha PA, Clelland JMc, Morris ME. Complementary physical therapies for movement disorders in Parkinson's disease: a systematic review. Eur J Phys Rehabil Med. 2015;51(6):693-704.

38. Reuter I, Mehnert S, Leone P, Kaps M, Oechsner M, Engelhardt M. Effects of a flexibility and relaxation programme, walking, and nordic walking on Parkinson's disease. J Aging Res. 2011;2011:232473.

39. Arcila DMC, Monteiro EP, Gomeñuka NA, Peyré-Tartaruga LA. Metodologia e didática pedagógica aplicada ao ensino da caminhada nórdica e livre para pessoas com doença de Parkinson I. Cad Formação RBCE. 2017;(2):72-83.

40. Pellegrini B, Peyré-Tartaruga LA, Zoppirolli C, Bortolan L, Bacchi E, Figard-Fabre H, et al. Exploring muscle activation during nordic walking: A comparison between conventional and uphill walking. PLoS One. 2015;10(9):e0138906.

41. Boccia G, Zoppirolli C, Bortolan L, Schena F, Pellegrini B. Shared and task-specific muscle synergies of Nordic walking and conventional walking. Scand J Med Sci Sport. 2018;28(3):905-18.

42. Wild LB, De Lima DB, Balardin JB, Rizzi L, Giacobbo BL, Oliveira HB, et al. Characterization of cognitive and motor performance during dual-tasking in healthy older adults and patients with Parkinson's disease. J Neurol. 2013;269(2):580-9.

43. Cugusi L, Manca A, Dragone D, Deriu F, Solla P, Secci C, et al. Nordic walking for the management of people with Parkinson disease: a systematic review. PM R. 2017;9(11):1157-1166.

44. Franzoni L, Monteiro E, Oliveira H, da Rosa R, Costa R, Rieder C, et al. A 9-week nordic and free walking improve postural balance in Parkinson's disease. Sport Med Int Open. 2018;02(01):E28-34.

45. Warlop T, Detrembleur C, Buxes Lopez M, Crevecoeur F, Bollens B, Stoquart G, Jeanjean A, et al. Nordic walking can improve dynamic stability of human gait in Parkinson disease. Ann Phys Rehabil Med. 2015;58(1):73.

46. Fiorelli CM, Ciolac EG, Simieli L, Silva FA, Fernandes B, Christofoletti G, et al. Differential acute effect of high-intensity interval or continuous moderate exercise on cognition in individuals with Parkinson's disease. J Phys Act Heal. 2019;1-8.

47. Passos-Monteiro E, Peyré-Tartaruga LA, Zanardi APJ, da Silva ES, Jimenez-Reyes P, Morin JB, et al. Sprint exercise for subjects with mild-to-moderate Parkinson's disease: feasibility and biomechanical outputs. Clin Biomech. 2020;72:69-76.

48. Nepveu J-F, Thiel A, Tang A, Fung J, Lundbye-Jensen J, Boyd LA, et al. A single bout of high-intensity interval training improves motor skill retention in individuals with stroke. Neurorehabil Neural Repair. 2017;31(8):726-35.

49. Morin JB, Samozino P. Interpreting power-force-velocity profiles for individualized and specific training. Int J Sports Physiol Perform. 2016;11(2):267-72.

PARTE III

NUTRIÇÃO

CAPÍTULO 11

Introdução à psiquiatria nutricional

Tetyana Rocks
Gina Howland
Anu Ruusunen
Genevieve Moseley
Felice Jacka

Objetivos do capítulo

- Mostrar que a psiquiatria nutricional é um novo campo de pesquisa e prática clínica que lança mão do potencial terapêutico da dieta para prevenção e tratamento de transtornos mentais.
- Apresentar evidências epidemiológicas que sugerem que dietas de melhor qualidade estão associadas a melhores resultados para a saúde mental, independentemente do nível socioeconômico, do peso corporal e de outros comportamentos de saúde.
- Mostrar que as modificações dietéticas podem funcionar como tratamentos adjuvantes eficazes e altamente econômicos para problemas de saúde mental, como a depressão.
- Justificar a tradução das abordagens da psiquiatria nutricional em políticas públicas e na prática clínica; isso depende de integração e da reforma dos sistemas atuais.
- Apresentar as dietas terapêuticas baseadas em evidências na área da saúde mental, compreendendo dietas de alimentos integrais com base na volumosa ingestão de alimentos vegetais, como verduras, frutas, grãos integrais, legumes, nozes e sementes; ingestão moderada de proteínas de alta qualidade, aí incluídos frutos do mar e carnes magras; e ingestão de gorduras saudáveis. Essas dietas também propõem baixo consumo de alimentos industrializados e ultraprocessados.
- Apresentar os princípios das abordagens individualizadas no tratamento dietético na área da saúde mental, estruturados de modo a alcançar as barreiras externas e internas que se contrapõem à mudança de comportamentos relacionados à alimentação, como falta de conhecimento, de habilidades e/ou de apoio.
- Discutir dietas especiais e personalizadas como possível opção para o tratamento de doenças mentais; contudo, há necessidade de mais pesquisas para confirmação da segurança e eficácia do seu uso

Questões orientadoras

- Quais são as evidências atualmente existentes para o uso da dieta na prevenção e tratamento dos transtornos mentais?
- Quais são os princípios e desafios mais importantes na implementação dos cuidados dietéticos na prática profissional?
- Que estratégias práticas podem ser usadas para abordar as barreiras ao tratamento e ajudar a melhorar a dieta?
- Há evidências em favor do uso de psicobióticos e de dietas especiais nos cuidados psiquiátricos?

INTRODUÇÃO

O campo em rápido desenvolvimento da psiquiatria nutricional concentra-se no potencial papel da dieta na saúde mental e cerebral[1,2]. A importância da nutrição para a saúde física já ficou devidamente estabelecida; no entanto, o acúmulo de evidências obtidas por uma série de estudos epidemiológicos, pré-clínicos e clínicos sugere enfaticamente que os hábitos alimentares também têm importância substancial para a saúde mental e cerebral. Esse entendimento oferece caminhos novos e promissores para a prevenção e tratamento de transtornos mentais, particularmente os transtornos comuns – depressão e ansiedade – que constituem sistematicamente uma das principais causas de incapacidade global[3]. Os tratamentos adjuvantes baseados na dieta oferecem abordagens complementares altamente econômicas ao controle da sintomatologia mental e também servem de reforço para o combate aos problemas crônicos da saúde física, que tão comumente se apresentam como comorbidades em pessoas com problemas de saúde mental[4]. Além de examinar o papel potencial de cada nutriente considerado individualmente, a psiquiatria nutricional concentra-se na dieta como um todo, e foram obtidas evidências sobre o impacto que os padrões alimentares em geral podem ter sobre o humor, o comportamento e a cognição[1,2]. Este capítulo apresenta a psiquiatria nutricional, descreve as evidências atualmente disponíveis sobre a ligação entre dieta e saúde mental, destaca as barreiras para a transferência do conhecimento e resume as recomendações para a orientação da prática clínica.

QUAIS SÃO AS EVIDÊNCIAS?

Evidências observacionais – ligações independentes estabelecidas

Muitos estudos epidemiológicos de grande porte já foram publicados em diversos países que demonstraram associações transversais e prospectivas entre os padrões dietéticos e a presença ou risco de depressão, em particular; esses estudos estão representados em várias metanálises[4-6]. É digno de nota o estabelecimento de relações diretas entre a qualidade das dietas consumidas e os resultados mentais e cognitivos em diferentes grupos etários e culturas[7,8]. Além disso, foi consistentemente observada a existência de relações dieta-saúde mental, independentemente de outros fatores de risco importantes, como outros comportamentos que afetam a saúde (p. ex., fumar ou praticar exercícios), peso corporal e fatores econômicos, sociais e familiares[2]. Essas evidências observacionais consistentes se fundamentam em uma série de medidas dietéticas que abrangem ampla gama de dietas tradicionais de muitas culturas diferentes; no entanto, a redução geral do risco de depressão está consistentemente associada a padrões dietéticos saudáveis, isto é, grande consumo de alimentos à base de vegetais minimamente processados (p. ex., frutas, verduras, grãos integrais, legumes, nozes e sementes); ingestão moderada de carnes magras e laticínios; e baixa ingestão de alimentos ultraprocessados[1,8,9].

Pesquisa intervencional – um campo em rápido crescimento

As evidências clínicas em psiquiatria nutricional vêm crescendo, e o primeiro estudo clínico randomizado e de intervenção foi o SMILES, com duração de 12 semanas, publicado em 2017. Nele, os autores usaram uma dieta mediterrânea modificada como tratamento adjuvante para pessoas com depressão clínica moderada a grave[10,11]. O estudo foi realizado com base em 67 adultos de meia-idade, aleatoriamente distribuídos em grupos que consistiam em aconselhamento dietético individual *versus* grupo de apoio social, que utilizou um "protocolo de criação de laços de amizade" com uma intensidade semelhante de interação social. Os resultados do SMILES revelaram que a modificação do consumo de alimentos com o aumento na ingestão de vegetais, frutas, grãos, legumes e outros alimentos integrais minimamente processados e a redução do consumo de alimentos altamente processados foi tratamento eficaz para a depressão maior clinicamente diagnosticada, e 32% dos participantes do grupo de tratamento dietético atingiram os critérios de remissão ao final do estudo.[10,11] Uma avaliação econômica formal do estudo SMILES sugeriu que houve uma economia média nas despesas de aproximadamente 3 mil dólares australianos por participante (durante o estudo), com base no uso reduzido dos recursos e no menor tempo perdido por ausência profissional[12].

Os resultados do HELFIMED, o estudo seguinte, tomaram por base as evidências do estudo SMILES para o tratamento da depressão com modificação dietética[5]. Mas, ao contrário do estudo SMILES, o HELFIMED investigou uma abordagem baseada em um grupo que se concentrou em melhorar as habilidades alimentares e em promover uma dieta de estilo mediterrâneo, combinada com suplementação de ômega-3, em 152 adultos com depressão diagnosticada e autorrelatada. Os participantes do HELFIMED foram alocados em grupos dietéticos ou de apoio social. O grupo dietético demonstrou redução significativa nos sintomas depressivos e melhora na qualidade de vida *versus* grupo de apoio social, tanto nos três meses de tratamento quanto ao longo do acompanhamento, realizado seis meses após o início do estudo. Em comum com o estudo SMILES, uma avaliação econômica considerou que a intervenção dietética foi altamente econômica[13].

Outro estudo recente com um grupo de adultos jovens demonstrou que mesmo uma breve intervenção dietética de três semanas pode ser eficaz na redução de sintomas aumentados de depressão[14]. O estudo contou com 101 participantes cuja dieta era habitualmente pobre, e que foram alocados para um grupo de intervenção dietética que consistia em assistir um pequeno vídeo com instruções do nutricionista do estudo *versus* um grupo de controle que foi instruído a seguir sua dieta habitual. Analogamente aos estudos SMILES e HELFIMED, os participantes do grupo de intervenção foram aconselhados a aumentar o consumo de vegetais, frutas, grãos integrais e proteína magra, além de laticínios, nozes e sementes, azeite e especiarias; e a diminuir o consumo de alimentos e bebidas altamente processados. Os autores do estudo relataram boa adesão alimentar (avaliada por autorrelato e espectrofotometria), em que o grupo de intervenção dietética apresentou sintomas de depressão significativamente menos intensos em comparação com o grupo controle ao final do estudo de três semanas e no acompanhamento de três meses[14]. Nos estudos revisados, basicamente as melhoras dietéticas tinham correlação positiva com melhores resultados para a saúde mental, tendo sido observadas relações claras de dose-resposta em todas as três intervenções.

Finalmente, os resultados desses estudos foram corroborados por dados metanalíticos obtidos de 16 estudos que envolveram 45.826 participantes. Esses dados demonstraram que as intervenções dietéticas diminuem significativamente os sintomas de depressão em ambos os gêneros (g = 0,275, p = 0,002). Curiosamente, as análises secundárias identificaram que a abordagem dietética demonstrou maior eficácia na redução da sintomatologia da depressão e da ansiedade em mulheres e que as intervenções orientadas por nutricionistas foram mais eficazes[4].

De fato, foi sugerido que o envolvimento de profissionais credenciados na área da nutrição, como os nutricionistas, é estratégia essencial para o combate das comorbidades físicas significativas que costumam acompanhar os transtornos de saúde mental, com impacto substancial tanto na qualidade quanto na expectativa de vida. Já ficou devidamente estabelecido que pessoas com doenças mentais graves têm maior risco de sofrer de doenças cardiovasculares e metabólicas. Por outro lado, também foi constatado que, em muitos casos, a expectativa de vida desses indivíduos sofre encurtamento de décadas, em comparação com a população em geral[15]. Intervenções nutricionais conduzidas por nutricionistas que promovem a aquisição de conhecimentos e de habilidades se revelaram capazes de mudar positivamente comportamentos alimentares e de obter melhoras significativas nos resultados metabólicos, inclusive com redução do peso corporal e da circunferência abdominal, além da diminuição dos níveis glicêmicos[6,16]. Portanto, o envolvimento de especialistas (p. ex., dieticistas ou nutricionistas credenciados) já a partir das fases iniciais do tratamento é uma medida essencial para que se possa fazer um controle eficaz dos problemas de saúde física nessa população.

Embora os dados epidemiológicos e experimentais em psiquiatria nutricional sejam animadores, esses devem ser discutidos com cautela em função das conhecidas limitações da pesquisa nutricional. Se, por exemplo, as evidências para o uso da atividade física como meta, tanto na prevenção quanto no tratamento de transtornos mentais, já ficaram devidamente estabelecidas, as limitações são maiores no caso da abordagem nutricional, por ser um campo de pesquisa muito mais recente[17]. Em particular, embora os resultados dos estudos epidemiológicos sejam convincentes, não se pode estabelecer a causalidade com base em pesquisas observacionais. Por outro lado, até a presente data as intervenções dietéticas são também numericamente limitadas; além disso, existem limitações metodológicas significativas, como a falta de uma estratégia bem estabelecida para fazer estudos duplo-cegos, implicando necessidade de mais pesquisas. Os futuros estudos devem ser direcionados para resolver essas limitações, com a finalidade da obtenção das evidências tão necessárias nesse campo. Um dos imperativos mais importantes é entender os mecanismos de ação. Evidências novas, obtidas de várias fontes, estão lançando luz sobre esse tópico, mas ainda há necessidade de um número muito maior de estudos que coletem e examinem biomarcadores e dados relacionados, objetivando esclarecer as vias e processos pelos quais a dieta exerce seus efeitos na saúde mental e cerebral.

TRADUZINDO EVIDÊNCIAS EM PRÁTICA – QUAIS SÃO OS OBSTÁCULOS?

Globalmente, uma dieta não ideal é o principal fator de risco para morbidade e mortalidade, principalmente em função de seu impacto nas doenças crônicas, ao mesmo tempo em que as doenças mentais são responsáveis por 10% da carga global de doenças[3,18]. Assim, a aplicação dos achados das pesquisas em psiquiatria nutricional para a prática apresenta uma oportunidade para que sejam simultaneamente abordados esses desafios para a saúde. A sua implementação dependerá da integração e da reformulação de programas e políticas em todos os níveis dos sistemas de saúde: desde as lideranças internacionais e governos até os sistemas nacionais de saúde, modelos de serviço comunitário e prática clínica[3].

Dieta e nutrição não são atualmente reconhecidas por organizações internacionais de saúde como determinantes da saúde mental, reforçando o isolamento dos transtornos mentais das doenças físicas no cenário mundial da saúde[3]. Apesar das evidências crescentes em ambientes clínicos, há carência de dados intervencionais em larga escala e de longo prazo sobre a eficácia e o custo-benefício da integração da nutrição nas estruturas de saúde mental e do atendimento primário[2]. Esses dados são importantes para a promoção da inclusão da nutrição na agenda global de saúde mental.

Atualmente, as respostas dos sistemas nacionais de saúde à saúde mental são ineficazes, havendo poucos recursos e financiamentos. Nota-se um desequilíbrio entre o ônus representado pelas doenças e as despesas com a saúde, lacunas inaceitavelmente altas no tratamento e um acesso precário a cuidados de qualidade[3,19,20]. Por exemplo, nas Américas, a saúde mental respondeu por apenas 2,4% das despesas dos governos com a saúde, e em grande parte tais gastos foram destinados aos hospitais[19]. Aumentar o financiamento da saúde mental, alocar efetivamente fundos para serviços comunitários e integrar a saúde mental em modelos colaborativos de atendimento primário a várias morbidades são medidas reconhecidas como próximos passos importantes[3,20]. No entanto, essas propostas negligenciam uma oportunidade para a ação nutricional que atenda ao duplo ônus representado pelos problemas de saúde física e mental.

A Organização Mundial da Saúde estima que a depressão e a ansiedade custam anualmente um trilhão de dólares à economia global, em decorrência da perda de produtividade[21]. Embora as intervenções que melhoram a qualidade da dieta e a saúde mental possam representar economia para o indivíduo, é importante que seja feita uma modelagem de dados que estime o impacto econômico (nacional e global) representado pela melhoria da saúde mental por meio de intervenções dietéticas, para que tal impacto possa ser demonstrado em grande escala[3]. Muitos países estabeleceram modelos de cuidados crônicos colaborativos públicos e/ou privados para problemas da saúde mental, com integração de inúmeros profissionais e serviços de saúde[3]. A implantação da nutrição e da avaliação dietética nesses modelos de cuidados, com o apoio de financiamentos para as alterações nos serviços, proporciona uma oportunidade para a intervenção clínica. Tais medidas possibilitarão o acesso dos pacientes aos serviços especializados de nutrição, além da terapia psicológica e do apoio comunitário.

A alteração dos modelos de serviços exige mudanças nas alocações de financiamento e treinamento da força de trabalho da saúde. Há escassez de profissionais não especializados, não médicos, e comunitários treinados em saúde mental[22]. Juntamente com a melhora dessa força de trabalho, justifica-se a busca de diversificação, com o objetivo de envolver nutricionistas e treinar médicos, enfermeiros, profissionais paramédicos e trabalhadores de apoio na aplicação da psiquiatria nutricional. Um importante primeiro passo – urgentemente necessário – é a educação dos médicos de família e psiquiatras em nutrição prática, além de um aprimoramento dos currículos das faculdades de me-

dicina, nas quais já foi identificada a falta de treinamento em nutrição[23]. Apenas como um exemplo: na Austrália, apenas 3-4% das consultas de medicina familiar discutem nutrição, enquanto a saúde mental é o problema mais presente no dia a dia desses profissionais[24,25].

Para que se faça uma abordagem global à psiquiatria nutricional, é essencial a identificação das diferenças regionais e nacionais nos encargos de saúde mental, sistemas de saúde, modelos de financiamento, sistemas alimentares e padrões nutricionais que requeiram abordagens diferenciadas e flexíveis, para que sejam atendidas as necessidades específicas das comunidades. Para que sejam melhorados os comportamentos e atitudes nutricionais em apoio à saúde mental, a mudança na prática clínica deve vir acompanhada por reformas na distribuição da força de trabalho, educação e treinamento, e nas políticas do governo para a boa alimentação (p. ex., limitação do *marketing* e dos subsídios para produtores de alimentos não saudáveis; e mensagens de saúde pública).

IMPLEMENTAÇÃO EM AMBIENTES CLÍNICOS – USO DA PSIQUIATRIA NUTRICIONAL NA PRÁTICA

Recomendações para uma alimentação saudável

Apesar dessas limitações nas políticas globais, vêm surgindo esforços que objetivam implementar intervenções no estilo de vida com o uso de componentes dietéticos, como uma forma de abordar a conhecida associação entre doença mental grave e uma dieta pouco saudável[26,27]. As intervenções alimentares procuram abordar os processos fisiopatológicos subjacentes às doenças, incluindo a disfunção do eixo hipófise-hipotálamo-adrenal, processos inflamatórios, desvios do fator neurotrófico derivado do cérebro, variâncias do microbioma e alterações mitocondriais[1,28]. Além do papel mais geral do psiquiatra na promoção e intervenção para uma dieta saudável de seu paciente, a American Psychiatric Association recomenda aconselhamento nutricional e de atividade física para todos os pacientes que estejam com sobrepeso ou obesos, e em particular para aqueles cujo tratamento envolva medicação antipsicótica[27,29]. Por outro lado, o Royal Australian and New Zealand College of Psychiatrists recomenda a obtenção de uma dieta saudável (juntamente com a abordagem de outros fatores componentes do estilo de vida, como exercício, sono e uso indevido de substâncias) como a etapa inicial no tratamento do transtorno depressivo maior (TDM)[30]. Alguns programas de baixo custo, que apoiam o uso de dietas mais saudáveis e da atividade física, têm-se mostrado notavelmente benéficos para pessoas que iniciam o uso de antipsicóticos, atenuando parte significativa do seu impacto nos resultados metabólicos na maioria dos pacientes, o que ficou comprovado por mais de dois anos de acompanhamento[31].

Barreiras para uma alimentação saudável

Foram identificadas várias barreiras que se opõem a uma alimentação saudável: preço, hábitos diários, preferências, falta de tempo ou de força de vontade, opções limitadas em restaurantes e supermercados, nenhum apoio social e oposição social[33]. A antecipação da eficácia das intervenções e da satisfação gerada pela intervenção são barreiras extras percebidas para as intervenções na dieta[34]. Para pessoas portadoras de doença mental grave, essas barreiras estão presentes e ficam exacerbadas devido à natureza dos sintomas[27]. Por exemplo, algumas características entre pessoas que convivem com a esquizofrenia, como pouca habilidade de planejamento, déficit de atenção e fácil distração[16].

Tais déficits cognitivos fazem com que o paciente tenha comprometida sua capacidade de fazer orçamentos, preencher formulários e seguir uma lista de compras, entender informações nutricionais nos rótulos e implementar um plano de alimentação saudável[16,35]. Consequentemente, mesmo com conhecimento adequado

e com a intenção de seguir uma dieta saudável, a capacidade para atendimento desse objetivo fica diminuída para muitos pacientes com diagnóstico de esquizofrenia; por outro lado, a conveniência e o menor custo dos alimentos não saudáveis se tornam um posicionamento padrão[16,27]. Outro exemplo se relaciona aos baixos níveis de motivação e autoeficácia, e à anedonia, que muitas vezes se apresentam em pessoas com doenças mentais graves e dificultam a implementação de uma alimentação saudável[36,37].

A Figura 1 oferece um resumo ilustrado das barreiras internas e externas a uma alimentação saudável – específicas para a saúde mental grave.

Estratégias práticas

São quatro os princípios para ajudar a iniciar o tratamento, e a enfrentar as barreiras existentes. São componentes cruciais das consultas e avaliações iniciais: avaliar a atual dieta dos pacientes; sua vontade (prontidão) de mudar; as barreiras presentes para uma alimentação saudável; e seus conhecimentos e habilidades; todos constituindo a base para uma resposta satisfatória ao tratamento clínico[27,38]. Informações e recursos devem ser individualizados de acordo com as necessidades de cada paciente. Porém, um caminho comum para lidar com a lacuna de conhecimento existente serão: o enfoque na busca de uma melhor conscientização sobre a associação entre alimentação saudável e saúde mental; na educação com relação aos princípios básicos do que se entende por uma dieta saudável; e no fornecimento de recursos úteis[16,27]. Mesmo para pacientes que não estão prontos para fazer mudanças na dieta, a maior percepção do risco e a melhora da autoeficácia, em termos de mudanças na dieta, fazem parte do papel transformador do clínico[27,36]. Têm papel crucial ainda: a promoção da moderação; a mudança para alimentos saudáveis; o estabelecimento de metas; e as prescrições nutricionais[27,39,40]. A Figura 2 oferece uma visão geral, e um exemplo, de prescrições nutricionais[40].

Facilitar o encaminhamento para nutricionistas credenciados, profissionais de outras áreas e serviços de saúde, bem como a interligação do paciente com eventos da comunidade, também podem ajudar e melhorar o trabalho da equipe de atenção primária à saúde na promoção de uma alimentação saudável para seu cliente[16,27]. Esses princípios e suas estratégias fazem parte das abordagens da medicina de estilo de vida aplicadas à saúde mental, abrindo caminho para o avanço na psiquiatria. A Figura 3 ilustra um resumo gráfico.

NOVAS ORIENTAÇÕES NO TRATAMENTO: PSICOBIÓTICOS, DIETAS ESPECIAIS E NUTRIÇÃO PERSONALIZADA

Psicobióticos

O campo da psiquiatria nutricional está em constante evolução, e os esforços para tal estão voltados para a identificação de vias biológicas que interliguem dieta e saúde mental. Um crescente corpo de evidências corrobora a conexão bidirecional entre o intestino e o cérebro, conhecida como eixo intestino-cérebro (com participação dos microrganismos que povoam o interior do intestino). Atualmente, o eixo microbiota-intestino-cérebro é apontado como um dos principais responsáveis pela ligação entre a dieta e a saúde mental, e como base da psiquiatria nutricional[41]. A microbiota intestinal humana é essencial na saúde e na doença; contudo, ainda está por ser definida qual é a composição ideal de uma microbiota intestinal saudável. Em indivíduos com TDM foram observadas diversas alterações na composição da microbiota, quando comparada com as de indivíduos não deprimidos[42]. Vários fatores influenciam o tipo de microbiota intestinal, como: tipo de parto, idade, genética, medicamentos, fatores ambientais e ligados ao estilo de vida. Em particular, os efeitos da dieta podem ser dramáticos, tanto em termos de grandes mudanças na composição como na rapidez dos efeitos. Por exemplo, quan-

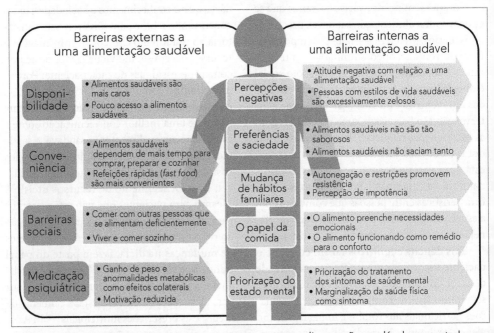

FIGURA 1 Resumo das barreiras externas e internas para uma alimentação saudável apresentadas por pessoas com doença mental grave. Fonte: adaptado de Ferron et al.[27].

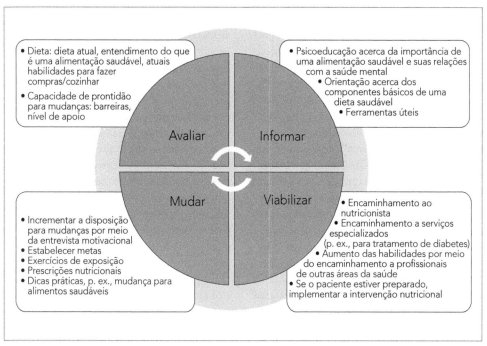

FIGURA 2   Visão geral das prescrições nutricionais. Fonte: adaptado de Sarris et al.[40].

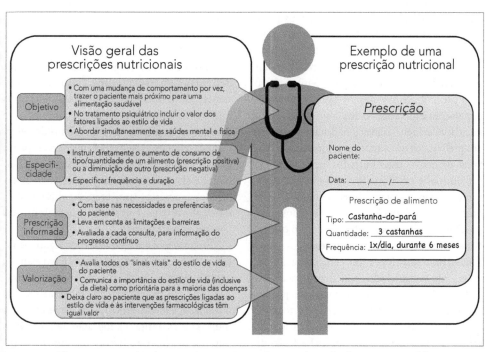

FIGURA 3   Alimentação saudável – estratégias práticas. Fonte: adaptado de J. Harris et al.[40].

do pessoas com dieta à base de vegetais ou de produtos animais trocam de dieta (de uma para a outra), observam-se mudanças substanciais na composição da microbiota intestinal dentro de 24 horas[43]. Assim, a qualidade e a composição da dieta são fundamentais na composição da microbiota intestinal e no funcionamento do eixo microbiota-intestino-cérebro.

O termo "psicobióticos" é frequentemente usado na descrição de substâncias que tenham por alvo a microbiota e que afetam a conexão bactéria-cérebro: como os probióticos (microrganismos vivos que, quando administrados em quantidades adequadas, conferem benefícios à saúde do hospedeiro) ou os prebióticos (compostos que podem ser utilizados pelos microrganismos do hospedeiro, conferindo benefícios para a saúde)[44]. O uso de probióticos foi sugerido como uma forma de aliviar os sintomas depressivos, especialmente em pacientes com TDM, e *Lactobacillus* e *Bifidobacterium* são candidatos potenciais para a promoção de efeitos psicobióticos. Com base em algumas evidências promissoras extraídas de metanálises recentes, infere-se que a suplementação com probióticos pode diminuir significativamente os sintomas depressivos, como intervenção adjuvante em indivíduos com depressão[45]. Contudo, as reduções nos sintomas de ansiedade em seguida à intervenção com probióticos não foram significativas em populações humanas. Além disso, ainda são limitadas as evidências relacionadas aos benefícios dos prebióticos nos sintomas psiquiátricos. Portanto, o possível uso futuro dos suplementos de probióticos e prebióticos como terapias adjuvantes para transtornos de saúde mental ainda precisa ser confirmado em novos estudos.

Outro dado importante vem com o conhecimento de que alimentos fermentados – que contêm bactérias vivas e seus componentes bioativos – são considerados benéficos para o hospedeiro. Os alimentos fermentados são produzidos pelo processo de fermentação microbiana, e a fermentação e os microrganismos ligados ao processo de fermentação, como as bactérias do ácido láctico – também consideradas probióticos

– foram associados a muitos benefícios para a saúde. Porém, pouco se sabe sobre o potencial benefício desses alimentos para a saúde mental[46]. Tradicionalmente, os alimentos fermentados têm sido parte importante da dieta de muitas culturas culinárias, abrangendo grupos alimentares essenciais, como os laticínios, produtos vegetais e cereais fermentados. Há necessidade de novos estudos clínicos que avaliem o potencial terapêutico de alimentos fermentados em transtornos psiquiátricos. Em teoria, alimentos fermentados, ricos em nutrientes e com características funcionais, podem alterar a fisiologia intestinal e afetar mecanismos biológicos relacionados à etiologia da depressão e da ansiedade[46]. Mas as evidências de benefícios dos alimentos fermentados para distúrbios como a depressão e a ansiedade ainda são escassas e insuficientes. Assim, é importante que venham a ser publicados estudos mais detalhados nessa área.

Dietas especiais

Há interesse crescente em modificações dietéticas, e em dietas específicas, como adjuvantes ao tratamento clínico de transtornos psiquiátricos; no entanto, as evidências ainda são limitadas. Por outro lado, algumas dietas especiais, definidas com base na eliminação de componentes alimentares específicos ou de grupos inteiros de alimentos (p. ex., dietas isentas de caseína ou de glúten) ou em regimes de determinada composição de macronutrientes (p. ex., dieta cetogênica com baixíssimo teor de carboidratos e alto teor de gordura) estão sendo investigadas em vários transtornos psiquiátricos, especialmente em transtornos mentais graves, como a esquizofrenia[47].

Embora tenham sido descritos alguns achados positivos em relatos de casos e em estudos abertos, há falta de estudos clínicos randomizados, que são urgentemente necessários. Por outro lado, e tendo em vista que dietas especiais muitas vezes limitam a ingestão de nutrientes importantes (como as fibras) e diminuem a variedade da dieta, tal opção pode ser deletéria para a microbiota intestinal em termos de mudanças na sua composição e da diminuição dos seus metabólitos benéficos (p. ex., ácidos graxos de cadeia curta)[48]. Tendo em vista a sugestão de que o eixo microbiota-intestino-cérebro é uma das principais vias na conexão entre dieta e saúde mental, é preciso cautela na implementação da eliminação de grupos alimentares, especialmente os ricos em fibras.

Nutrição personalizada

Apesar dos benefícios observados de uma dieta saudável caracterizada pelo grande consumo de vegetais, legumes, frutas, grãos integrais, peixes e gorduras de boa qualidade na saúde mental e física, talvez não existam recomendações dietéticas do tipo "tamanho único" para a prevenção de transtornos psiquiátricos ou tratamento adjuvante desses problemas. Portanto, os especialistas discutem cada vez mais sobre a necessidade de recomendações nutricionais personalizadas. Nutrição personalizada é descrita como um regime alimentar individualizado que pode levar em conta, por exemplo, a genética, o fenótipo e o metabolismo do indivíduo, a composição e funcionalidade da microbiota, fatores ambientais e contexto social, além de fatores ligados ao estilo de vida, como os hábitos alimentares e a prática (ou não) de exercícios[49]. Contudo, ainda são limitadas as evidências científicas em favor de recomendações dietéticas individualizadas com base nos genes ou nos microbiomas, mesmo diante de distúrbios metabólicos como a obesidade e, sobretudo, nos distúrbios psiquiátricos. Assim, no momento, as evidências para a orientação de abordagens personalizadas ainda são muito inconsistentes para que possam contribuir significativamente para o tratamento[50]. Com o surgimento de novas pesquisas, inclusive com intervenções personalizadas e técnicas de pesquisa de dados em grandes populações, o estabelecimento de uma base de evidências para o uso da nutrição personalizada na saúde mental continua sendo uma importante tarefa para o futuro.

CONSIDERAÇÕES FINAIS

O campo da psiquiatria nutricional se encontra em rápida expansão, com um acúmulo de evidências empíricas que favorecem o controle nutricional como tratamento adjuvante eficaz para transtornos mentais. Os estilos dietéticos consistentemente descritos como fundamentais para prevenção e tratamento tomam por base alimentos integrais, como vegetais, frutas, grãos integrais, legumes, sementes e nozes, juntamente com um consumo moderado de proteínas e de gorduras de boa qualidade e com ingestão mínima de alimentos altamente processados. No entanto, a transferência dessa abordagem para a prática clínica de rotina é um processo crítico e desafiador, tendo em vista as numerosas barreiras políticas de apoio governamental e de uma educação/implementação mais aprimorada. De preferência, as modificações dietéticas individualizadas devem ser administradas por profissionais credenciados que adotem abordagens centradas no paciente, visando derrubar as barreiras percebidas para a mudança. A discussão da psiquiatria nutricional também deve ser concebida levando-se em consideração as limitações do campo, inclusive os desafios enfrentados pela pesquisa nutricional e a natureza emergente das evidências clínicas. Mas apesar dessas limitações, o tratamento dietético deve ser considerado como tendo o potencial de oferecer abordagens terapêuticas altamente econômicas, direcionadas para a resolução do substancial ônus individual e social representado pelos transtornos mentais.

REFERÊNCIAS BIBLIOGRÁFICAS

1. Marx W, Moseley G, Berk M, Jacka F. Nutritional psychiatry: the present state of the evidence. Proceed Nutr Societ. 2017;76(4):427-36.
2. Jacka FN. Nutritional psychiatry: where to next? EBioMedicine. 2017;17:24-9.
3. Patel V, Saxena S, Lund C, Thornicroft G, Baingana F, Bolton P, et al. The Lancet Commission on global mental health and sustainable development. Lancet. 2018;392(10157):1553-98.

4. Firth J, Marx W, Dash S, Carney R, Teasdale SB, Solmi M, et al. The effects of dietary improvement on symptoms of depression and anxiety: a meta-analysis of randomized controlled trials. Psychosom Med. 2019;81(3):265-80.

5. Parletta N, Zarnowiecki D, Cho J, Wilson A, Bogomolova S, Villani A, et al. A Mediterranean-style dietary intervention supplemented with fish oil improves diet quality and mental health in people with depression: A randomized controlled trial (HELFIMED). Nutr Neurosci. 2017:1-14.

6. Teasdale SB, Ward PB, Rosenbaum S, Samaras K, Stubbs B. Solving a weighty problem: systematic review and meta-analysis of nutrition interventions in severe mental illness. Br J Psychiatr. 2017;210(2):110-8.

7. O'Neil A, Quirk SE, Housden S, Brennan SL, Williams LJ, Pasco JA, et al. Relationship between diet and mental health in children and adolescents: A systematic review. Am J Public Health. 2014;104(10):e31-e42.

8. Lassale C, Batty GD, Baghdadli A, Jacka F, Sánchez-Villegas A, Kivimäki M, et al. Healthy dietary indices and risk of depressive outcomes: a systematic review and meta-analysis of observational studies. Molecul Psychiat. 2019;24(7):965-86.

9. Opie RS, Itsiopoulos C, Parletta N, Sanchez-Vilegas A, Akbaraly TN, Ruusunen A, et al. Dietary recommendations for the prevention of depression. Nutr Neurosci. 2017;20(3):161-71.

10. Jacka FN, O'Neil A, Opie R, Sanchez-Villegas A, Akbaraly TN, Ruusunen A, et al. A randomised controlled trial of dietary improvement for adults with major depression (the 'SMILES' trial). BMC Med. 2017;15(1).

11. Opie RS, O'Neil A, Jacka FN, Pizzinga J, Itsiopoulos C. A modified mediterranean dietary intervention for adults with major depression: Dietary protocol and feasibility data from the SMILES trial. Nutr Neurosci. 2017:1-15.

12. Chatterton ML, Mihalopoulos C, O'Neil A, Itsiopoulos C, Opie R, Castle D. Economic evaluation of a dietary intervention for adults with major depression (the "SMILES" trial). BMC Public Health. 2018; 18(1):null.

13. Segal L, Twizeyemariya A, Zarnowiecki D, Niyonsenga T, Bogomolova S, Wilson A, et al. Cost effectiveness and cost-utility analysis of a group-based diet intervention for treating major depression – the HELFIMED trial. Nutr Neurosci. 2018:1-9.

14. Francis HM, Stevenson RJ, Chambers JR, Gupta D, Newey B, Lim CK. A brief diet intervention can reduce symptoms of depression in young adults: a randomised controlled trial. PloS one. 2019; 14(10):e0222768.

15. Firth J, Siddiqi N, Koyanagi A, Siskind D, Rosenbaum S, Galletly C, et al. The Lancet Psychiatry Commission: a blueprint for protecting physical health in people with mental illness. Lancet Psychiatr. 2019;6(8):675-712.

16. Bogomolova S, Zarnowiecki D, Wilson A, Fielder A, Procter N, Itsiopoulos C, et al. Dietary intervention for people with mental illness in South Australia. Health Promot Int. 2018;33(1):71-83.

17. Firth J, Solmi M, Wootton RE, Vancampfort D, Schuch FB, Hoare E, et al. A meta-review of "lifestyle psychiatry": the role of exercise, smoking, diet and sleep in the prevention and treatment of mental disorders. World Psychiatr. 2020;19(3):360-80.

18. GBD 2017 Diet Collaborators. Health effects of dietary risks in 195 countries, 1990-2017: a systematic analysis for the Global Burden of Disease Study 2017. Lancet. 2019;393(10184):1958-72.

19. Vigo DV, Kestel D, Pendakur K, Thornicroft G, Atun R. Disease burden and government spending on mental, neurological, and substance use disorders, and self-harm: cross-sectional, ecological study of health system response in the Americas. Lancet Pub Health. 2019;4(2):e89-e96.

20. Thornicroft G, Chatterji S, Evans-Lacko S, Gruber M, Sampson N, Aguilar-Gaxiola S, et al. Undertreatment of people with major depressive disorder in 21 countries. Br J Psychiatr. 2017;210(2):119-24.

21. Chisholm D, Sweeny K, Sheehan P, Rasmussen B, Smit F, Cuijpers P, et al. Scaling-up treatment of depression and anxiety: a global return on investment analysis. Lancet Psychiatr. 2016;3(5):415-24.

22. World Health Organization. Mental health atlas 2017. Geneva: WHO; 2018.

23. Crowley J, Ball L, Hiddink GJ. Nutrition in medical education: a systematic review. Lancet Planet Health. 2019;3(9):e379-e389.

24. Australian Institute of Health and Welfare. Mental health services in Australia [Internet]. Canberra: Australian Institute of Health and Welfare cSAf.

25. Beattie J, Binder M, Harrison C, Miller GC, Pedler D. Lifestyle risk factors and corresponding levels of clinical advice and counselling in general practice. Aust Fam Physician. 2017;46(10):751-5.

26. Teasdale SB, Ward PB, Samaras K, Firth J, Stubbs B, Tripodi E, et al. Dietary intake of people with severe mental illness: systematic review and meta-analysis. Br J Psychiatr. 2019;214(5):251-9.

27. Ferron JC, Davis KE, Whitley R, Barre LK. Healthy eating in persons with serious mental illnesses: Understanding and barriers. Psychiat Rehab J. 2011;34(4):304-10.

28. Adan RAH, van der Beek EM, Buitelaar JK, Cryan JF, Hebebrand J, Higgs S, et al. Nutritional psychiatry: Towards improving mental health by what you eat. Eur Neuropsychopharmacol. 2019;29(12):1321-32.

29. Consensus Development Conference on Antipsychotic Drugs and Obesity and Diabetes. Obes Research. 2004;12(2):362-8.

30. Malhi GS, Bassett D, Boyce P, Bryant R, Fitzgerald PB, Fritz K, et al. Royal Australian and New Zealand College of Psychiatrists clinical practice guidelines for mood disorders. ANZJP. 2015;49(12):1087-206.

31. Curtis J, Watkins A, Rosenbaum S, Teasdale S, Kalucy M, Samaras K, et al. Evaluating an individualized lifestyle and life skills intervention to prevent antipsychotic-induced weight gain in first-episode psychosis. Earl Interven Psychiatr. 2016;10(3):267-76.

32. Bagherzadeh Chaharjoui A, Mahdavi R, Nikniaz Z. Perceived barriers to follow AHA dietary recommendations in hypercholesterolemic patients. Clinic Nurs Res. 2019:1054773819883177.

33. de Mestral C, Khalatbari-Soltani S, Stringhini S, Marques-Vidal P. Perceived barriers to healthy eating and adherence to dietary guidelines: Nationwide study. Clin Nutr. 2020;39(8):2580-5.

34. McVay MA, Yancy WS, Jr., Bennett GG, Jung S-H, Voils CI. Perceived barriers and facilitators of initiation of behavioral weight loss interventions among adults with obesity: a qualitative study. BMC Pub Health. 2018;18(1):854.

35. Jennings E. The importance of diet and nutrition in severe mental health problems. J Comm Nurs. 2015;29(5):68-73.

36. Every-Palmer S, Huthwaite MA, Elmslie JL, Grant E, Romans SE. Long-term psychiatric inpatients' perspectives on weight gain, body satisfaction, diet and physical activity: a mixed methods study. BMC Psychiatr. 2018;18(1):300.

37. Mucheru D, Ashby S, Hanlon MC, McEvoy M, MacDonald-Wicks L. Factors to consider during the implementation of nutrition and physical activity trials for people with psychotic illness into an Australian community setting. BMC Health Serv Res. 2020;20(1):1-11.

38. Stenov V, Joensen LE, Knudsen L, Lindqvist Hansen D, Willaing Tapager I. Mental health professionals have never mentioned my diabetes, they don't get into that: a qualitative study of support needs in adults with type 1 and type 2 diabetes and severe mental illness. Can J Diabet. 2020;44(6):494-500.

39. Berman S, Mischoulon D, Naidoo U. Complementary medicine and natural medications in psychiatry: a guide for the consultation-liaison psychiatrist. Psychosomat. 2020; 61(5):508-17.

40. Sarris J, Logan AC, Akbaraly TN, Amminger GP, Balanzá-Martínez V, Freeman MP, et al. Nutritional medicine as mainstream in psychiatry. Lancet Psychiatry. 2015;2(3):271-4.

41. Cryan JF, O'Riordan KJ, Cowan CSM, Sandhu KV, Bastiaanssen TFS, Boehme M, et al. The microbiota-gut-brain axis. Physiolog Rev. 2019;99(4):1877-2013.

42. Sanada K, Nakajima S, Kurokawa S, Barceló-Soler A, Ikuse D, Hirata A, et al. Gut microbiota and major depressive disorder: a systematic review and meta-analysis. J Affect Disord. 2020;266:1-13.

43. Singh RK, Chang HW, Yan D, Lee KM, Ucmak D, Wong K, et al. Influence of diet on the gut microbiome and implications for human health. J Transl Med. 2017;15(1):73.

44. Martín R, Langella P. Emerging health concepts in the probiotics field: streamlining the definitions. Front Microbiol. 2019;10:1047.

45. Chao L, Liu C, Sutthawongwadee S, Li Y, Lv W, Chen W, et al. Effects of probiotics on depressive or anxiety variables in healthy participants under stress conditions or with a depressive or anxiety diagnosis: a meta-analysis of randomized controlled trials. Front Neurol. 2020;11:421.

46. Aslam H, Green J, Jacka FN, Collier F, Berk M, Pasco J, et al. Fermented foods, the gut and mental health: a mechanistic overview with implications for depression and anxiety. Nutr Neurosci. 2018:1-13.

47. Sarnyai Z, Palmer CM. Ketogenic therapy in serious mental illness: emerging evidence. Int J Neuropsychopharmacol. 2020;23(7):434-9.

48. Paoli A, Mancin L, Bianco A, Thomas E, Mota JF, Piccini F. Ketogenic diet and microbiota: friends or enemies? Genes (Basel). 2019;10(7):534.

49. Drabsch T, Holzapfel C. A scientific perspective of personalised gene-based dietary recommendations for weight management. Nutr. 2019;11(3):617.

50. Biesiekierski JR, Livingstone KM, Moschonis G. Personalised nutrition: updates, gaps and next steps. Nutr. 2019;2;11(8):1793.

CAPÍTULO 12

Nutrição e transtorno de déficit de atenção e hiperatividade

Roberta Carbonari Muzy
Clara Pereira

Objetivos do capítulo

- Apresentar as principais pesquisas sobre padrão alimentar, nutrientes e transtorno de déficit de atenção e hiperatividade (TDAH).
- Esclarecer a relação dos alimentos alergênicos no TDAH e as estratégias restritivas.
- Correlacionar pilares que contribuem para uma melhor alimentação no TDAH.
- Orientar a construção de um raciocínio clínico nutricional no atendimento ao paciente com TDAH baseado em evidências científicas.
- Elucidar o papel da suplementação no TDAH.

Questões orientadoras

- Existe um padrão alimentar que pode oferecer impacto na sintomatologia do TDAH?
- A alergia alimentar estaria envolvida na patologia sendo possível um quadro de TDAH induzido por alimentos?
- Existem nutrientes específicos envolvidos na etiologia e tratamento do TDAH?

INTRODUÇÃO

A composição, a estrutura e a função do cérebro dependem da disponibilidade de nutrientes, sendo plausível afirmar que a ingestão de alimentos influencia a função cerebral e que a dieta é uma variável capaz de impactar a saúde mental, humor e desempenho cognitivo, além de modular microbiota, estado oxidativo e inflamatório, associados à maioria dos transtornos psíquicos[1].

Os distúrbios neuropsiquiátricos representam um dos grandes desafios sociais, econômicos e de saúde pública da modernidade. Em decorrência de sua natureza multifatorial e etimologia complexa, outros tratamentos têm sido amplamente estudados, além da abordagem clássica e farmacológica. Nesse contexto, pesquisadores em todo mundo têm se dedicado a investigar e esclarecer as diversas interações existentes entre a alimentação e a saúde mental[2].

O transtorno de déficit de atenção e hiperatividade (TDAH) é um transtorno psiquiátrico caracterizado por uma tríade sintomatológica persistente de desatenção, hiperatividade e impulsividade, levando o indivíduo à dificuldade de privilegiar um foco e o sustentar com nível suficiente de atenção, modular níveis de atividade cognitiva e, em alguns casos, controlar os comportamentos impulsivos. É um dos distúrbios mais comuns entre as crianças, com prevalência mundial de 5 a 6%, podendo se estender até a vida adulta em que a prevalência observada é de 2,5%, variando muito de acordo com a cultura e a abordagem da incidência[3].

Nessa desordem, observa-se prejuízo de funcionalidade que acaba por impactar funções, como a de concluir tarefas no dia a dia, perceber o tempo, manter o foco, trabalhar, estudar e restringir comportamentos inadequados. A relação TDAH e maus hábitos alimentares não é surpreendente, uma vez que se sabe ser um distúrbio da função executiva que abrange capacidade de auto regulação, organização, foco e planejamento[4].

Pesquisas apontam a genética com um papel importante na manifestação de TDAH observando frequência em parentes de primeiro grau na ordem de 5 a 10 vezes maior[5] e a proporção da variância fenotípica explicada por fatores genéticos está em torno de 76%[6].

Alguns fatores ambientais associados, entretanto, são observados de forma consistente, como privações severas no início da vida, tabagismo, estresse emocional ou adversidade familiar durante a gestação e início da vida, baixo peso ao nascimento (< 1.500 g), hipoxemia, encefalite, trauma, exposição ao chumbo e injúrias cerebrais causadas por distúrbios metabólicos[7].

A alimentação é apenas uma das muitas áreas que podem ser influenciadas pelo TDAH e tem sido considerada um método adjuvante na redução de alguns sintomas do transtorno. Neste capítulo, abordaremos as principais pesquisas da associação da alimentação com o TDAH, e traremos da construção de um raciocínio clínico nutricional no atendimento ao paciente com o transtorno baseado em evidências científicas.

PADRÃO ALIMENTAR NO TDAH

Especificamente no TDAH, ainda não está claro se o desenvolvimento ou sintomas representam a causa ou o efeito de padrões dietéticos prejudiciais. Em todo caso, revisões na última década sugerem que abordagem nutricional não

farmacológica, orientada com base nas deficiências nutricionais individuais, pode constituir um caminho clínico válido para melhor prognóstico da patologia[8], uma vez que bons hábitos alimentares e ingestão equilibrada de nutrientes podem afetar comportamento e cognição na infância[9].

O papel da dieta na prevenção e/ou tratamento do TDAH foi investigado inicialmente nas décadas de 1980 e 1990, resultando em uma série de estudos que avaliavam o efeito de aditivos e açúcares na sintomatologia do transtorno. O National Institute of Health, em 1982, convocou uma conferência de consenso sobre dieta e hiperatividade infantil, e na época concluiu-se que estudos adicionais eram necessários para o entendimento dessa associação. Em uma metanálise que incluiu 23 estudos sobre a eficácia da dieta, os autores concluíram que o tamanho do efeito composto era muito pequeno para ser importante, definindo o tom para duas décadas de ceticismo profissional quanto ao valor da intervenção dietética no TDAH[10].

Foi em 2004, que estudos duplo-cegos controlados por placebo foram revisados por pesquisadores que concluíram que houve um efeito confiável ligando os corantes sintéticos aos sintomas de TDAH e o relatório dessa pesquisa ajudou a reavivar o interesse científico no papel dos corantes alimentares sintéticos, e portanto a ligação da alimentação com os sintomas do transtorno[11].

Estudos posteriores também avaliaram o efeito protetor de alguns nutrientes isoladamente, entretanto, recentemente a busca do efeito da dieta no declínio de saúde mental concentra suas análises em padrões alimentares, uma vez que esses representam uma visão mais ampla da ingestão de nutrientes e alimentos[8].

MAS, COMO É O PADRÃO ALIMENTAR PREDOMINANTE DAS CRIANÇAS E ADOLESCENTES COM TDAH?

Existe uma associação conhecida de TDAH e piora de qualidade alimentar. Estudos apontam, de forma consistente, que essas crianças apresentam menor adesão ao consumo de frutas, verduras e legumes e tendem a apresentar um padrão alimentar ocidental, com maior quantidade de alimentos industrializados e excesso de gorduras e açúcares, além de um padrão de pular o café da manhã[12].

Os distúrbios do sono são extremamente comuns, ocorrendo em 25-55% das crianças com TDAH[13] e têm sido associados a sistemas de neurotransmissores, especialmente dopamina e noradrenalina, e podem impactar negativamente na qualidade de vida da criança e da família. Sintomas como hiperatividade, levam a menor qualidade do sono; por outro lado, um sono interrompido também prejudica a atenção diurna, sobrepondo-se aos sintomas do TDAH[14,15].

Os sintomas de TDAH e distúrbios do sono têm correlações neurais comuns, destacando a necessidade de desenvolver abordagens de tratamento multidisciplinar[15], uma vez que o comportamento alimentar é mediado também pelo sono e ciclo circadiano. O padrão observado no TDAH de pular o café da manhã, preferir lanches à frutas, verduras e legumes, aumentar a ingestão de açúcares e gorduras saturadas é igualmente verificado na restrição e privação de sono, mesmo sem presença do transtorno, em diversos estudos, ficando clara a necessidade de intervenção em pilares que estão além da alimentação, mas que impactam diretamente e de forma causal o padrão alimentar[16-18].

ESTRATÉGIAS NUTRICIONAIS E TDAH

Dieta de eliminação restritiva (DER)

O TDAH tem sido associado, com apoio de fortes evidências epidemiológicas, a alterações imunológicas[19], mostrando, por exemplo, uma chance 30-50% maior do desenvolvimento do transtorno em indivíduos com doença atópica[20]. Nesse contexto, um dos achados mais relevantes foi observado em uma coorte dinamarquesa (n = 1.098.930), em que a ocorrência de infecções que requerem hospitalizações fora associada ao aumento do risco subsequente de diagnóstico de TDAH[21]. Com base nesses achados, pelo menos duas hipóteses podem ser levantadas[19]:

Um impacto direto da infecção cerebral, como resultado do cruzamento de agentes infecciosos pela barreira hematoencefálica que leva à ativação microglial, aumento de citocinas pró-inflamatórias, autoanticorpos antineuronais e/ou células T autorreativas.

O envolvimento de genes relacionados ao sistema imunológico na etiologia do TDAH[22]. Tal conexão genética foi corroborada em um trabalho utilizando dados de associação de genoma, que observou um risco genético de TDAH associado ao risco genético de maior proteína C-reativa sérica (PCR), infecção de ouvido na infância, psoríase, artrite reumatoide e suscetibilidade à tuberculose.

Um viés genético associado à imunidade se tornou ainda mais provável com a observação de doenças autoimunes em mães de crianças com TDAH. Um estudo norueguês descobriu que esclerose múltipla, artrite reumatoide e asma maternas estavam associadas a 80, 70 e 50% mais chances de TDAH nos filhos, respectivamente[23].

A associação com sistema imune levou os pesquisadores a supor que a alergia alimentar também estaria envolvida na patologia do TDAH, mas nenhuma diferença foi encontrada entre esses pacientes e os controles saudáveis em um teste cutâneo de alérgenos alimentares[24]. Esse tipo de teste avalia, apenas, reações alérgicas alimentares típicas com início imediato dos sintomas e são mediadas por imunoglobulina E (IgE). É ainda provável que o TDAH esteja associado a uma reação aos alimentos não mediada por IgE.

Nesses casos, devido a dificuldade de diagnóstico laboratorial e apresentação tardia de sintomas (até 7 dias), a avaliação dos níveis de IgG é muitas vezes considerada, especialmente com o objetivo de estabelecer uma relação entre alimentos e TDAH. De acordo com essa teoria, em algumas crianças, certos alimentos induziriam níveis elevados de IgG, o que levaria a uma resposta comportamental[25].

Uma abordagem individualizada foi sugerida em um protocolo dietético de eliminação restritiva, as chamadas dietas oligoantigênicas ou hipoalergênicas.

Na primeira fase desse tipo de abordagem (geralmente de 2 a 5 semanas), o foco é a eliminação momentânea de alimentos com alto teor alergênico, como leite de vaca, queijo, ovo, chocolate, amendoim e oleaginosas. Os protocolos variam, mas, dependendo do nível de restrição, a primeira fase pode consistir em uma dieta baseada em apenas alguns alimentos hipoalergênicos, como arroz, frango, alguns vegetais, frutas e água. Se o paciente reagir com uma diminuição substancial dos sintomas, considera-se que ele possui uma "sensibilidade alimentar" relacionada ao quadro de TDAH.

Em uma segunda fase, que pode durar até dezoito meses, acontece a reintrodução gradativa dos alimentos, aplicada para identificação de quais itens alimentares específicos podem desencadear sintomas. A lógica dessa dieta para crianças com TDAH é investigar se a condição clínica e sintomatologia é desencadeada por alimentos[25].

A análise de um ensaio clínico, publicada em 2020, indiciou que a dieta de eliminação restrita, quando aplicada por profissionais treinados, pode ter efeitos clinicamente relevantes para o TDAH. No estudo foram incluídos dados de todas as crianças (n = 52) que iniciaram a abordagem dietética em três centros de saúde especializados na Holanda. O comportamento foi avaliado, por pais e professores, no início e no final da fase de restrição, usando a escala de avaliação de TDAH (ARS) e uma entrevista psiquiátrica estruturada baseada no DSM-IV para avaliar o transtorno desafiador de oposição (TDO), uma comorbidade do TDAH. O protocolo de eliminação durou cinco semanas, que foram precedidas por uma semana de adaptação. Aqueles que tiveram melhorias, comportamentais $\geq$ 40% (60% das crianças) foram considerados respondedores clínicos e prosseguiram para a fase de reintrodução. Durante a intervenção, as melhorias comportamentais foram significa-

tivas de tal forma que 21 crianças (de 27 que inicialmente tomavam medicamento) retiraram a medicação[26].

A comparação das pontuações de antes e depois da fase de eliminação mostrou uma diminuição clinicamente relevante e estatisticamente significativa em todos os testes. As 34 crianças que responderam à dieta mostraram melhorias comportamentais relacionadas aos critérios diagnósticos de TDAH de 72%. A diminuição do escore de ARS foi de 12,4 nas crianças que não usavam medicação no início do estudo e 17,4 nas que utilizavam. Das 29 crianças que atendiam o critério diagnóstico de TDO, 20 responderam a intervenção, com o número médio de critérios diminuindo em 79%[26].

É interessante observar que nenhuma diferença comportamental foi verificada em grupos de crianças que realizavam por conta própria alguma dieta de eliminação no início do estudo. Já o protocolo supervisionado do estudo resultou em grande redução dos sintomas de TDAH, enfatizando a relevância de uma intervenção bem monitorada e não uma eliminação "aleatória". Cabe ainda ressaltar que 91% das crianças (52/57) completaram o protocolo, um número considerável tendo em conta o impacto da intervenção. A alta adesão pode ser atribuída ao suporte individualizado e à restrição gradual na dieta, uma estratégia importante para ajudar as famílias a se adaptarem[26].

Os achados mencionados corroboram com uma nova visão em relação ao TDAH, sugerindo que este não deve ser visto como um diagnóstico único. De acordo com o estudo, a dieta de eliminação restritiva, além de um tratamento, pode fazer parte de um procedimento diagnóstico, permitindo identificar aqueles que possuem um quadro de TDAH induzido por alimentos. Embora mais estudos sejam necessários para as aplicações clínicas, a estratificação entre o TDAH "induzido por alimentos" ou "clássico" pode resultar em um tratamento personalizado, melhorando os prognósticos da patologia.

O estudo *The Impact of Nutrition on Children with ADHD* (INCA) foi outro ensaio clínico randomizado e controlado que avaliou o impacto dessa estratégia. Na primeira fase do estudo, crianças diagnosticadas com TDAH foram aleatoriamente designadas a cinco semanas de uma dieta de eliminação restritiva (n = 50) ou receberam instruções para uma alimentação saudável (controle). A diferença média nos escores de ARS e ACS entre a linha de base e o final da primeira fase foi significativamente menor no grupo de dieta do que no controle, indicando novamente um efeito positivo da intervenção com dieta de eliminação restritiva[27].

Posteriormente, os respondentes clínicos do grupo de dieta prosseguiram para uma segunda fase, na qual alguns alimentos foram reintroduzidos com base nos resultados dos exames de IgG individuais. Nesse segundo protocolo duplo-cego de quatro semanas, as crianças foram divididas em dois grupos: um recebeu alimentos considerados tolerados pelo seu teste individual de IgG e o outro grupo recebeu os alimentos que mais reagiram para o teste (teoricamente, os alimentos para qual elas eram intolerantes). A recidiva dos sintomas de TDAH ocorreu em 19 de 30 (63%) crianças, independentemente dos níveis de IgG no sangue, mostrando que o teste de IgG não foi um bom preditor para a reintrodução dos alimentos. As IgE séricas estavam aumentadas apenas em algumas crianças e distribuídas de forma aleatória entre respondedores sugerindo que o mecanismo subjacente também não é mediado por IgE[27].

Os pesquisadores concluíram que uma dieta de eliminação restritiva supervisionada é um instrumento valioso para avaliar se os sintomas de TDAH estão sendo influenciados por alimentos. No entanto, a prescrição de dietas com base em exames de sangue IgG deve ser desencorajada[27].

Cabe ressaltar que o teste de IgG não é recomendado para diagnóstico de alergia alimentar, segundo posição oficial da Organização Mundial de Alergia, publicada em 2020[28] e, apesar da falta de marcadores sorológicos claros que indiquem a alergia alimentar mediadas ou não por IgE no TDAH, as dietas de eliminação podem ser utilizadas por profissionais capacitados devido a relevância dos estudos clínicos. Uma metanálise recente de estudos duplo-cegos controlados por placebo concluiu que a dieta de eliminação restrita é a única intervenção nutricional (incluindo suplementos) com tamanho do efeito de médio a grande no TDAH[29].

Dieta mediterrânea

A dieta mediterrânea é um padrão alimentar saudável e balanceado, caracterizada por baixo consumo de alimentos processados, gordura saturada e de açúcar; e alta ingestão de fibras, vegetais, grão integrais e alimentos fontes de antioxidantes. O padrão dietético do mediterrâneo tem sido associado à saúde mental, inclusive em ensaios clínicos[31].

Uma revisão sistemática com metanálise, publicada em 2019, concluiu que padrões alimentares saudáveis, caracterizados predominantemente pelo consumo de frutas, vegetais e grãos inteiros, estilo do padrão mediterrâneo, apresentam efeito protetor contra TDAH (OR: 0,65; IC 95%: 0,44-0,97), enquanto os padrões alimentares não saudáveis, compostos predominantemente por gordura saturada e açúcar refinado, foram associados a maior risco (OR: 1.41; 95% CI: 1,15-1,74)[8].

Os efeitos permaneceram após a estratificação por desenho de estudo, no entanto, a possibilidade de causalidade reversa e viés de informação não pode ser descartada. É possível que o consumo de alimentos não saudáveis seja, portanto, uma consequência, e não um determinante do TDAH, pois alguns tipos de alimentos, principalmente aqueles com alto teor de açúcar, são ativadores do sistema de recompensa. Estudos anteriores mostraram uma maior prevalência de compulsão alimentar em indivíduos com TDAH[30], o que pode ser responsável, pelo menos em parte, pelo maior consumo de alimentos de alto valor calórico e baixa qualidade nutricional[8].

Mesmo uma relação causal não sendo responsável pelas associações encontradas, a nutrição adequada ainda representa uma abordagem alvo que não pode ser negligenciada. Os hábitos alimentares seletivos e pouco saudáveis, sendo causa ou consequência da doença, estão presentes de forma mais expressiva em indivíduos com TDAH do que em seus controles pareados. Dado o reconhecimento científico amplamente embasado dos benefícios de uma alimentação adequada para saúde metabólica, pacientes com TDAH representam um grupo vulnerável que precisa ser acompanhado.

Em um estudo transversal, (n = 120), a menor adesão à dieta mediterrânea foi associada significativamente ao diagnóstico de TDAH, mesmo após o ajuste para possíveis fatores de confusão. A menor frequência de consumo de frutas, vegetais, massas, arroz e de peixes gordurosos também foi associada a uma maior prevalência de diagnóstico de TDAH. Além disso, os indivíduos com TDAH, comparado aos controles, comeram em restaurantes de *fast-food*, pularam o café da manhã com mais frequência e tiveram maior consumo de açúcar, doce e refrigerante. Os achados apoiam uma intervenção que envolva uma melhoria do padrão dietético como um todo, e não apenas de "nutrientes específicos"[12].

Restrição de bebidas açucaradas e aditivos alimentares

Pesquisadores avaliaram a ingestão de bebidas açucaradas e o risco de TDAH em um estudo que encontrou uma relação dose-resposta, mesmo após o ajuste das covariáveis, como sexo, consumo alimentar, nível de escolaridade dos pais, consumo materno de álcool durante gestação, história familiar, e polimorfismo genéticos. Crianças com consumo moderado (1 a 6 porções/semana) apresentaram risco aumentado em 36%, quando comparados com ausência do consumo, e 7 ou mais porções por semana associou-se a probabilidade quase quatro vezes maior de diagnóstico de TDAH[32].

Não é possível definir se o consumo de bebidas açucaradas aumenta o risco de TDHA ou se esse padrão dietético é uma consequência do transtorno, pois estudos observacionais não esclarecem relação de causalidade. Entretanto, outros estudos revelam efeitos metabólicos e psicológicos maléficos do consumo de bebidas açucaradas e do excesso de sacarose, independente de diagnóstico de TDAH, como é o caso de um artigo em que o acompanhamento prospectivo verificou relações consistentes entre consumo de refrigerantes e uma variedade de comportamentos problemáticos, associando a bebida a um escore de comportamento agressivo mais alto (padrão de dose-resposta), além de pontuações mais altas na subescala de problemas de atenção com doses a partir de 4 porções[33].

É comum que bebidas açucaradas tenham presença de aditivos. Uma metanálise de 20 estudos, encontrou um pequeno efeito da eliminação de aditivos alimentares, mais especificamente corante (0,12), apontando para o fato de que 8% das crianças com TDAH apresentaram sintomatologia relacionada a corantes alimentares[34].

A eliminação mais rigorosa da ingestão, para esses casos, tem se mostrado eficaz em vários ensaios clínicos randomizados. Duas metanálises independentes relataram tamanhos de efeito de 0,29 a 0,51 em 6 ensaios controlados e concluíram que, aproximadamente um terço das crianças com TDAH, apresentavam redução de sintomas (> 40% de redução dos sintomas)[34,35].

Ainda que mais estudos sejam necessários para avaliar a relação de causalidade, o consumo de bebidas açucaradas e ricas em aditivos, sabidamente, não deve ser estimulado, pois não constitui um perfil dietético saudável que beneficiaria qualquer indivíduo.

SUPLEMENTAÇÃO

Ferro, zinco e magnésio

Alguns nutrientes específicos, como ferro, zinco e magnésio, são considerados protetores contra o TDAH, principalmente porque os indivíduos com o transtorno apresentam níveis baixos desses nutrientes no sangue. Esses nutrientes têm papéis importantes na função neurológica, incluindo o envolvimento na síntese de neurotransmissores[36].

O ferro, por exemplo, é um precursor para a produção de dopamina e noradrenalina, que desempenham um papel essencial na etiologia do transtorno. Da mesma forma, o zinco é essencial para a conversão da piridoxina da dieta na forma ativa, necessária para a conversão do triptofano em serotonina. Além disso, o zinco é fundamental para a produção e modulação da melatonina, que ajuda a regular a função dopaminérgica[36].

Alguns estudos clínicos avaliaram a eficácia de suplementação de zinco em crianças com TDHA, no entanto o impacto clínico ainda é pouco claro. Os melhores resultados foram observados em regiões demográficas de maior deficiência de zinco[37-39], o que pode explicar parcialmente essas diferenças de efeito. Embora níveis plasmáticos de zinco sejam uma medição imprecisa do *status* geral, crianças em risco de baixa ingestão devem considerar a suplementação[36].

Um ensaio clínico randomizado e controlado, citado em muitas revisões que abordam TDAH, com suplementação de vitaminas e minerais em crianças com TDAH mostrou melhoria na regulação emocional, agressão e funcionamento geral em comparação ao placebo. De acordo com os médicos, 32% daqueles que receberam micronutrientes *versus* 9% do grupo placebo mostraram uma melhora clinicamente significativa na desatenção. Embora o benefício para os principais sintomas de TDAH tenha sido modesto e o estudo apresente algum risco de viés por conflito de interesse, os micronutrientes podem ser considerados uma opção favorável para algumas crianças com TDAH, particularmente aquelas em risco de deficiência[40].

Metanálises avaliando intervenções de suplementação ainda são escassas, mas o que podemos observar é que a deficiência de nutrientes, desde a pré-concepção e gestação, está associada a transtornos psiquiátricos e distúrbios comportamentais em crianças e adolescentes[41-43].

Vitamina D

Vários estudos propuseram que a vitamina D pode desempenhar um papel na patogênese do TDAH, apesar dos mecanismos ainda precisarem de maior esclarecimento. Os receptores de vitamina D são expressos em quase todos os órgãos e tecidos, incluindo o cérebro e células imunes, o que pode indicar uma modulação da vitamina D, tanto na atividade neural, quanto no sistema imunológico. Sugere-se também que a vitamina D possa regular a síntese de dopamina e de serotonina no sistema nervoso central e proteger o cérebro contra espécies reativas de oxigênio, e portanto estresse oxidativo[44-45].

Essa associação foi reforçada em uma metanálise, publicada em 2018, que avaliou um total de 10.334 crianças e adolescentes. As análises revelaram que as crianças com TDAH têm concentrações séricas mais baixas de 25(OH)D comparadas aos controles saudáveis (média de 6,75 ng/mL). A avaliação dos cinco estudos de caso-controle concluiu que o baixo nível de vitamina D (< 20 ng/mL em dois estudos; < 30 ng/mL em três estudos) está significativamente associado com a probabilidade de TDAH. Além disso, os estudos prospectivos levaram à indicação de que concentrações de vitamina D subótimas perinatais aumentam em 40% o risco de desenvolver TDAH na infância ou na adolescência[44].

Uma metanálise de quatro ensaios clínicos randomizados (n = 256) com suplementação de vitamina D, como terapia adjuvante à medicação (1.000 UI/dia e 50.000 UI/semana), com duração entre 6 a 12 semanas, observou melhora estatisticamente significativa nos escores totais de TDAH, de desatenção, de hiperatividade e de comportamento[45].

Ômega 3

Uma metanálise trouxe fortes evidências que apoiam um papel da deficiência de ômega 3 no TDAH validando a suplementação como uma intervenção clinicamente relevante nesse grupo, especialmente quando orientada por abordagem individualizada e baseada em biomarcadores inflamatórios. O principal achado da metanálise é que a suplementação de ômega 3 melhora significativamente os relatos dos pais dos escores totais de sintomas, como desatenção e hiperatividade. Para hiperatividade os estudos com dosagem a partir de 500 mg/dia mostram efeito significativo. Um único estudo dessa metanálise utilizou EPA 100% e mostrou efeito significativo para ambos os sintomas, desatenção e hiperatividade[46]. No entanto, uma revisão sistemática de metanálise sobre o efeito de ácidos graxos polinsaturados (PUFA) no TDAH encontrou um tamanho de efeito pequeno da suplementação[29].

Níveis mais altos de interleucina 6 (IL-6) e interleucina 10 (IL-10) foram encontrados em indivíduos com TDAH, indicando um perfil inflamatório conhecido associado ao quadro. Essa associação pode embasar um modelo que justifique a suplementação de PUFA (principalmente ômega-3) para melhoria dos sintomas via redução da inflamação sistêmica. Até o momento as evidências não desconsideram que exista uma parcela de indivíduos com TDAH que se beneficiaria da ação anti-inflamatória do ômega 3, uma vez que a redução dos níveis de IL-6 e PCR é observada em estudos de intervenção[47].

A necessidade de suplementação deve ser avaliada clinicamente, e o consumo dietético insuficiente de ômega 3 deve ser investigado.

CONSIDERAÇÕES FINAIS

O TDHA é um transtorno psiquiátrico de crescente prevalência, que afeta a qualidade de vida de milhões de indivíduos em todo o mundo. A abordagem nutricional não pretende substituir o tratamento e acompanhamento psiquiátrico do quadro, porém compõe um pilar indispensável não só na prevenção do transtorno, quando falamos de pré-concepção e gestação, mas também como parte do diagnóstico e tratamento.

Raciocínio clínico nutricional no TDAH			
Investigar	**Implementar**	**Observar**	**Adaptar**
Anamnese: História familiar	**Distribuição de macronutrientes:** Calcular de acordo com necessidades do paciente	**Resposta comportamental:** em ao menos 2 ambientes diferentes	**Dieta:** De acordo com a resposta clínica e adesão do paciente
Sinais e sintomas: Disbiose			
Ingestão deficiente: Ferro, magnésio, zinco e ômega 3	**Qualidade da dieta** **Industrializados:** Reduzir aditivos alimentares	**Melhora de marcadores inflamatórios** **Adesão à dieta**	**Suplementação:** Personalizada de acordo com deficiências observadas em reservatório alimentar e/ou exames laboratoriais
Ingestão excessiva: Açúcar, gordura saturada, industrializados	**In natura:** Aumentar frutas e vegetais, alimentos com propriedades antioxidantes	**Pilares do estilo de vida saudável:** Sono, atividade física, etilismo e tabagismo	
Exames bioquímicos: Marcadores inflamatórios, vitamina D e metabolismo de ferro	**Líquidos:** Orientar moderação e/ou eliminação de bebidas artificialmente adoçadas		**Manter interdisciplinaridade:** Com todos os profissionais responsáveis pelo acompanhamento do paciente
Investigar Ausência de transtornos alimentares e possibilidade + interesse em realizar (DER)	**Implementar** Protocolo de eliminação restritiva individual de 2 a 5 semanas	**Observar** Se paciente apresenta sintomatologia de TDAH induzida por alimento	**Adaptar** Adicionar alimentos gradativamente, um por semana, observando respostas

FIGURA 1   Resumo de dicas práticas para casos clínicos. DER: dieta de eliminação restritiva.

Além de fonte principal de nutrientes essenciais para o funcionamento neural adequado, um padrão alimentar equilibrado tem papel determinante na homeostase metabólica, controlando a inflamação, o estresse oxidativo e a resposta alérgica: mecanismos envolvidos na fisiopatologia complexa do TDHA. A relevância clínica dos achados científicos contemplados neste capítulo confirma a urgência de uma abordagem multidisciplinar, focada no paciente e com base nos pilares do estilo de vida.

REFERÊNCIAS BIBLIOGRÁFICAS

1. Wang LJ, Yang CY, Chou WJ, Lee MJ, Chou MC, Kuo HC, et al. Gut microbiota and dietary patterns in children with attention-deficit/hyperactivity disorder. Eur Child Adolesc Psychiatry. 2020;29(3):287-97.
2. Adan RAH, van der Beek EM, Buitelaar JK, Cryan JF, Hebebrand J, Higgs S, et al. Nutritional psychiatry: Towards improving mental health by what you eat. Eur Neuropsychopharmacol. 2019;29(12):1321-32.
3. American Psychiatric Association (APA). DSM-5: Manual diagnóstico e estatístico de transtornos mentais (5099-5100). Arlington: APA; 2013.
4. Lopez PL, Torrente FM, Ciapponi A, Lischinsky AG, Cetkovich-Bakmas M, Rojas JI, et al. Cognitive--behavioural interventions for attention deficit hyperactivity disorder (ADHD) in adults. Cochrane Database Syst Rev. 2018;2018(3).
5. Faraone SV, Biederman J, Monuteaux MC. Toward guidelines for pedigree selection in genetic studies of attention deficit hyperactivity disorder. Genet Epidemiol. 2000;18(1):1-16.
6. Faraone SV, Perlis RH, Doyle AE, Smoller JW, Goralnick JJ, Holmgren MA, et al. Molecular genetics of attention-deficit/hyperactivity disorder. Biol Psychiatry. 2005;57(11):1313-23.
7. Vetter VL, Elia J, Erickson C, Berger S, Blum N, Uzark K, et al. Cardiovascular monitoring of children and adolescents with heart disease receiving medications for attention deficit/hyperactivity disorder. Circulation. 2008;117(18):2407-23.
8. Del-Ponte B, Quinte GC, Cruz S, Grellert M, Santos IS. Dietary patterns and attention deficit/hyperactivity disorder (ADHD): A systematic review and meta-analysis. J Affect Disord. 2019;252:160-73.
9. Park S, Cho SC, Hong YC, Oh SY, Kim JW, Shin MS, et al. Association between dietary behaviors and

attention-deficit/hyperactivity disorder and learning disabilities in school-aged children. Psychiatry Res. 2012;198(3):468-76.
10. Kavale KA, Forness SR. Hyperactivity and diet treatment: a meta-analysis of the Feingold hypothesis. J Learn Disabil. 1983;16(6):324-30.
11. Schab DW, Trinh NHT. Do artificial food colors promote hyperactivity in children with hyperactive syndromes? A meta-analysis of double-blind placebo-controlled trials. J Dev Behav Pediatr. 2004;25(6):423-34.
12. Rios-Hernandez A, Alda JA, Farran-Codina A, Ferreira-Garcia E, Izquierdo-Pulido M. The mediterranean diet and ADHD in children and adolescents. Pediatrics. 2017;139(2):1-11.
13. Lunsford-Avery JR, Krystal AD, Kollins SH. Sleep disturbances in adolescents with ADHD: A systematic review and framework for future research. Clin Psychol Rev. 2016;50(3):159-74.
14. Hvolby A. Associations of sleep disturbance with ADHD: implications for treatment. ADHD Atten Deficit Hyperact Disord. 2015;7(1):1-18.
15. Shen C, Luo Q, Chamberlain SR, Morgan S, Romero-Garcia R, Du J, et al. What is the link between attention-deficit/hyperactivity disorder and sleep disturbance? A multimodal examination of longitudinal relationships and brain structure using large--scale population-based cohorts. Biol Psychiatry. 2020;88(6):459-69.
16. Beebe DW, Simon S, Summer S, Hemmer S, Strotman D, Dolan LM. Dietary intake following experimentally restricted sleep in adolescents. Sleep. 2013;36(6):827-34.
17. Benedict C, Brooks SJ, O'Daly OG, Almèn MS, Morell A, Åberg K, et al. Acute sleep deprivation enhances the brain's response to hedonic food stimuli: An fMRI study. J Clin Endocrinol Metab. 2012;97(3):443-7.
18. Nakajima K. Unhealthy eating habits around sleep and sleep duration: to eat or fast? World J Diabetes. 2018;9(11):190-4.
19. Hoekstra PJ. Attention-deficit/hyperactivity disorder: is there a connection with the immune system? Eur Child Adolesc Psychiatry. 2019;28(5):601-2.
20. Schans J van der, Çiçek R, de Vries TW, Hak E, Hoekstra PJ. Association of atopic diseases and attention-deficit/hyperactivity disorder: A systematic review and meta-analyses. Neurosci Biobehav Rev. 2017;74:13-48.
21. Köhler-Forsberg O, Petersen L, Gasse C, Mortensen PB, Dalsgaard S, Yolken RH, et al. A Nationwide study in Denmark of the association between treated

infections and the subsequent risk of treated mental disorders in children and adolescents. JAMA Psychiatry. 2019;76(3):271-9.

22. Tylee DS, Sun J, Hess JL, Tahir MA, Sharma E, Malik R, et al. Genetic correlations among psychiatric and immune-related phenotypes based on genome-wide association data. Am J Med Genet Part B Neuropsychiatr Genet. 2018;177(7):641-57.

23. Instanes JT, Halmøy A, Engeland A, Haavik J, Furu K, Klungsøyr K. Attention-deficit/hyperactivity disorder in offspring of mothers with inflammatory and immune system diseases. Biol Psychiatry. 2017;81(5):452-9.

24. Suwan P, Akaramethathip D, Noipayak P. Association between allergic sensitization and attention deficit hyperactivity disorder (ADHD). Asian Pacific J Allergy Immunol. 2011;29(1):57-65.

25. Ly V, Bottelier M, Hoekstra PJ, Arias Vasquez A, Buitelaar JK, Rommelse NN. Elimination diets' efficacy and mechanisms in attention deficit hyperactivity disorder and autism spectrum disorder. Eur Child Adolesc Psychiatry. 2017;26(9):1067-79.

26. Pelsser L, Frankena K, Toorman J, Rodrigues Pereira R. Retrospective outcome monitoring of ADHD and nutrition (ROMAN): the effectiveness of the few-foods diet in general practice. Front Psychiatry. 2020;11:1-12.

27. Pelsser LM, Frankena K, Toorman J, Savelkoul HF, Dubois AE, Pereira RR, et al. Effects of a restricted elimination diet on the behaviour of children with attention-deficit hyperactivity disorder (INCA study): a randomised controlled trial. Lancet. 2011;377(9764):494-503.

28. Ansotegui IJ, Melioli G, Canonica GW, Caraballo L, Villa E, Ebisawa M, et al. IgE allergy diagnostics and other relevant tests in allergy, a World Allergy Organization position paper. World Allergy Organ J. 2020;13(2).

29. Pelsser LM, Frankena K, Toorman J, Pereira RR. Diet and ADHD, reviewing the evidence: A systematic review of meta-analyses of double-blind placebo-controlled trials evaluating the efficacy of diet interventions on the behavior of children with ADHD. PLoS One. 2017;12(1):1-25.

30. Seitz J, Kahraman-Lanzerath B, Legenbauer T, Sarrar L, Herpertz S, Salbach-Andrae H, et al. The role of impulsivity, inattention and comorbid ADHD in patients with bulimia nervosa. PLoS One. 2013;8(5).

31. Zarnowiecki D, Cho J, Wilson A, Bogomolova S, Villani A, Itsiopoulos C, et al. A 6-month randomised controlled trial investigating effects of mediterranean-style diet and fish oil supplementation on dietary behaviour change, mental and cardiometabolic health and health-related quality of life in adults with depression (HELFIMED): st. BMC Nutr. 2016;2(1):1-10.

32. Yu CJ, Du JC, Chiou HC, Feng CC, Chung MY, Yang W, et al. Sugar-sweetened beverage consumption is adversely associated with childhood attention deficit/hyperactivity disorder. Int J Environ Res Public Health. 2016;13(7):1-18.

33. Suglia SF, Solnick S, Hemenway D. Soft drinks consumption is associated with behavior problems in 5-year-olds Shakira. J Pediatr. 2013;23(1):1-7.

34. Nigg JT, Lewis K, Edinger T, Falk M. Meta-analysis of attention-deficit/hyperactivity disorder or attention-deficit/hyperactivity disorder symptoms, restriction diet, and synthetic food color additives Joel. J Am Acad Child Adolesc Psychiatry. 2012;23(1):1-7.

35. Golant M, Loscalzo M, Walsh MW. Nonpharmacological interventions. Psychooncol. 2015;27-34.

36. Villagomez A, Ramtekkar U. Iron, magnesium, vitamin D, and zinc deficiencies in children presenting with symptoms of attention-deficit/Hyperactivity disorder. Children. 2014;1(3):261-79.

37. Bilici M, Yildirim F, Kandil S, Bekaroglu M, Yildirmiş S, Deger O, et al. Double-blind, placebo-controlled study of zinc sulfate in the treatment of attention deficit hyperactivity disorder. Prog Neuro-Psychopharmacology Biol Psychiatry. 2004;28(1):181-90.

38. Üçkardeş Y, Özmert EN, Ünal F, Yurdakök K. Effects of zinc supplementation on parent and teacher behaviour rating scores in low socioeconomic level Turkish primary school children. Acta Paediatr Int J Paediatr. 2009;98(4):731-6.

39. Akhondzadeh S, Mohammadi MR, Khademi M. Zinc sulfate as an adjunct to methylphenidate for the treatment of attention deficit hyperactivity disorder in children: A double blind and randomized trial [ISRCTN64132371]. BMC Psychiatry. 2004;4:1-6.

40. Rucklidge JJ, Eggleston MJF, Johnstone JM, Darling K, Frampton CM. Vitamin-mineral treatment improves aggression and emotional regulation in children with ADHD: a fully blinded, randomized, placebo-controlled trial. J Child Psychol Psychiatry Allied Discip. 2018;59(3):232-46.

41. Jacka FN, Ystrom E, Brantsaeter AL, Karevold E, Roth C, Haugen M, et al. Maternal and early postnatal nutrition and mental health of offspring by age 5 years: A prospective cohort study. J Am Acad Child Adolesc Psychiatry. 2013;52(10):1038-47.

42. Taveras EM. Shining a lens on the first 1000 days. Child Obes. 2016;12(3):159-61.

43. Prado EL, Dewey KG. Nutrition and brain development in early life. Nutr Rev. 2014;72(4):267-84.
44. Khoshbakht Y, Bidaki R, Salehi-Abargouei A. Vitamin D status and attention deficit hyperactivity disorder: A systematic review and meta-analysis of observational studies. Adv Nutr. 2018;9(1):9-20.
45. Gan J, Galer P, Ma D, Chen C, Xiong T. The effect of vitamin D supplementation on attention-deficit/hyperactivity disorder: a systematic review and meta-analysis of randomized controlled trials. J Child Adolesc Psychopharmacol. 2019;29(9):670-87.
46. Chang JPC, Su KP, Mondelli V, Pariante CM. Omega-3 polyunsaturated fatty acids in youths with attention deficit hyperactivity disorder: a systematic review and meta-analysis of clinical trials and biological studies. Neuropsychopharmacol. 2018;43(3):534-45.
47. Hariri M, Djazayery A, DjalaliM, Saedisomeolia A, Rahimi A, Abdolahian E. Effect of n-3 supplementation on hyperactivity, oxidative stress and inflammatory mediators in children with attention-deficit-hyperactivity disorder. Malays J Nutr. 2012;18(326-35).

CAPÍTULO 13

Transtorno bipolar e nutrição

Fernanda Carramaschi Gabriel
Elisa Brietzke
Beny Lafer

Objetivos do capítulo

- Apresentar evidências médico-científicas recentes de que a nutrição pode ser uma modalidade terapêutica adjuvante no tratamento do transtorno bipolar.
- Esclarecer as orientações dietéticas mais recentes relacionadas ao controle de sintomas do transtorno bipolar.
- Analisar a conduta nutricional baseada em evidências para evitar e controlar as comorbidades associadas ao transtorno bipolar.
- Analisar a conduta nutricional mais adequada para evitar e controlar os efeitos adversos dos medicamentos utilizados no transtorno bipolar.
- Discutir uso de possíveis suplementos alimentares, como terapia adjuvante no tratamento do transtorno bipolar.
- Exemplificar um dia alimentar seguindo as recomendações para controle de sintomas e comorbidades do transtorno bipolar.

Questões orientadoras

- Como a alimentação pode auxiliar no controle das principais alterações fisiopatológicas do transtorno afetivo bipolar?
- Como as escolhas alimentares podem contribuir com a redução das principais comorbidades associadas ao transtorno afetivo bipolar?
- Quais as orientações dietéticas para controlar os principais efeitos adversos dos tratamentos farmacológicos para o transtorno afetivo bipolar?
- Há evidências para recomendar algum suplemento alimentar como tratamento adjuvante no transtorno afetivo bipolar?
- Como seria um dia alimentar que poderia contribuir com a melhora dos sintomas, controle de comorbidades e efeitos adversos do transtorno afetivo bipolar?

INTRODUÇÃO

Definição e caracterização do transtorno bipolar (TB)

O TB se caracteriza por alterações potencialmente graves de humor, com a presença de episódios recorrentes de mania/hipomania (humor elevado) e depressão. Durante esses episódios, os portadores apresentam alteração no humor, nível de energia, psicomotricidade, sono, apetite, cognição, libido e diversos outros sintomas que interferem no cotidiano. O *Manual diagnóstico e estatístico de transtornos mentais* (DSM-5) divide o TB em dois tipos: tipo I em que os sintomas maníacos são mais graves, que pode ser precedido ou seguido por episódios hipomaníacos ou depressivos. Já no tipo II ocorre distúrbio de humor recorrente, com ao menos um episódio de hipomania e episódios depressivos repetidos. Ainda, até 15% dos pacientes com TB são classificados como apresentando "ciclagem rápida", por apresentarem quatro ou mais episódios de humor alterado em um período de 12 meses. Por fim, o DSM inclui o diagnóstico de transtorno ciclotímico, que envolve períodos subsindrômicos e recorrentes de sintomas hipomaníacos e depressivos subsindrômicos, porém sem ultrapassarem o limiar de gravidade para preencherem os critérios para episódios maníacos/hipomaníacos ou depressivos[1,2].

Epidemiologia do transtorno bipolar

O TB é considerado uma das 20 principais causas de incapacidade no mundo. Estima-se que 2,5% da população apresenta TB ao longo da vida. Portanto, em torno de 140 milhões de pessoas no mundo, e 5 milhões de pessoas no Brasil, apresentam TB[1-4].

Os sintomas iniciam, predominantemente, em pessoas com menos de 30 anos. Aliás, metade dos casos se iniciam antes dos 25 anos. No entanto, a maioria dos diagnósticos leva em torno de 10 anos para ser feito, principalmente pela dificuldade no diagnóstico diferencial com transtorno depressivo maior[1,2].

TABELA 1 Descrição resumida dos tipos de episódios (fases) do transtorno bipolar

	Mania	Hipomania	Depressão
Duração	Pelo menos 1 semana	Pelo menos 4 dias consecutivos	Pelo menos 2 semanas consecutivas
Característica	Estado grave de humor elevado ou irritabilidade Aumento da energia e atividade Autoestima inflada ou grandiosidade Diminuição da necessidade do sono Aumento da impulsividade e desinibição Pode ser associado a sintomas psicóticos	Estado de humor levemente elevado ou irritabilidade Aumento da energia e atividade Autoestima inflada ou grandiosidade Diminuição da necessidade do sono Não está associado a sintomas psicóticos	Humor deprimido Perda de interesse e prazer em atividades Alterações em funções vegetativas como apetite, energia, sono e cognição Culpa excessiva ou inapropriada Ideação suicida Pode ser associada a sintomas psicóticos

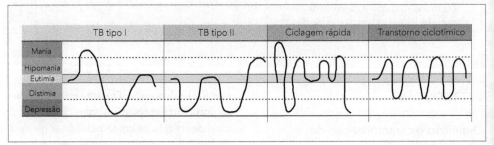

FIGURA 1 Estados e cursos comuns dos tipos de transtorno bipolar (TB). Diferentes cursos do transtorno bipolar, segundo o DSM-5: tipo I com mania; tipo II com maior variação das fases; cliclagem rápida em que há 4 ou mais variações de fases em 1 ano; transtorno ciclotímico em que há recorrência e alteração de fases, mas sem sintomas suficientes para diagnóstico.
Fonte: Boisapo et al.[1].

TABELA 2 Principais medicamentos utilizados nos diferentes estados de tratamento de transtorno bipolar (TB), com possíveis efeitos colaterais

Medicamento	Efeitos adversos comuns	Mania aguda	Depressão aguda	Manutenção
Aripiprazol	Sintomas extrapiramidais, acatisia	x		x
Asenapina	Sedação, acatisia	x		x
Valproato de sódio	Ganho de peso, sintomas gastrointestinais, risco de diabetes mellitus, alterações hormonais e tremores	x	x	x
Haloperidol	Sintomas extrapiramidais, hiperprolactinemia	x		
Lamotrigina	Farmacodermia		x	x
Carbonato de lítio	Tremores, alterações de tireoide, polidipsia, diabetes insipidus, nefrotoxicidade	x	x	
Lurasidona	Sintomas extrapiramidais, sedação		x	
Olanzapina (com ou sem fluoxetina)	Ganho de peso, alterações cardiovasculares, síndrome metabólica	x	x	x
Paliperidona	Hiperprolactinemia, ganho de peso, sintomas extrapiramidais	x		x
Quetiapina	Ganho de peso, síndrome metabólica, sedação, alterações de intervalo QT	x	x	
Risperidona	Ganho de peso, síndrome metabólica, hiperprolactinemia e alterações cardiovasculares	x		x

X: evidências para utilização no tratamento em estado de mania aguda, depressão aguda e/ou manutenção. Fonte: Yatham et al., 2018[7].

Principais comorbidades médicas associadas ao transtorno bipolar

Além dos sintomas citados anteriormente, diversos pacientes com TB também são acometidos por outras comorbidades psiquiátricas e médicas. Em torno de metade dos pacientes com TB também recebem diagnósticos de outros transtornos, como transtornos de ansiedade, transtornos por uso de substâncias ou transtornos de personalidade[1]. Além disso, os pacientes com TB têm, em média, 10 anos a menos de expectativa de vida que a população em geral. Isso ocorre, principalmente, pelo aumento do risco de comorbidades médicas gerais[5]. Uma revisão recente verificou que, comparando com a população em geral, os pacientes com TB apresentam maior prevalência de doenças metabólicas, como dislipidemias, diabetes mellitus e obesidade, além de doenças cardiovasculares e hipertensão arterial. Ainda, esses pacientes costumam ter mais alterações no funcionamento da tireoide, doenças respiratórias, como asma e doença pulmonar obstrutiva crônica (DPOC), refluxo, enxaqueca e artrite reumatoide[6].

Principais tratamentos farmacológicos no transtorno bipolar

Existem diversos tratamentos farmacológicos utilizados no controle do TB. Na Tabela 2, estão descritos os principais medicamentos de primeira e segunda linha de tratamento, potenciais efeitos colaterais e em que momento do tratamento tem recomendação de uso.

Psiquiatria nutricional

O recente termo "psiquiatria nutricional" tem seu estudo focado na interface entre dieta e saúde mental. A morfologia e o funcionamento cerebral dependem do aporte de energia, nutrientes e compostos bioativos que são ingeridos por meio de alimentos e suplementos alimentares[8]. Portanto, essa linha de pesquisa considera que a alimentação é um fator modificável, que pode influenciar o risco, o desenvolvimento, a progressão e a efetividade do tratamento de doenças como o TB[9]. Postula-se que o TB seja causado e mantido por mecanismos fisiopatológicos envolvendo alterações nos mecanismos de transmissão monoaminérgica, aumento nos níveis de inflamação, estresse oxidativo, disfunção na atividade mitocondrial, e alterações na neuroplasticidade e neurogênese. Todas essas alterações são influenciadas pela dieta, tornando as escolhas alimentares uma possibilidade adicional ao tratamento e controle do TB[8].

QUESTÕES ORIENTADORAS DA NUTRIÇÃO NO TRANSTORNO BIPOLAR

De forma geral, aspectos nutricionais poderiam influenciar no desenvolvimento e curso do TB de três principais maneiras: influenciando as alterações patofisiológicas próprias do TB; favorecendo ou dificultando a ocorrência de comorbidades médicas para seguir com a citação de 3 maneiras ou mitigando os possíveis efeitos adversos dos medicamentos utilizados.

Orientações dietéticas relacionadas às alterações fisiopatológicas do transtorno bipolar

A Figura 2 retrata as alterações que ocorrem no TB e que podem ser afetadas pela alimentação. Sendo assim, o foco das orientações dietéticas deve ser naquelas que atuam na regulação e disponibilidade dos principais neurotransmissores. Além de focar no controle da inflamação, estresse oxidativo e função mitocondrial. Ainda, é importante considerar hábitos alimentares que tem potencial de estimular positivamente a neutroplasticidade cerebral e a microbiota intestinal[8,10-12].

Algumas abordagens dietéticas parecem atuar especificamente nessas disfunções ligadas à fisiopatologia do TB. Por exemplo, a dieta mediterrânea tem sido postulada como possuidora de propriedades anti-inflamatórias e neurotróficas. Essa dieta é composta principalmente por azeite de oliva, frutas, hortaliças, grãos integrais e peixe. Além de um controle no consu-

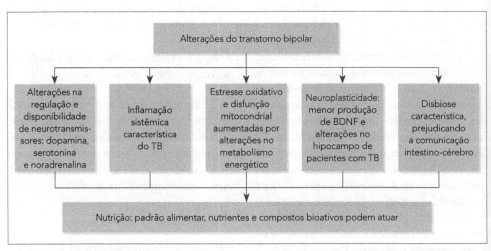

FIGURA 2 Fisiopatologia do transtorno bipolar e sua relação com a psiquiatria nutricional. BDNF: fator neurotrófico derivado do cérebro; TB: Transtrono bipolar.
Fonte: Beyer et al., 2016[12].

mo de lácteos, aves e carne vermelha[13]. Existem evidências de que a dieta mediterrânea esteja associada a redução nos níveis de interleucina-6 e proteína C-reativa, por exemplo[8]. Além disso, essa dieta proporciona o aumento de BDNF sérico (fator neurotrófico derivado do cérebro), que estimula o crescimento e a diferenciação dos neurônios. Ainda, o padrão alimentar mediterrâneo contribui para o controle do estresse oxidativo e função mitocondrial, que também estão alterados no TB[14].

As alterações monoaminérgicas apontam para a importância da serotonina, noradrenalina e dopamina nos transtornos do humor. Estudos têm mostrado que uma dieta hipergordurosa e com carboidratos primordialmente refinados, reduzem a transmissão de serotonina no hipotálamo[8].

Ainda, há estudos que apontam uma associação entre ritmo circadiano desordenado e pacientes com a transtornos mentais[15]. Essa desordem costuma estar associada ao excesso de peso, já que impactam o apetite e a o metabolismo lipídico. Portanto, pacientes com TB costumam ter uma desorganização geral de ritmos[16]. Somado a isso, tem os impactos genético, epigenético, ambiental, fisiopatológicos, farmacológicos e psicológicos que podem levar a uma "síndrome metabólica de humor"[17]. Portanto, é essencial que as orientações nutricionais sejam focadas no controle de peso[18], o que foi evidenciado em uma revisão recente, que buscou referências com intervenções para o controle de peso de pacientes com TB[19]. Concluíram que, apesar de ainda não haver uma atuação clínica evidenciada, é essencial encontrar alternativas para auxiliar no controle de peso desses pacientes. Afinal, excesso de peso corporal está associado com funcionamento cotidiano prejudicado, funções cognitivas comprometidas, maior risco de suicídio e mais comorbidades. Além de afetar negativamente a saúde e bem-estar desses indivíduos e suas famílias[19].

É possível considerar aplicações focadas na população geral. A Academia Americana de Nutrição e Dietética verificou evidências de hábitos que auxiliam na perda de peso[20]:

- Redução de consumo de bebidas açucaradas, como refrigerantes, chás, sucos e bebidas lácteas.
- Redução das quantidades DE calorias usualmente consumidas.
- Dietas com limite de consumo de carboidratos, porém sendo substituídos adequadamente por gorduras insaturadas e proteínas magras, além da inclusão de fibras na dieta.
- Dietas ricas em proteínas com redução calórica.
- Padrão alimentar mediterrâneo com redução calórica.

Além disso, dietas com maior restrição de nutrientes ou tempo (jejum) de consumo tem sido cada vez mais estudadas. Uma revisão recente sobre perda de peso concluiu que o ponto fundamental é a adesão do paciente para seguir o plano alimentar pelo prazo necessário. Sendo assim, o essencial é uma alimentação de qualidade que crie um balanço energético negativo de calorias (menor consumo do que gasto calórico no dia) por um longo prazo para garantir a perda e a manutenção de peso[21].

Conduta nutricional para evitar e controlar as comorbidades associadas ao trantorno bipolar

Os pacientes acometidos por distúrbios mentais tem 2 a 3 vezes maior risco de mortalidade que a população em geral. O principal motivo para isso é o maior risco do desenvolvimento de doenças cardiovasculares que, especificamente no TB, é de 50 a 150% maior que na população em geral. Isso ocorre pela soma de diversos fatores encontradas em indivíduos afetados por esse distúrbio[22,23]:

- Alterações na função endotelial.
- Maior risco de obesidade e resistência à insulina.
- Maior prevalência de hipertensão arterial e dislipidemias.

- Presença de inflamação sistêmica e estresse oxidativo.
- Desregulação hipotalâmica-pituirária-adrenal.
- Hiperatividade do sistema nervoso simpático.
- Exarcebação da atividade plaquetária.

Além disso, hábitos não saudáveis, como sedentarismo, fumo, sono inadequado e alimentação desregulada podem contribuir com as complicações cardiovasculares desses pacientes[22,23]. A American Heart Association recomenda o consumo regular de fibras, gorduras insaturadas, vitaminas e minerais, presentes em cereais integrais, frutas, verduras, legumes, leguminosas (feijões), sementes, oleaginosas (castanhas), azeite de oliva e peixes. Além disso, é essencial controlar a ingestão de gorduras saturadas, encontrada nas carnes vermelhas, lácteos integrais e aves. Ainda, é importante limitar o consumo de bebidas açucaradas e alcóolicas[24].

Muito semelhante a essas recomendações, são as orientações nutricionais focadas para o controle glicêmico. Sabe-se que é essencial consumir fibras provenientes de cereais integrais, como trigo, arroz, aveia, quinoa e centeio, além de frutas, verduras e legumes. Além disso, o consenso da American Diabetes Association relata que o padrão alimentar mediterrâneo pode ser uma alternativa para a redução do risco de resistência à insulina e diabetes. Além dele, restritos como vegetarianismo e dietas de baixo ter de carboidratos estão associados com o controle da glicemia quando feitos de maneira nutricionalmente balanceada[25].

O refluxo gastroesofágico pode aparecer em alguns casos de TB. Para controlar esses sintomas, sugere-se uma alimentação balanceada, similar ao que foi citado. Ainda, recomenda-se controlar o consumo de alimentos gordurosos, ricos em cafeína e ácidos, assim como bebidas gaseificadas e alcóolicas. Comportamentos como não deitar após as refeições, fracionar pequenas refeições ao longo do dia e fazer um diário alimentar para entender quais alimentos causam dor e irritação podem ajudar no tratamento[26].

Semelhante a isso, a enxaqueca é um sintoma que varia muito de indivíduo para indivíduo, por isso o diário alimentar pode ser uma estratégia para buscar fatores que estimulam a dor[27].

Outras doenças que são mais prevalentes em pacientes com TB do que na população em geral, são artrite, asma e doença pulmonar obstrutiva crônica[6]. Todas são doenças crônicas caracterizadas pela inflamação sistêmica; portanto, alimentos que atuam no controle da inflamação são benéficos[28]. É o caso de peixes, oleaginosas (castanhas), sementes, azeite de oliva, alimentos coloridos, como frutas vermelhas, berinjela, tomate e cenoura. Em contrapartida, o controle de alimentos de origem animal, excesso de sal, açúcar e alimentos processados que contém aditivos podem ser pró-inflamatórios[28].

Todas essas comorbidades apresentam melhora com a perda de, pelo menos, 5% do peso atual. Portanto, os pacientes com TB que estejam com excesso de peso devem ser orientados com relação à importância e os benefícios da perda de peso e da diminuição de gordura visceral[20].

Conduta nutricional para controlar efeitos adversos dos medicamentos utilizados no transtorno bipolar

Alguns medicamentos psiquiátricos utilizados no tratamento do TB aumentam o apetite e estimulam o ganho de peso, além do risco do desenvolvimento de síndrome metabólica. Somado a isso, pacientes com TB têm a tendência de variar muito o peso, popularmente conhecido como "efeito sanfona". O excesso e a variação de peso estão associados com piora dos sintomas[29]. Assim, optar por medicamentos metabolicamente neutros devem ser sempre considerados. Nos casos em que isso não for possível, o controle de peso deve ser parte do tratamento desses pacientes. Novamente, não há evidências suficientes para intervenções de controle de peso em pacientes com TB[19], porém é possível orientar esses pacientes a encontrarem um plano alimentar que seja consistente e forneça os nutrientes essenciais aos indivíduos acometidos por TB e excesso de peso[21].

Com relação a outros efeitos adversos em relação aos medicamentos utilizados em pacientes com TB, os rins e o fígado podem ser prejudicados. Recomenda-se que a base da alimentação seja de alimentos naturais e de origem vegetal, como frutas, verduras, legumes, oleaginosas, leguminosas, cereais integrais e óleos vegetais[30,31]. Assim, o organismo não será sobrecarregado com excesso de nutrientes que podem acometer ainda mais esses órgãos. Em relação aos rins, é essencial controlar o consumo de sal (sódio), proteína e gorduras animais como carne vermelha e aves[31]. Já para a proteção do fígado, é necessário evitar o excesso do consumo de açúcar, gorduras, como frituras e a pele de aves, além de arroz branco e farinha de trigo refinada[32].

Em relação à pele, para evitar manifestações devido aos medicamentos, é importante não apresentar deficiências nutricionais. A falta de vitamina A e C, encontradas em frutas, verduras e legumes, além das vitaminas do complexo B presentes em cereais integrais e alimentos de origem animal podem prejudicar a saúde da pele. Assim como a ausência do consumo de selênio e vitamina E, que são importantes antioxidantes encontrados nas castanhas e óleos vegetais[33].

Por fim, o lítio, é um dos medicamentos mais utilizados no tratamento de TB. Um dos seus efeitos colaterais é a possível hipercalcemia pelo seu efeito sobre a paratireoide. Portanto, durante o tratamento com lítio é fundamental avaliar constantemente os níveis séricos de cálcio e vitamina D – que pode estimular a absorção de cálcio[34]. Afinal, a hipercalcemia pode desencadear hipertensão arterial e cálculos renais[35].

Possíveis suplementos alimentares como terapia adjuvante no tratamento do transtorno bipolar

As evidências da psiquiatria nutricional ainda não estão estabelecidas, já que é uma área muito recente. No entanto, evidências apontam que é possível suplementar ácidos graxos poli-insaturados do tipo ômega 3. Afinal, eles são essenciais, por não serem produzidos naturalmente pelo corpo e precisarem ser consumidos por meio da dieta. Os ácidos graxos ômega 3 atuam no metabolismo dos neurotransmissores como dopamina e serotonina. Além disso, já se sabe que tem ação anti-inflamatória e contribuem com o aumento da produção de BDNF. Uma parte dos estudos com suplementação de 0,6 a 10g por dia concluíram a possibilidade como um tratamento adjunto ao tratamento farmacológico, principalmente em relação ao controle de sintomas depressivos em pacientes com TB. Em casos em que há baixo consumo de alimentos como peixes, nozes, sementes de chia e linhaça sugere-se a suplementação de 1 a 2 gramas diários de ômega-3, devido à sua potencial atuação como antidepressivo e aos estudos que sugerem um efeito estabilizador de humor[36,37]. Geralmente, os suplementos são compostos por dois tipos de ômega 3: eicosapentaenoico (EPA) e docosahexaenoico (DHA). Como EPA tem sido mais associado com efeitos antidepressivos, algumas evidências sugerem a proporção de, ao menos 60% de EPA na suplementação (p. ex., 1 g de ômega 3, sendo que, pelo menos 600 mg sejam de EPA)[38].

Ainda, é preciso se atentar à razão de consumo de ácidos graxos ômega 6: ômega 3; afinal, a recomendação é de 5:1 e, atualmente, as dietas são compostas por até 20:1[39]. Os ácidos graxos ômega 6 também são essenciais ao corpo, porém o consumo atual é maior que o recomendado, por meio de óleos vegetais, como girassol, soja, milho e coco, e ainda gorduras animais como banha e manteiga[39]. Somado ao baixo consumo de ômega 3, a dieta ocidental torna-se mais um fator que contribui com a inflamação sistêmica[40].

Considerando que a inflamação e os sintomas gastrointestinais são características frequentes dos pacientes com TB, suplementos alimentares que foquem na melhora da disbiose intestinal podem ser uma alternativa a esses pacientes[41]. Portanto, opções de suplementos compostos por bactérias benéficas (probióticos) e/ou por fibras específicas, naturalmente presentes em alimentos (prebióticos) podem ser adicionados ao tratamento de TB[42]. Além disso, sabe-se que a microbiota pode atuar na modulação dos neurotransmissores e do sistema hipotálamo-pituitária-córtex por meio do eixo intestino-cérebro[42]. Um importante estudo da área, mostrou que a suplementação oral de probióticos por 24 semanas contribuiu para menor necessidade de hospitalizações e menor tempo de internação, quando comparado com placebo. Isso ocorreu, principalmente, em pacientes com altos níveis de inflamação sistêmica e sem aparecimento de efeitos adversos[43].

Ainda, é possível sugerir a atenção à alguns nutrientes específicos, os quais podem afetar as alterações fisiológicas do TB e melhorar os sintomas e o curso da doença:

- Folato (vitamina B9): essencial para a regulação da enzima metilenotetrahidrofolato redutase, essencial para o metabolismo da homocisteína. Essa proteína interage com os receptores de glutamato do cérebro que, hiperativados, podem favorecer os sintomas de TB. Sendo assim, níveis adequados dessa vitamina podem auxiliar no controle dos níveis de homocisteína para evitar alterações em pacientes com TB[37,44]. Pode ser consumida por meio da alimentação (folato) ou via suplementos (ácido fólico)[45]. Além disso, a forma ativa do ácido fólico, metilfolato, contribui para a modulação de dopamina, noraderanalina e serotonina e pode apresentar efeito antidepressivo[44].
- Vitamina D: essa vitamina é considerada neutroprotetora, pela sua ação no metabolismo do cálcio. Afinal, anormalidades associadas aos ácidos glutamatérgico e gama aminobutírico (GABA) no TB levam à hiperativação de receptores de glutamato e, consequentemente, aumento intracelular de cálcio. Provavelmente por essa relação, níveis adequados de vitamina D têm sido associados com melhora dos sintomas de depressão e mania[46].

Dia alimentar seguindo as recomendações para controle de sintomas e comorbidades do transtorno bipolar

Considerando o que foi descrito, a Figura 3 ilustra um exemplo de dia alimentar de um paciente com TB. Essa alimentação deve ser à base de alimentos naturais, ou seja, evitando alimentos ultraprocessados e gordurosos. Aqui não foram consideradas especificidades como alergia alimentar e preferências individuais. Além disso, não há quantidade, já que isso é individualizado.

CONSIDERAÇÕES FINAIS

Os indivíduos com transtorno bipolar podem se beneficiar com orientações nutricionais focadas no controle das alterações fisiopatológicas, comorbidades associadas e aos efeitos adversos dos medicamentos utilizados. Em geral, recomenda-se uma dieta composta por alimentos naturais, principalmente de origem vegetal, como verduras, legumes, frutas, cereais integrais, castanhas, sementes, azeite de oliva e leguminosas. Com inclusão de peixes e frutos do mar, além de lácteos, carnes e aves não processadas.

É essencial uma alimentação balanceada que seja seguida de maneira consistente, para evitar prejuízos à saúde mental e física, além do auxílio no controle de peso corporal dos indivíduos. Uma recomendação é a dieta mediterrânea, com evidências no controle de outras doenças mentais e crônicas não transmissíveis, como as doenças cardiovasculares – principal fator de morte prematura em sujeitos com TB.

Ainda, sugere-se que se considere a suplementação com ácidos graxos ômega 3 a partir de uma discussão individualizada e compartilhada com o paciente. Dados recentes de curto prazo sugerem o potencial benefício da suplementação com prebióticos ou probióticos como adjuvantes ao tratamento, com potencial foco no controle dos sintomas e prevenção de recaídas, mas há necessidade de comprovação mais robusta em estudos randomizados. Por fim, é

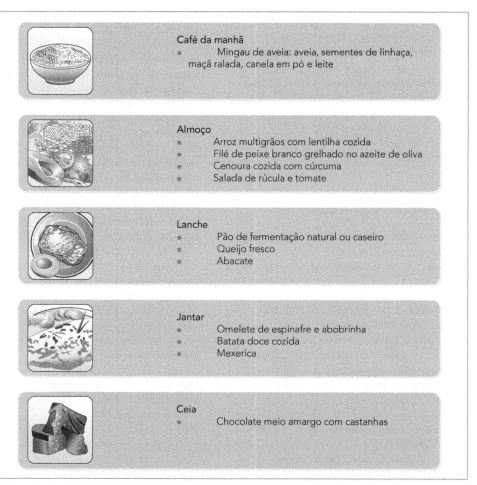

FIGURA 3   Exemplo de dia alimentar de um paciente com transtorno bipolar.

importante incluir uma avaliação dos hábitos, padrões e ritmos de alimentação no cuidado com o TB, analisar os marcadores bioquímicos quando indicado para detectar e prevenir deficiência de nutrientes que possam impactar no curso da doença e de suas comorbidades, e considerar intervenções como a suplementação de vitaminas, ômega 3 e minerais para esses indivíduos. Finalmente, a falta de dados robustos de pesquisa sugere que a expansão do conhecimento em psiquiatria nutricional no campo do TB é uma prioridade, tanto para o maior controle dos sintomas quanto para a melhora da qualidade de vida e bem-estar.

Dicas práticas para casos clínicos

- Anamnese nutricional completa: compreensão de história, hábitos e preferências alimentares dos pacientes, orientações nutricionais individualizadas.
- Alimentação baseada em comida de verdade (natural e caseira): frutas, verduras, legumes, cereais integrais, oleaginosas, leguminosas, peixes e óleos vegetais.
- Controle de alimentos processados e excesso de sal, açúcar, carboidratos refinados, gordura animal e café.

(continua)

- Suplementação de 1 a 2 g de ômega 3 (≥ 60% EPA): facilidade de consumo e provável auxílio na melhora dos sintomas.
- Acompanhamento de exames de sangue e peso corporal para evitar comorbidades associadas ao TB e medicamentos.
- Exames de sangue de nutrientes específicos: em caso de deficiência, considerar a suplementação de nutrientes como vitamina D e ácido fólico.

REFERÊNCIAS BIBLIOGRÁFICAS

1. Boisapo NB, Borges VF, Juruena MF. Transtorno bipolar: uma revisão dos aspectos conceituais e clínicos. Medicina (Ribeirão Preto, Online.). 2017;50(1):72-84.
2. Carvalho AF, Firth J, Vieta E. Bipolar disorder. N Engl J Med. 2020;383(1):58-66.
3. Clemente AS, Diniz BS, Nicolato RK, Flavio P, Soares JC, Firmo JO, Castro-Costa E. Bipolar disorder prevalence: a systematic review and meta-analysis of the literature. Bra J Psychiat. 2015;37(2):155-61.
4. Rowland TA, Marwaha S. Epidemiology and risk factors for bipolar disorder. Ther Adv Psychopharmacol. 2018;8(9):251-69.
5. Post RM. How to prevent the malignant progression of bipolar disorder. Braz J Psychiatry. 2020;S1516-44462020005019202.
6. Sinha A, Shariq A, Said K, Sharma A, Jeffrey Newport D, Salloum IM. Medical comorbidities in bipolar disorder. Curr Psychiatry Rep. 2018;20(5):36.
7. Yatham LN, Kennedy SH, Parikh SV, Schaffer A, Bond DJ, Frey BN, et al. Canadian Network for Mood and Anxiety Treatments (CANMAT) and International Society for Bipolar Disorders (ISBD) 2018 guidelines for the management of patients with bipolar disorder. Biplar Disord. 2018;20(2):97-170.
8. Łojko D, Stelmach-Mardas M, Suwalska A. Is diet important in bipolar disorder? Psychiatr Pol. 2018;27;52(5):783-95.
9. Sarris J, Logan AC, Akbaraly TN, Amminger GP, Balanzá-Martínez V, Freeman MP, et al. International Society for Nutritional Psychiatry Research consensus position statement: nutritional medicine in modern psychiatry. World Psychiatry. 2015;14(3):370-1.
10. Lopresti AL, Jacka FN. Diet and bipolar disorder: a review of its relationship and potential therapeutic mechanisms of action. J Altern Complement Med. 2015;21(12):733-9.
11. Jacka FN. Nutritional psychiatry: where to next? EBio Medicine. 2017;17:24-9.
12. Beyer JL, Payne ME. Nutrition and bipolar depression. Psychiatr Clin North Am. 2016;39(1):75-86.
13. Lăcătusu CM, Grigorescu ED, Floria M, Onofriescu A, Mihai BM. The mediterranean diet: from an environment-driven food culture to an emerging medical prescription. Int J Environ Res Public Health. 2019;16(6):942.
14. Bonaccio M, Di Castelnuovo A, Bonanni A, Costanzo S, de Lucia F, Pounis G, et al. Adherence to a Mediterranean diet is associated with a better health-related quality of life: a possible role of high dietary antioxidant content. BMJ Open. 2013;3(8):e003003.
15. Walker WH, Walton JC, DeVries AC, Nelson RJ. Circadian rhythm disruption and mental health. Transl Psychiatry. 2020;10(1):28.
16. Asterholm IW, Scherer PE. Metabolic jet lag when the fat clock is out of sync. Nat Med. 2012;18(12):1738-40.
17. Mansur RB, Brietzke E, McIntyre RS. Is there a "metabolic-mood syndrome"? A review of the relationship between obesity and mood disorders. Neurosci Biobehav Rev. 2015;52:89-104.
18. Mangge H, Bengesser S, Dalkner N, Birner A, Fellendorf F, Platzer M, et al. Weight gain during treatment of bipolar disorder (BD)-facts and therapeutic options. Front Nutr. 2019;6:76.
19. Tully A, Smyth S, Conway Y, Geddes J, Devane D, Kelly JP, et al. Interventions for the management of obesity in people with bipolar disorder. Cochrane Database Syst Rev. 2020;7(7):CD013006.
20. Raynor HA, Champagne CM. Position of the Academy of Nutrition and Dietetics: interventions for the treatment of overweight and obesity in adults. J Acad Nutr Diet. 2016;116(1):129-47.
21. Freire R. Scientific evidence of diets for weight loss: different macronutrient composition, intermittent fasting, and popular diets. Nutrition. 2020;69:110549.
22. Goldstein BI, Carnethon MR, Matthews KA, McIntryre RS, Miller GE, Raghuveer G, et al. Major depressive disorder and bipolar disorder predispose youth to accelerated atherosclerosis and early cardiovascular disease: a scientific statement from the American Heart Association. Circulation. 2015;132(10):965-86.
23. De Hert M, Detraux J, Vancampfort D. The intriguing relationship between coronary heart disease and mental disorders. Dialogues Clin Neurosci. 2018;20(1):31-40.
24. Van Horn L, Carson JA, Appel LJ, Burke LE, Economos C, Karmally W, et al. Recommended dietary

pattern to achieve adherence to the American Heart Association/American College of Cardiology (AHA/ACC) guidelines: a scientific statement from the American Heart Association. Circulation. 2016;134(22):e505-e529.

25. Evert AB, Dennison M, Gardner CD, Garvey WT, Lau KHK, MacLeod J, et al. Nutrition therapy for adults with diabetes or prediabetes: a consensus report. Diabetes Care. 2019;42(5):731-54.

26. International Foundation for Gastrointestinal Disorders. Diet Changes for GERD. 2019. Disponível em: https://www.aboutgerd.org/diet-lifestyle-changes/diet-changes-for-gerd.html

27. American Migraine Foundation. Migraine and Diet. 2016. Disponível em: https://americanmigrainefoundation.org/resource-library/migraine-and-diet/

28. Sears B. Anti-inflammatory diets. J Am Coll Nutr. 2015;34(1):14-21.

29. Reininghaus EZ, Lackner N, Fellendorf FT, Bengesser S, Birner A, Reininghaus B, et al. Weight cycling in bipolar disorder. J Affect Disord. 2015;171:33-8.

30. George ES, Forsyth A, Itsiopoulos C, Nicoll AJ, Ryan M, Sood S, et al. Practical dietary recommendations for the prevention and management of nonalcoholic fatty liver disease in adults. Adv Nutr. 2018;9(1):30-40.

31. Ajjarapu AS, Hinkle SN, Li M, Francis EC, Zhang C. Dietary patterns and renal health outcomes in the general population: a review focusing on prospective studies. Nutrients. 2019;11(8):1877.

32. Mirmiran P, Amirhamidi Z, Ejtahed HS, Bahadoran Z, Azizi F. Relationship between diet and non-alcoholic fatty liver disease: a review article. Iran J Public Health. 2017;46(8):1007-17.

33. Pappas A, Liakou A, Zouboulis CC. Nutrition and skin. Rev Endocr Metab Disord. 2016;17(3):443-8.

34. Meehan AD, Udumyan R, Kardell M, Landén M, Järhult J, Wallin G. Lithium-associated hypercalcemia: pathophysiology, prevalence, management. World J Surg. 2018;42(2):415-24.

35. Carroll MF, Schade DS. A practical approach to hypercalcemia. Am Fam Physician. 2003;67(9):1959-66.

36. Bozzatello P, Rocca P, Mantelli E, Bellino S. Polyunsaturated fatty acids: what is their role in treatment of psychiatric disorders? Int J Mol Sci. 2019;20(21):5257.

37. Fusar-Poli L, Surace T, Vanella A, Patania F, Furnari R, Signorelli MS, et al. The effect of adjunctive nutraceuticals in bipolar disorder: a systematic review of randomized placebo-controlled trials. J Affect Disord. 2019;252:334-49.

38. Nasir M, Bloch MH. Trim the fat: the role of omega-3 fatty acids in psychopharmacology. Ther Adv Psychopharmacol. 2019;9:2045125319869791.

39. Patterson E, Wall R, Fitzgerald GF, Ross RP, Stanton C. Health implications of high dietary omega-6 polyunsaturated Fatty acids. J Nutr Metab. 2012;2012:539426.

40. Lange KW. Omega-3 fatty acids and mental health. Global Health J. 2020;4(1):18-30.

41. Painold A, Mörkl S, Kashofer K, Halwachs B, Dalkner N, Bengesser S, et al. A step ahead: Exploring the gut microbiota in inpatients with bipolar disorder during a depressive episode. Bipolar Disord. 2019;21(1):40-9.

42. Gondalia S, Parkinson L, Stough C, Scholey A. Gut microbiota and bipolar disorder: a review of mechanisms and potential targets for adjunctive therapy. Psychopharmacol. 2019;236(5):1433-43.

43. Dickerson F, Adamos M, Katsafanas E, Khushalani S, Origoni A, Savage C, et al. Adjunctive probiotic microorganisms to prevent rehospitalization in patients with acute mania: A randomized controlled trial. Bipolar Disord. 2018;20(7):614-21.

44. Hsieh YC, Chou LS, Lin CH, Wu HC, Li DJ, Tseng PT. Serum folate levels in bipolar disorder: a systematic review and meta-analysis. BMC Psychiatry. 2019;19(1):305.

45. Institute of Medicine (US) Standing Committee on the Scientific Evaluation of Dietary Reference Intakes and its Panel on Folate, Other B Vitamins, and Choline. Dietary reference intakes for thiamin, riboflavin, niacin, vitamin b6, folate, vitamin b12, pantothenic acid, biotin, and choline. Washington: National Academies Press (US); 1998.

46. Altunsoy N, Yüksel RN, Cingi Yirun M, Kılıçarslan A, Aydemir Ç. Exploring the relationship between vitamin D and mania: correlations between serum vitamin D levels and disease activity. Nord J Psychiatry. 2018;72(3):221-5.

CAPÍTULO 14

Psiquiatria nutricional no transtorno depressivo maior

Ruth Barteli Grigolon
Rodrigo B. Mansur
Beny Lafer
Elisa Brietzke

Objetivos do capítulo

- Sumarizar as evidências sobre a abordagem nutricional no tratamento do transtorno depressivo maior (TDM).
- Demonstrar os possíveis mecanismos metabólicos envolvidos no TDM.
- Demonstrar evidências sobre a influência de hábitos alimentares no TDM.
- Demonstrar evidências sobre a influência da qualidade da ingestão alimentar na melhora do TDM.
- Demonstrar evidências sobre a eficácia da suplementação de nutracêuticos, probióticos e prebióticos na melhora do TDM.

Questões orientadoras

- Como a nutrição e a alimentação se relacionam com o tratamento de pacientes com TDM?
- Como tratar pacientes com TDM por meio da nutrição e da alimentação?
- Em que medida é possível tratar dos sintomas depressivos por meio de uma abordagem nutricional?
- Como os suplementos alimentares ou nutracêuticos podem ser auxiliares no tratamento psicofarmacológico do TDM?

INTRODUÇÃO

O transtorno depressivo maior (TDM) é um transtorno mental de etiologia multifatorial que atinge cerca de 300 milhões de indivíduos no mundo (4,4% da população). Além disso, cerca de 20% da população mundial apresenta sintomas depressivos significativos ao longo da vida[1]. Além do prejuízo à saúde em geral, essa doença resulta em diversos problemas de funcionalidade do indivíduo, como desemprego, perda da capacidade de realizar tarefas diárias, prejuízo no funcionamento psicossocial e mortalidade aumentada por suicídio[1-4].

O tratamento da depressão inclui uso de medidas farmacológicas e não farmacológicas, como psicoterapias e estratégias de neuromodulação. Essas intervenções farmacológicas são amplamente disseminadas. Por exemplo, cerca de 70,9 milhões de unidades de antidepressivos são prescritos por ano somente no Reino Unido[3,5]. O tratamento farmacológico com antidepressivos, apesar de ser comprovadamente eficaz em tratar sintomas moderados e graves do TDM, apresenta um tamanho de efeito modesto e possíveis efeitos adversos[6]. Apesar da eficácia dessa abordagem, ainda existe uma proporção significativa de pacientes que não atingem remissão com esse tipo de estratégia[2]. Portanto, para otimizar os resultados do tratamento, é necessária uma ampla variedade de abordagens eficazes e toleráveis baseadas em evidências científicas validadas[6].

O desenvolvimento de novas e melhores estratégias para o tratamento da depressão também passa pelo melhor entendimento de seus mecanismos fisiopatológicos. Estudos demonstram que o TDM apresenta relação com alterações no perfil metabólico, inflamatório e de estresse oxidativo. Esse transtorno pode afetar de maneira negativa a regulação de cortisol plasmático, resultando no desenvolvimento de resistência à insulina. Além disso, pacientes com TDM apresentam uma diminuição dos níveis de antioxidantes no organismo (principalmente a glutationa) contribuindo para a neuroinflamação e estresse oxidativo. Esses fatores estão relacionados com o aumento da gravidade da doença e de alguns domínios psicopatológicos específicos, como a anedonia[7].

Outro fator contribuinte para a etiologia multifatorial do TDM e da gravidade dos sintomas depressivos é a frequente presença de um padrão alimentar de baixa qualidade (alta ingestão calórica de gorduras saturadas e açúcares) e, consequentemente, o aumento de comorbidades somáticas[4,8-11]. Para alguns indivíduos, o estresse e/ou situações estressantes prediz escolhas alimentares menos saudáveis[8]. Existem evidências que demonstram a relação entre sofrimento psicológico e o aumento no consumo de alimentos que geram conforto (*comfort foods*), favorecendo a redução da biodiversidade da microbiota[9]. Por outro lado, a mudança no apetite é um dos sintomas da depressão de acordo com o DSM-5. Outros sintomas como anedonia, podem influenciar a qualidade da dieta pela falta de energia e motivação para preparar refeições prazerosas[8].

O foco da psiquiatria nutricional é um trabalho multidisciplinar, no qual mudanças na qualidade da ingestão alimentar e/ou uso de suplementos nutracêuticos previnem ou reduzem sintomas depressivos[4,11].

PSIQUIATRIA NUTRICIONAL

O desenvolvimento da *International Society for Nutritional Psychiatry Research* reflete um aumento do reconhecimento da nutrição como uma ciência que modifica os fatores de risco para doenças mentais[12], com potencial para prevenção e tratamento de doenças, como a depressão[4]. Diversas evidências sugerem que a qualidade da dieta pode influenciar o surgimento dos transtornos de humor, especificamente da depressão. Revisões sistemáticas e metanálises demonstraram que existe uma associação entre qualidade de dieta e probabilidade do risco para o desenvolvimento de depressão[2,13] e que uma dieta saudável pode prevenir ou reduzir a gravidade dos sintomas depressivos[11,14].

Também está estabelecido que deficiências nutricionais graves afetam o funcionamento psicológico do indivíduo, atingindo processos cognitivos e afetivos. Padrões dietéticos pró-inflamatórios e hábitos alimentares repletos de alimentos processados e industrializados, não permitem que o indivíduo atinja as necessidades diárias de macronutrientes essenciais para o funcionamento cerebral e corpóreo adequado[2,4,12]. Apesar da alta densidade energética, a baixa densidade nutritiva da dieta associada a estilos de vida inadequados (alterações do sono, consumo elevado de álcool, tabagismo e sedentarismo) pode resultar em repercussões negativas à saúde mental[4,12].

Estudos relevantes sugerem que uma dieta de alta qualidade nutricional pode reduzir ou prevenir os riscos de doenças mentais[12]. Por exemplo, o consumo de uma dieta contendo quantidades adequadas de frutas, verduras e legumes fornecem vitaminas, minerais e fibras com alta concentração de polifenóis, com potencial anti-inflamatório, neuroprotetor e propriedades prebióticas que estão associados à redução da incidência de sintomas depressivos[2]. Intervenções dietéticas específicas também favorecem o tratamento, com potencial de melhora dos sintomas depressivos. Um exemplo de dieta que demonstrou efeitos positivos ao tratamento antidepressivo é dieta mediterrânea[14,15]. Ainda, intervenções dietéticas são capazes de reestabelecer o bem-estar e a qualidade de vida, por reduzirem o consumo de alimentos associados com o aumento do risco de depressão, como carnes processadas, carboidratos refinados, alimentos industrializados, gorduras trans e saturadas, adoçantes artificiais e emulsificantes.

Os mecanismos potenciais pelos quais a nutrição pode afetar a saúde mental são diversos[2,4,8,16,17]:

- O cérebro humano apresenta uma alta taxa metabólica, utilizando uma grande proporção de nutrientes e energia.
- Sua estrutura e funcionamento dependem do suprimento adequado de nutrientes, como aminoácidos, gorduras, vitaminas e minerais, além de outros micronutrientes.
- Hábitos alimentares modulam o funcionamento do sistema imune, o que, por sua vez, influencia no risco de sintomas depressivos.
- Fatores antioxidantes têm efeito positivo nas doenças mentais e na diminuição do estresse oxidativo.
- A qualidade da ingestão de nutrientes afeta fatores neurotróficos que apresentam funções essenciais na plasticidade e manutenção neuronal.
- Aumento de citocinas pró-inflamatórias.
- Desequilíbrio mitocondrial.
- Disbiose intestinal: a microbiota pode modular as respostas ao estresse, ao funcionamento do sistema imune, à neurotransmissão e à neurogênese
- Desequilíbrio nos mecanismos envolvidos no sistema nervoso, imune e entérico (Tabela 1).
- Elevada atividade do eixo-hipotálamo-pituitária-adrenal (HPA), resultando em um aumento de glicocorticoides séricos, que estimula o aumento do apetite e a preferência por alimentos de alta densidade energética.

Diante disso, é necessária uma atenção à deficiência de nutrientes e potencial desequilí-

brio bioquímico, como contribuidores e mantenedores de diversas doenças mentais[4]. Um resumo dos mecanismos pelos quais a dieta influencia o risco e a gravidade da depressão pode ser encontrado na Tabela 1.

TABELA 1 Mecanismos relacionados ao desenvolvimento e à gravidade do transtorno depressivo maior (TDM)

Sistemas	Mecanismos
Sistema nervoso	Inadequado ou insuficiente suprimento de nutrientes (como aminoácidos, gorduras, vitaminas e minerais, além de outros micronutrientes) afeta fatores neurotróficos (plasticidade e manutenção neuronal).
	Desequilíbrio mitocondrial.
	Desequilíbrio na produção de PYY, CRF, ocitocina, NPY e BDNF.
Sistema imune	Aumento de citocinas pró-inflamatórias e do estresse oxidativo.
	Elevada atividade do eixo-HPA.
	Padrão alimentar pobre em nutrientes essenciais favorece o desequilíbrio do sistema imune.
	Aumento no estresse oxidativo.
Sistema entérico e endócrino	Disbiose intestinal.
	Desequilíbrio na produção de IGF-1, GLP-1, CCK, grelina e leptina.
	Desequilíbrio no metabolismo glicêmico.

BNDF: *brain-derived neurotrophic factor*; CCK: colecistocinina; CRF: fator de liberação de corticotrofina; GLP-1: peptídeo-1 semelhante ao glucagon; HPA: hipotálamo-pituitária-adrenal; IGF-1: fator de crescimento semelhante à insulina do tipo 1; NPY: neuropeptídeo Y; PYY: peptídeo YY.

INTERVENÇÕES DIETÉTICAS E DEPRESSÃO

O estudo dos efeitos de uma dieta nos sintomas depressivos ou no TDM é um tópico muito relevante em termos de saúde pública. A modificação no padrão alimentar é uma das estratégias de tratamento com características não invasivas, com poucos efeitos adversos e relativamente acessível do ponto de vista financeiro. Uma revisão sistemática e metanálise conduzida com 16 ensaios clínicos randomizados e controlados demonstrou a eficácia de intervenções dietéticas para redução de sintomas depressivos e ansiosos em 48.826 indivíduos com idade média de 55 anos. As intervenções dietéticas eram individualizadas, apresentavam duração média de 10 dias a 3 anos e enfatizavam a melhoria da qualidade de ingestão de nutrientes, redução no consumo de gorduras e restrição calórica focada na perda de peso. Nessa revisão, foram excluídas as intervenções que focaram o consumo de um único nutriente ou alimento. Esse estudo evidenciou que o uso de intervenções dietéticas reduziu significantemente os sintomas depressivos comparados aos indivíduos controle. O tamanho de efeito foi relativamente pequeno (g = 0,275), a heterogeneidade entre os estudos foi alta (89,4%), o que é consistente com o que tem sido descrito para intervenções farmacológicas e psicossociais bem estabelecidas. Esse achado foi mais significativo em intervenções focando a perda de peso e a redução do consumo de gorduras. Além disso, efeitos positivos da intervenção na redução de sintomas depressivos foi significantemente maior em mulheres do que em homens. O estudo salientou que as intervenções que envolviam a participação do nutricionista na abordagem dietética apresentaram efeitos significativos na redução de sintomas depressivos, quando comparado às intervenções sem a participação desse profissional[2]. Esse achado está alinhado com os resultados obtidos por Teasdale et al.[18,19], demonstrando um efeito significativamente maior em intervenções dietéticas para manejo de peso em doenças mentais graves com nutricionistas quando comparado a intervenções dietéticas realizadas por outro profissional da saúde[18,19].

Consistentemente com os últimos achados, um estudo de coorte demonstrou que ter o diagnóstico atual de depressão ou ansiedade foi significantemente associado a uma baixa qualidade de dieta, ou seja, consumo elevado de alimentos ultraprocessados (alimentos com alto teor de açúcares, gorduras e sódio) e pobre em alimentos *in natura* ou minimamente processados. Esse estudo foi conduzido por nove anos, com 1.300 pacientes com depressão ou ansiedade (886 remitiram desses transtornos e 414 estavam com esses transtornos) e 334 controles saudáveis (sem história de depressão e ansiedade). Os pacientes em remissão apresentavam uma qualidade de dieta melhor do que os controles e àqueles que apresentavam diagnóstico atual, sugerindo que ter histórico dessas doenças estimula a ingestão de alimentos de qualidade e promove comportamentos alimentares mais saudáveis em longo prazo. Além disso, pacientes com comorbidade de depressão e ansiedade apresentavam qualidade de dieta significantemente inferior quando comparado a controles saudáveis. Sintomas específicos como dormir demais e diminuição do apetite tiveram uma forte associação com baixa qualidade de dieta. Os autores sugerem que esses pacientes apresentavam maior gravidade e cronicidade dos sintomas, capaz de influenciar os comportamentos alimentares. Outro potencial fator a ser considerado nesses pacientes é o comer emocional. Esse comportamento pode ser um dos mecanismos de associação entre depressão e qualidade de dieta, devido à inabilidade de distinguir a fome fisiológica da fome emocional[8].

A associação entre qualidade da dieta e saúde pode ser medida por métodos quantitativos que avaliam a propriedade do nutriente, tipo e grupo de alimento consumido e padrões alimentares. A avaliação desses parâmetros pode ser realizada por meio de instrumentos dietéticos que analisam a qualidade da dieta, gerando índices dietéticos. As pontuações dos índices dietéticos compartilham elementos comuns como o alto consumo de frutas, vegetais e nozes, e baixo consumo de alimentos pró-inflamatórios, como carnes processadas e gorduras trans[20]. Esses índices variam de acordo com o objetivo da avaliação, sendo denominados como Escore da Dieta Mediterrânea Alternativo (EDM-A), Índice de Alimentação Saudável (HEI), Escore DASH (*Dietary Approach to Stop Hypertension*) e Índice Inflamatório da Dieta (DII).

Com base nesses parâmetros uma revisão sistemática e metanálise foi conduzida com o objetivo de investigar a relação entre os índices dietéticos (EDM-A, HEI, Escore DASH e DII) e TDM ou sintomas depressivos. O estudo demonstrou uma associação robusta entre valores altos de EDM-A e HEI e baixos valores de DII, com menor risco de desenvolvimento de depressão. O estudo sugere que o consumo de frutas, legumes e verduras, nozes e vinho em moderação, estão associados a melhores desfechos metabólicos, favorecendo o tratamento da depressão. É importante salientar que esses achados foram significativos em sintomas depressivos e no TDM[21]. Achados semelhantes foram encontrados por Molendijk et al.[13] e Khalid et al.[22], que referem que a adesão a dietas saudáveis e de alta qualidade de macro e micronutrientes (independente de ser dieta mediterrânea, vegetariana etc.) está associada a baixa incidência de sintomas depressivos[13,22].

Intervenções dietéticas com o objetivo de verificar o efeito de uma dieta em particular também foram realizadas. O estudo SMILES (*Supporting the Modification of Lifestyle in Lowered Emotional States*) foi o primeiro estudo de intervenção a testar a melhoria da dieta como estratégia de tratamento para a depressão. Esse ensaio clínico avaliou o efeito da dieta mediterrânea modificada (a intervenção foi baseada na dieta mediterrânea tradicional e na recomendação dietética australiana), em 67 pacientes com TDM, por um período 12 semanas. Nesse ensaio clínico foi possível verificar um nível de remissão (MADRS < 10) em 32,3% dos pacientes com TDM comparado aos controles (receberam somente suporte social), que obtiveram remissão em 8% dos pacientes. Esses estudos demonstraram evidências preliminares de que intervenções dietéticas em populações diagnosticadas com depressão são viáveis e podem proporcionar benefícios aos pacientes[11,14,15].

Uma outra abordagem que tem demonstrado eficácia no tratamento de sintomas depressivos e TDM é a restrição calórica. A restrição da ingestão calórica ou o jejum intermitente (sem causar desnutrição) tem uma ação extensa e positiva em diversos sistemas moleculares que promovem funções neuronais e plasticidade, exercendo efeitos moleculares semelhantes aos dos antidepressivos[23,24]. Esse tipo de abordagem pode estimular a biogênese mitocondrial, melhorando sua eficiência, favorecer homeostase energética celular e ativar mecanismos de eliminação e redução de espécies reativas de oxigênio[10,25]. Além desses benefícios, a restrição calórica pode favorecer a longevidade, a memória, a cognição, a qualidade de vida, reduzir a possibilidade do aparecimento de processos inflamatórios e fatores de risco para doenças neurodegenerativas e psiquiátricas, incluindo a depressão[24,26,27]. Assim, a dieta baseada em restrição calórica tem potencial de reverter os mecanismos envolvidos no desenvolvimento e cronicidade de sintomas depressivos e TDM.

Por fim, a dieta cetogênica (DC), estratégia muito utilizada no controle de convulsões em pacientes com epilepsia desde 1920, tem demonstrado evidências de potencial efeito nos transtornos do humor, especialmente o TDM[28]. É importante salientar que os estudos que demonstraram essas evidências apresentam fragilidades, por exemplo, uma amostra experimental pequena, limitando a generalização dos achados. A DC consiste em um consumo alimentar rico em lipídeos, com baixa teor proteico e glicídico, com uma proporção lipídica: não lipídica de 4:1 (proporção gordura/proteína e carboidrato). Além desse detalhe, a dieta compreende em proporções distintas de macronutrientes em relação às dietas recomendadas para indivíduos saudáveis. Essa abordagem dietética embasa-se em 90% de lipídios, 8% de proteínas e 2% de glicídios[29]. O uso de suplementos exógenos, como o beta-hidroxibutírico, também desempenha efeitos semelhantes ao da DC[30]. O processo de cetose age em diversos mecanismos comumente associados ao TDM, como no estresse oxidativo, nos processos inflamatórios e na microbiota intestinal[31].

Um resumo das estratégias nutricionais usadas como intervenção no tratamento da depressão pode ser encontrado na Quadro 1.

QUADRO 1 Estratégias nutricionais usadas como intervenção no tratamento no TDM

Abordagem nutricional

Intervenções dietéticas individualizadas.

Participação do nutricionista na abordagem dietética.

Adequação da ingestão de nutrientes em proporções alinhadas com a recomendação dietética de cada indivíduo.

Redução no consumo de gorduras.

Restrição calórica ou jejum intermitente.

Dieta Mediterrânea Modificada (ModiMedDiet):
1) Consumo diário de grãos integrais (5-8 porções), verduras (6 porções), frutas (3 porções), legumes (3-4 por semana), laticínios com pouca gordura e sem açúcar (2-3 porções), nozes cruas e sem sal (1 porção) e azeite (3 colheres de sopa).
2) Consumo semanal de peixes (2 porções), carnes vermelhas magras (3 a 4 por porções), frango (2 a 3 porções), ovos (até 6 porções).
3) Redução no consumo de doces, cereais refinados, frituras, *fast-food*, carnes processadas e bebidas açucaradas (não mais que 3 porções/ semana).
4) Consumo de vinho tinto ou branco em moderação (2 taças/dia, de preferência durante as refeições principais).

Aconselhamento nutricional baseado em entrevistas motivacionais, estabelecimento de metas e comer com atenção plena (*mindful eating*).

NUTRACÊUTICOS E DEPRESSÃO

Atualmente, os nutracêuticos não possuem uma definição específica, podendo ser considerados como suplementos alimentares, produtos à base de plantas, pré e probióticos, alimentos funcionais e alimentos fortificados. Pode ser um alimento ou parte dele, utilizado como um complemento alimentar ou dietético. Os nutracêuticos apresentam efeitos fisiológicos benéficos à saúde e auxiliam no tratamento e na prevenção de algumas condições clínicas, como algumas doenças crônicas[32,33].

Ácidos graxos ômega 3

Um possível efeito positivo dos ácidos graxos poli-insaturados ômega 3 na depressão está baseado na sua presença no sistema nervoso central e seu envolvimento na neurogênese e neuroplasticidade. Esse suplemento apresenta efeito anti- -inflamatório capaz de neutralizar uma possível ativação persistente da inflamação na depressão. Além disso, estudos clínicos demonstraram baixas concentrações de ômega 3 no plasma e nas membranas dos glóbulos vermelhos de pacientes com depressão, sugerindo que, em alguns casos, uma possível deficiência de ômega 3 estaria envolvida na patofisiologia da doença[34].

A *International Society for Nutritional Psychiatry Research* (ISNPR) desenvolveu um consenso para o uso clínico dos ácidos graxos poli-insaturados ômega 3 no TDM. Esse consenso sugere a aplicação de uma entrevista clínica para validar o diagnóstico e a gravidade psicopatológica do TDM para, em seguida, avaliar a recomendação do uso de ácidos graxos poli-insaturados ômega 3. Quando o uso de ácidos graxos poli-insaturados ômega 3 é associado aos antidepressivos, os resultados mostraram efeitos benéficos nessa suplementação quando usada no início do tratamento (como um agente acelerador)[6].

Com relação à formulação e à dosagem, variam de 1 a 2 g diários de ácido eicosapentaenoico (EPA), provindo de EPA puro ou uma fórmula combinada de EPA e ácido docosahexaenoico (DHA). Recomenda-se também uma razão EPA/DHA de $\geq$ 2:1 para efeito antidepressivo, sugerindo que maiores proporções de EPA favorecem o melhor desfecho terapêutico. A dose inicial deve ser de 1 g/dia de EPA isolado ou combinado com DHA. Para pacientes que não respondem ou que apresentam resposta parcial e boa tolerância ao suplemento, a dose pode ser aumentada até pelo menos 2 g/dia em um período de 2 a 4 semanas[6].

Como garantia de manutenção da qualidade do produto, recomenda-se o uso de óleo de peixe ou produtos de ácidos graxos poli-insaturados ômega 3 de origem não marinha (linhaça, chia etc.) com adição de antioxidantes (incluindo vitamina E). Ademais, recomenda-se armazenar os produtos em local hermético e recipientes escuros para proteger da luz, além de manter em refrigeração após abertura da embalagem. É importante salientar que a qualidade dos ácidos graxos poli-insaturados ômega 3 pode afetar a atividade terapêutica e possíveis efeitos colaterais, como condições gastrointestinais (sabor de peixe, arrotos e náusea) e dermatológicas (erupção e coceira) e perfil metabólico, fatores estes que merecem monitoramento[6].

Altas doses de ácidos graxos poli-insaturados ômega 3 estão associadas a um aumento da glicemia de jejum, do glutamato piruvato transaminase (TGP), LDL colesterol e nitrogênio ureico no sangue e níveis mais baixos de hemoglobina e hematócrito. Embora as diferenças médias tenham sido relativamente pequenas e possam ter apenas importância estatística e não clínica, o consenso recomenda que, ao usar doses mais altas, os exames bioquímicos precisam ser monitorados[6].

Esse consenso está de acordo com o uso da suplementação de ácidos graxos poli-insaturados ômega 3 para o tratamento de TDM em gestantes, crianças, idosos e para prevenção em populações de alto risco para o desenvolvimento de TDM. Recomenda-se o uso de ácidos graxos poli-insaturados ômega 3 associado à terapia antidepressiva ao invés da monoterapia com ácidos graxos poli-insaturados ômega 3. A monoterapia de ácidos graxos poli-insaturados ômega 3 é recomendada somente em casos de crianças e mulheres grávidas com sintomas depressivos[6].

Devido ao tempo necessário para a incorporação de ácidos graxos poli-insaturados ômega 3 no cérebro, e pelos efeitos neuroplásticos e anti-inflamatórios, o consenso orienta a prescrição do suplemento por pelo menos oito semanas. Quando houver pacientes que não respondem ao tratamento, os psiquiatras são orientados a avaliar a qualidade do suplemento fornecido, o perfil de tolerância do paciente e a duração da terapia. As atuais evidências não são suficientes para apoiar ou refutar a prescrição de ácidos graxos poli-insaturados ômega 3 como uma terapia de manutenção em longo prazo ou para episódios recorrentes de TDM. A vantagem dessa abordagem é a tolerabilidade desse produto com potencial de uso terapêutico em longo prazo[6].

Evidências relacionadas ao efeito clínico dos ácidos graxos poli-insaturados ômega-3 (DHA e EPA) no tratamento com pacientes diagnosticados com TDM e sintomas depressivos foram demonstradas por diversos ensaios clínicos randomizados e controlados. Os resultados foram combinados em revisões sistemáticas e metanálises. As metanálises de Grosso et al.[34] avaliaram o efeito de dois tipos de intervenção para o tratamento de TDM: 1) terapias combinadas de psicofármacos (antidepressivos, antipsicóticos etc.) associada ao suplemento de ômega 3 (fórmula combinada de EPA/DHA, EPA isolado ou DHA isolado); e 2) suplementações isoladas de EPA ou DHA (sem terapia medicamentosa). As doses utilizadas de fórmula combinada de EPA/DHA, EPA isolado e DHA isolado foram 1,39, 1,93 e 0,86 g, respectivamente. Esse estudo demonstrou um efeito positivo e significativo dos ácidos graxos poli-insaturados ômega 3 em pacientes diagnosticados com TDM e sintomas depressivos, comparado ao placebo, apresentando respostas e remissão ao tratamento. O efeito foi mais positivo e significativo quando utilizados suplementos de fórmula combinadas com proporções maiores de EPA em relação ao DHA[35].

Posteriormente, Grosso et al.[34] conduziram uma outra revisão sistemática e metanálise de estudos observacionais investigando o efeito do consumo alimentar de peixes e alimentos fonte de ácidos graxos poli-insaturados ômega 3 em 255.076 participantes, dos quais 20 mil participantes tinham o diagnóstico de depressão. Esse estudo demonstrou que o consumo regular de peixes, alimentos fonte de ácidos graxo poli-insaturados ômega 3 (alimentos contendo ácido α-linolênico [ALA] – por exemplo, óleo de linhaça –, óleo de canola, nozes, verduras, legumes e grãos) e cápsulas de óleo de peixe (EPA + DHA) está associado à diminuição de risco de desenvolvimento de depressão. Uma diminuição significativa do risco foi observada em pacientes que consumiam cerca de 50 g/dia de peixes, 1,8 g/dia de ácidos graxo poli-insaturados ômega 3 e 0,6 g/dia de EPA + DHA, sugerindo que padrões alimentares ricos em peixes, grãos, verduras, legumes e nozes podem exercer um efeito protetor relativo ao risco de desenvolvimento de depressão. Os autores sugerem que os ácidos graxos poli-insaturados ômega 3 agem em processos inflamatórios, modulação neuroendócrina e mecanismos neuroprotetores ou neurotróficos, prevenindo o risco de desenvolvimento de depressão. Além disso, é possível que o efeito dos ácidos graxos poli-insaturados ômega 3 seja mais efetivo em pacientes diagnosticados com TDM do que àqueles que apresentam sintomas depressivos[34].

Vitaminas, minerais e aminoácidos

Evidências indicam que algumas vitaminas e minerais apresentam potencial efeito no tratamento do TDM. Uma metanálise de estudos transversais e coortes observou que consumo dietético de zinco e de ferro foi significantemente associado com a diminuição do risco de desenvolvimento de depressão. O zinco apresenta funções cerebrais importantes que em sua ausência ou consumo restrito pode ser prejudicial à saúde mental, ocasionando sintomas depressivos. A redução no consumo de zinco está associada com a ativação dos receptores N-metil D-aspartato (NMDA) e influencia a atividade do BNDF[36]. A suplementação de zinco influencia o metabolismo de ácidos graxos poli-insaturados ômega 3 e outros ácidos graxos essenciais, além de aumentar a eficácia dos antidepressivos[9,37]. Ácidos graxos poli-insaturados ômega 3 associados ao zinco atuam no controle epigenético das células

neuronais[38]. É importante salientar que esses estudos são preliminares e apresentam fragilidades que limitam a generalização dos achados. Além disso, o zinco apresenta propriedades antioxidantes que podem favorecer a cascata do estresse oxidativo causado pela TDM[36]. Semelhante ao zinco, o consumo dietético de ferro também influencia funções cerebrais como a síntese de neurotransmissores (dopamina e serotonina), além de gerar alterações nos níveis de NMDA[36].

O magnésio está associado ao funcionamento de diversas regiões do sistema nervoso central, como a transmissão glutamatérgica no sistema límbico e no córtex cerebral, sugerindo uma possível contribuição da deficiência de magnésio na etiologia e progressão da depressão. Níveis séricos adequados de magnésio ou consumo dentro do recomendado deste mineral apresentam funções protetoras contra a depressão e estresse, atuando na regulação dos níveis de cortisol, do eixo-HPA e da microbiota intestinal. Além disso, a suplementação terapêutica de magnésio apresenta efeitos antidepressivos, devido a sua ação na neurotransmissão serotoninérgica, noradrenérgica e dopaminérgica e aumento da expressão de BDNF[39]. O consumo de alimentos fonte de magnésio está relacionado a um risco reduzido de desenvolvimento de depressão, sendo este achado mais evidente em mulheres[40]. No entanto, baixos níveis séricos de magnésio devem ser interpretados com cuidado quando relacionados a depressão, pois é possível que esses valores sejam semelhantes aos de indivíduos que não apresentam depressão. Esse dado foi demonstrado pela metanálise de You et al.[41] em que os níveis de magnésio plasmáticos e no líquido cefalorraquidiano de pacientes com depressão eram semelhantes aos de controles saudáveis[37,41].

A redução de fatores antioxidantes e aumento no estresse oxidativo e nitrosativo são encontrados em pacientes com TDM. Uma metanálise com 115 estudos conduzida por Liu et al.[42], demonstrou baixa capacidade antioxidante em pacientes com TDM[42]. A suplementação ou aumento do consumo de alimentos fonte de vitamina C, vitamina E, vitamina B2 e coenzima Q10 podem influenciar o metabolismo mitocondrial, reduzindo as espécies reativas de oxigênio na mitocôndria. Assim, pode favorecer o aumento de fatores antioxidantes reduzindo os sintomas depressivos[10,43].

O uso terapêutico de algumas vitaminas para tratamento de TDM ou sintomas depressivos apresentam evidências inconclusivas e diversificadas. Foram conduzidas diversas revisões sistemáticas e metanálises referentes à suplementação de vitamina D e os efeitos nos sintomas depressivos[44-47]. Contudo, existe uma heterogeneidade considerável entre os estudos incluídos para a análise e um pequeno tamanho de efeito das intervenções, deixando os resultados inconsistentes e necessitando de novos estudos com alta qualidade sobre o potencial dessa suplementação nos sintomas depressivos. Achados semelhantes podem ser encontrados na revisão sistemática e metanálise de Almeida et al.[48], na qual investigaram o efeito da vitamina B12 e do ácido fólico de maneira isolada ou associada à medicação antidepressiva na redução da gravidade dos sintomas depressivos. A heterogeneidade entre os onze estudos incluídos também foi elevada e o tamanho de efeito das intervenções é pequeno para gerar conclusões consistentes. Os autores sugerem que resultados satisfatórios podem ser encontrados em terapias de longo prazo (acima de 1 ano)[48].

A suplementação terapêutica de N-acetilcisteína (NAC) demonstrou efeitos controversos para o tratamento de sintomas depressivos. A NAC é um precursor de glutationa derivado de aminoácidos e tem como alvo diversos fatores pertinentes a fisiopatologia de vários distúrbios neuropsiquiátricos, por exemplo a transmissão glutamatérgica e neutrófica, produção de glutationa, além de favorecer as funções mitocondriais[49]. A revisão sistemática e metanálise de Fernandes et al.[50] com cinco estudos e 574 participantes demonstrou que a NAC apresentou potencial efeito na redução de sintomas depressivos, melhora da funcionalidade global, além de ser bem tolerada pelos participantes. É importante salientar que o estudo visou avaliar somente sintomas depressivos, independente da condição psiquiátrica principal (por exemplo, sintomas depressivos em participantes com transtorno bipolar)[50]. Contrariamente a este achado, Berk et al.[51] demonstraram que a suplementação de NAC não apresentou efeitos nos sintomas depressivos de pacientes com transtorno afetivo bipolar com episódios agudos de depressão, além de aumentar a função mitocondrial e possibilitar o aumento de episódios de mania[51].

MICROBIOTA INTESTINAL E DEPRESSÃO

Recentemente o conceito de que o cérebro e o intestino estão conectados e que essa interação desempenha um papel importante não somente nas funções gastrointestinais, mas também em sentimentos, cognição, humor e comportamento tem se tornado cada ver mais cientificamente embasado. Postula-se que a modulação da microbiota é capaz de influenciar as funções cerebrais[17,52-54]. Mais de vinte moléculas sinalizadores são liberadas pelas células enteroendócrinas no trato gastrointestinal (TGI). Essas células têm funções endócrinas e metabólicas significativas e são capazes de se comunicar com o cérebro. A diversidade na composição bacteriana entérica influencia a liberação de peptídeos intestinais, como o peptídeo-1 semelhante ao glucagon (GLP-1), peptídeo YY (PYY), colecistocinina (CCK), fator de liberação de corticotrofina (CRF), ocitocina e grelina[52]. A disfunção desse sistema implica em distúrbios gastrointestinais funcionais e inflamatórios, obesidade e transtornos alimentares[54].

Sugere-se também que também que a microbiota intestinal desempenha um papel determinante no humor, comportamento e gravidade de sintomas depressivos[17,53]. Foi demonstrado em modelos animais (ratos) que alterações na expressão de transportadores de serotonina no cérebro resultam em desequilíbrio na população microbiana. Tal alteração está fortemente conectada ao TDM e a sintomas depressivos e efeitos pró-inflamatórios.

Dada a importante influência da microbiota nos sintomas depressivos e o fato de que o padrão alimentar pode alterar significativamente a composição da nossa microbiota, não é surpresa que nutrição e depressão também estejam conectadas. Modificações na composição da microbiota provocada pela nutrição estão associadas a concentrações alteradas de neurotransmissores, que por sua vez está relacionada a deficiências cognitivas[17,53]. Sabe-se que os antidepressivos apresentam um efeito antimicrobiano, modulando a fisiopatologia da ansiedade e da depressão. Consequentemente, a terapia antidepressiva pode reformular não apenas a bioquímica cerebral, mas também a microbiota intestinal[52]. Isso sugere que restaurar a microbiota intestinal via intervenções nutricionais pode ser uma estratégia indireta para a prevenção e o tratamento da depressão[17,53].

Probióticos e prebióticos

O probióticos são microrganismos vivos e, quando usado em uma quantidade adequada, pode apresentar benefícios à saúde e ao bem-estar do hospedeiro. Evidências demonstraram que os probióticos intestinais apresentam um sistema bidirecional de comunicação entre o intestino e o cérebro (sinalização microbiana intestinal-cerebral, via nervo vago) que garante manutenção adequada da homeostase, digestão gastrointestinal, efeitos potencialmente positivos nos sintomas de anedonia e funções cognitivas[54,55]. Suplementos probióticos apresentam efeitos ansiolíticos provavelmente mediados por uma resposta alterada do eixo HPA ao estresse[17].

Os prebióticos são compostos dos alimentos que induzem o crescimento ou a atividade de uma ou de um número limitado de espécies bacterianas na microbiota intestinal, conferindo benefícios à saúde do hospedeiro[56-58]. São caracterizados como prebióticos os carboidratos não-digeríveis, incluindo a lactose, a inulina e diversos oligossacarídeos. A maioria dos estudos conduzidos com o uso de prebióticos relaciona-se aos fruto-oligossacarídeos (FOS) e à inulina (polissacarídeo)[58].

Diversas metanálises foram conduzidas com o objetivo de avaliar a eficácia do uso de probióticos e prebióticos no tratamento da depressão. Contudo, uma variedade de achados foi demonstrada por cada revisão, devido às particularidades no delineamento metodológico, número de estudos incluídos e tamanho final da amostra. Além disso, é importante salientar que a terapia probiótica conduzida nos estudos dessas metanálises não foi associada à terapia antidepressiva.

A metanálise conduzida por Huang et al.[55], com 5 artigos e 183 participantes em terapia experimental, com cepas de *Bifidobacterium*, *Lactobacillus* e *Actobacillus*, demonstrou um potencial efeito dos probióticos na redução do risco de desenvolvimento de depressão[55]. É preciso salientar que esta evidência baseou-se em uma quantidade de estudos e tamanho de amostra pequena, podendo gerar resultados inconclusivos. Além disso, a análise combinou dados de participantes com sintomas depressivos e saudáveis.

Contrariamente a esse estudo, a metanálise de Ng et al.[59] demonstrou que a suplementação com probióticos não apresentou efeitos significativos no humor de participantes com sintomas depressivos e saudáveis. Já em pacientes com sintomas leves a moderados, foi possível verificar um benefício significativo. Apesar dessa metanálise ser conduzida com mais estudos e participantes (10 estudos e 1.349 indivíduos), a análise da eficácia do uso de probióticos foi baseada em suplementação de cepas encapsuladas e no consumo de alimentos que continham esse produto, como leite e iogurte[59], o que limita a generalização dos achados.

A forma de utilização dos probióticos deve ser avaliada, uma vez que é preciso considerar sua estabilidade e viabilidade *in vitro* e *in vivo*. As formulações liofilizadas têm sido o modo preferido de administração, pois essa técnica de processamento preserva viabilidade bacteriana. Outros modos de administração incluem métodos convencionais, como comprimidos, cápsulas, queijos, iogurtes e leites – associados a uma sobrevivência bacteriana reduzida em decorrência da temperatura, da exposição à luz e de outros ambientes hostis. Outro fator importante a ser considerado é o efeito gástrico na sobrevivência dos probióticos. As cepas devem sobreviver para apresentar efeito promotor de saúde no intestino[56].

Com o objetivo de avaliar a eficácia de prebióticos e probióticos para o tratamento de pacientes com depressão e ansiedade, Liu et al.[56] conduziram uma metanálise mais abrangente, analisando essas condições de maneira independente. Os prebióticos avaliados nos ensaios clínicos incluídos nessa metanálise foram galacto-oligossarídeos (GOS), FOS e cadeias curtas de FOS. A duração da administração de prebióticos nos ensaios variou entre 4 horas a 4 semanas. Dos ensaios clínicos incluídos com pacientes com depressão, não foram observadas diferenças entre o uso de prebióticos e controles. Com relação à suplementação de probióticos, a metanálise incluiu *Bifidobacterium*, *Bacillus* e *Lactobacillus* isolados ou combinados. O uso da terapia probiótica teve duração de 8 dias a 45 semanas. Essa abordagem apresentou efeitos significativos para o tratamento de depressão, porém com pequeno tamanho de efeito. Os *Lactobacillus* foram as cepas mais utilizadas na maioria dos ensaios, porém sem efeitos significativos na redução de sintomas depressivos. Além disso, foram observadas diferenças significativas no tamanho de efeito entre ensaios conduzidos somente com *Lactobacillus* e outras cepas ou *Lactobacillus* combinados com outras cepas[56].

Para complementar, um ensaio clínico com uso de suplementação probiótica (*Lactobacillus helveticus* e *Bididobacterium longum*) e prebiótica (GOS) em pacientes com sintomas depressivos demonstrou, em 8 semanas de suplementação probiótica, efeitos positivos no humor e uma melhora na pontuação do Inventário de Depressão de Beck (*Beck Depression Inventory* – BDI), quando comparado ao placebo. Porém, não foi possível verificar resultados significativos sobre o efeito dos prebióticos em sintomas depressivos[57].

Em virtude da diversidade de resultados, mais estudos devem ser realizados para identificar a dose ideal da suplementação, a duração de tratamento e as cepas/espécies de probióticos que apresentam maior potencial no humor e sintomas depressivos[59].

CONSIDERAÇÕES FINAIS

A abordagem baseada na psiquiatria nutricional têm demonstrado efeitos positivos para tratamento de sintomas depressivos. É importante salientar que algumas estratégias apresentam dados preliminares, impossibilitando a generalização dos achados. Ademais, a melhoria dos hábitos alimentares e redução do consumo de alimentos ultraprocessados apresentam impacto positivo na redução e prevenção de sintomas depressivos e comorbidades, além do aumento da qualidade de vida.

A psiquiatria nutricional é uma estratégia coadjuvante à terapia farmacológica capaz de potencializar seus efeitos, reduzindo os mecanismos envolvidos na etiologia da depressão e manutenção de sintomas depressivos. Partindo desse princípio, essa estratégia possibilita a prevenção da depressão resistente ao tratamento medicamentoso.

REFERÊNCIAS BIBLIOGRÁFICAS

1. James SL, Abate D, Abate KH, Abay SM, Abbafati C, Abbasi N, et al. Global, regional, and national incidence, prevalence, and years lived with disability for 354 Diseases and Injuries for 195 countries and territories, 1990-2017: A systematic analysis for the Global Burden of Disease Study 2017. Lancet. 2018;392(10159):1789-858.

2. Firth J, Marx W, Dash S, Carney R, Teasdale SB, Solmi M, et al. The effects of dietary improvement on symptoms of depression and anxiety: a meta-analysis of randomized controlled trials. Psychosom Med. 2019;81(3):265-80.

3. Busby E, Bold J, Fellows L, Rostami K. Mood disorders and gluten: it's not all in your mind! a systematic review with meta-analysis. Nutrients. 2018; 10(11):1-24.

4. Martínez-Cengotitabengoa M, González-Pinto A. Nutritional supplements in depressive disorders. Actas Esp Psiquiatr. 2017;45:8-15.

5. Royal College of Psychiatrists. Position statement on antidepressants and depression. 2019;1-29. Disponível em: https://www.rcpsych.ac.uk/docs/default-source/improving-care/better-mh-policy/position-statements/ps04_19-antidepressants-and-depression.pdf?sfvrsn=ddea9473_5

6. Guu T-W, Mischoulon D, Sarris J, Hibbeln J, McNamara RK, Hamazaki K, et al. International Society for Nutritional Psychiatry Research practice guidelines for omega-3 fatty acids in the treatment of major depressive disorder. Psychother Psychosom. 2019;88(5):263-73.

7. Akkasheh G, Kashani-Poor Z, Tajabadi-Ebrahimi M, Jafari P, Akbari H, Taghizadeh M, et al. Clinical and metabolic response to probiotic administration in patients with major depressive disorder: A randomized, double-blind, placebo-controlled trial. Nutrition. 2016;32(3):315-20.

8. Gibson-Smith D, Bot M, Brouwer IA, Visser M, Penninx BWJH. Diet quality in persons with and without depressive and anxiety disorders. J Psychiatr Res. 2018;106:1-7.

9. Logan AC, Jacka FN. Nutritional psychiatry research: An emerging discipline and its intersection with global urbanization, environmental challenges and the evolutionary mismatch. J Physiol Anthropol. 2014;33(1):1-16.

10. Lopresti AL, Hood SD, Drummond PD. A review of lifestyle factors that contribute to important pathways associated with major depression: Diet, sleep and exercise. J Affect Disord. 2013;148(1):12-27.

11. Opie RS, Itsiopoulos C, Parletta N, Sanchez-Villegas A, Akbaraly TN, Ruusunen A, et al. Dietary recommendations for the prevention of depression. Nutr Neurosci. 2017;20(3):161-71.

12. Carnegie R, Zheng J, Sallis HM, Jones HJ, Wade KH, Evans J, et al. Mendelian randomisation for nutritional psychiatry. The Lancet Psychiatry. 2020;7(2):208-16.

13. Molendijk M, Molero P, Ortuño Sánchez-Pedreño F, Van der Does W, Angel Martínez-González M. Diet quality and depression risk: a systematic review and dose-response meta-analysis of prospective studies. J Affect Disord. 2018;226:346-54.

14. Jacka FN, O'Neil A, Opie R, Itsiopoulos C, Cotton S, Mohebbi M, et al. A randomised controlled trial of dietary improvement for adults with major depression (the "SMILES" trial). BMC Med. 2017; 15(1):1-13.

15. Jacka FN, O'Neil A, Itsiopoulos C, Opie R, Cotton S, Mohebbi M, et al. The SMILES trial: an important first step. Vol. 16, BMC Med; 2018. p. 237.

16. Lang UE, Beglinger C, Schweinfurth N, Walter M, Borgwardt S. Nutritional aspects of depression. Cell Physiol Biochem. 2015;37(3):1029-43.

17. Daniels JK, Koopman M, El Aidy S. Depressed gut? The microbiota-diet-inflammation trialogue in depression. Curr Opin Psychiatry. 2017;30(5):369-77.

18. Teasdale SB, Ward PB, Rosenbaum S, Samaras K, Stubbs B. Solving a weighty problem: systematic review and meta-analysis of nutrition interventions in severe mental illness. Br J Psychiatry. 2017;210(2):110-8.

19. Teasdale SB, Latimer G, Byron A, Schuldt V, Pizzinga J, Plain J, et al. Expanding collaborative care: integrating the role of dietitians and nutrition interventions in services for people with mental illness. Australas psychiatry Bull R Aust New Zeal Coll Psychiatr. 2018;26(1):47-9.

20. Volp ACP, Alfenas R de CG, Costa NMB, Minim VPR, Stringueta PC, Bressan J. Dietetic indices for assessment of diet quality. Rev Nutr. 2010;23(2):281-96.

21. Lassale C, Batty GD, Baghdadli A, Jacka F, Sánchez-Villegas A, Kivimäki M, et al. Healthy dietary indices and risk of depressive outcomes: a systematic review and meta-analysis of observational studies. Mol Psychiatry [Internet]. 2019;24(7):965-86. Disponível em: http://dx.doi.org/10.1038/s41380-018-0237-8

22. Khalid S, Williams CM, Reynolds SA. Is there an association between diet and depression in children and adolescents? A systematic review. Br J Nutr. 2016;116(12):2097-108.

23. Fond G, Macgregor A, Leboyer M, Michalsen A. Fasting in mood disorders: neurobiology and effectiveness. A review of the literature. Psychiatry Res. 2013;209(3):253-8.

24. Manchishi SM, Cui RJ, Zou XH, Cheng ZQ, Li BJ. Effect of caloric restriction on depression. J Cell Mol Med. 2018;22(5):2528-35.

25. Zhang Y, Liu C, Zhao Y, Zhang X, Li B, Cui R. The effects of calorie restriction in depression and potential mechanisms. Curr Neuropharmacol. 2015;13(4):536-42.

26. Leclerc E, Trevizol AP, Grigolon RB, Subramaniapillai M, McIntyre RS, Brietzke E, et al. The effect of

caloric restriction on working memory in healthy non-obese adults. CNS Spectr. 2019;1-7.

27. Trevizol AP, Brietzke E, Grigolon RB, Subramaniapillai M, McIntyre RS, Mansur RB. Peripheral interleukin-6 levels and working memory in non-obese adults: a post-hoc analysis from the CALERIE study. Nutrition. 2019;58:18-22.

28. Bostock ECS, Kirkby KC, Taylor BVM. The current status of the ketogenic diet in psychiatry. Front Psychiatry. 2017;8:1-10.

29. Kossoff EH, Zupec-Kania BA, Auvin S, Ballaban-Gil KR, Christina Bergqvist AG, Blackford R, et al. Optimal clinical management of children receiving dietary therapies for epilepsy: Updated recommendations of the International Ketogenic Diet Study Group. Epilepsia Open. 2018;3(2):175-92.

30. Cavaleri F, Bashar E. Potential synergies of β-hydroxybutyrate and butyrate on the modulation of metabolism, inflammation, cognition, and general health. J Nutr Metab. 2018;2018.

31. Ricci A, Idzikowski MA, Soares CN, Brietzke E. Exploring the mechanisms of action of the antidepressant effect of the ketogenic diet. Rev Neurosci. 2020.

32. Santini A, Cammarata SM, Capone G, Ianaro A, Tenore GC, Pani L, et al. Nutraceuticals: opening the debate for a regulatory framework. Br J Clin Pharmacol. 2018;84(4):659–72.

33. Aronson JK. Defining 'nutraceuticals': neither nutritious nor pharmaceutical. Br J Clin Pharmacol. 2017;83(1):8-19.

34. Grosso G, Micek A, Marventano S, Castellano S, Mistretta A, Pajak A, et al. Dietary n-3 PUFA, fish consumption and depression: a systematic review and meta-analysis of observational studies. J Affect Disord. 2016;205:269-81.

35. Grosso G, Pajak A, Marventano S, Castellano S, Galvano F, Bucolo C, et al. Role of omega-3 fatty acids in the treatment of depressive disorders: A comprehensive meta-analysis of randomized clinical trials. PLoS One. 2014;9(5).

36. Li Z, Li B, Song X, Zhang D. Dietary zinc and iron intake and risk of depression: a meta-analysis. Psychiatry Res. 2017;251:41-7.

37. Szewczyk B, Szopa A, Serefko A, Poleszak E, Nowak G. The role of magnesium and zinc in depression: Similarities and differences. Magnes Res. 2018;31(3):78-89.

38. Sadli N, Ackland ML, De Mel D, Sinclair AJ, Suphioglu C. Effects of zinc and DHA on the epigenetic regulation of human neuronal cells. Cell Physiol Biochem Int J Exp Cell Physiol Biochem Pharmacol. 2012;29(1-2):87-98.

39. Wang J, Um P, Dickerman BA, Liu J. Zinc, magnesium, selenium and depression: a review of the evidence, potential mechanisms and implications. Nutrients. 2018;10(5):1-19.

40. Sun C, Wang R, Li Z, Zhang D. Dietary magnesium intake and risk of depression. J Affect Disord. 2019;246:627-32.

41. You HJ, Cho SE, Kang SG, Cho SJ, Na KS. Decreased serum magnesium levels in depression: a systematic review and meta-analysis. Nord J Psychiatry. 2018; 72(7):534-41.

42. Liu T, Zhong S, Liao X, Chen J, He T, Lai S, et al. A meta-analysis of oxidative stress markers in depression. PLoS One. 2015;10(10):e0138904.

43. Marx W, Moseley G, Berk M, Jacka F. Nutritional psychiatry: the present state of the evidence. Proc Nutr Soc. 2017;76(4):427-36.

44. Li G, Mbuagbaw L, Samaan Z, Falavigna M, Zhang S, Adachi JD, et al. Efficacy of vitamin D supplementation in depression in adults: a systematic review. J Clin Endocrinol Metab. 2014;99(3):757-67.

45. Shaffer JA, Edmondson D, Wasson LT, Falzon L, Homma K, Ezeokoli N, et al. Vitamin D supplementation for depressive symptoms: a systematic review and meta-analysis of randomized controlled trials. Psychosom Med. 2014;76(3):190-6.

46. Vellekkatt F, Menon V. Efficacy of vitamin D supplementation in major depression: a meta-analysis of randomized controlled trials. J Postgrad Med. 2019;65(2):74-80.

47. Gowda U, Mutowo MP, Smith BJ, Wluka AE, Renzaho AMN. Vitamin D supplementation to reduce depression in adults: meta-analysis of randomized controlled trials. Nutrition. 2015;31(3):421-9.

48. Almeida OP, Ford AH, Hirani V, Singh V, vanBockxmeer FM, McCaul K, et al. B vitamins to enhance treatment response to antidepressants in middle-aged and older adults: results from the B-VITAGE randomised, double-blind, placebo-controlled trial. Br J Psychiatry. 2014;205(6):450-7.

49. Berk M, Malhi GS, Gray LJ, Dean OM. The promise of N-acetylcysteine in neuropsychiatry. Trends Pharmacol Sci [Internet]. 2013;34(3):167–77. Disponível em: http://dx.doi.org/10.1016/j.tips.2013.01.001

50. Fernandes BS, Dean OM, Dodd S, Malhi GS, Berk M. N-acetylcysteine in depressive symptoms and functionality: a systematic review and meta-analysis. J Clin Psychiatry. 2016;77(4):e457-66.

51. Berk M, Turner A, Malhi GS, Ng CH, Cotton SM, Dodd S, et al. A randomised controlled trial of a mitochondrial therapeutic target for bipolar depres-

sion: mitochondrial agents, N-acetylcysteine, and placebo. BMC Med. 2019;17(1):1-11.

52. Lach G, Schellekens H, Dinan TG, Cryan JF. Anxiety, depression, and the microbiome: a role for gut peptides. Neurotherapeutics. 2018;15(1):36-59.

53. Dash S, Clarke G, Berk M, Jacka FN. The gut microbiome and diet in psychiatry: focus on depression. Curr Opin Psychiatry. 2015;28(1):1-6.

54. Mayer EA. Gut feelings: the emerging biology of gut-brain communication. Nat Rev Neurosci [Internet]. 2011;12(8):453-66. Disponível em: http://dx.doi.org/10.1038/nrn3071

55. Huang R, Wang K, Hu J. Effect of probiotics on depression: a systematic review and meta-analysis of randomized controlled trials. Nutrients. 2016; 8(8):483.

56. Liu RT, Walsh RFL, Sheehan AE. Prebiotics and probiotics for depression and anxiety: a systematic review and meta-analysis of controlled clinical trials. Neurosci Biobehav Rev. 2019;102:13-23.

57. Kazemi A, Noorbala AA, Azam K, Eskandari MH, Djafarian K. Effect of probiotic and prebiotic vs placebo on psychological outcomes in patients with major depressive disorder: a randomized clinical trial. Clin Nutr. 2019;38(2):522-8.

58. Saad SMI. Probióticos e prebióticos: o estado da arte. Rev Bras Ciências Farm. 2006;42(1):1-16.

59. Ng QX, Peters C, Ho CYX, Lim DY, Yeo WS. A meta-analysis of the use of probiotics to alleviate depressive symptoms. J Affect Disord [Internet]. 2018;228:13-9. Disponível em: https://doi.org/10.1016/j.jad.2017.11.063

CAPÍTULO 15

Nutrição e demências

Marcos Vasconcelos Pais
Júlia Cunha Loureiro
Orestes Vicente Forlenza

Objetivos do capítulo

- Apresentar aspectos nutricionais relacionados ao envelhecimento
- Orientar a abordagem inicial do paciente idoso do ponto de vista funcional e nutricional.
- Orientar a investigação nutricional do paciente idoso com demência.
- Orientar a investigação nutricional do paciente com depressão e, portanto, em risco para o desenvolvimento de demência.
- Apresentar estratégias de intervenção e condutas nutricionais úteis para o seguimento do idoso com demência ou depressão.

Questões orientadoras

- Pacientes portadores de doenças degenerativas como a doença de Alzheimer podem se beneficiar de tratamento nutricional específico? Quais as vias neurofisiológicas envolvidas?
- Quais questões não podem faltar em uma anamnese nutricional e no exame físico de um idoso?
- Que aspectos nutricionais especificamente relacionados ao envelhecimento merecem atenção em uma avaliação nutricional?
- Como os exames complementares podem colaborar com a investigação do estado nutricional do idoso?
- Quais os passos a seguir em uma conduta nutricional voltada para um idoso com demência?

INTRODUÇÃO

O envelhecimento da população mundial, dependente principalmente do envelhecimento de populações de países pobres e em desenvolvimento e do aumento da expectativa de vida em todo o mundo, e será responsável pelo consequente aumento no número de pessoas diagnosticadas com demência. Cerca de 130 milhões de pessoas devem desenvolver demência em todo o mundo no ano 2050. A maior parte desses casos terá como causa a doença de Alzheimer (DA), responsável por cerca de 50 a 75% dos casos de demência[1-4]. Além das principais alterações neuropatológicas encontradas no cérebro de um paciente com DA, existem evidências significativas da presença de alterações decorrentes de estresse oxidativo e neuroinflamação[5]. Existe a hipótese de que esses pacientes possam responder positivamente a intervenções nutricionais específicas, capazes de modular os processos inflamatórios.

O envelhecimento está associado a um declínio progressivo, em maior ou menor grau, das funções biológicas. Essas mudanças fisiológicas, apesar de não representarem adoecimento, são geradoras de vulnerabilidade. Importante observar que dentre os critérios para definição da síndrome de fragilidade em idosos, pelo menos dois deles – perda de peso e fraqueza muscular – podem ser diretamente relacionados ao estado nutricional[6,7]. Paralelamente, a deficiência nutricional no idoso é considerada por alguns pesquisadores um mecanismo capaz de desencadear a síndrome de fragilidade, que será discutida melhor adiante[8], reforçando a importância de intervenções nutricionais específicas voltadas para o idoso.

A prevenção das implicações fisiológicas resultantes do envelhecimento por meio de mudanças na dieta e suplementação tem sido foco de atenção por muitos anos. Para além da prevenção, há evidências de impacto positivo de determinadas combinações de nutrientes quando utilizados no tratamento das demências, principalmente em complementação aos tratamentos tradicionais disponíveis[9,10]. Os tratamentos medicamentosos disponíveis para o tratamento da DA, por exemplo, são capazes de proporcionar melhora sintomática apenas temporária e limitada. Uma longa fase pré-sintomática da doença é reconhecida hoje e as alterações bioquímicas que antecedem o início do comprometimento cognitivo parecem responder a medidas preventivas, inclusive nutricionais, resultando em um impacto positivo global na doença[1,11].

Neste capítulo procuramos reunir informações práticas voltadas para a propedêutica nutricional no envelhecimento, com foco em demências e depressão. Desde a anamnese até a conduta nutricional, procuramos organizar de modo objetivo aspectos fundamentais na avaliação nutricional da população idosa atendida em serviços de psicogeriatria.

ASPECTOS NUTRICIONAIS E FUNCIONAIS DO ENVELHECIMENTO

Deficiências nutricionais (tanto por subnutrição como por obesidade) são frequentemente encontradas em idosos e cumprem papel central no desenvolvimento de complicações como sarcopenia e fragilidade. Sarcopenia consiste em uma síndrome geriátrica em que se verifica não apenas perda de massa muscular, mas também perda de força e função muscular[12,13]. A síndrome de fragilidade diz respeito a um estado clínico multidimensional, que denota gravidade, em que se observam maior vulnerabilidade e tendência aumentada do indivíduo para desenvolver dependência caso seja exposto a fatores estressores. Essa perda global de reserva funcional resulta do acúmulo das disfunções de múltiplos sistemas fisiológicos levando a um maior risco de desfechos adversos, como quedas, hospitalização, institucionalização e morte. A síndrome da fragilidade é definida pela ocorrência de três ou mais dos seguintes critérios:

- Evidência de perda não intencional de peso.
- Queixa de exaustão.
- Fraqueza muscular (medida pela força de preensão palmar).
- Diminuição da velocidade de marcha.
- Atividade física escassa[6].

Vale notar que o conceito de fragilidade é amplo e vai além dos aspectos físicos para englobar também dimensões sociais, *status* cognitivo, suporte social, participação comunitária e outros componentes ambientais[14].

Muitos são os fatores que podem acarretar deficiência nutricional no paciente idoso. Estados de diminuição do apetite ocorrem com frequência e podem ser explicados por mudanças fisiológicas, como prejuízo sensorial (diminuição da acuidade visual, do paladar ou do olfato), retardamento do esvaziamento gástrico, mudanças hormonais, problemas mastigatórios, dificuldade para engolir ou comprometimento cognitivo e/ou físico que ocasione necessidade reduzida de gasto energético. A presença de múltiplas comorbidades, incluindo, inclusive, estados depressivos, e a polifarmácia também podem impactar de forma substancial a ingestão adequada de nutrientes e levar a estados de desnutrição[17,18].

TABELA 1 Deficiências nutricionais frequentemente encontradas em idosos e suas apresentações clínicas mais comuns

Deficiência nutricional	Sinais e sintomas
Proteínas	Irritabilidade, bradicardia, hipotensão, edema, hepatomegalia, desnutrição
Vitamina A	Hiperqueratose folicular, cegueira noturna, fotofobia, dificuldade de cicatrização
Vitamina D	Fraqueza muscular, fragilidade óssea, alterações do humor
Vitamina E	Comprometimento do sistema nervoso central e periférico
Vitamina C	Sangramento gengival, petéquias, dificuldade de cicatrização
Tiamina (B1)	Comprometimento do sistema nervoso central e periférico, edema, fraqueza muscular
Riboflavina (B2)	Estomatite, fotofobia, fraqueza muscular, dermatite seborreica, glossite
Niacina	Dermatite, distúrbios gastrointestinais, glossite, fissuras na língua
Piridoxina (B6)	Neuropatia periférica
Folato	Glossite, neuropatia periférica
Cianocobalamina (B12)	Glossite, alterações de propriocepção, alterações de humor, comprometimento cognitivo
Cálcio	Fraqueza muscular, fragilidade óssea
Ferro	Atrofia da língua, unhas quebradiças
Zinco	Dermatite, dificuldade de cicatrização, paladar diminuído

Fonte: adaptado de Jorm et al., 1987[15]; Corder et al., 1993[16].

Alterações na composição corporal são outro exemplo de transformação fisiológica associada ao envelhecimento. Objetivamente, observa-se uma redução da massa magra com aumento da gordura corporal. Tais modificações costumam estar associadas a comprometimento de força e funcionalidade, constituindo a base para alguns tipos de morbidades. Não raro, o estado nutricional do idoso está comprometido concomitantemente[19,20]. Desse modo, o rastreamento de deficiências nutricionais no idoso é de grande importância na propedêutica do envelhecimento, com identificação de fatores de risco e sinalizadores de fragilidade. A American Society for Parenteral and Enteral Nutrition considera, por exemplo, a avaliação da massa e da força muscular, da força de preensão palmar e a medida de velocidade de marcha como importantes parâmetros a serem investigados[21].

PROPEDÊUTICA NUTRICIONAL NO ENVELHECIMENTO

Anamnese e exame físico

Durante o cuidado nutricional do idoso, principalmente do idoso com um diagnóstico de demência, alguns objetivos devem ser priorizados. Deve-se inicialmente avaliar o consumo alimentar do indivíduo, identificando falhas alimentares, identificar horários das refeições, número de refeições diárias, qualidade e quantidade dos alimentos, quantidade de calorias ingeridas e quantidade de proteínas na dieta. Cabe investigar alterações recentes do apetite, comparando-o com o estado considerado normal ou anterior pelos familiares, além de aplicar ferramentas de triagem de risco nutricional, avaliando riscos nutricionais em diferentes estágios da doença e acompanhando a evolução da funcionalidade.

Durante o exame físico o idoso deve ser pesado e o valor registrado. Um histórico do peso recente deve ser realizado, investigando perdas de peso abruptas e/ou inexplicadas ocorrendo em um período curto (6 meses a um ano). O cálculo básico do IMC (peso/altura^2) também pode ajudar. Apesar da ressalva de que pacientes sarcopênicos podem ainda manter valores de IMC considerados normais, estudos demonstram que IMC menor ou igual a 20 kg/m^2 costuma associar a aumento de mortalidade dentro do período de um ano[22]. O conhecimento da lista de medicamentos em uso é de grande importância nessa fase, pois diversos medicamentos podem interferir com o apetite ou serem responsáveis por efeitos adversos gastrointestinais que comprometerão o estado nutricional do idoso.

Deve-se verificar se o idoso faz uso de prótese dentária ou se há alguma alteração em gengivas e dentes que possam dificultar a alimentação. Muitas vezes, no paciente com demência, a causa da recusa alimentar pode ser desconforto com próteses ou alterações bucais. Além disso, em períodos de emagrecimento significativo, uma nova prótese ou um ajuste da prótese antiga pode ser necessário. Dessa forma, é de extrema importância solicitar periodicamente avaliação da saúde oral.

Buscando alcançar e manter a eutrofia (estado nutricional adequado) devem ser identificadas possíveis deficiências nutricionais e oferecidos macro e micronutrientes em quantidade adequada e suficiente para recuperação e melhora e posterior manutenção do estado nutricional. Para muitos idosos com um diagnóstico de demência, especialmente em estágios moderado a grave, a adaptação da consistência da dieta pode ser necessária. A ocorrência de disfagia representa um risco e pode impactar a aceitação da alimentação pelo idoso. Deve-se questionar se o idoso tosse ou engasga durante as refeições, com alimentos sólidos ou líquidos, e ainda se existe queixa de sensação de que o alimento ficou "parado na garganta" ou sensação de aperto na região do tórax ao engolir.

A avaliação funcional do idoso deve ser feita também durante a avaliação nutricional. Muitas questões incluídas tradicionalmente nos instrumentos de avaliação funcional são de importância significativa para orientações alimentares. Como exemplo podemos citar o questionamento sobre a capacidade do idoso de realizar suas próprias compras e preparar suas refeições. Muitas vezes a família pode superestimar a capacidade do idoso nessas situações, com impacto direto em seu estado nutricional. Os familiares devem ser capazes de responder sobre mudanças recentes no padrão alimentar do idoso, na velocidade em que conclui as refeições, mudanças de preferência, recusas e exageros que possam estar acontecendo.

Um aspecto pouco mencionado e que tem boa correlação com outras condutas comportamentais para idosos com demência é a manutenção de socialização. Manter refeições juntamente com os familiares, proporcionando contato e referências mais reais e organizando o cuidado na residência, tem impacto positivo não apenas na cognição do indivíduo, mas também em sua adesão à dieta proposta.

A Miniavaliação Nutricional (MAN) consiste em um instrumento de fácil aplicação, elaborado para uso na atenção primária de pacientes idosos, especialmente aqueles com sinais de fragilidade. Foi amplamente validado e conta com boa capacidade preditiva de estados de subnutrição ao levar em consideração:

- Medidas antropométricas (peso, altura e perda de peso).
- Avaliação global (seis perguntas relacionadas a estilo de vida, medicações e mobilidade).
- Questionário dietético (oito perguntas referentes a número de refeições, qualidade da ingestão e autonomia para se alimentar).
- Avaliação subjetiva (autopercepção de saúde e estado nutricional).

Valores da MAN (0-30) > 23 indicam estado nutricional adequado; < 17 determinam desnutrição protéico-calórica; e valores entre 17 e 23 prenunciam risco de subnutrição com sensibilidade de 96%, especificidade de 98% e valor preditivo de 97%[23].

Exames complementares

Os exames complementares podem trazer informações importantes para um cuidado nutricional adequado do paciente idoso. Exames laboratoriais oferecem indiretamente informações sobre o estado nutricional do idoso. A hipoalbuminemia, por exemplo, pode ser um preditor de desnutrição, doenças hepáticas, síndrome nefrótica ou má absorção intestinal. Em pacientes cronicamente doentes, pode-se observar hipoalbuminemia devido ao aumento da permeabilidade vascular. Portanto, não necessariamente representa um marcador confiável de desnutrição, mas sim um indicador de disfunção orgânica. Outras proteínas séricas podem ser consideradas marcadores mais insuspeitos, como pré-albumina e transferrina. A síntese de transferrina aumentada pode significar que o ferro armazenado está deficitário. A contagem total de linfócitos é um importante indicador de inflamação e depende de vitamina B12 e folato. Uma contagem linfocítica menor que 1.500/mm^3 é considerado marcador de subnutrição e valores menores que 900/mm^3 indicam severa desnutrição. Quando o ácido fólico está diminuído há risco de anemia megaloblástica e doenças cardiovasculares.

Hematócrito e hemoglobina em níveis baixos sinalizam anemias, deficiência de vitaminas, sangramentos crônicos ou quadros infecciosos. As causas mais frequentes de aumento do ácido úrico são insuficiência renal, gota, hipertensão arterial, jejum acima de 12 horas, alcoolismo e hipotireoidismo.

Do ponto de vista metabólico, quando o colesterol está alterado, pode sinalizar dislipidemias, aumentando o risco de doenças cardiovasculares. Quando a glicemia está aumentada, essa alteração pode estar relacionada a maior resistência à insulina, secreção de insulina diminuída, uso de drogas hiperglicemiantes ou de corticosteroide, aumento de tecido adiposo e redução de tecido muscular. O índice creatinina-altura (ICA) está relacionado diretamente à massa corporal magra.

CONDUTAS NUTRICIONAIS NAS DEMÊNCIAS E NA DEPRESSÃO

A relação entre a dieta e a incidência de DA vem sendo investigada há diversos anos. Muitos estudos buscam investigar essa associação e desenvolver abordagens capazes de prevenir ou adiar o início do comprometimento cognitivo da DA. Em 2009, por exemplo, um estudo conduzido por Haag et al. identificou uma redução do risco de desenvolvimento da doença com o

TABELA 2 Exames complementares e parâmetros clínicos de importância em uma avaliação nutricional do idoso

Exames laboratoriais	Parâmetros clínicos
Hemoglobina/hematócrito	Miniavaliação Nutricional (MAN)
Contagem total de linfócitos Albumina Pré-albumina Proteína ligadora do retinol Ferro sérico	História alimentar: ■ Relatório de tudo que comeu nas últimas 24 horas ■ Registro alimentar semanal
Transferrina	Perda não intencional > 10% do peso corporal nos 6 meses anteriores
Proteína C reativa Colesterol total e frações Glicemia Ácido fólico Tiamina (B1) Riboflavina (B2) Piridoxina (B6)	Exame físico: ■ Aparência geral emagrecida ■ Pele seca, escamosa, cicatrização lenta ■ Cabelo fino, despigmentado, queda de cabelo ■ Unhas despigmentadas ou descamando ■ Glossite, sangramento gengival ■ Cegueira noturna, inflamação conjuntival ■ Hepatomegalia, edema
Cianocobalamina (B12) Vitamina D Cálcio Fósforo Zinco	Determinação indireta da composição corporal: ■ Antropometria: IMC = peso (kg)/altura^2 (m^2) ■ Circunferência das panturrilhas e dos braços ■ Espessura de dobra cutânea (tríceps) ■ Análise de impedância bioelétrica
Cobre Ceruloplasmina Ácido úrico Índice creatinina altura (ICA)	Determinação direta da composição corporal: ■ Densitometria (pesagem hidrostática) ■ Tomografia computadorizada ■ Ressonância magnética ■ Absorciometria por fóton duplo (DPA)

Fonte: adaptada de Nitrini et al., 2004[24]; Omran e Morley, 2000[25]; Lovestone et al., 1997[26].

uso de estatinas para a redução dos níveis de colesterol[27]. As evidências acumuladas até o momento sustentam que modificações no perfil lipídico podem ter impacto positivo na performance cognitiva e são capazes de prevenir o comprometimento cognitivo decorrente de doenças neurodegenerativas[11]. São claras, portanto, as implicações das intervenções nutricionais com o objetivo preventivo em idosos. No caso do paciente que já apresenta um diagnóstico de demência, em que há, portanto, comprometimento funcional instalado, as medidas nutricionais deverão ser adaptadas, e terão como principal objetivo a manutenção de eutrofia e correção de eventuais deficiências nutricionais.

Prevenção

Diante do enorme desafio de desenvolver e oferecer tratamentos adequados para um enorme contingente de pessoas idosas com risco para o desenvolvimento de demências, torna-se cada vez mais importante o investimento em prevenção. Estudos têm revelado que políticas públicas em países desenvolvidos, com maiores investimentos em educação, por exemplo, têm sido responsáveis por uma redução da prevalência de demência[28,29]. Entretanto, dados desses estudos revelam que a melhora de outros parâmetros, como saúde e estilo de vida, também teve impacto na redução desse risco. Sabe-se, portanto, que alguns fatores de risco para o desenvolvimento de demência são potencialmente modificáveis. Entre eles está a manutenção de uma dieta nutricionalmente equilibrada[30].

Apesar de evidências conflitantes quanto ao tamanho do efeito das mudanças de estilo de vida na função cognitiva, muitos avanços ocorreram ao longo dos últimos anos. A noção de que o investimento no desenvolvimento de reserva cognitiva, ou seja, em aspectos do substrato neuroanatômico do cérebro e da adaptabilidade da cognição capazes de ajudar o indivíduo a tolerar alterações neuropatológicas sem declínio cognitivo ou funcional, passa a ser central nas medidas de prevenção de demência[31].

Fatores que aumentam a reserva cognitiva incluem aqueles relacionados ao estilo de vida, como alimentação, exercícios físicos e atividades de lazer, além de estimulação intelectual.

Manutenção da funcionalidade

Os objetivos na manutenção da funcionalidade do idoso são:

- Preservação de sua independência para executar tarefas da vida diária relacionadas à alimentação.
- Inclusão de atividades e comportamentos que proporcionem manutenção do estado eutrófico.

Atividades como programar e realizar as próprias compras, mesmo apenas as básicas, preparar alimentos para cozinhar, descascando frutas e legumes, abrindo um pacote de arroz ou feijão, seguindo receitas e preparando refeições completas são exemplos de atividades que devem ser mantidas e estimuladas. Vale lembrar que para idosos que apresentam comprometimento funcional em qualquer nível, incluir familiares e/ou cuidadores no tratamento nutricional é de grande importância. Essa conduta pode garantir que a autonomia do paciente em relação à sua própria alimentação seja preservada por mais tempo.

Praticar exercícios que proporcionem um aumento de massa muscular ou até mesmo que ampliem a integridade muscular, garante um melhor prognóstico em pacientes com DA e demência devido a outras causas. A estimulação de uma dieta adequada combinada com um estilo de vida mais ativo que inclua exercícios físicos é fundamental para melhores resultados das intervenções nutricionais. Além disso, o tratamento nutricional específico na preservação e recuperação do estado muscular em pacientes com deficiências nutricionais, sarcopenia ou emagrecimento associados à demência deve garantir uma ingestão adequada de nutrientes, principalmente das proteínas, que fornecem os aminoácidos essenciais para a construção e reparação celular. Muitas vezes a suplementação da dieta será indicada como veremos a seguir.

Nutrição na depressão

O foco em nutrição adequada no envelhecimento tem impacto também no desenvolvimento e controle de doenças crônicas, muitas delas, como a depressão, diretamente envolvidas no aumento do risco de desenvolvimento de demência. Ingestão nutricional, comportamento direcionado à saúde e *status* de saúde física também têm sido apontados como fatores que podem influenciar a ocorrência de sintomas depressivos. Nos últimos anos, evidências têm mostrado que mecanismos moleculares e cascatas envolvidas na patogênese da depressão, especialmente quando relacionadas a estados inflamatórios crônicos, podem ser decorrentes de sinalização deficiente de neurotrofinas, como o fator neurotrófico derivado do cérebro (BDNF, sigla para *brain-derived neurotrophic factor*)[32]. O BDNF consiste em um peptídeo sintetizado e secretado pelas células endoteliais que atua no crescimento axonal, sobrevivência neuronal e plasticidade sináptica[33]. Pacientes com depressão têm níveis reduzidos de BDNF. A ingestão de ômega 3, proposta na dieta do mediterrâneo, busca a redução da sinalização inflamatória por meio de melhora na função endotelial e aumento dos níveis de BDNF[34]. Importante notar que esses benefícios não se limitam à depressão, mas também há potencial de melhora da cognição[11]. Alterações em citocinas pró-inflamatórias, na homeostase da glicose e da insulina e elevação dos níveis plasmáticos de homocisteína são exemplos de outros processos comumente descritos em pacientes com depressão[33]. Um estudo longitudinal recente[35] demonstrou que os sujeitos que consumiam maiores quantidades de fontes de gordura insaturada (encontrada em peixes, azeite de oliva e castanhas, por exemplo) e uma média de 3 a 6 porções de frutas e vegetais por dia, apresentaram risco diminuído de desenvolver sintomas depressivos. E mais, os participantes que consumiam quantidades menores de frutas e vegetais, maiores volumes de bebidas com altos teores de açúcar, lanches que consistiam de alimentos processados ou barras de chocolate, apresentaram risco significativamente maior de depressão.

Outros padrões de dieta semelhantes à dieta do mediterrâneo, que contam com abundância de alimentos com propriedades antioxidantes, como as dietas tradicionais japonesa e norueguesa, têm sido apontados como protetivos contra o desenvolvimento de depressão quando comparados a dietas em que há predominância de consumo de alimentos processados e nutricionalmente pobres[34,36-38].

Suplementação

A presença maciça de radicais livres no cérebro contribui com a perda de habilidades cognitivas e com a progressão da demência. Assim, as vitaminas, pelo seu potente efeito antioxidante, representam um papel importante na suplementação para idosos saudáveis ou diagnosticados com demência. Um estudo multicêntrico mostrou que as vitaminas C e E, esta última na sua forma α-tocoferol, combinadas com a dieta, estão associadas à redução da incidência de DA[39]. Outros estudos mostraram achados divergentes, questionando essa associação[40,41]. Um tópico não esclarecido até o momento é a dose adequada dessas vitaminas na suplementação para que se alcance o efeito desejado. A vitamina D também se mostrou eficaz, em alguns estudos, na melhora da performance cognitiva[11]. As vias de ação parecem ser a expressão de proteínas envolvidas nas respostas imune e inflamatória, na atividade neurotransmissora e nos processos endoteliais e vasculares. Redução da placa amiloide, um achado típico da neuropatologia da DA, e gliose de astrócitos também foram observadas[42-44]. Com relação às vitaminas A e do complexo B, mais estudos são necessários para determinar seus benefícios na suplementação de indivíduos com DA.

Alguns nutrientes da dieta têm, reconhecidamente, impacto positivo significativo no cérebro do idoso. Exemplo disso são os ácidos graxos poli-insaturados (PUFA, sigla para *polyunsaturated fatty acids*) ômega 3, mais especificamente o ácido docosahexanoico (DHA, sigla para *docosahexanoic acid*) e o ácido eicosapentaenoico (EPA, sigla para *eicosapentaenoic acid*). Tais substâncias são componentes importantes da estrutura das membranas neuronais e das bainhas de mielina (ou células de Schwann) dos axônios, influenciando, portanto, processos cerebrais, como fluxo de informações e transporte de neurotransmissores (incluindo a serotonina)[11,45]. Há evidências de que o DHA e o EPA influenciam diretamente vias inflamatórias cerebrais[46]. Cabe notar que os estudos evidenciam maiores benefícios desses nutrientes no comprometimento cognitivo leve, ou seja, antes do estabelecimento de demência.

Os compostos polifenólicos, principalmente os flavonoides, apresentam propriedades antioxidantes e anti-inflamatórias, além de regularem atividades enzimáticas e modularem mecanismos de sinalização extracelular[47,48]. As frutas vermelhas apresentam significativas quantidades de compostos polifenólicos, mas o mirtilo é a fruta mais rica nesses compostos. Os componentes biofenólicos da espécie *Curcuma longa* L, conhecida entre nós como cúrcuma, apresentam estabelecidas ações antioxidante, anti-inflamatória e antiproliferativa de células tumorais[49-51] e estudos vêm demonstrando eficácia da substância em processos neuropatológicos da DA[52,53].

O benefício dos flavonoides parece estar relacionado à sua capacidade de reduzir a velocidade da patologia no cérebro atribuída às doenças neurodegenerativas como a DA, interferindo na produção de beta-amiloide, ativando a enzima alfa-secretase e inibindo a enzima beta-secretase[54].

Sabe-se que frutas e vegetais contêm uma alta diversidade de minerais (magnésio, zinco, selênio) e vitaminas (C e E). Tais micronutrientes correspondem à substâncias anti-inflama-tórias e antioxidantes e favorecem a redução de certos componentes inflamatórios conhecidamente relacionados à depressão e a outras condições de risco para o desenvolvimento de demência[55,56].

A dieta do mediterrâneo

Achados de estudos populacionais, posteriormente confirmados por metanálises e revisões sistemáticas, têm demonstrado o impacto positivo da dieta do mediterrâneo em diversos níveis do declínio cognitivo associado à DA. Esse impacto positivo parece abranger desde a diminuição do risco de desenvolvimento de DA e da evolução de comprometimento cognitivo leve (CCL) para DA, até a redução na mortalidade em pacientes com demência na DA[10,57-60].

Uma adesão à dieta do mediterrâneo resulta em reduzida ingestão de carne vermelha e derivados de leite, alimentos que apresentam uma grande quantidade de produtos de glicação avançada (AGE, sigla para *advanced glycation end products*), substâncias de efeitos pró-oxidativo e pró-inflamatório, derivados dos processos de cozimento de determinados alimentos[61], envolvidos nos processos de envelhecimento acelerado e importantes fatores de risco para a DA[62]. Dietas como a do mediterrâneo apresentam uma razão ômega 6/ômega 3 reduzida, melhorando a resposta inflamatória e reduzindo o risco de desenvolvimento de declínio cognitivo e demência[63].

Essa dieta se caracteriza pelos diversos pilares que a sustentam, incluídos rotineiramente e são referência na preservação da saúde cerebral:

- Uso abundante de azeite de oliva. O azeite de oliva contém ácido graxos monoinsaturados. Por ser um agente antioxidante polifenólico, possui propriedades amplamente relacionados à neuroproteção e, influencia, inclusive, processos cerebrais envolvendo a ligação da serotonina a seus receptores.
- Ingestão frequente de alimentos ricos em ômega 3 e ácidos graxos poli-insaturados,

como frutas, vegetais, grãos e proteína animal com baixo teor de gordura como peixes (p. ex., salmão).

- Ingestão de alimentos ricos em folato e vitaminas B12 e B6.
- Ingestão moderada de vinho tinto devido ao benefício dos flavonoides.

O efeito sinérgico de todos os componentes da dieta do mediterrâneo produz mais benefício do que cada um isoladamente.

CONSIDERAÇÕES FINAIS

É inequívoco o desafio trazido pelo crescente envelhecimento da população mundial. Estratégias farmacológicas tradicionais têm apresentado resultados parciais e, de certo modo, frustrantes no tratamento do declínio cognitivo e das demências. Torna-se, portanto, urgente e necessário o investimento em produção de evidências científicas, da eficácia preventiva e de tratamento das intervenções nutricionais para abordagem dessas condições.

A despeito das limitações e de evidências conflitantes em diversos estudos, há um crescente volume de informação sustentada por evidências mais sólidas de benefícios de intervenções específicas na dieta, na cognição e no humor. Um longo caminho ainda há de ser seguido, mas já é possível estabelecer condutas com o objetivo de guiar mudanças mais amplas do padrão alimentar que possam causar impacto positivo na saúde mental de alguns indivíduos.

Iniciando-se pela avaliação nutricional detalhada do idoso saudável ou apresentando declínio cognitivo, com a complementação que a investigação por exames pode proporcionar, a abordagem nutricional nessa população merece especial atenção do profissional de saúde. Medidas comportamentais estarão aliadas a estratégias específicas na conduta nutricional estabelecida para prevenção e tratamento.

O conhecimento atual sobre o potencial protetor de elementos de algumas dietas tradicionalmente conhecidas ou, isoladamente, de

nutrientes específicos, sustenta hoje uma vasta gama de possibilidades em que a nutrição pode ser usada de modo central no cuidado de pacientes idosos saudáveis ou em risco de desenvolvimento de demência.

Dicas práticas para casos clínicos

- Observa-se correlação estreita entre estados de subnutrição e adoecimento crônico e progressivo em pessoas idosas. Sabe-se que condições demenciais como a doença de Alzheimer incrementam sobremaneira o risco de desenvolvimento da síndrome de fragilidade. Estados de hipermetabolismo com aumento do gasto energético em repouso podem ser observados nas demências, em especial em pacientes com agitação, perambulação ou naqueles comórbidos com doenças crônicas (caquexia cardíaca, doenças hepáticas, DPOC etc.).
- A anamnese do paciente idoso deve incluir uma investigação pormenorizada a respeito de fatores de risco que costumam prejudicar o hábito alimentar e acarretar estados de subnutrição. Deve-se verificar se existe história de perda de peso relevante e não intencional, a lista de medicamentos prescritos, a rotina alimentar, a qualidade dos alimentos ingeridos, a saúde dentária, possíveis dificuldades de mastigação ou deglutição, o nível de independência do idoso para planejar e preparar uma refeição e comorbidades com transtornos neuropsiquiátricos como demência ou depressão.
- Quanto ao exame físico, não pode faltar a verificação de medidas antropométricas (peso, altura, medidas de circunferências de panturrilhas e braços); a observação da aparência geral (emagrecida ou eutrófica); e sinais, como pele seca, cicatrização lenta, cabelos finos e quebradiços, unhas despigmentadas ou descamando, glossite, inflamação conjuntival, hepatomegalia ou edema.

(continua)

- O primeiro conjunto de medidas a serem tomadas deve priorizar a ingestão oral de alimentos. Para isso, recomenda-se estabelecer rotina, fracionar as porções, individualizar o cardápio dando preferência a alimentos que tenham conexão afetiva com o paciente, incentivar refeições compartilhadas com familiares ou pessoas queridas. Suplementação oral deve ser instituída quando o aporte de proteínas na dieta estiver insuficiente e/ou no caso de paciente apresentando sinais de sarcopenia.
- No caso de deficiência de vitaminas (D ou B12) ou nutrientes específicos (p. ex., ferro), em que a dieta oral não esteja sendo suficiente, estes devem ser suplementados.

REFERÊNCIAS BIBLIOGRÁFICAS

1. Pais M, Martinez L, Ribeiro O, Loureiro J, Fernandez R, Valiengo L, et al. Early diagnosis and treatment of Alzheimer's disease: new definitions and challenges. Braz J Psychiatry. 2020;42(4).
2. Atri A. The Alzheimer's disease clinical spectrum. Med Clin North Am. 2019;103(2):263-93.
3. Lane CA, Hardy J, Schott JM. Alzheimer's disease. Eur J Neurol. 2017;25(1):59-70.
4. Alzheimer's Disease International. World Alzheimer Report 2015. London: The Global Economic Impact of Dementia; 2015.
5. Agostinho P, Cunha RA, Oliveira C. Neuroinflammation, oxidative stress and the pathogenesis of Alzheimer's disease. Curr Pharmac Des. 2010;16(25):2766-78.
6. Fried LP, Tangen CM, Walston J, Newman AB, Hirsch C, Gottdiener J, et al. Frailty in older adults: evidence for a phenotype. J Gerontol A Biol Sci Med Sci. 2001;56(3):M146-57.
7. Cesari M, Prince M, Thiyagarajan JA, De Carvalho IA, Bernabei R, Chan P, et al. Frailty: an emerging public health priority. J Am Med Dir Assoc. 2016; 17:188-92.
8. Morley JE. Frailty and sarcopenia: the new geriatric giants. Rev Investig Clin. 2016;68:59-67.
9. Cremonini AL, Caffa I, Cea M, Nencioni A, Odetti P, Monacelli F. Nutrients in the prevention of Alzheimer's disease. Oxid Med Cell Longev. 2019;2019:1-20.

10. Ngandu T, Lehtisalo J, Solomon A, Levalahti E, Ahtiluoto S, Antikainen R, et al. A 2 year multidomain intervention of diet, exercise, cognitive training, and vascular risk monitoring versus control to prevent cognitive decline in at-risk elderly people (FINGER): A randomised controlled trial. Lancet. 2015;385:2255-63.
11. Abate G, Marziano M, Rungratanawanich W, Memo M, Uberti D. Nutrition and AGE-ing: focusing on Alzheimer's disease. Oxid Med Cell Longev. 2017;7039816.
12. Morley JE, Baumgartner RN, Roubenoff R, Mayer J, Nair KS. Sarcopenia. J Lab Clin Med. 2001;137(4):231-43.
13. Cruz-Jentoft AJ, Baeyens JP, Bauer JM, Boirie Y, Cederholm T, Landi F, et al. Sarcopenia: European consensus on definition and diagnosis: report of the European Working Group on Sarcopenia in Older People. Age Ageing. 2010;39(4):412-23.
14. Bauer JM, Sieber CC. Sarcopenia and frailty: a clinician's controversial point of view. Exp Gerontol. 2008;43(7):674-8.
15. Jorm AF, Korten AE, Henderson AS. The prevalence of dementia: a quantitative integration of the literature. Acta Psychiatr Scand. 1987;76(5):465-79.
16. Corder EH, Saunders AM, Strittmatter WJ, Schmechel DE, Gaskell PC, Small GW, et al. Gene dose of apolipoprotein E type 4 allele and the risk of Alzheimer's disease in late onset families. Science. 1993;261(5123):921-3.
17. Landi F, Calvani R, Tosato M, Martone A, Ortolani E, Savera G, et al. Anorexia of aging: risk factors, consequences, and potential treatments. Nutrients. 2016;8(2):69.
18. Morley JE. Pathophysiology of the anorexia of aging. Curr Opin Clin Nutr Metab Care. 2013;16(1):27-32.
19. Baumgartner RN. Body composition in healthy aging. Ann N Y Acad Sci. 2000;904:437-48.
20. Cruz-Jentoft AJ, Kiesswetter E, Drey M, Sieber CC. Nutrition, frailty, and sarcopenia. Aging Clin Exp Res. 2017;29(1):43-8.
21. Rogers SD, Jarrot SE. Cognitive impairment and effects on upper body strength of adults with dementia. J Aging Phys Act. 2008;16(1):61-8.
22. Flodin L, Svensson S, Cederholm T. Body mass index as a predictor of 1 year mortality in geriatric patients. Clin Nutr. 2000;19(2):121-5.
23. Vellas B, Guigoz Y, Garry PJ, Nourhashemi F, Bennahum D, Lauque S, et al. The mini nutritional assessment (MNA) and its use in grading the nutritional state of elderly patients. Nutrition. 1999;15(2):116-22.

24. Nitrini R, Caramelli P, Herrera E Jr, Bahia VS, Caixeta LF, Radanovic M, et al. Incidence of dementia in a community-dwelling Brazilian population. Alzheimer Dis Assoc Disord. 2004;18(4):241-6.

25. Omran M, Morley J. Assessment of protein energy malnutrition in older persons, part I: history, examination, body composition, and screening tools. Nutrition. 2000;16(1):50-63.

26. Lovestone S, Graham N, Howard R. Guidelines on drug treatments for Alzheimer's disease. Lancet. 1997;350(9073):232-3.

27. Haag MDM, Hofman A, Koudstaal PJ, Stricker BHC, Breteler MMB. Statins are associated with a reduced risk of Alzheimer disease regardless of lipophilicity. The Rotterdam Study. J Neurol Neurosurg Psychiatry. 2009;80(1):13-17.

28. Langa KM, Larson EB, Crimmins EM, Faul JD, Levine DA, Kabeto MU, et al. A comparison of the prevalence of dementia in the United States in 2000 and 2012. JAMA Intern Med. 2017;177(1):51.

29. Satizabal CL, Beiser AS, Chouraki V, Chêne G, Dufouil C, Seshadri S. Incidence of dementia over three decades in the framingham heart study. N Engl J Med. 2016;374(6):523-32.

30. Norton S, Matthews FE, Barnes DE, Yaffe K, Brayne C. Potential for primary prevention of Alzheimer's disease: an analysis of population-based data. Lancet Neurol. 2014;13(8):788-94.

31. Livingston G, Sommerlad A, Orgeta V, Costafreda SG, Huntley J, Ames D, et al. Dementia prevention, intervention, and care. Lancet. 2017;390:2673-734.

32. Caraci F, Copani A, Nicoletti F, Drago F. Depression and Alzheimer's disease: neurobiological links and common pharmacological targets. Eur J Pharmacol. 2010;626(1):64-71.

33. Belmaker RH, Agam G. Major depressive disorder. N Engl J Med. 2008;358(1):55-68.

34. Sánchez-Villegas A, Delgado-Rodríguez M, Alonso A, Schlatter J, Lahortiga F, Majem LS, et al. Association of the mediterranean dietary pattern with the incidence of depression. Arch Gen Psychiatry. 2009;66(10):1090.

35. Davison KM, Lung Y, Lin S (Lamson), Tong H, Kobayashi KM, Fuller-Thomson E. Depression in middle and older adulthood: the role of immigration, nutrition, and other determinants of health in the Canadian longitudinal study on aging. BMC Psychiatry. 2019;19(1):329.

36. Kingsbury M, Dupuis G, Jacka F, Roy-Gagnon M-H, McMartin SE, Colman I. Associations between fruit and vegetable consumption and depressive symptoms: evidence from a national Canadian longitudinal survey. J Epidemiol Community Health. 2016;70(2):155-61.

37. Rienks J, Dobson AJ, Mishra GD. Mediterranean dietary pattern and prevalence and incidence of depressive symptoms in mid-aged women: results from a large community-based prospective study. Eur J Clin Nutr. 2013;67(1):75-82.

38. Skarupski KA, Tangney CC, Li H, Evans DA, Morris MC. Mediterranean diet and depressive symptoms among older adults over time. J Nutr Health Aging. 2013;17(5):441-5.

39. Zandi PP, Anthony JC, Khachaturian AS, Stone SV, Gustafson D, Tschanz JT, et al. Reduced risk of alzheimer disease in users of antioxidant vitamin supplements: The Cache County Study. Arch Neurol. 2004;61(1):82-8.

40. Grimm MOW, Stahlmann CP, Mett J, Haupenthal VJ, Zimmer VC, Lehmann J, et al. Vitamin E: curse or benefit in Alzheimer's disease? A systematic investigation of the impact of a-, g- and d-tocopherol on Ab generation and degradation in neuroblastoma cells. J Nutr Health Aging. 2015;19(6):646-54.

41. Dysken MW, Sano M, Asthana S, Vertrees JE, Pallaki M, Llorente M, et al. Effect of vitamin E and memantine on functional decline in Alzheimer disease: the TEAM-AD VA cooperative randomized trial. JAMA. 2014;311(1):33-44.

42. Landel V, Millet P, Baranger K, Loriod B, Féron F. Vitamin D interacts with Esr1 and Igf1 to regulate molecular pathways relevant to Alzheimer's disease. Mol Neurodegener. 2016;11:22.

43. Banerjee A, Khemka VK, Ganguly A, Roy D, Ganguly U, Chakrabarti S. Vitamin D and Alzheimer's disease: neurocognition to therapeutics. Int J Alzheimers Dis. 2015;2015:192747.

44. Gangwar AK, Rawat A, Tiwari S, Tiwari SC, Narayan J, Tiwari S. Role of vitamin-D in the prevention and treatment of Alzheimer's disease. Indian J Physiol Pharmacol. 2015;59(1):94-9.

45. Fernstrom JD. Effects of dietary polyunsaturated fatty acids on neuronal function. Lipids. 1999;34(2):161-9.

46. Bazinet RP, Layé S. Polyunsaturated fatty acids and their metabolites in brain function and disease. Nature Rev Neurosci. 2014;15(12):771-85.

47. Kean RJ, Lamport DJ, Doddetal GF. Chronic consumption of flavanone-rich orange juice is associated with cognitive benefits: an 8-week, randomized, double-blind, placebo controlled trial in healthy older adults. Am J Clin Nutr. 2015;101(3):506-14.

48. Choi DY, Lee YJ, HongJT, Lee HJ. Antioxidant properties of natural polyphenols and their therapeutic

potentials for Alzheimer's disease. Brain Res Bulletin. 2012;87(2-3):144-53.

49. Aggarwal BB, Harikumar KB. Potential therapeutic effects of curcumin, the anti-inflammatory agent, against neurodegenerative, cardiovascular, pulmonary, metabolic, autoimmune and neoplastic diseases. Int J Biochem Cell Biol. 2009;41(1):40-59.

50. Chan MM, Huang HI, Fenton MR, Fong D. In vivo inhibition of nitric oxide synthase gene expression by curcumin, a cancer preventive natural product with anti-inflammatory properties. Biochem Pharmacol. 1998;55(12):1955-62.

51. Mukundan MA, Chacko MC, Annapurna VV, Krishnaswamy K. Effect of turmeric and curcumin on BP-DNA adducts. Carcinogenesis. 1993;14(3):493-6.

52. Zhang L, Fiala M, Cashman J, Sayre J, Espinosa A, Mahanian M, et al. Curcuminoids enhance amyloid-beta uptake by macrophages of Alzheimer's disease patients. J Alzheimers Dis. 2006;10(1):1-7.

53. Kim GY, Kim KH, Lee SH, Yoon MS, Lee HJ, Moon DO, et al. Curcumin inhibits immunostimulatory function of dendritic cells: MAPKs and translocation of NF-κB as potential targets. J Immunol. 2005;174(12):8116-24.

54. Folch J, Ettcheto M, Petrov D, Abad S, Pedros I, Marin M, et al. Review of the advances in treatment for Alzheimer disease: strategies for combating beta-amyloid protein. Neurologia. 2018;33:47-58.

55. Gómez-Gómez ME, Zapico SC. Frailty, cognitive decline, neurodegenerative diseases and nutrition interventions. Int J Mol Sci. 2019;20(11):2842.

56. Khanzode SD, Dakhale GN, Khanzode SS, Saoji A, Palasodkar R. Oxidative damage and major depression: the potential antioxidant action of selective serotonin re-uptake inhibitors. Redox Rep. 2003;8(6):365-70.

57. Tangney CC. Dash and mediterranean-type dietary patterns to maintain cognitive health. Curr Nutr Rep. 2014;3:51-61.

58. Singh B, Parsaik AK, Mielke MM, Erwin PJ, Knopman DS, Petersen RC, et al. Association of mediterranean diet with mild cognitive impairment and Alzheimer's disease: A systematic review and meta-analysis. J Alzheimers Dis. 2014;39:271-82.

59. Psaltopoulou T, Sergentanis TN, Panagiotakos DB, Sergentanis IN, Kosti R, Scarmeas N. Mediterranean diet, stroke, cognitive impairment, and depression: a meta-analysis. Ann Neurol. 2013;74:580-91.

60. Solfrizzi V, Panza F, Frisardi V, Seripa D, Logroscino G, Imbimbo BP, et al. Diet and Alzheimer's disease risk factors or prevention: the current evidence. Expert Rev Neurother. 2011;11:677-708.

61. Barbosa JHP, Souza IT, Santana AEG, Goulart MOF. A determinação dos produtos avançados de glicação (AGES) e de lipoxidação (ALES) em alimentos e sistemas biológicos: Avanços, desafios e perspectivas. Química Nova. 2016;39(5):608-20.

62. Perrone L, Grant WB. Observational and ecological studies of dietary advanced glycation end products in national diets and Alzheimer's disease incidence and prevalence. J Alzheimers Dis. 2015;45(3):965-79.

63. Andruchow ND, Konishi K, Shatenstein B, Bohbot VD. A lower ratio of omega-6 to omega-3 fatty acids predicts better hippocampus-dependent spatial memory and cognitive status in older adults. Neuropsychology. 2017;31(7):724-34.

CAPÍTULO 16

Nutrição e esquizofrenia

Ann-Katrin Kraeuter

Objetivos do capítulo

- A síndrome metabólica é uma comorbidade comum em casos de esquizofrenia, em decorrência de escolhas de estilo de vida pouco saudáveis, altos níveis de estresse e do uso de medicação antipsicótica[1,2].
- As intervenções nutricionais são essenciais para neutralizar o maior risco de ocorrência de síndrome metabólica em indivíduos com diagnóstico de esquizofrenia.
- Este capítulo se propõe a demonstrar que os alimentos contribuem de alguma forma para a esquizofrenia e, em contrapartida, podem ser usados como possível opção terapêutica para esse transtorno.

Questões orientadoras

- Qual é o atual padrão alimentar de indivíduos com esquizofrenia?
- Quais são as intervenções nutricionais existentes para esquizofrenia?
- O que o futuro reserva para as intervenções nutricionais na esquizofrenia?

INTRODUÇÃO

Recentemente, as intervenções nutricionais vêm despertando o interesse no tratamento de certas doenças. As intervenções dietéticas tiveram início já nos tempos de Hipócrates, que ensinava: "Que o alimento seja o teu remédio e o remédio seja o teu alimento". Com isso, ficava assinalada desde então a importância da nutrição na saúde das pessoas. Nas palavras de McGrath, "Muitos dos grandes avanços médicos – digamos, nas doenças cardiovasculares e no câncer – ocorreram graças a mudanças em nossa dieta e comportamento". "Não há razão para pensar que com as doenças mentais seria diferente"[3]. O campo científico relativamente novo da psiquiatria nutricional objetiva descobrir como a nutrição influencia os problemas de saúde mental em geral, aí incluída a esquizofrenia[4]. Esse capítulo se concentrará no mérito científico validado até o momento para a prática de intervenções nutricionais na esquizofrenia.

A esquizofrenia é uma doença crônica debilitante que afeta 1% da população mundial[5]. Embora a prevalência da esquizofrenia possa parecer relativamente baixa, trata-se de um dos principais fatores contributivos para o ônus global representado pelas enfermidades, visto que os primeiros sintomas aparecem no início da adolescência e persistem por toda a vida, o que gera implicações significativas para o indivíduo, sua família e cuidadores[6]. Embora haja disponibilidade de opções terapêuticas, cerca de um terço dos pacientes com esquizofrenia permanecem resistentes ao tratamento[7].

Esse transtorno se caracteriza por três domínios sintomatológicos principais – sintomas positivos, como alucinação visual e auditiva e pensamento e fala desordenados; sintomas negativos, como retraimento social; e sintomas cognitivos, como déficits na memória operacional[6,8]. Logo após o transtorno depressivo maior, a esquizofrenia se apresenta como o segundo maior risco relativo de suicídio[9]. Em 2010, a esquizofrenia resultou em 20 mil mortes, das quais 10% foram atribuídas ao suicídio, e 50% dos pacientes tentaram o suicídio[10]. Além disso, indivíduos com esquizofrenia têm sua expectativa de vida diminuída em decorrência de doenças secundárias, como câncer e doenças cardiovasculares, que são resultado de más escolhas de estilo de vida e dos efeitos colaterais relacionados ao uso de antipsicóticos, que acabam levando à síndrome metabólica[11,12].

Em termos gerais, a patogênese da esquizofrenia é uma interação complexa entre alelos de risco selecionados e mutações hereditárias no neurodesenvolvimento e fatores ambientais externos[13]. Foram propostas diversas hipóteses etiológicas e fisiopatológicas para conseguir compreender o mecanismo subjacente da doença, como a hipótese da dopamina[14,15], a hipótese do glutamato[16] e a perturbação do metabolismo da glicose[17,18].

Este capítulo se concentrará na perturbação do metabolismo da glicose cerebral. Mais recentemente, a literatura sugere que indivíduos com diagnóstico de esquizofrenia se apresentam com comprometimento no metabolismo da glicose cerebral[18]. No interior do cérebro, a energia insuficiente resulta em doenças que afetam o órgão e também o restante do organismo[19]. Os déficits de energia podem constituir uma explicação plausível para a alteração do funcionamento neuronal em casos de esquizofrenia[20,21], tendo em vista que o cérebro necessita, em proporção ao seu tamanho, da maior quantidade de energia no corpo humano[22]. Vários estudos de imagem *in vivo*, *post-mortem* e em animais demonstram a presença de um metabolismo da glicose cerebral prejudicado em pacientes com esquizofrenia[23-27]. Estudos de espectrometria de massa e de espectroscopia de ressonância magnética nuclear demonstraram comprometimento na produção de piruvato e trifosfato de adenosina (ATP) e presença de níveis elevados de lactato[28,29]. No líquido cefalorraquidiano de primeiro episódio, estão aumentados os níveis de lactato e glicose em pacientes sem tratamento farmacológico prévio[30]. Em pacientes que nunca tomaram medicação, também foi observada diminuição no metabolismo da glicose nas regiões frontais inferior e medial[31]. Os tecidos *post-mortem* revelaram que a glicólise e o metabolismo energético são as principais vias cerebrais afetadas em pessoas com esquizofrenia[17].

No geral, as atuais evidências sugerem um metabolismo anormal da glicose no cérebro de pacientes com esquizofrenia. Uma abordagem para normalizar o funcionamento metabólico de tais pacientes pode se dar por meio de intervenções dietéticas.

As opções atuais de tratamento farmacológico para a esquizofrenia são os medicamentos antipsicóticos. Clorpromazina, o primeiro antipsicótico, foi introduzido pela primeira vez há mais de meio século. Embora as opções terapêuticas tenham se diversificado muito ao longo desse período, não houve alteração no mecanismo de ação farmacodinâmico. Em indivíduos com esquizofrenia, os antipsicóticos, em sua maioria, são altamente dependentes da hipótese de desregulação do sistema dopaminérgico: o aumento da atividade da dopamina na via mesolímbica (principalmente receptores D2), resulta em sintomas semelhantes aos da psicose; e a diminuição da sinalização de dopamina na via mesocortical (principalmente receptores D1) provoca sintomas negativos de esquizofrenia[32]. Os antipsicóticos de primeira geração têm como efeito principal o alívio dos sintomas positivos da esquizofrenia, enquanto os antipsicóticos de segunda geração foram introduzidos com o objetivo de combater os sintomas negativos[33]. Contudo, todas as opções de tratamento atualmente disponíveis têm efeitos limitados sobre os sintomas negativos e cognitivos. Além disso, não contamos ainda com tratamento que seja eficaz no alívio de todos os domínios sintomatológicos da esquizofrenia, o que torna imperiosa a realização de estudos em busca de terapias adjuvantes ou alternativas aos antipsicóticos[33].

Em resumo, indivíduos com esquizofrenia se apresentam com comprometimento do metabolismo cerebral da glicose, com consequente redução da disponibilidade de energia. Embora atualmente os profissionais contem com opções terapêuticas parcialmente eficazes, tal eficácia deixa de ocorrer em um terço dos pacientes e, ademais, podem causar doenças secundárias com origem em seus efeitos colaterais. Portanto, é desejável que haja novas opções terapêuticas, como os tratamentos dietéticos, por proporcionarem melhora no funcionamento metabólico cerebral e pela atenuação dos efeitos colaterais.

SEÇÃO PRINCIPAL

As intervenções nutricionais terapêuticas podem restaurar a disponibilidade de energia em indivíduos com esquizofrenia; portanto, podem constituir uma nova terapia adjuvante ou possível alternativa futura às medicações antipsicóticas atualmente em uso. O interesse dos pesquisadores no uso da intervenção nutricional vem aumentando para esses pacientes. Esse capítulo fornecerá novas evidências para o uso de intervenções nutricionais para a esquizofrenia, e introduzirá possíveis suplementos dietéticos e tratamentos nutricionais. Em sua conclusão, o capítulo descreverá os possíveis desafios representados pela introdução de abordagens nutricionais em indivíduos com esquizofrenia.

SÍNDROME METABÓLICA E ESQUIZOFRENIA

Uma comorbidade comum da esquizofrenia é a síndrome metabólica, que ocorre em função de escolhas de estilo de vida pouco saudáveis, altos níveis de estresse e uso de medicação antipsicótica[1,2]. Os parágrafos que se seguem tiveram como objetivo investigar a ligação entre hábitos alimentares pouco saudáveis e síndrome metabólica na esquizofrenia, e como as intervenções dietéticas podem contrabalançar o desenvolvimento da síndrome metabólica e, com isso, a alta mortalidade por doença cardiovascular[34]. Até o momento, as pesquisas não conseguiram descobrir o porquê desse aumento na prevalência da síndrome metabólica nesta população. Foram propostas várias hipóteses como predisposição genética[35], altos níveis de estresse[36] e decisões pouco saudáveis com relação ao estilo de vida[37]. O uso de medicação antipsicótica está associado a efeitos colaterais metabólicos, como ganho de peso, resistência à insulina, intolerância à glicose e dislipidemia[38]. Embora a medicação antipsicótica contribua para a síndrome metabólica em pessoas com esquizofrenia, estudos demonstraram tolerância anormal à glicose e aumento da glicose em jejum em pacientes que jamais tinham tomado tais medicamentos[39]. Portanto, muitos estudos têm se concentrado na influência dos fatores do estilo de vida na progressão da síndrome metabólica em casos de esquizofrenia[40]. Esses pacientes mostram-se mais propensos a escolher um estilo de vida pouco saudável, com tabagismo, consumo excessivo de álcool e abuso de drogas, juntamente com diminuição no nível de exercício e dieta pouco saudável[41]. Dos fatores mencionados, a dieta é crítica no desenvolvimento da síndrome metabólica[2].

PADRÕES NUTRICIONAIS ATUAIS DE INDIVÍDUOS COM ESQUIZOFRENIA

A nutrição é um fator essencial na esquizofrenia, já que escolhas dietéticas inadequadas podem causar doenças secundárias induzidas pela síndrome metabólica[41]. Uma revisão sistemática que investigou os hábitos alimentares de indivíduos com esquizofrenia examinou 31 estudos[2]. Na maioria deles, os pacientes foram comparados à população em geral; dessas publicações, apenas quatro investigaram pacientes com primeiro episódio de psicose[2]. Em geral, os participantes com esquizofrenia demonstravam menor propensão para o consumo de fibras e frutas, ingeriam maior quantidade de calorias, e consumiam menos ácidos graxos mono e poli-insaturados[2]. Consumiam ainda, mais gordura[42,43], gordura saturada[43,44], proteínas[43] e carboidratos[43], e menos fibras[42] *versus* controles saudáveis. Outra recente revisão de escopo de estudos sobre esse assunto mostrou que o maior risco ou incidência de esquizofrenia estava associado a uma dieta geralmente pobre, aos alimentos processados (*fast food*), mais calorias, calorias insuficientes, dieta vegetariana e dieta à base de alimentos pastosos/moles; contudo, deve-se notar que havia apenas um estudo sobre aumento do risco de esquizofrenia e das incidências com uma dieta vegetariana e com uma dieta à base de alimentos moles[4]. Em geral, pacientes com esquizofrenia tendem a preferir alimentos pouco saudáveis, do tipo *fast food*[45], o que resulta em um padrão alimentar rico em gorduras saturadas e açúcares (dieta "ocidental"). No entanto, nem todos os indivíduos com esquizofrenia apresentaram hábitos nutricionais alterados em comparação com controles saudáveis ou com pacientes com depressão e transtorno bipolar[2]. Como era de se esperar, em geral os pacientes com um estilo de vida pouco saudável demonstravam maior propensão para sobrepeso ou obesidade, com um perfil lipídico prejudicial[2]. Concluiu-se que um estilo de vida pouco saudável estava associado ao nível socioeconômico[2].

Até o momento foram publicadas apenas pesquisas limitadas sobre a influência da medicação antipsicótica na escolha da dieta. O tratamento com olanzapina resultou em maior consumo de alimentos doces, após seis meses de tratamento[46] e no aumento da ingestão de calorias após quatro semanas de tratamento[47]. Outro antipsicótico, clozapina, aumentou a ingestão de gorduras saturadas e de proteínas e reduziu a ingestão de fibras e carboidratos *versus* indivíduos tratados com risperidona; foi observado um aumento geral no consumo de gordura em ambos os grupos de antipsicóticos *versus* população em geral[48].

Em geral, as escolhas alimentares pouco saudáveis para o estilo de vida, em particular a dieta, podem contribuir para o desenvolvimento da síndrome metabólica em indivíduos com esquizofrenia. Assim, a melhora da dieta dessas pessoas pode prevenir o desenvolvimento da síndrome metabólica, o que resultaria em possível prolongamento da expectativa de vida.

INTERVENÇÃO NUTRICIONAL NA ESQUIZOFRENIA

É cada vez maior o número de pesquisas sobre intervenções nutricionais no campo da psiquiatria[4]. Uma revisão de escopo que investigou o campo da psiquiatria nutricional constatou que quase metade de todos os estudos na área foi publicada a partir de 2010[4]. Os autores verificaram que os estudos mais antigos enfocavam vitaminas, minerais, aminoácidos e sensibilidade alimentar, enquanto as publicações mais recentes se concentram em padrões dietéticos, macronutrientes dietéticos, microbioma e fitoquímicos[4].

Para melhor atendimento às finalidades deste capítulo do livro, foram incluídas as intervenções nutricionais mais comumente investigadas para sintomas psiquiátricos de esquizofrenia, compreendendo o tratamento com suplementos de vitaminas e minerais, suplementos de óleo de peixe e intervenções no tipo de dieta.

SUPLEMENTOS DIETÉTICOS

Pode-se usar a suplementação alimentar para restaurar déficits nutricionais, melhorar o estresse oxidativo e alterar as vias neuronais[49]. Foi cogitada a hipótese de que, devido a escolhas dietéticas inadequadas, ocorrem déficits nutricionais em indivíduos com esquizofrenia[2,50], o que pode causar deterioração dos sintomas; portanto, diversos estudos investigaram os efeitos dos suplementos nutricionais como terapias adjuvantes à medicação antipsicótica convencional.

Indivíduos com esquizofrenia estão propensos a sofrer déficits de vitaminas e minerais, devido a escolhas alimentares inadequadas[2,49,50]. As vitaminas e os minerais têm propriedades anti-inflamatórias e antioxidantes[51]. As vitaminas não podem ser sintetizadas em quantidades adequadas pelo corpo e, assim, há necessidade da ingestão extra dessas substâncias por meio da alimentação[51]. O principal achado de uma meta-revisão e metanálise de autoria de Firth et al.[49] foi que a ingestão de vitamina B, em geral, não exerceu efeito significativo nas pontuações totais para os sintomas, aí incluídos sintomas positivos e negativos. Outro estudo investigou indivíduos com baixos níveis basais de folato (vitamina B6); em seguida à suplementação com metilfolato durante seis meses, foi observada melhora dos sintomas dos pacientes[53]. Da mesma forma, outro estudo investigou pacientes com níveis elevados de homocisteína, que está ligada à presença de baixos níveis de vitaminas B6, B12 e folato, tendo constatado que a administração de um suplemento com uma combinação dessas três vitaminas do complexo B durante três meses reduziu significativamente as pontuações totais na *Positive and Negative Syndrome Scale* (PANSS)[54]. Esses estudos demonstraram que a suplementação com vitamina B pode ser benéfica para o controle dos sintomas nos casos em que exista déficit. Um desses estudos verificou que, após seis semanas, um protocolo de 150 mg de zinco melhorou significativamente as pontuações PANSS, com efeitos significativos nas subescalas de sintomas positivos e negativos[55]. Em diversos estudos não foi observada melhora significativa nos sintomas após a administração de vitaminas antioxidantes (vitamina E e C) e suplementos contendo

cromo[49]. No entanto, alguns estudos isolados relataram melhoras significativas com a suplementação de vitamina C[4]. A vitamina E não foi eficaz na redução dos sintomas da esquizofrenia; mas seu uso resultou em efeitos positivos no distúrbio do movimento associado a antipsicóticos[4]. Em geral, as intervenções mais eficazes foram aquelas com altas doses de suplementos de vitaminas do complexo B[49].

Os ácidos graxos poli-insaturados são essenciais para a sobrevivência humana, pois constituem o principal componente das membranas celulares fosfolipídicas[52]. Esses ácidos graxos devem ser absorvidos por meio de nossa dieta e não são sintetizados no corpo humano[52]. Indivíduos com esquizofrenia tendem a consumir níveis reduzidos de ácidos graxos ômega 3[4]. Constatou-se que duas dessas substâncias, o ácido eicosapentaenoico (EPA) e o ácido docosahexaenoico (DHA), exercem efeitos benéficos em casos de psicose, possivelmente melhorando a neurotransmissão da dopamina e da serotonina e diminuindo a inflamação e o estresse oxidativo[51]. Um estudo em grande escala da população feminina em geral demonstrou que baixos níveis de ingestão de ômega 3 estavam associados a maior risco de ocorrência de sintomas psicóticos[56]. Mas os resultados são conflitantes em termos de eficácia dos ácidos graxos ômega 3, pois uma metanálise de estudos randomizados controlados por placebo demonstrou que o tratamento com EPA não teve efeito significativo na melhora dos sintomas[57]. Uma revisão alertou que a suplementação com ômega 3 pode resultar em efeitos variados em pacientes com esquizofrenia crônica; contudo, em pacientes com primeiro episódio de esquizofrenia a suplementação com ômega 3 reduziu os sintomas não psicóticos, tendo posteriormente resultado em redução da medicação antipsicótica[58]. Em termos gerais, esse estudo concluiu que a suplementação com ômega 3 foi mais eficaz para pacientes nos estágios iniciais do distúrbio, tendo mostrado resultados contraditórios em pacientes crônicos[59]. Esse estudo demonstrou – de forma preocupante – que os sintomas pioraram com a administração de ômega 3 em pacientes com esquizofrenia crônica durante exacerbações agudas, e ao serem interrompidos os antipsicóticos.

Em termos gerais, foi explorada grande variedade de suplementos dietéticos para tratamento adjuvante da esquizofrenia; mas na maioria dos casos os suplementos demonstraram limitada eficácia quanto à redução dos sintomas da esquizofrenia. O suplemento dietético mais promissor consistia em uma combinação de vitaminas do complexo B.

DIETAS SEM GLÚTEN

O glúten é uma proteína encontrada em grãos, como trigo, cevada, centeio e triticale[59]. Dietas livres de glúten são mais comumente usadas para pessoas com doença celíaca[59]. Nessa doença autoimune, o glúten ativa o sistema imunológico e causa danos ao revestimento do intestino delgado[59]. As primeiras pesquisas, publicadas em 1953, identificaram uma associação entre esquizofrenia e doença celíaca em crianças[60]. Cenários quase experimentais durante a Segunda Guerra Mundial revelaram que, devido às condições de guerra, a baixa disponibilidade de trigo e de cereais em geral estava associada a uma queda no número de internações em hospitais psiquiátricos por esquizofrenia[61]. Mais recentemente, um grande estudo epidemiológico baseado nos registros nacionais da Dinamarca demonstrou que a prevalência de doenças autoimunes é maior em indivíduos com esquizofrenia *versus* controles[62]. Outro estudo em favor da intolerância ao glúten em indivíduos com esquizofrenia, de Dohan et al.[63], mostrou que houve menor número de relatos de casos de esquizofrenia em regiões com consumo reduzido de trigo. E quando produtos contendo trigo foram introduzidos nas regiões previamente mencionadas, foi observado aumento na incidência de esquizofrenia[63].

Vários estudos demonstraram que uma dieta livre de glúten pode ser benéfica para pacientes com esquizofrenia[64-73] (Tabela 1). Dohan e Grasberger[65] demonstraram que pacientes internados no hospital e alocados para uma dieta sem glúten nos primeiros 90 dias de internação tiveram alta pelo menos duas vezes mais rapidamente *versus* pacientes que consumiram dieta contendo glúten (Tabela 1). A hipótese de intolerância ao glúten em pacientes com esquizofrenia foi corroborada por estudos que fizeram períodos de carga de glúten e que resultaram na deterioração dos sintomas – sintomas esses que poderiam ser melhorados com a supressão do glúten da dieta dos pacientes[66,67] (Tabela 1). Contrariamente aos achados de Singh e Kay[66] e de Rice et al.[67], Vlissides et al.[69] constataram que as melhoras observadas com o uso da dieta livre de glúten não foram interrompidas com a reintrodução do glúten. Esses autores concluíram que, para que houvesse recidiva, seria necessária uma provocação mais prolongada com o glúten[69]. Três estudos não demonstraram melhora nos sintomas[74-76] (Tabela 1). Um desses estudos mostrou que os participantes não apresentaram elevação da glicoproteína sérica, implicando ausência de resposta inflamatória[74]. A não ocorrência de melhora dos sintomas pode depender da sensibilidade do paciente ao glúten. Um estudo verificou que uma dieta livre de glúten foi eficaz em pacientes com esquizofrenia sensíveis ao glúten, em um paciente com anticorpos antitransglutaminase tecidual, e em um paciente com anticorpos anti-gliadina[71]. Esse ponto de vista foi subsequentemente apoiado por Reichelt et al.[77]; esses autores constataram que o uso de uma dieta livre de glúten reverteu as concentrações anormalmente altas de peptídeos urinários em um subgrupo de indivíduos com esquizofrenia. Da mesma forma, Osborne et al.[75] não observaram eficácia com uma dieta livre de glúten, tendo concluído que possivelmente apenas uma subpopulação de pacientes tem sensibilidade ao glúten. A duração do tratamento pode influenciar na eficácia de uma dieta sem glúten. Storms et al.[76] não concluíram que uma dieta livre de glúten tenha efeito significativo nos sintomas, tendo afirmado que os resultados podem ter sido afetados pela estratégia de apenas dez dias de tratamento e pelo

TABELA 1 Intervenção nutricional para o tratamento da esquizofrenia

Dieta	Humanos/ animais	Tipo de estudo	Número de participantes/ animais (gênero)	Duração da dieta	Efeito	Referência
Dieta livre de glúten	Humanos	Transversal randomizado	102 (M)	25 semanas	↑	Dohan et al.[64]
	Humanos	Transversal randomizado	115 (M)	25 semanas	↑	Dohan and Grasberger[65]
	Humanos	Transversal	3 (M), 11 (F)	4 semanas	↑	Singh e Kay[66]
	Humanos	Transversal	16 (gênero desconhecido)	8 semanas	↑	Rice et al.[67]
	Humanos	Transversal randomizado	5 (M), 3 (F)	5 semanas	–	Potkin et al.[74]
	Humanos	Controle de caso randomizado	13 (M)	10 dias	–	Storms et al.[76]
	Humanos	Transversal	5 (gênero desconhecido)	36 semanas	–	Osborne et al.[75]
	Humanos	Estudo de caso	NA	NA	↑	Jansson et al.[68]
	Humanos	Duplo-cego transversal	10 (M), 7 (F)	14 semanas	Misto	Vlissides et al.[69]
	Humanos	Transversal	11 (M)	8 semanas	↑	Reichelt et al.[77]
	Humanos	Estudo de caso	1 (F)	6 meses	↑	De Santis et al.[70]
	Humanos	Estudo de caso	1 (M), 1 (F)	2 semanas	↑	Jackson et al.[71]
	Humanos	Estudo de caso	1 (M)	26 meses	↑	Eaton et al.[72]
	Humanos	Controle de caso randomizado	4 (M), 3 (F)	5 semanas	↑	Kelly et al.[73]
Dieta cetogênica	Humanos	Estudo-piloto	10 (F)	0,5 mês	↑	Pacheco et al.[79]
	Humanos	Estudo de caso	1 (F)	12 meses	↑	Kraft e Westman[79]
	Camundongos	Modelo murino (administração aguda de MK-801)	N = 8 por grupo (M)	3 semanas	↑	Kraeuter et al.[80]
	Camundongos	Modelo murino (DBA/2J)	N = 8 por grupo (M)	3 semanas	↑	Tregellas et al.[81]
	Humanos	Estudo de caso	1 (M)	12 meses	↑	Palmer[82]
	Humanos	Estudo de caso	1 (F)	4 meses	↑	Palmer[82]
	Humanos	Estudo de caso	1 (M), 1 (F)	1,2 meses	↑	Gilbert-Jaramillo et al.[83]
	Camundongos	Modelo murino (administração aguda de MK-801)	N = 8 por grupo (M)	3 semanas	↑	Kraeuter et al.[84]
	Humanos	Estudo de caso	1 (F)	144 meses	↑	Palmer et al.[85]
	Humanos	Estudo de caso	1 (F)	60 meses	↑	Palmer et al.[85]
	Camundongos	Modelo murino (administração aguda de MK-801)	N = 8 por grupo (F)	3 semanas	↑	Kraeuter et al.[86]

↑: melhora; -: sem alteração; ND: não disponível.

pequeno tamanho da amostra. É provável que a duração do tratamento e sua subsequente eficácia possam ser influenciadas pela idade do paciente e pela duração da doença[75].

DIETA CETOGÊNICA

A dieta cetogênica é uma dieta pobre em carboidratos, moderada em proteínas e rica em gorduras, composta de 3 a 4 gramas de triglicerídeos saturados de cadeia longa para cada grama de carboidratos e proteínas[87]. A dieta cetogênica tem sido usada há já quase 100 anos (desde 1921) no tratamento da epilepsia refratária da infância[88], e seus efeitos foram corroborados por várias metanálises nos últimos anos[89,90]. A dieta cetogênica é considerada uma dieta que mimetiza o jejum[91]. De maneira similar à dieta cetogênica, o jejum aumenta a produção de corpos cetônicos[92]. Wilder relatou que os benefícios do jejum podem ser alcançados por meio de um estado de cetose[88]. Desde então, a dieta cetogênica vem sendo terapeuticamente empregada em muitas áreas da medicina em virtude das suas propriedades anti-inflamatórias, redutoras de espécies reativas de oxigênio e de fornecimento de energia[93,94], como em pacientes com câncer de cérebro[95], trauma cerebral[96], enxaquecas[97,98]; diabete tipo II e em distúrbios neurodegenerativos e do neurodesenvolvimento[99].

Durante a homeostase normal, o principal mecanismo de produção de energia é a glicólise. A dieta cetogênica resulta na redução do consumo de carboidratos, o que, por sua vez, leva a uma mudança da glicólise para a oxidação de ácidos graxos[93,94]. Em termos simples, o corpo muda seu metabolismo, passando do açúcar (glicólise) para a queima de gordura (cetose). Durante a cetose, a gordura está sendo utilizada para a produção de corpos cetônicos, como o beta-hidroxibutirato, a acetona e o acetoacetato[93,94]. Esses corpos cetônicos podem ser usados tanto pelo corpo como pelo cérebro como combustível energético alternativo à glicose, para produzir ATP[93,94]. Como já foi mencionado anteriormente, pessoas com esquizofrenia de-

monstram comprometimento no metabolismo da glicose cerebral. Assim, o fornecimento de uma fonte alternativa de combustível, como a gordura por meio de uma dieta cetogênica, pode contrabalançar o déficit de energia.

Os relatos de casos mais antigos revelaram os possíveis efeitos benéficos da dieta cetogênica em casos de esquizofrenia. Um estudo piloto investigou dez pacientes do gênero feminino com esquizofrenia crônica; essas pacientes foram solicitadas a seguir uma dieta cetogênica durante duas semanas, tendo exibido melhoras na *Nursing Checklist and Minimal Social Behavioural Scale*[78] (Tabela 1). Depois de concluído o estudo, sete pacientes tiveram seus sintomas aumentados, mas todas as pacientes exibiam melhor controle dos sintomas[78] (Tabela 1). Anos depois, Kraft e Westman[79] acompanharam esses achados preliminares com um estudo de caso em uma paciente que sofria de esquizofrenia crônica resistente ao tratamento, com uso de uma dieta cetogênica tradicional (Tabela 1). Seguimos essas descobertas preliminares com mais pesquisas em modelos animais de esquizofrenia[80,84,100] (Tabela 1). Descobrimos que a dieta cetogênica melhorou os sintomas positivos, negativos e cognitivos da esquizofrenia em um modelo agudo de antagonista do receptor NMDA para a esquizofrenia[80,84] (Tabela 1). Estabelecemos ainda que injeções de beta-hidroxibutirato, um corpo cetônico, foram efetivas na normalização de comportamentos semelhantes à esquizofrenia em um modelo agudo de antagonista do receptor NMDA para a esquizofrenia, em comparação com os achados anteriores com uso de dietas cetogênicas[86]. Da mesma forma, em um estudo pré-clínico em camundongos DBA/2J, uma linhagem que exibe espontaneamente comportamentos semelhantes à esquizofrenia e também anormalidades metabólicas[8], foi demonstrado que depois de três semanas de dieta cetogênica houve melhora significativa no desvio auditivo P20/P40 (que fica prejudicado em pessoas com esquizofrenia)[81]. Mais recentemente, foram publicados novos estudos de caso demonstrando que a dieta cetogênica foi eficaz no alívio dos sintomas da esquizofrenia[82,83,85]. E ainda mais curiosamente, Palmer et al.[85] acompanharam pacientes investigados por Kraft e Westman[79], tendo demonstrado que os efeitos benéficos da dieta cetogênica foram duradouros com o uso contínuo da dieta, com efeitos colaterais mínimos. Essas evidências preliminares sugerem que a dieta cetogênica pode ser eficaz no tratamento da esquizofrenia.

Mas até agora nenhum estudo controlado e randomizado foi publicado. Portanto, é importante que sejam feitas mais pesquisas para que possamos compreender a viabilidade e a eficácia da dieta cetogênica em diferentes populações. É muito provável que a dieta cetogênica seja introduzida em conjunto com os antipsicóticos atualmente em uso. Avaliamos a segurança da dieta cetogênica em combinação com olanzapina em um modelo murino com esquizofrenia[100]. Não observamos qualquer efeito adverso ao combinar dieta cetogênica e tratamento com olanzapina em camundongos fêmeas[100]. Mais importante ainda: descobrimos que a dieta cetogênica teve eficácia equivalente à olanzapina na normalização da inibição por pré-pulso do reflexo do sobressalto em um modelo agudo de antagonista do receptor NMDA para a esquizofrenia. Além disso, essa melhora persistiu ao serem combinados os tratamentos (dieta cetogênica e olanzapina)[100].

É mais provável que a dieta cetogênica seja introduzida como terapia adjuvante aos antipsicóticos atualmente em uso. Os medicamentos antipsicóticos estão associados a efeitos colaterais metabólicos, como ganho de peso, resistência à insulina, intolerância à glicose e dislipidemia[36]. A dieta cetogênica poderia ser empregada como terapia adjuvante para atenuar os efeitos colaterais metabólicos da medicação antipsicótica. Até o momento, estudos que investigaram o uso da dieta cetogênica na esquizofrenia demonstraram que esse tipo de dieta diminuiu a gordura corporal, o índice de massa corporal e o peso corporal[83,85], com redução do risco de ocorrência de síndrome metabólica.

Em termos gerais, esses estudos preliminares demonstram que a dieta cetogênica pode ser eficaz no tratamento dos sintomas da esquizofrenia e ainda pode ser usada como terapia adjuvante aos medicamentos antipsicóticos atualmente em uso para atenuar os efeitos colaterais metabólicos potencialmente prejudiciais. No entanto, esses resultados preliminares precisam ser investigados mais profundamente em estudos clínicos randomizados e controlados, objetivando determinar se os achados anteriormente mencionados podem ser transferidos para populações de pacientes mais amplas.

Essas dietas têm uma característica em comum, de reduzir o consumo de carboidratos processados. Além disso, têm se mostrado eficazes na redução dos sintomas da esquizofrenia. Por outro lado, essas intervenções dietéticas têm o potencial de melhorar as anormalidades metabólicas em pacientes com esquizofrenia e reduzir os riscos de doenças cardiovasculares e da mortalidade associada.

VIABILIDADE DA IMPLEMENTAÇÃO DA INTERVENÇÃO NUTRICIONAL NA ESQUIZOFRENIA

Qual é a viabilidade da intervenção nutricional em pessoas com psicose? Essa questão propõe um grande desafio, pois são diferentes as circunstâncias para cada indivíduo. Os suplementos são mais fáceis de implementar, em comparação com as intervenções na dieta. Em geral, os médicos afirmam que a implementação de intervenções dietéticas em pacientes com psicose apresenta desafios, como barreiras cognitivas, dificuldades motivacionais, aceitação cultural, determinantes sociais de saúde e sintomas de psicose[101]. De modo geral, a implementação bem-sucedida de qualquer dieta dependerá dos sistemas de apoio circunjacentes e da educação. Antes de implementar qualquer mudança na dieta, é necessário que o indivíduo, os membros da família e os cuidadores sejam educados; também é preciso que recebam aconselhamento nutricional. Educação e aconselhamento nutricional adequados podem resultar em maior grau de cooperação, pois aí reside o principal desafio nas intervenções dietéticas[102]. Além disso, a condição financeira do indivíduo deve ser levada em consideração, pois algumas dietas podem significar encargo financeiro para a pessoa. Por outro lado, se a intervenção dietética exibir fortes efeitos positivos, a medicação antipsicótica atualmente em uso, que é muito dispendiosa, pode ser reduzida ou descontinuada, como tem sido observado em casos de epilepsia[103]. Evidências atuais sugerem que são viáveis as intervenções dietéticas nessa população[82,83,85]. Ainda assim, é preciso que sejam realizados estudos clínicos de grande porte.

Outro problema potencial pode estar situado nos efeitos colaterais iniciais de uma intervenção dietética, por exemplo, distúrbios gastrointestinais. Uma metanálise que investigou suplementos demonstrou que 10 entre 18 estudos relataram que a ingestão de suplementos resultou em efeitos colaterais ou em eventos adversos[49]. Da mesma forma, a dieta cetogênica pode resultar em efeitos colaterais menos importantes, como perturbações gastrointestinais[104].

INFLUÊNCIA DO MICROBIOMA INTESTINAL – QUAIS OS RUMOS FUTUROS?

O microbioma intestinal é um campo de pesquisa em desenvolvimento devido ao papel que exerce na fisiopatologia de doenças crônicas e na homeostase normal do corpo[105]. Há pouco tempo, revisamos sistematicamente a literatura para investigar o microbioma intestinal na psicose[106]. Identificamos que o microbioma intestinal de indivíduos com psicose está significativamente alterado em comparação com controles saudáveis[106]. Estudos demonstraram que bactérias específicas podem ser significativamente influenciadas pela dieta e, portanto, alterar todo o microbioma intestinal[107]. Em adultos, foi demonstrado que diversos tipos de dieta, como a dieta rica em proteínas e reduzida em carboidratos[108] e a dieta rica em gordura e açúcar (dieta ocidental)[109,110] alteram a composição do microbioma intestinal. Portanto, uma mudança na dieta de pacientes com diagnóstico de esquizofrenia pode normalizar o microbioma intestinal. A primeira evidência do envolvimento direto do microbioma intestinal na modulação comportamental em casos de esquizofrenia surgiu quando um estudo demonstrou que o uso de fezes de indivíduos com diagnóstico de esquizofrenia e seu implante em camundongos livres de germe (*germ-free*) por transplante microbiano fecal criou um fenótipo semelhante à esquizofrenia, como a hiperatividade locomotora; no entanto, nenhuma mudança foi observada para sintomas cognitivos e sociais da esquizofrenia[111]. Ainda resta a questão da possibilidade, ou não, de usar uma intervenção terapêutica dietética para modular o comportamento em pacientes com diagnóstico de esquizofrenia, o que deverá ser investigado em estudos futuros. Uma revisão sistemática recentemente publicada investigou os efeitos da suplementação com probióticos nos sintomas da esquizofrenia. Foi demonstrado que, em três estudos pertencentes ao mesmo grupo e que usaram a mesma intervenção, uma combinação de probióticos não demonstrou efeitos nos sintomas da esquizofrenia[112]. Outro estudo constatou que a co-suplementação com vitamina D e probióticos durante 12 semanas aumentou significativamente o escore PANSS geral e total[113]. Embora no momento os resultados sejam conflitantes, é importante que mais estudos sejam publicados para que se possa entender integralmente o papel potencial do microbioma intestinal, e se as modificações do microbioma com o uso de intervenções dietéticas ou probióticos direcionados podem melhorar os sintomas da esquizofrenia.

CONSIDERAÇÕES FINAIS

Em resumo, este capítulo forneceu evidências do envolvimento metabólico na fisiopatologia da esquizofrenia e também ofereceu uma visão geral das intervenções dietéticas potenciais para melhorar a função metabólica em pessoas com esquizofrenia. Atualmente, temos apenas evidências conflitantes para o uso de uma dieta livre de caseína e de glúten, e da suplementação com vitaminas, minerais e ácidos graxos ômega 3. A dieta cetogênica oferece a possibilidade de uma nova opção terapêutica. Contudo, os estudos atualmente disponíveis são apenas preliminares, inexistindo estudos clínicos em grande escala. Em parte, os possíveis efeitos benéficos podem ser decorrentes da modificação do microbioma intestinal. Em geral, as intervenções nutricionais podem proporcionar uma alternativa terapêutica nova e mais segura, ou um complemento adjuvante para os antipsicóticos atualmente em uso. Mas as atuais evidências preliminares precisam ser ampliadas, para que possamos entender completamente os benefícios potenciais das intervenções terapêuticas dietéticas, como a dieta cetogênica.

Em geral, este capítulo demonstrou que a alimentação contribui de alguma forma para a piora ou o desenvolvimento da esquizofrenia e que, ao contrário, alimentos podem ser utilizados como possível opção ao tratamento desse transtorno.

> ### Resumo
>
> Ultimamente as intervenções nutricionais vêm atraindo o interesse no tratamento da esquizofrenia. Este capítulo justifica o uso de intervenção dietética na esquizofrenia, como no comprometimento do metabolismo da glicose cerebral. O capítulo também oferece um contexto sobre os atuais hábitos alimentares de indivíduos com esquizofrenia, que demonstram escolhas alimentares inadequadas. Apresenta ainda possíveis intervenções nutricionais, como a suplementação nutricional e dietas livres de glúten e cetogênicas, para tratamento da esquizofrenia e sua viabilidade prática nessa população. Além disso, o texto explica o envolvimento do microbiota intestinal na esquizofrenia e os potenciais efeitos benéficos da modificação da microbiota intestinal em pacientes com diagnóstico de esquizofrenia.

"Comida como causa e comida como tratamento"[114] (Helman, 2020)

REFERÊNCIAS BIBLIOGRÁFICAS

1. Arango C, Bobes J, Aranda P, Carmena R, Garcia-Garcia M, Rejas J, et al. A comparison of schizophrenia outpatients treated with antipsychotics with and without metabolic syndrome: findings from the CLAMORS study. Schizophr Res. 2008;104(1-3):1-12.

2. Dipasquale S, Pariante CM, Dazzan P, Aguglia E, McGuire P, Mondelli V. The dietary pattern of patients with schizophrenia: a systematic review. J Psychiatr Res. 2013;47(2):197-207.

3. Solis MY, Painelli VS, Artioli GG, Roschel H, Otaduy MC, Gualano B. Brain creatine depletion in vegetarians? A cross-sectional 1H-magnetic resonance spestroscopy (1H-MRS) study. Brit J Nutrition. 2014;111(7):1272-4.

4. Aucoin M, LaChance L, Cooley K, Kidd S. Diet and psychosis: a scoping review. Neuropsychobiol. 2020;79(1):20-42.

5. Saha S, Chant D, Welham J, McGrath J. A systematic review of the prevalence of schizophrenia. PLoS Med. 2005;2(5):e141.

6. Bowden NA, Weidenhofer J, Scott RJ, Schall U, Todd J, Michie PT, et al. Preliminary investigation of gene expression profiles in peripheral blood lymphocytes in schizophrenia. Schizophrenia Res. 2006;82:175-83.

7. Lally J, Gaughran F. Treatment resistant schizophrenia: review and a call to action. Ir J Psychol Med. 2019;36(4):279-91.

8. Sarnyai Z, Jashar C, Olivier B. Modeling combined schizophrenia-related behavioral and metabolic phenotypes in rodents. Behav Brain Res. 2015;276:130-42.

9. Ritchie H, Roser M. Mental health. Our World in Data; 2019.

10. Sher L, Kahn RS. Suicide in schizophrenia: an educational overview. Medicina. 2019;55(7).

11. Laursen TM, Munk-Olsen T, Vestergaard M. Life expectancy and cardiovascular mortality in persons with schizophrenia. Curr Opinion Psy. 2012;25(2):83-8.

12. Deng C. Effects of antipsychotic medications on appetite, weight, and insulin resistance. Endocrinol Metab Clin North Am. 2013;42(3):545-63.

13. Lieberman JA, Girgis RR, Brucato G, Moore H, Provenzano F, Kegeles L, et al. Hippocampal dysfunction in the pathophysiology of schizophrenia: a selective

review and hypothesis for early detection and intervention. Mol Psychiatry. 2018;23(8):1764-72.
14. Carlsson A, Lindqvist M. Magnusson T. 3,4-Dihydroxyphenylalanine and 5-hydroxytryptophan as reserpine antagonists. Nature. 1957;180:1200.
15. Carlsson A. On the occurrence, distribution, and physiological role of catecholamines in the nervous system. Pharmacol Revolutions. 1959;11:490-3.
16. van den Buuse M, Low JK, Kwek P, Martin S, Gogos A. Selective enhancement of NMDA receptor-mediated locomotor hyperactivity by male sex hormones in mice. Psychopharmacol. 2017;234(18):2727-35.
17. Martins-de-Souza D. Proteomics tackling schizophrenia as a pathway disorder. Schizophr Bull. 2012;38(6):1107-1108.
18. Sullivan CR, O'Donovan SM, McCullumsmith RE, Ramsey A. Defects in bioenergetic coupling in schizophrenia. Biol Psychiatry. 2018;83(9):739-50.
19. Mergenthaler P, Lindauer U, Dienel GA, Meisel A. Sugar for the brain: the role of glucose in physiological and pathological brain function. Trends Neurosci. 2013;36(10).
20. Lamport D, Lawton C, Mansfield M, Dye L. Impairments in glucose tolerance can have a negative impact on cognitive function: a systematic research review. Neurosci Biobehav Rev. 2009;33:394-413.
21. Furst A, Rabinovici G, Rostomian A, Steed T, Alkalay A, Racine C, et al. Cognition, glucose metabolism and amyloid burden in Alzheimer's disease. Neurobiol Aging. 2012;33:215.
22. Howarth C, Gleeson P, Attwell D. Updated energy budgets for neural computation in the neocortex and cerebellum. J Cerebral Blood Flow Metabol. 2012;32(7):1222-32.
23. Dwyer D, Bradley R, Kablinger A, Freeman A. Glucose metabolism in relation to schizophrenia and antipsychotic drug treatment. Ann Clin Psy. 2001;13:103-13.
24. Fujimoto T, Takeuch K, Matsumoto T, Kamimura K, Hamada R, Nakamura K, et al. Abnormal glucose metabolism in the anterior cingulate cortex in patients with schizophrenia. Psychiatry Res. 2007;154(1):49-58.
25. Krivoy A, Fischel T, Weizman A. The possible involvement of metabotropic glutamate receptors in schizophrenia. Eur Neuropsychopharmacol. 2008;18(6):395-405.
26. Beasley C, Dwork A, Rosoklija G, Mann J, Mancevski B, Jakovski Z, et al. Metabolic abnormalities in fronto-striatal-thalamic white matter tracts in schizophrenia. Schizophrenia Res. 2009;109:159-66.

27. Harris L, Guest P, Wayland M, Umrania Y, Krishnamurthy D, Rahmoune H, et al. Schizophrenia: metabolic aspects of aetiology, diagnosis and future treatment strategies. Psychoneuroendocrinol. 2013;38:752-66.
28. Martins-de-Souza D, Maccarrone G, Wobrock T, Zerr I, Gormanns P, Reckow S, et al. Proteome analysis of the thalamus and cerebrospinal fluid reveals glycolysis dysfunction and potential biomarkers candidates for schizophrenia. J Psychiatr Res. 2010;44(16):1176-89.
29. Du F, Cooper AJ, Thida T, Sehovic S, Lukas SE, Cohen BM, et al. In vivo evidence for cerebral bioenergetic abnormalities in schizophrenia measured using 31P magnetization transfer spectroscopy. JAMA Psychiatry. 2014;71(1):19-27.
30. Regenold WT, Phatak P, Marano CM, Sassan A, Conley RR, Kling MA. Elevated cerebrospinal fluid lactate concentrations in patients with bipolar disorder and schizophrenia: implications for the mitochondrial dysfunction hypothesis. Biol Psychiatry. 2009;65(6):489-94.
31. Buchsbaum MS, Haier RJ, Potkin SG, Nuechterlein K, Bracha HS, Katz M, et al. Frontostriatal disorder of cerebral metabolism in never-medicated schizophrenics. Arch General Psychiatry. 1992;49:935-42.
32. Lally J, MacCabe JH. Antipsychotic medication in schizophrenia: a review. Br Med Bull. 2015;114(1):169-79.
33. Miyamoto S, Duncan GE, Marx CE, Lieberman JA. Treatments for schizophrenia: a critical review of pharmacology and mechanisms of action of antipsychotic drugs. Mol Psychiatry. 2005;10(1):79-104.
34. Hasnain M, Fredrickson SK, Vieweg WV, Pandurangi AK. Metabolic syndrome associated with schizophrenia and atypical antipsychotics. Curr Diab Rep. 2010;10(3):209-16.
35. Gough SC, O'Donovan MC. Clustering of metabolic comorbidity in schizophrenia: a genetic contribution? J Psychopharmacol. 2005;19(6 Suppl):47-55.
36. Anagnostis P, Athyros VG, Tziomalos K, Karagiannis A, Mikhailidis DP. Clinical review: the pathogenetic role of cortisol in the metabolic syndrome: a hypothesis. J Clin Endocrinol Metab. 2009;94(8):2692-701.
37. Mushtaq F, Mondelli V, Pariante CM. The metabolic implications of long term cannabis use in patients with psychosis. Epidemiol Psichiatr Soc. 2008;17(3):221-6.
38. Stahl SM, Mignon L, Meyer JM. Which comes first: atypical antipsychotic treatment or cardiometabolic risk? Acta Psychiatr Scand. 2009;119(3):171-9.
39. Ryan MC, Collins P, Thakore JH. Impaired fasting glucose tolerance in first-episode, drug-naive pa-

tients with schizophrenia. Am J Psychiatry. 2003;160(2):284-9.

40. Sun MJ, Jang MH. Risk factors of metabolic syndrome in community-dwelling people with schizophrenia. Int J Environ Res Public Health. 2020;17(18).

41. Strassnig M, Brar JS, Ganguli R. Dietary intake of patients with schizophrenia. Psychiatry. 2005;2(2):31-5.

42. Brown S, Birtwistle J, Roe L, Thompson C. The unhealthy lifestyle of people with schizophrenia. Psychol Med. 1999;29(3):697-701.

43. Strassnig M, Brar JS, Qanguli R. Nutritional assessment of patients with schizophrenia: a preliminary study. Schizophrenia Bulletin. 2003;29(2):393-7.

44. McCreadie R, Macdonald E, Blacklock C, Tilak-Singh D, Wiles D, Halliday J, et al. Dietary intake of schizophrenic patients in Nithsdale, Scotland: case-control study. BMJ. 1998;317(7161):784-5.

45. Elman I, Borsook D, Lukas SE. Food intake and reward mechanisms in patients with schizophrenia: implications for metabolic disturbances and treatment with second-generation antipsychotic agents. Neuropsychopharmacol. 2006;31(10):2091-120.

46. Treuer T, Hoffmann VP, Chen AK, Irimia V, Ocampo M, Wang G, et al. Factors associated with weight gain during olanzapine treatment in patients with schizophrenia or bipolar disorder: results from a six-month prospective, multinational, observational study. World J Biol Psychiatry. 2009;10(4 Pt 3):729-40.

47. Gothelf D, Falk B, Singer P, Kairi M, Phillip M, Zigel L, et al. Weight gain associated with increased food intake and low habitual activity levels in male adolescent schizophrenic inpatients treated with olanzapine. Am J Psychiatry. 2002;159(6):1055-7.

48. Henderson DC, Sharma B, Fan X, Copeland PM, Borba CP, Freudenreich O, et al. Dietary saturated fat intake and glucose metabolism impairments in nondiabetic, nonobese patients with schizophrenia on clozapine or risperidone. Ann Clin Psychiatry. 2010;22(1):33-42.

49. Firth J, Stubbs B, Sarris J, Rosenbaum S, Teasdale S, Berk M, et al. The effects of vitamin and mineral supplementation on symptoms of schizophrenia: a systematic review and meta-analysis. Psychol Med. 2017;47(9):1515-27.

50. Heald A, Sein K, Anderson S, Pendlebury J, Guy M, Narayan V, et al. Diet, exercise and the metabolic syndrome in schizophrenia: A cross-sectional study. Schizophr Res. 2015;169(1-3):494-5.

51. Kaplan BJ, Rucklidge JJ, Romijn A, McLeod K. The emerging field of nutritional mental health. Clin Psychol Sci. 2015;3(6):964-80.

52. Makkar R, Behl T, Bungau S, Zengin G, Mehta V, Kumar A, et al. Nutraceuticals in neurological disorders. Int J Mol Sci. 2020;21(12).

53. Godfrey PSA, Toone BK, Bottiglien T, Laundy M, Reynolds EH, Carney, MWP, et al. Enhancement of recovery from psychiatric illness by methylfolate. Lancet. 1990;336(8712):392-5.

54. Levine J, Stahl Z, Sela BA, Ruderman V, Shumaico O, Babushkin I, et al. Homocysteine-reducing strategies improve symptoms in chronic schizophrenic patients with hyperhomocysteinemia. Biol Psychiatry. 2006;60(3):265-9.

55. Mortazavi M, Farzin D, Zarhghami M, Hosseini SH, Mansoori P, Nateghi G. Efficacy of zinc sulfate as an add-on therapy to risperidone versus risperidone alone in patients with schizophrenia: a double-blind randomized placebo-controlled trial. Iran J Psychiatry Behav Sci. 2015;9(3):e853.

56. Hedelin M, Lof M, Olsson M, Lewander T, Nilsson B, Hultman CM, et al. Dietary intake of fish, omega-3, omega-6 polyunsaturated fatty acids and vitamin D and the prevalence of psychotic-like symptoms in a cohort of 33,000 women from the general population. BMC Psychiatry. 2010;10:38.

57. Fusar-Poli P, Berger G. Eicosapentaenoic acid interventions in schizophrenia: meta-analysis of randomized, placebo-controlled studies. J Clin Psychopharmacol. 2012;32(2):179-85.

58. Chen AT, Chibnall JT, Nasrallah HA. A meta-analysis of placebo-controlled trials of omega-3 fatty acid augmentation in schizophrenia: Possible stage-specific effects. Ann Clin Psychiatry. 2015;27(4):289-96.

59. Lebwohl B, Ludvigsson JF, Green PH. Celiac disease and non-celiac gluten sensitivity. BMJ. 2015; 351:h4347.

60. Bender L. Childhood schizophrenia. Psychiatr. 1953;Q27(4):663-81.

61. Dohan FC. Wartime changes in hospital admissions for schizophrenia. A comparison of admission for schizophrenia and other psychoses in six countries during World War II. Acta Psychiatr Scand. 1966; 42(1):1-23.

62. Eaton WW, Byrne M, Ewald H, Mors O, Chen CY, Agerbo E, et al. Association of schizophrenia and autoimmune diseases: linkage of Danish national registers. Am J Psychiatry. 2006;163(3):521-8.

63. Dohan FC, Harper EH, Clark MH, Rodrigue RB, Zigas V. Is schizophrenia rare if grain is rare? Biol Psychiatry. 1984;19(3):385-99.

64. Dohan FC, Grasberger JC, Lowell FM, Johnston HT Jr, Arbegast AW. Relapsed schizophrenics: more

rapid improvement on a milk- and cereal-free diet. Br J Psychiatry. 1969;115(522):595-6.

65. Dohan FC, Grasberger JC. Relapsed schizophrenics: earlier discharge from the hospital after cereal-free, milk-free diet. Am J Psychiatry. 1973;130(6):685-8.

66. Singh MM, Kay SR. Wheat gluten as a pathogenic factor in schizophrenia. Science. 1976;191(4225):401-2.

67. Rice JR, Ham CH, Gore WE. Another look at gluten in schizophrenia. Am J Psychiatry. 1978;135(11):1417-8.

68. Jansson B, Kristjánsson E, Nilsson L. Schizophrenic psychosis disappearing after patient is given gluten--free diet. Lakartidningen. 1984;81(6):448-9.

69. Vlissides DN, Venulet A, Jenner FA. A double-blind gluten-free/gluten-load controlled trial in a secure ward population. Br J Psychiatry. 1986;148:447-52.

70. De Santis A, Addolorato G, Romito A, Caputo S, Giordano A, Gambassi G, et al. Schizophrenic symptoms and SPECT abnormalities in a coeliac patient: regression after a gluten-free diet. J Intern Med. 1997;242(5):421-3.

71. Jackson J, Eaton W, Cascella N, Fasano A, Warfel D, Feldman S, et al. A gluten-free diet in people with schizophrenia and anti-tissue transglutaminase or anti-gliadin antibodies. Schizophr Res. 2012;140(1-3):262-3.

72. Eaton WW, Chen LY, Dohan FC Jr, Kelly DL, Cascella N. Improvement in psychotic symptoms after a gluten-free diet in a boy with complex autoimmune illness. Am J Psychiatry. 2015;172(3):219-21.

73. Kelly DL, Demyanovich HK, Rodriguez KM, Cihakova D, Talor MV, McMahon RP, et al. Randomized controlled trial of a gluten-free diet in patients with schizophrenia positive for antigliadin antibodies (AGA IgG): a pilot feasibility study. J Psychiatry Neurosci. 2019;44(4):269-76.

74. Potkin SG, Weinberger D, Kleinman J, Nasrallah H, Luchins D, Bigelow L, et al. Wheat gluten challenge in schizophrenic patients. Am J Psychiatry. 1981; 138(9):1208-11.

75. Osborne M, Crayton JW, Javaid J, Davis JM. Lack of effect of a gluten-free diet on neuroleptic blood levels in schizophrenic patients. Biol Psychiatry. 1982; 17(5):627-9.

76. Storms LH, Clopton JM, Wright C. Effects of gluten on schizophrenics. Arch Gen Psychiatry. 1982;39(3): 323-7.

77. Reichelt KL, Sagedal E, Landmark J, Sangvik B, Eggen O, Scott H. The effect of gluten-free diet on urinary peptide excretionand clinical state in schizophrenia. J Orthomolecular Med. 1990;5(4):223-39.

78. Pacheco A, Easterling WS, Pryer MW. A pilot study of the ketogenic diet in schizophrenia. Am J Psychiatry. 1968;121:1110-1.

79. Kraft BD, Westman EC. Schizophrenia, gluten, and low-carbohydrate, ketogenic diets: a case report and review of the literature. Nutrit Metabol. 2009;6(10):3.

80. Kraeuter AK, Loxton H, Lima BC, Rudd D, Sarnyai Z. Ketogenic diet reverses behavioral abnormalities in an acute NMDA receptor hypofunction model of schizophrenia. Schizophr Res. 2015;169(1-3):491-493.

81. Tregellas JR, Smucny J, Legget KT, Stevens KE. Effects of a ketogenic diet on auditory gating in DBA/2 mice: A proof-of-concept study. Schizophr Res. 2015;169(1-3):351-4.

82. Palmer CM. Ketogenic diet in the treatment of schizoaffective disorder: Two case studies. Schizophr Res. 2017;189:208-9.

83. Gilbert-Jaramillo J, Vargas-Pico D, Espinosa-Mendoza T, Falk S, Llanos-Fernandez K, Guerrero-Haro J, et al. The effects of the ketogenic diet on psychiatric symptomatology, weight and metabolic dysfunction in schizophrenia patients. Clin Nutrition Metabol. 2018;1(1).

84. Kraeuter AK, van den Buuse M, Sarnyai Z. Ketogenic diet prevents impaired prepulse inhibition of startle in an acute NMDA receptor hypofunction model of schizophrenia. Schizophr Res. 2019b;206:244-50.

85. Palmer CM, Gilbert-Jaramillo J, Westman EC. The ketogenic diet and remission of psychotic symptoms in schizophrenia: Two case studies. Schizophr Res. 2019;208:439-40.

86. Kraeuter AK, Mashavave T, Suvarna A, van den Buuse M, Sarnyai Z. Effects of beta-hydroxybutyrate administration on MK-801-induced schizophrenia-like behaviour in mice. Psychopharmacology. 2020c;237(5):1397-405.

87. Bough KJ, Rho JM. Anticonvulsant mechanisms of the ketogenic diet. Epilepsia. 2007;48(1):43-58.

88. Wilder R. The effect on ketonemia on the course of epilepsy. Mayo Clin Bull. 1921;2:307.

89. McDonald TJW, Cervenka MC. The expanding role of ketogenic diets in adult neurological disorders. Brain Sci. 2018;8(8).

90. van Berkel AA, Ijff DM, Verkuyl JM. Cognitive benefits of the ketogenic diet in patients with epilepsy: a systematic overview. Epilepsy Behav. 2018;87:69-77.

91. Seyfried TN. Ketone strong: emerging evidence for a therapeutic role of ketone bodies in neurological and neurodegenerative diseases. J Lipid Res. 2014; 55(9):1815-7.

92. Mattson MP, Longo VD, Harvie M. Impact of intermittent fasting on health and disease processes. Ageing Res Rev. 2017;39:46-58.

93. Boison D. New insights into the mechanisms of the ketogenic diet. Currt Opinion Neurol. 2017;30(2): 187-92.

94. Rho JM. How does the ketogenic diet induce anti-seizure effects? Neurosci Letters. 2017;637:4-10.

95. Seyfried TN, Mukherjee P. Targeting energy metabolism in brain cancer: review and hypothesis. Nutrition Metabol. 2005;2:30.

96. Stafstrom CE, Rho JM. The ketogenic diet as a treatment paradigm for diverse neurological disorders. Front Pharmacol. 2012;3:59.

97. Kossoff EH, Huffman J, Turner Z, Gladstein J. Use of the modified Atkins diet for adolescents with chronic daily headache. Cephalalgia. 2010; 30(8):1014-6.

98. Maggioni F, Margoni M, Zanchin G. Ketogenic diet in migraine treatment: a brief but ancient history. Cephalalgia. 2011;31(10):1150-1.

99. Kraeuter AK, Phillips R, Sarnyai Z. Ketogenic therapy in neurodegenerative and psychiatric disorders: from mice to men. Prog Neuropsychopharmacol Biol Psychiatry. 2020b;101.

100. Kraeuter AK, Archambault N., van den Buuse M, Sarnyai Z. Ketogenic diet and olanzapine treatment alone and in combination reduce a pharmacologically-induced prepulse inhibition deficit in female mice. Schizophr Res. 2019a;212:221-4.

101. Teasdale SB, Samaras K, Wade T, Jarman R, Ward PB. A review of the nutritional challenges experienced by people living with severe mental illness: a role for dietitians in addressing physical health gaps. J Hum Nutr Diet. 2017;30(5):545-53.

102. Ye F, Li XJ, Jiang WL, Sun HB, Liu J. Efficacy of and patient compliance with a ketogenic diet in adults with intractable epilepsy: a meta-analysis. J Clin Neurol. 2015;11(1):26-31.

103. Gilbert DL, Pyzik PL, Vining EP, Freeman JM. Medication cost reduction in children on the ketogenic diet: data from a prospective study. J Child Neurol. 1999;14(7),469-71.

104. Kraeuter AK, Guest PC, Sarnyai Z. The therapeutic potential of ketogenic diet throughout life: focus on metabolic, neurodevelopmental and neurodegenerative disorders. Adv Exp Med Biol. 2019;1178:77-101.

105. Cryan JF, Dinan TG. Mind-altering microorganisms: the impact of the gut microbiota on brain and behaviour. Nat Rev Neurosci. 2012;13(10):701-12.

106. Kraeuter AK, Phillips R, Sarnyai Z. The gut microbiome in psychosis from mice to men: a systematic review of preclinical and clinical studies. Front Psychiat. 2020a;11.

107. Sandhu KV, Sherwin E, Schellekens H, Stanton C, Dinan TG, Cryan JF. Feeding the microbiota-gut-brain axis: diet, microbiome, and neuropsychiatry. Transl Res. 2017;179:223-44.

108. Russell WR, Gratz SW, Duncan SH, Holtrop G, Ince J, Scobbie L, et al. High-protein, reduced-carbohydrate weight-loss diets promote metabolite profiles likely to be detrimental to colonic health. Am J Clin Nutr. 2011;93(5):1062-72.

109. Hildebrandt MA, Hoffmann C, Sherrill-Mix SA, Keilbaugh SA, Hamady M, Chen YY, et al. High-fat diet determines the composition of the murine gut microbiome independently of obesity. Gastroenterol. 2009;137(5):1716-24 e 1711-2.

110. Murphy EA, Velazquez KT, Herbert KM. Influence of high-fat diet on gut microbiota: a driving force for chronic disease risk. Curr Opin Clin Nutr Metab Care. 2015;18(5):515-20.

111. Zheng P, Zeng B, Liu M, Chen J, Pan J, Han Y, et al. The gut microbiome from patients with schizophrenia modulates the glutamate-glutamine-GABA cycle and schizophrenia-relevant behaviors in mice. Science Advances. 2019;5(2):eaau8317.

112. Ng QX, Soh AYS, Venkatanarayanan N, Ho CYX, Lim DY, Yeo WS. A systematic review of the effect of probiotic supplementation on schizophrenia symptoms. Neuropsychobiol. 2019;78(1):1-6.

113. Ghaderi A, Banafshe HR, Mirhosseini N, Moradi M, Karimi MA, Mehrzad F, et al. Clinical and metabolic response to vitamin D plus probiotic in schizophrenia patients. BMC Psychiatry. 2019;19(1):77.

114. Helman DS. Nonmedical interventions for schizophrenia: a review of diet, exercise, and social roles. Holist Nurs Pract. 2020;34(2):73-82.

CAPÍTULO 17

Ansiedade e nutrição

Thiago Pacheco de Almeida Sampaio
Carolina V. de M. B. Pimentel

Objetivos do capítulo

- Oferecer informações que auxiliem a utilização de dietas que ajudem na regulação da ansiedade, favorecendo o bem-estar e a saúde mental.
- Compreender os mecanismos fisiológicos da influência da nutrição sobre a ansiedade.
- Identificar como diferentes tipos de alimentos e dietas interferem na ansiedade.
- Compreender como a ansiedade pode influenciar o hábito alimentar.
- Apresentar estratégias de modificação do comportamento alimentar disfuncional, mais especificamente do comer emocional.

Questões orientadoras

- Qual padrão alimentar está associado a níveis mais elevados de ansiedade; e como modificá-lo?
- Qual a dieta mais benéfica para a regulação da ansiedade e a promoção de bem-estar psicológico. Por quê?

INTRODUÇÃO

A psiquiatria nutricional fornece evidências de como a qualidade da dieta se constitui em um fator de risco para quadros clínicos psiquiátricos. Essa nova área de pesquisa investiga como a alimentação nutricional pode atuar não apenas na prevenção como também enquanto coadjuvante no tratamento dos transtornos mentais[1].

Achados de pesquisas recentes[2] demonstram uma associação entre diferentes padrões de dieta e a incidência de transtornos mentais. O padrão alimentar saudável foi inversamente associado à chance ou risco de quadros psicopatológicos. Estudos epidemiológicos também indicam uma associação entre as medidas de qualidade da dieta e a saúde mental, em várias populações[3,4].

Mas qual seria o padrão de dieta benéfico para a saúde mental? Em síntese, os dados da literatura nos dizem que dietas *plant based* como a mediterrânea e a vegetariana, caracterizadas pelo alto consumo de vegetais, frutas, cereais integrais, grãos, nozes e sementes, moderado em aves, ovos, peixes, leites e derivados são as mais benéficas. As carnes vermelhas e alimentos industrializados ricos em sal e açúcar podem ser consumidos de forma limitada. Na outra ponta, as dietas pouco saudáveis, com alto teor de gordura e açúcar, estão positivamente correlacionadas a condições clínicas psiquiátricas comuns como a depressão e os transtornos de ansiedade. Quanto maior o consumo desses alimentos, maior o risco de desenvolver esses transtornos[5].

Além de ser o sintoma central do grupo de transtornos mentais mais prevalente na população geral (i. e., os transtornos de ansiedade), as manifestações ansiosas patológicas estão marcadamente presentes em diferentes quadros clínicos psiquiátricos; configurando-se como um elemento importante para a saúde mental e o bem-estar subjetivo. Muitos são os fatores que interferem nos níveis de ansiedade e em seus efeitos para a saúde física e mental. Além da predisposição genética, a história de vida de cada indivíduo é determinante no desenvolvimento dos padrões emocionais, incluindo traços e estados ansiosos. Um dos elementos constitutivos da miríade de determinações das manifestações ansiosas é o padrão alimentar, estabelecido sob influência de fatores, como o contexto cultural, familiar, a classe social, e o estilo de vida do indivíduo[6].

Vale notar que há uma relação de influência mútua entre a ansiedade e a nutrição, envolvendo diversos desfechos relacionados às reações de estresse, como fatores inflamatórios, estresse oxidativo, microbiota intestinal, modificações epigenéticas e neuroplasticidade. Portanto, sua compreensão exige a investigação do funcionamento do organismo humano, em seu contexto biológico e ambiental, em diferentes níveis: cerebral, hormonal, imunológico, metabólico e comportamental.

O QUE É ANSIEDADE?

Como qualquer reação de estresse, a ansiedade é parte de um conjunto complexo de respostas psicofisiológicas e comportamentais orquestrado pelo cérebro diante de demandas ambientais por mudança. É caracterizada fisiologicamente pela ativação autonômica sistêmica (p. ex., taquicardia, taquipineia, aumento da pressão arterial, tensão muscular), envolvendo a experiência subjetiva de desconforto, bem como padrões cognitivos, atencionais, e mnemônicos característicos. Além disso, a ansiedade está associada à mobilização de comportamentos defensivos, como a avaliação de riscos, a hesitação, a esquiva, e o congelamento; sendo evocada em situações nas quais o indivíduo – ou algo importante para ele – está em risco potencial (desafio/ameaça). É nesse sentido que a ansiedade costuma ser compreendida como uma emoção de defesa, orientada para o futuro, vivenciada em situações de incontrolabilidade ou incerteza[7]. A resposta ansiosa é, portanto, um recurso psicofisiológico natural, útil, saudável e necessário para a sobrevivência dos organismos, e está presente de forma ubíqua na espécie humana.

A ansiedade pode, entretanto, se manifestar de forma desregulada – quando ativado cronicamente ou de maneira excessiva – tornando-se nociva e adquirindo *status* patológico. Um estado emocional é considerado patológico quando se avalia que sua manifestação ocorre de forma desproporcional em intensidade, duração e frequência, trazendo sofrimento subjetivo e prejuízos ao funcionamento do indivíduo[8]. Essa desregulação pode ocorrer a partir de diferentes componentes da ansiedade: fisiológico, cognitivo-linguístico e comportamental. Esses canais de resposta formam uma rede de influências mútuas em que a alteração em um deles pode promover mudanças nos outros. Por exemplo, um viés interpretativo[9] ou atencional[10] no processamento de informações relativas à ameaça pode promover o aumento da ativação simpática, contribuindo para a intensificação da experiência subjetiva de ansiedade e dos comportamentos de esquiva. Da mesma forma, substâncias estimulantes como a cafeína podem influenciar processos cognitivos, via ativação simpática. Essa interdependência – conquanto dificulte a apreensão do fenômeno ansioso, exigindo uma compressão de seus processos constitutivos, em diferentes níveis de complexidade – amplia as possibilidades terapêuticas, abrindo oportunidade para a efetividade de estratégias de regulação que operam em sistemas específicos (i. e., técnicas fisiológicas), como técnicas de respiração, relaxamento muscular, meditação, atividade física e, até mesmo, a modificação do padrão alimentar[6,11].

Aspectos fisiológicos da ansiedade

O sistema nervoso autônomo (SNA) controla funções corporais, como a digestão e as frequências cardíaca e respiratória, exercendo papel central nas manifestações ansiosas. O SNA é constituído por duas ramificações principais, com funções opostas e interdependentes: os sistemas simpático e parassimpático. Enquanto o primeiro é responsável pela ativação autonômica, envolvendo a síntese e a liberação de hormônios do estresse (i. e., glicocorticoides) pelo eixo hipotálamo-hipófise-adrenal, o segundo opera no sentido oposto, regulando o primeiro, atenuando a excitação fisiológica, envolvendo também a ativação do nervo vago. A relação entre os dois sistemas se caracteriza por um mecanismo de inibição recíproca. Logo, considerando que a ansiedade envolve a excitação autonômica, qualquer condição que favoreça a atividade simpática poderá induzir esse estado emocional, a depender de fatores contextuais internos e externos, bem como a ativação parassimpática induz a estados de relaxamento. As técnicas fisiológicas citadas visam a regulação da ansiedade pela ativação parassimpática e a consequente atenuação da ativação psicofisiológica[12].

Na ansiedade, a hiperatividade simpática tende a ser crônica e está associada à inflexibilidade (ou embotamento) da reatividade autonômica. Diferente do que ocorre no medo e no pânico, em que a presença do estímulo fóbico provoca atividade autonômica intensa, pessoas com transtorno de ansiedade generalizada (TAG) experimentam baixa reatividade emocional perante situações de perigo proximal ou iminente,

enquanto mantém uma atividade simpática mais elevada (i. e., ansiedade tônica) na ausência de qualquer situação de risco evidente e apresentam maior dificuldade para regular a ansiedade após a exposição a estressores[13].

Estudos sugerem que os efeitos nocivos da ativação simpática crônica decorrem de um desgaste geral do organismo, produzido pela exposição crônica a demandas pelas quais o indivíduo entende não dispor de recursos de enfrentamento suficientes[14]. E esse mecanismo influencia, e é influenciado – direta e indiretamente – pelo comportamento alimentar[11].

AS RELAÇÕES ENTRE A ANSIEDADE E O COMPORTAMENTO ALIMENTAR

As interações fisiológicas e comportamentais que ligam as manifestações ansiosas ao padrão alimentar são complexas, envolvendo desde fatores genéticos e metabólicos até variáveis socioculturais. Apesar de dados científicos robustos indicarem uma clara associação entre a exposição a estressores, a experiência emocional, e o comportamento alimentar, o conhecimento sobre os mecanismos envolvidos nas relações de influência mútua entre a ansiedade e a nutrição ainda demanda mais pesquisas[6,11].

Considerando a influência da ansiedade sobre o comportamento alimentar, há evidências de que o estado de estresse emocional pode alterar (aumentar ou diminuir) sensivelmente a ingestão de calorias, e de que a exposição a estresse crônico (i. e., sobrecarga alostática) pode gerar tanto obesidade quanto anorexia. Estudos indicam que entre 35 e 60% das pessoas aumentam a ingestão calórica quando se sentem estressadas, optando por alimentos contendo quantidades elevadas de açúcar, carboidratos e gordura; enquanto 25 a 40% referem comer menos nessas situações[11]. O consumo desses alimentos está associado à melhora do humor, atenuação da experiência de estresse, e redução dos níveis de cortisol plasmático, especialmente em pessoas propensas ao estresse[15], sendo por isso chamadas de "comidas de conforto".

Estudos com animais sugerem que, sob estresse agudo, ratos de laboratório reduzem a ingestão de alimentos de baixa caloria, mantendo os níveis altos de consumo de alimentos mais calóricos, desequilibrando a proporção entre eles[16]. Além disso, em roedores, o consumo elevado de comidas de conforto está associado à redução dos níveis de estresse, de comportamentos relacionados à ansiedade, e da concentração de corticosterona plasmática[17].

Embora os mecanismos psicofisiológicos envolvidos não sejam claros, tomados em conjunto, esses achados sugerem que o consumo de comidas de conforto atenua as respostas de estresse. Entretanto, a influência do estresse no comportamento alimentar depende, em grande medida, do tipo e/ou da cronicidade de sua manifestação. Enquanto a redução generalizada da ingestão ocorre diante de ameaças iminentes, intensas e agudas (p. ex., agressão física); o estresse crônico (p. ex., subordinação social) está relacionado ao aumento do consumo de alimentos mais calóricos. Esses dados trazem informações que favorecem a identificação dos mecanismos mantenedores das relações entre a ansiedade e comportamento alimentar e, consequentemente, de possíveis estratégias interventivas para a modificação dos assim chamados padrões alimentares disfuncionais[6,11].

Sabe-se também que o comportamento alimentar determina a regulação energética, o tipo e a quantidade consumida de alimentos e sofre a influência de diferentes fatores, como os mecanismos fisiológicos da fome e saciedade, psicológicos e cognitivos[18].

Diversas vias têm sido propostas para explicar tal relação, a ingestão de triptofano, um aminoácido essencial precursor da serotonina, pode determinar o controle da ansiedade. Sugere-se que uma dieta deficiente em alimentos fontes de triptofano, poderia intensificar a ansiedade. Além disso, a obesidade, quando ocasionada por desvios alimentares, também pode ser fator de risco para o desenvolvimento de quadros ansiosos. Dessa forma, podemos afirmar que existe uma interação entre o comportamento alimentar e o estado emocional[19]. Embora as carnes e leites sejam boas fontes de triptofano; vegetais, como castanha de caju, amendoim, soja e semente de girassol são boas fontes deste aminoácido[20].

Como a ansiedade interfere no comportamento alimentar?

A redução da quantidade de alimento ingerida em situações de estresse intenso agudo parece ter uma relação direta com as reações fisiológicas desencadeadas pelos sistemas funcionais do estresse. Nessas situações, os recursos fisiológicos são recrutados para facilitar comportamentos de luta ou fuga, e atividades relacionadas a outras demandas do organismo ficam suspensas, até que a ameaça termine. Variando em função da intensidade da resposta de estresse, entre as alterações fisiológicas promovidas por diferentes sistemas funcionais (p. ex., aumento da frequência cardíaca e redução da nocicepção) está a perda de apetite[6,11].

Entretanto, quando o comportamento alimentar ocorre como resposta a um estado emocional crônico (p. ex., ansiedade), ele é chamado de alimentação (ou comer) emocional[6]. Os efeitos atenuadores do estresse emocional crônico obtidos pelo aumento da ingestão de comidas de conforto sugerem haver uma relação funcional entre o desconforto subjetivo, o ato de comer, e o efeito reconfortante; sendo este último o reforço para o comer motivado pela experiência de estresse, configurando um padrão funcional compulsivo. O comer emocional/compulsivo costuma direcionar-se às comidas de conforto, e ocorre como uma estratégia de regulação emocional que tende a ser efetiva no curto prazo, e por isso se mantém. Entretanto, devido especialmente a fatores socioculturais, é comum a pessoa sentir-se culpada ou envergonhada depois de comer compulsivamente.

Na ausência de estratégias alternativas eficazes de regulação emocional isso pode levar a um ciclo vicioso, aumentando gradualmente a intensidade e a frequência das compulsões[21]. Com efeito, especialmente em casos de alexitimia, pouca consciência interoceptiva, e repertório de regulação emocional insuficiente, as dietas restritivas são desencadeadoras do comer emocional[22]. Esses dados sugerem que o tratamento da obesidade em pessoas que apresentam comer emocional elevado não deve focar em dietas restritivas, mas na ampliação do repertório de estratégias de regulação emocional[23].

Como evitar o "comer emocional"?

De acordo com Kerin[19], o comer emocional, assim como a restrição alimentar e o comer em resposta a contextos ambientais externos (p. ex., disponibilidade de alimentos, momento do dia, situações de lazer), é um dos processos envolvidos no padrão alimentar disfuncional mais estudados atualmente. Todos eles estão associados a problemas de saúde, e as estratégias para a modificação do comportamento alimentar devem levar em conta os processos prevalentes em cada caso, o que é identificado a partir de uma avaliação funcional detalhada, levando em conta relações envolvidas no repertório comportamental do indivíduo.

A literatura aponta dois componentes principais do comportamento alimentar saudável: o 'comer intuitivo' e o 'comer consciente' (*mindfull eating*). Ambos estão associados a uma imagem corporal mais positiva, à menor frequência de dietas e a padrões alimentares disfuncionais, além de uma melhor saúde emocional[24]:

- Comer intuitivo: pode ser definido como o ato de comer em resposta a estímulos fisiológicos relacionados à fome e à saciedade e não em função de estímulos externos ou emocionais. Para isso, a pessoa deve aprender a identificar e estar consciente desses estímulos, e a guiar seu comportamento por eles, e não por estímulos emocionais ou externos. Isso poderá envolver uma diversidade de estratégias, a serem aplicadas em diferentes momentos do processo.
- Comer consciente (*mindful eating*): é definido por Framson et al.[24] como "a consciência não julgadora das sensações físicas e emocio-

nais enquanto come ou está em um ambiente relacionado à comida". O comer consciente envolve seis processos constitutivos:
- Aceitação: não rejeitar criticamente a forma como come.
- Consciência: notar sabores, texturas e outras características do alimento enquanto come.
- Não reatividade: capacidade de tolerar as sensações de fome por um certo tempo.
- Agir com consciência: manter o foco da atenção no ato de comer.
- Rotina: comer de forma intuitiva e não em função de um padrão alimentar habitual.
- Comer desestruturado: não realizar outras tarefas enquanto come (p. ex., assistir televisão ou utilizar o computador).

A influência da nutrição na ansiedade

Existem diferentes mecanismos fisiológicos que determinam a gênese e a intensidade da ansiedade e de outros aspectos da saúde mental e que podem ser modulados pela dieta. Os mecanismos envolvidos na resposta de estresse, por exemplo, em seus diferentes sistemas e em diferentes níveis: cerebral, hormonal, imunológico, metabólico e comportamental podem elucidar a relação existente entre nutrição e ansiedade. Inflamação, estresse oxidativo, microbioma intestinal, modificações epigenéticas e neuroplasticidade são os desfechos mais estudados[25].

O processo inflamatório sistêmico, de baixo grau, ocasionados sobretudo pelo estilo de vida: como estresse psicológico, tabagismo, obesidade, falta de sono e, má alimentação está intimamente relacionado ao sistema imune e ao estresse oxidativo.

De maneira resumida, sendo os vegetais *in natura* a principal fonte de antioxidantes (i. e., polifenóis e vitamica C) da dieta, uma alimentação deficiente em tais alimentos pode acarretar um desequilíbrio entre os compostos antioxidantes e oxidantes (i. e., radicais livres). A geração excessiva de radicais livres e/ou espécies reativas de oxigênio (ERO) ou a diminuição da velocidade de remoção de ERO conduz à oxidação de biomoléculas e consequentemente perda de suas funções biológicas, processo também conhecido como dano celular, que produz citocinas, fatores de crescimento e moléculas de adesão, fatores que implementam o processo inflamatório crônico[26].

A relação entre o processo inflamatório e o sistema imune é bastante complexo. A inflamação, por sua vez, é a chave para o comprometimento do sistema imunológico, já que este acaba se tornando incompetente para lidar com o excesso de citocinas e outras moléculas pró-inflamatórias anteriormente mencionadas. E dessa forma, a deficiência do sistema imune ocasiona um incremento ainda maior de tais células pró-inflamatórias, gerando um ciclo ininterrupto e que se agrava ao longo de tempo[26].

Existem fortes evidências científicas que apontam que a inflamação crônica do sistema nervoso central (SNC) está envolvida na patogênese de doenças neurodegenerativas agudas e crônicas[27]. Assim como o estresse oxidativo, a inflamação e o sistema imune; a plasticidade neuronal, que é a capacidade do cérebro de desenvolver novas conexões entre os neurônios, garantindo assim, o pleno funcionamento neurológico do indivíduo, também pode explicar como o padrão dietético influencia o surgimento de transtornos mentais[26].

O fator neurotrófico derivado do cérebro (*brain derived neurotrophic factor* – BDNF) é uma proteína básica que interfere de forma positiva na regulação do sistema simpático, na neuroplasticidade cerebral e em particular, na sobrevivência, diferenciação e proliferação dos neurônios. Outro possível papel endócrino do BDNF parece estar associado aos fatores nutricionais, já que estudos mostraram que os níveis circulantes de BDNF estão relacionados com a regulação do metabolismo energético[28], podendo estar diminuído quando associado a um padrão de dieta com alimentos menos saudáveis[28].

Em relação ao controle de peso corporal, regulado principalmente pelo metabolismo energético, sabe-se que níveis diminuídos de BDNF circulantes foram encontrados em indivíduos obesos e portadores de *diabetes mellitus* do tipo 2 (DM2), mostrando que o BDNF está envolvido no metabolismo da obesidade. No entanto, estudos com indivíduos não obesos, mas portadores de DM2 apresentaram níveis aumentados de BDNF, indicando que este fator pode modular a obesidade e o controle glicêmico por diferentes vias[28].

O mecanismo pelo qual o BDNF regula a obesidade está associado ao controle da fome-saciedade. Estudos experimentais mostram que os animais com alteração no gene do BDNF apresentam redução de 50% de sua expressão no hipotálamo e, consequentemente, hiperfagia e obesidade. Outro fator que regula o metabolismo energético, o exercício físico, também é capaz de alterar os níveis de BDNF e, como resultado, melhorar não só a aptidão física, mas todos aqueles relacionados às possíveis vias de ação do BDNF e à plasticidade neural[28].

A influência da microbiota intestinal no funcionamento do sistema nervoso é uma área de pesquisa emergente. Diversos achados mostram[29] que o eixo intestino-cérebro pode influenciar o controle de doenças mentais pela modulação da microbiota intestinal e sua relação com a resposta ao estresse e à neurotransmissão da serotonina. A comunicação entre microbiota intestinal e SNC pode ocorrer por variados caminhos fisiológicos que envolvem vias humorais, inflamatórias e neurais.

O eixo intestino-cérebro parece ser bidimensional, com interações aferentes nos intestinos e sua função imune (comandos neurais que influenciam as características da microbiota) e comandos eferentes, uma vez que a microbiota intestinal produz componentes neuroativos, como neurotransmissores e metabólitos que também agem no cérebro[30]. Assim nutrientes e bioativos como as fibras e probióticos parecem exercer um papel importante na modulação da composição saudável da microbiota intestinal e consequentemente na saúde mental.

A dieta materna e os níveis de seus hormônios têm influência no comportamento ansioso e no desenvolvimento do cérebro de seus descendentes por mecanismos epigenéticos, alterando a expressão de receptores de opioides que podem determinar a preferência por macronutrientes: gordura ou açúcar. Estudo experimental conduzido por Murphy e Mercer[31] mostrou que a dieta materna rica em gordura (saturada e trans) e/ou pobre em proteína, e rica em açúcar (chamadas de "dieta da cafeteria") podem ser responsáveis pelo aumento da expressão de receptores de opioides e redução dos transportadores de dopamina nos filhos no início da vida. Embora esse efeito pareça ser reversível mais tarde na vida, ele sugere que a dieta materna é responsável pela redução da sensibilidade do opioide e sinalização de dopamina, neurotransmissor relacionado ao humor.

O hipotálamo, região onde estão localizados os receptores de opioides que participam da resposta ao estresse, também regula a ingestão de alimentos e o balanço energético. Isso sugere que a preferência pelo padrão *junk food* e por alimentos palatáveis, bem como a quantidade de alimentos ingeridos por pessoas ansiosas, sejam influenciadas de forma determinante pela atividade hipotalâmica[31].

As dietas ricas em gordura resultam em alterações nos níveis circulantes de insulina, e a resistência resultante à leptina foi associada a déficits cognitivos em animais. Estudos pré-clínicos têm investigado esses mecanismos relacionados. A dieta cafeteria constitui-se como um modelo animal caracterizado pela oferta de alimentos de consumo humano, ricos em açúcares e gorduras e foi desenvolvida para estudar os mecanismos fisiológicos e comportamentais associados ao padrão ocidental de consumo alimentar, à obesidade e às doenças relacionadas à obesidade[32].

O teor potencialmente alto de açúcar de uma dieta mista de cafeteria também pode ser responsável por neutralizar os efeitos do teor de gordura, a característica mais definidora de uma dieta de cafeteria; ou seja, a alta variabilidade e o aumento da novidade e da escolha de tipos de alimentos podem permitir que os indivíduos adaptem sua dieta de forma consciente ou inconscientemente para melhor atender às suas necessidades para minimizar a ansiedade[32].

O PAPEL DA ALIMENTAÇÃO NO MANEJO DA ANSIEDADE

Embora recentes, os estudos na área de psiquiatria nutricional nos levam a compreender e reforçar a mensagem de que nenhum alimento por si só é responsável por curar, tratar, prevenir ou causar nenhuma doença, mas sim o conjunto consumido por um determinado período, definido por "padrão alimentar". Aparentemente, os padrões alimentares *plant based* (i. e., dietas vegetarianas, dieta do mediterrâneo) são os mais associados a menores níveis de ansiedade. De forma geral, o padrão *plant based* preconiza a ingestão de muita fibra e o consumo de gorduras de boa qualidade; são predominantemente à base de vegetais e com uma boa variedade de alimentos.

Padrões de dietas

Saneei et al.[2] avaliaram a associação entre a adesão às diretrizes de alimentação saudável, conforme medido pelo Índice de Alimentação Saudável Alternativa (AHEI), de 2010, e a prevalência de ansiedade e depressão. Os indivíduos no quartil superior do AHEI-2010 tiveram uma chance 49% menor de ansiedade e uma chance 45% menor de depressão, em comparação com aqueles no quartil inferior. A análise estratificada por sexo revelou que as mulheres nas categorias mais altas do AHEI-2010 tiveram uma chance 49% menor de ter ansiedade e depressão, após ajuste para fatores de confusão, mas nenhuma associação significativa foi encontrada nos homens. A adesão à alimentação saudável foi inversamente associada ao desenvolvimento de ansiedade e depressão nos indivíduos.

Um estudo de coorte de base populacional realizado na Grécia avaliou a associação entre hábitos alimentares, ingestão de calorias e sintomas de ansiedade em adultos mais velhos. Três padrões de dieta distintos foram identificados: rico em vegetais, comedores de carne e rico em gordura saturada e açúcar de adição. Embora não tenha sido encontrada associação entre níveis de ingestão de calorias e níveis de ansiedade, o padrão alimentar de gordura saturada e açúcares adicionados foi associado a percentuais mais elevados de depressão[33].

Ação dos nutrientes e compostos bioativos em alvos específicos

Evidências obtidas a partir de metanálises têm demonstrado que a suplementação de magnésio tem efeitos benéficos em quadros de ansiedade leves, embora as doses necessárias não tenham sido determinadas (sendo que baixos níveis de magnésio aumentam a absorção)[34].

Suplementos nutricionais combinados contendo lisina ou magnésio também parecem promissores como tratamentos para sintomas e transtornos de ansiedade. A combinação de L-lisina e L-arginina demonstraram resultados positivos, fornecendo evidências, ainda que limitadas, de sua aplicabilidade como um tratamento para a ansiedade[35].

Evidências crescentes sugerem que os ácidos graxos ômega 3 (AG ω-3) desempenham um papel importante na prevenção e tratamento de ansiedade. Em estudos de revisão, os mecanismos potenciais subjacentes à relação entre AG ω-3 e ansiedade são: 1) resposta à atividade inflamatória; 2) BDNF; 3) cortisol e; 4) atividade cardiovascular. Parte dos estudos, salientam que a IL-6, o BDNF e o cortisol foram predominantemente revelados como principais potenciais mecanismos pelos quais os AG ω-3 influenciam a ansiedade[36].

Abordagens com suplementação de vitaminas e minerais têm sido apontadas como um possível papel na atenuação dos sintomas psiquiátricos. Kimball et al.[37] investigaram os efeitos de um programa de intervenção com nutrientes, que incluiu a otimização dos níveis de vitamina D, e sua influencia na depressão e na ansiedade. Após um ano no programa, 49,2% dos participantes, que apresentavam qualquer nível de depressão ou ansiedade no início do estudo, relataram melhora. Daqueles que apresentavam depressão severa/extrema no início do estudo, 97,2% relataram melhora após um ano. As análises de regressão revelaram uma associação significativa de melhora na depressão e ansiedade com níveis mais elevados de vitamina D (> 100 nmol/L) e de atividade física mais extenuante. Portanto, os resultados indicaram que as pessoas em geral que sofrem de problemas de humor e ansiedade podem se beneficiar da melhora do estado nutricional obtida com suplementos nutricionais.

Recentemente, a Agência Nacional de Vigilância Sanitária (Anvisa) aprovou a Instrução Normativa n. 76, de 5 de novembro de 2020, na qual dispõe sobre a atualização das listas de constituintes, de limites de uso, de alegações e de rotulagem complementar dos suplementos alimentares; e aprovou a associação de *Lactobacillus helveticus* R0052 (CNCM I-1722) *e de Bifidobacterium longum* R0175 (CNCM I-3470) com a alegação de que podem auxiliar na redução de sensações de ansiedade em pessoas saudáveis. Esse passo reconhece que os probióticos podem desempenhar um papel relevante na manutenção da eubiose entérica, dando lugar ao conceito emergente de psicobiótico, revelando um novo potencial como terapêutica a favor da saúde mental[29,38].

Substâncias que têm efeito ansiolítico ou redutor de estresse

O magnésio (Mg) tem sido estudado, tanto na forma de dieta enriquecida quanto na suplementação em altas doses, como terapia adjuvante para transtornos psiquiátricos, em particular nos transtornos de ansiedade e de humor. No entanto, os resultados dos estudos sobre os níveis de magnésio e suplementação em doenças psiquiátricas são conflitantes, devido sobretudo à heterogeneidade metodológica e modalidades de suplementação que envolvem dose, posologia e forma de magnésio utilizada[39].

Em humanos, a relação entre o *status* de Mg e a ansiedade tem sido evidenciada por meio da relação à exposição a condições estressantes, que aumentam a excreção urinária de Mg, resultando em uma redução parcial dos seus níveis. O Mg também modula a atividade do eixo hipotálamo-hipófise-adrenal (HPAA), que é um substrato central do sistema de resposta ao estresse. A ativação do HPAA estimula respostas autonômicas adaptativas, neuroendócrinas e comportamentais para lidar com as demandas promotoras de estresse; incluindo o aumento da ansiedade. A exposição ao estresse modera os níveis séricos (estresse por ruído) e intracelulares (estresse do exame) os níveis de Mg. A suplementação de Mg também demonstrou atenuar a atividade do HPAA, incluindo uma redução nas respostas endócrinas centrais (ACTH) e periféricas (cortisol) desse sistema. Portanto, o Mg pode influenciar ainda mais os estados de ansiedade por meio da moderação da resposta ao estresse[40].

Revisões de literatura, contemplando ensaios clínicos, sugerem que a suplementação nutricional e à base de ervas, como a *Passiflora incarnata Linn* e a *Piper methysticum* (Kava-kava) sejam métodos eficazes para tratar a ansiedade e as condições relacionadas à ansiedade sem o risco de efeitos colaterais graves. O mecanismo bioquímico da atividade ansiolítica da Kava-kava foi postulado como a ligação aumentada do ligante aos receptores GABA tipo A, bloqueio dos canais de sódio e canais de íon de cálcio com barreira violada, inibição da recaptação de norepinefrina e dopamina, e inibição reversível da monoamina oxidase (MAO)[35].

A Kava-kava é mais conhecida clinicamente por sua atividade ansiolítica, incluindo seu potencial contra o transtorno de ansiedade generalizada (TAG). Revisões da literatura concluíram que a Kava-kava é superior ao placebo e recomendam como um tratamento sintomá-

tico da ansiedade (60-280 mg de kavalactonas/dia), embora a recomendação posológica ainda seja controversa. Vários estudos demonstraram ainda que a Kava-kava pode ser uma alternativa aos benzodiazepínicos e aos inibidores seletivos da recaptação da serotonina (ISRS), especialmente em pacientes com ansiedade leve a moderada[41].

A Kava-kava não fornece efeitos ansiolíticos agudos como os benzodiazepínicos, mas fornece efeitos atenuantes significativos da ansiedade a longo prazo. A dose ideal de Kava-kava e o esquema de dosagem para ansiedade ainda não foram determinados, bem como, ainda não se sabe se os diferentes métodos de extração podem resultar em diferentes resultados. A dose usual nos estudos que envolvem desfechos de ansiedade, de 3 vezes ao dia, usada seria difícil de aderir ao longo do tempo. Além disso, existem problemas de interação farmacocinética e farmacodinâmica com Kava-kava, especialmente com medicamentos que são metabolizados no CYP1A2, CYP2C19 e CYP3A; eliminado pela glicoproteína P; ou que têm efeitos sedativos ou hepatotóxicos sobrepostos[42].

A incidência e intensidade da hepatotoxicidade observada no início dos anos 2000 podem ter sido acentuadas pelo uso de variedades de cultivos de Kava-kava menos desejáveis e de partes erradas da planta, ou pela adulteração ou contaminação dos produtos produzidos. Mesmo com produtos de qualidade, o risco de dermopatia (e possivelmente miopatia concomitante) com terapia prolongada e a capacidade de prejudicar as pessoas que operam um veículo motorizado ou máquinas pesadas (especialmente quando consumidas com álcool) ainda existe[42].

A Kava-kava pode, portanto, ser uma alternativa superior aos agentes ansiolíticos atuais, especialmente porque suas dependências são raramente observadas e seu uso tem outros benefícios[41].

Já no que se refere ao uso da valeriana, as evidências ainda são insuficientes para recomendar seu uso para o tratamento de transtornos de ansiedade em virtude de resultados contraditórios e de problemas metodológicos embora pareça ter algum efeito na insônia leve a moderada. É uma substância segura e tem indicativos de auxiliar na melhora da qualidade do sono sem produzir efeitos colaterais[40,43,44].

Resultados de estudos de revisão sistemática, apontam fortes evidências para o uso de suplementos de ervas contendo extratos de maracujá ou Kava-kava e combinações de L-lisina e L-arginina como tratamentos para sintomas e transtornos de ansiedade. Suplementos contendo magnésio e outras combinações de ervas podem ser promissores, mas mais pesquisas são necessárias antes que esses produtos possam ser recomendados aos pacientes[35].

CONSIDERAÇÕES FINAIS

A nutrição e o comportamento alimentar apresentam uma relação complexa, de influência mútua, com a ansiedade e a saúde mental. Identificar as relações funcionais que controlam o comportamento alimentar é fundamental para a compreensão e a modificação de padrões considerados disfuncionais: como o comer em função de estímulos externos e o comer emocional.

A ansiedade é um importante determinante do comer emocional, padrão alimentar associado a uma série de problemas de saúde física e mental. Entre as intervenções de modificação do padrão alimentar disfuncional estão estratégias que visam a aprendizagem e o cultivo do "comer intuitivo" e do "comer consciente".

Os estudos na área de psiquiatria nutricional nos levam a compreender e reforçar a mensagem de que nenhum alimento por si só é responsável por curar, tratar, prevenir ou causar alguma doença, mas sim o conjunto de alimentos consumido por um determinado período, definido por padrão alimentar.

O padrão alimentar saudável e baseado em vegetais, fontes de antioxidantes, fibras e gordu-

ras insaturadas está associado a menores taxas de ansiedade nas populações estudadas. A suplementação de magnésio, probióticos, polivitamínicos e alguns fitoterápicos pode ter efeitos benéficos em quadros de ansiedade leves.

Dicas práticas para casos clínicos

- Uma avaliação funcional, identificando os estímulos internos e externos que influenciam o comportamento alimentar, é o primeiro passo para intervenções que visam modificá-lo.

- O tratamento da obesidade em pessoas que apresentam comer emocional elevado não deve focar em dietas restritivas, mas na ampliação do repertório de estratégias de regulação emocional.

- Utilize a psicoeducação. Compreender os mecanismos envolvidos nas relações entre a ansiedade e o comportamento alimentar ajuda no engajamento na terapia, tanto de pacientes com transtornos de ansiedade como daqueles com doenças decorrentes do comer emocional.

- O "comer intuitivo" e o "comer consciente" são elementos de um padrão alimentar saudável, e devem ser promovidos e cultivados. Isso pode ser feito por meio de práticas de atenção plena (mindfulness).

- Os mecanismos fisiológicos, como inflamação, estresse oxidativo, microbioma intestinal, modificações epigenéticas e neuroplasticidade, poderiam modular a ansiedade por meio da alimentação.

- Os padrões dietéticos considerados plant based, ricos em vegetais in natura, fontes de fibras, antioxidantes e gorduras insaturadas podem auxiliar na prevenção e no controle da ansiedade.

- A suplementação de magnésio, probióticos, polivitamínicos e alguns fitoterápicos pode ter efeito benéfico em quadros de ansiedade leves.

REFERÊNCIAS BIBLIOGRÁFICAS

1. Marx W, Moseley G, Berk M, Jacka F. Nutritional psychiatry: the present state of the evidence. Proc Nutr Soc. 2017;76(4):427-36.
2. Saneei P, Hajishafiee M, Keshteli A, Afshar H, Esmaillzadeh A, Adibi P. Adherence to alternative healthy eating index in relation to depression and anxiety in Iranian adults. Br J Nutr. 2016;116(2):335-42.
3. Jacka FN, Rothon C, Taylor S, Berk M, Stansfeld S. A. Diet quality and mental health problems in adolescents from East London: a prospective study. Soc Psychiatry Psychiatr Epidemiol. 2013;48(8):1297-306.
4. Sadeghi O, Keshteli AH, Afshar H, Esmaillzadeh A, Adibi P. Adherence to Mediterranean dietary pattern is inversely associated with depression, anxiety and psychological distress. Nutr Neurosci. 2019;11:1-12.
5. Van Strien T. Causes of emotional eating and matched treatment of obesity. Curr Diab Rep. 2018; 25,18(6):35.
6. Antony MM, Barlow DH. Emotion theory as a framework for explaining panic attacks and panic disorder. In Rapee AM (Ed.) Current controversies in the anxiety disorders. New York: Guilford; 1996. p. 55-76.
7. Gentil V, Lotufo Neto F, Bernik MA. Pânico, fobias e obsessões. São Paulo: Edusp; 1997.
8. Beck AT. Cognitive therapy and the emotional disorders. New York: International Universities Press; 1976.
9. Bar-Haim Y, Lamy D, Pergamin L, Bakermans-Kranenburg MJ, van Jzendoorn MH. Threat-related attentional bias in anxious and nonanxious individuals: a meta-analytic study. Psychol Bull. 2007;133(1):1-24.
10. Ulrich-Lai YM, Fulton S, Wilson M, Petrovich G, Rinaman L. Stress exposure, food intake and emotional state. Stress. 2015;18(4):381-99.
11. LeDoux JE. Anxious: using the brain to understand and treat fear and anxiety. New York: Viking; 2015.
12. Hyde J, Ryan KM, Waters AM. Psychophysiological markers of fear and anxiety. Curr Psychiatry Rep. 2019;21:56.
13. Sousa MBC, Silva HPA, Galvão-Coelho NL. Resposta ao estresse: homeostase e teoria da alostase. Estudos de Psicologia. 2015;20(1):2-11.
14. Markus R, Panhuysen G, Tuiten A, Koppeschaar H. Effects of food on cortisol and mood in vulnerable subjects under controllable and uncontrollable stress. Physiol Behav. 2000;70:333-42.
15. Packard AE, Ghosal S, Herman JP, Woods SC, Ulrich-Lai YM. Chronic variable stress improves gluco-se tolerance in rats with sucrose-induced prediabetes. Psychoneuroendocrinology. 2014;47:178-88.
16. Suchecki D, Antunes J, Tufik S. Palatable solutions during paradoxical sleep deprivation: reduction of lack of effect on energy imbalance. J Neuroendocrinol. 2003;15:815-21.
17. Klotz-Silva J, Prado SD, Seixas C M. Comportamento alimentar no campo da alimentação e nutrição: do que estamos falando? Physis. 2016;26(4).
18. De Souza DTB, Lúcio JM, Araújo AS, Batista DA. Ansiedade e alimentação: uma análise interrelacional. Anais II CONBRACIS. Campina Grande; 2017.
19. Kerin JL, Webb HJ, Zimmer-Gembeck MJ. Intuitive, mindful, emotional, external and regulatory eating behaviours and beliefs: an investigation of the core components. Appetite. 2018.
20. Soh NL, Walter G. Tryptophan and depression: can diet alonebe the answer? Acta Neuropsychiatrica. 2011;23:3-11.
21. Evers C, Dingemans A, Junghans AF, Boevé A. Feeling bad or feeling good, does emotion affect your consumption of food? A meta-analysis of the experimental evidence. Neurosci Biobehav Rev. 2018;92:195-208.
22. Zysberg L. Emotional intelligence, anxiety, and emotional eating: a deeper insight into a recently reported association? Eat Behav. 2018;29:128-31.
23. Bruce L, Ricciardelli L. A systematic review of the psychosocial correlates of
24. intuitive eating among adult women. Appetite. 2016;96:454-72.
25. Framson C, Kristal AR, Schenk JM, Littman AJ, Zeliadt S, Benitez D. Development and validation of the mindful eating questionnaire. J Am Diet Assoc. 2009;109(8):1439-44.
26. Souza MBC, Silva HPA, Galvão-Coelho NL. Resposta ao estresse: homeostase e teoria da alostase. Estudos de Psicologia. 2015;20(1):2-11.
27. Barbosa KBF. Estresse oxidativo: conceito, implicações e fatores modulatórios. Rev Nutr. 2010;23(4):629-43.
28. Lima RR, Costa AMR, De Souza RD, Gomes-Leal W. Inflamação em doenças neurodegenerativas. Revista Paraense de Medicina. 2007;21(2).
29. Pimentel CVMB. Influência da dieta vegetariana no estado nutricional, em parâmetros bioquímicos e na expressão de BDNF circulante em adultos na cidade São Paulo. Tese. São Paulo: Universidade de São Paulo; 2014.
30. Silvestre CMRF. O diálogo entre o cérebro e o intestino – Qual o papel dos probióticos? Trabalho Final de Mestrado Integrado em Medicina. Revisão de

Literatura. Lisboa: Faculdade de Medicina da Universidade de Lisboa, Clínica Universitária de Psiquiatria; 2015.

31. Moraes ALF, Bueno RGAl, Fuentes-Rojas M, Antunes AEC. Suplementação com probióticos e depressão: estratégia terapêutica? Rev Cienc Med. 2019;28(1):31-47.

32. Murphy M, Mercer JG. Diet-regulated anxiety. Int J Endocrinol. 2013.

33. Baccetoo RL. Efeitos de um modelo de oferta e retirada de dieta de cafeteria sobre o comportamento alimentar e ansiedade em ratas. Dissertação. Ribeirão Preto: Faculdade de Filosofia, Ciências e Letras de Ribeirão Preto. Universidade de São Paulo; 2016.

34. Masana MF, Tyrovolas S, Kolia N, Chrysohoou C, Skoumas J, Haro JM, et al. Dietary patterns and their association with anxiety symptoms among older adults: The ATTICA Study. Nutrients. 2019;11(6):1250.

35. Boyle NB, Lawton C, Dye L. The effects of magnesium supplementation on subjective anxiety and stress – A systematic review. Nutrients. 2017;26;9(5):429.

36. Lakhan SE, Vieira KF. Nutritional and herbal supplements for anxiety and anxiety-related disorders: systematic review. Nutr J. 2010;9:42.

37. Polokowski AR, Shakil H, Carmichael CLC, Reigada LC. Omega-3 fatty acids and anxiety: a systematic review of the possible mechanisms at play. Nutritional Neuroscience. 2018.

38. Kimball SM, Mirhosseini N, Rucklidge J. Database analysis of depression and anxiety in a community sample-response to a micronutrient intervention. Nutrients. 2018;10(2):152.

39. Anvisa. Instrução normativa n. 76, de 5 de novembro de 2020. Dispõe sobre a atualização das listas de constituintes, de limites de uso, de alegações e de rotulagem complementar dos suplementos alimentares. 2020;215(1):75. Disponível em: https://www.in.gov.br/en/web/dou/-/instrucao-normativa-in-n-76-de-5-de-novembro-de-2020-287508490 (acesso 16 nov 2020).

40. Botturi A, Ciappolino V, Delvecchio G, Boscutti A, Viscardi B, Brambilla P. The role and the effect of magnesium in mental disorders: a systematic review. Nutrients. 2020;12:1661.

41. Boyle NB, Lawton C, Dye L. The effects of magnesium supplementation on subjective anxiety and stress – a systematic review. Nutrients. 2017;9:429.

42. Bian T, Corral P, Wang Y, Botello J, Kingston R, Daniels T, et al. Kava as a clinical nutrient: promises and challenges. Nutrients. 2020;12:3044.

43. White CM. The pharmacology, pharmacokinetics, efficacy, and adverse events associated with kava. J Clin Pharmacol. 2018:1-10.

44. Bent S, Padula A, Moore D, Patterson M, Mehling W. Valerian for sleep: a systematic review and meta-analysis. Am J Med. 2006;119(12):1005-12.

45. Nunes A, Sousa M. Utilização da valeriana nas perturbações de ansiedade e do sono: qual a melhor evidência? [Use of valerian in anxiety and sleep disorders: what is the best evidence?]. Acta Med Port. 2011;24(4):961-6.

CAPÍTULO 18

Transtornos alimentares e nutrição

Camila Lafetá Sesana
Vanessa Pinzon

Objetivos do capítulo

- Definição dos transtornos alimentares (TA) abordados neste capítulo.
- Esclarecer aspectos ainda controversos sobre os TA para não especialistas.
- Descrição dos principais aspectos clínicos, epidemiológicos, etiológicos e terapêuticos dos TA.
- Abordagem do papel da nutrição no tratamento dos TA.
- Apresentação dos fatores nutricionais de risco para desencadeamento e manutenção dos TA em diferentes ambientes e situações cotidianas.
- Descrição dos fatores nutricionais protetores para os TA em contextos diversificados.

Questões orientadoras

- Quais as características principais dos TA?
- Como identificar quadros iniciais de TA?
- Existem tratamentos eficazes para os TA? Quais?
- Qual é o papel da nutrição no tratamento dos TA?
- Quais ideias e atitudes sobre alimentação aumentam o risco de TA?
- Quais ideias e atitudes sobre a alimentação protegem contra os TA?

INTRODUÇÃO

Neste capítulo, os transtornos alimentares (TA) referem-se aos diagnósticos de anorexia nervosa (AN) e bulimia nervosa (BN), de acordo com o *Manual diagnóstico e estatístico de transtornos mentais* (DSM-5)[1].

Os TA são doenças psiquiátricas graves e não são estilos de vida livremente escolhidos pelas pessoas. São doenças complexas que interferem em como a pessoa se relaciona com seu formato corporal e/ou peso, seu padrão alimentar; e os alimentos que ingere passam a ser os focos de seus pensamentos, das suas emoções e dos seus comportamentos[2,3]: "sinto-me magro e, então, posso ser feliz e encontrar os amigos" ou "minha barriga está grande, não comerei o café da manhã e usarei roupas que escondam meu corpo hoje" ou "sensação de fome é sinal de fraqueza, apenas os fortes conseguem perder peso". O paciente não tem controle sobre essas alterações, não consegue interrompê-las ou fazê-las desaparecer por vontade própria, mesmo tendo prejuízos e sofrimentos em sua decorrência.

As consequências físicas, psíquicas e sociais dessas patologias podem configurar risco de vida, com alterações e danos persistentes e irrecuperáveis, se não tratadas precocemente e de forma definitiva[2].

Diversos aspectos da nutrição e da alimentação desempenham importantes fatores protetores ou de risco para os TA, assim como configuram um dos pilares do tratamento multidisciplinar estabelecido.

Em documento traduzido para diversos idiomas, amplamente veiculado pela Academia para Transtornos Alimentares (Academy for Eating Disorders – AED) em associação com outras organizações de referência em TA no mundo, especialistas alertam para nove tópicos essenciais sobre os TA (Quadro 1)[4].

QUADRO 1   Nove verdades sobre os transtornos alimentares

1. Muitas pessoas com transtorno alimentar parecem saudáveis, ainda que estejam extremamente doentes.

2. Famílias não são as culpadas, e podem ser as melhores aliadas no tratamento.

3. Transtornos alimentares causam perturbações nas relações pessoais e familiares.

4. Ter um transtorno alimentar não é uma escolha, é uma grave doença mental, com influência biológica.

5. Transtornos alimentares afetam pessoas independentemente de idade, gênero, etnia, peso corporal, orientação sexual ou nível socioeconômico.

6. Ter um transtorno alimentar aumenta as chances de suicídio e de complicações médicas.

7. Genes e ambiente influenciam o desenvolvimento dos transtornos alimentares.

8. A genética, por si só, não determina quem vai desenvolver o transtorno.

9. A recuperação total é possível. O tratamento precoce e a prevenção são muito importantes.

Fonte: Academy for Eating Disorders (aedweb.org), 2016[3].

CARACTERÍSTICAS CLÍNICAS

A anorexia nervosa (AN) caracteriza-se pela recusa do indivíduo em manter o peso corporal em uma faixa normal mínima de acordo com sua idade, altura e gênero; pela prática de dietas, períodos prolongados de jejum, atividades físicas ou movimentos corporais excessivos, vômitos ou uso de medicações. Na AN, também podem ocorrer episódios de exageros ou compulsões alimentares, todavia, eles não alteram o estado de desnutrição ou a perda significativa de peso[1].

A bulimia nervosa (BN) identifica-se por episódios repetidos de compulsões alimentares, seguidos de comportamentos voltados para controle de seu peso ou forma corporal, como: dieta restritiva, jejuns prolongados, exercícios físicos excessivos, vômitos autoinduzidos e uso de laxantes, diuréticos ou outros medicamentos[1].

Em ambos os diagnósticos, há medo intenso de ganhar peso ou engordar, associado a perturbação na forma do indivíduo perceber seu peso e/ou sua forma corporal[1].

Indivíduos com pesos corporais acima ou dentro dos parâmetros considerados normais igualmente podem ter um TA e apresentarem nutrição insuficiente e/ou vários comportamentos alterados com o objetivo de controle de peso ou forma corporal[1,3]. Além disso, qualquer paciente que apresente flutuação importante do peso na ausência de outras condições médicas que a justifique, deve ser avaliado para diagnóstico de TA[3]. Em crianças e adolescentes, a falha em obter o peso ou altura esperados de acordo com a idade, assim como a interrupção ou atraso nos sinais físicos de puberdade devem alertar para a possibilidade de TA[1,3].

A AED orienta considerar a avaliação para TA em qualquer pessoa com sinais e sintomas descritos no Quadro 2[3].

Outros transtornos psiquiátricos, como transtornos depressivos, ansiosos e de abuso/dependência de substâncias são comuns às patologias alimentares em qualquer idade. Esses transtornos necessitam de avaliação, diagnóstico e tratamento adequados para não prejudicarem a recuperação dos TA[2].

Frequentemente, os pacientes com TA têm dificuldade de reconhecer a sua condição, bem

QUADRO 2 Identificação precoce de transtorno alimentar (TA)

Perda/ganho muito acentuado de peso.

Perda de peso ou deficiência de ganho de peso/altura em criança ou adolescente ainda em fase de crescimento e desenvolvimento.

Flutuações marcantes de peso.

Alterações de hidratação corporal bem como níveis diminuídos de sais minerais, principalmente potássio e cloro (com ou sem mudança no eletrocardiograma – ECG); ou gás carbônico (CO_2) elevado.

Bradicardia

Ciclos menstruais irregulares ou interrompidos.

Infertilidade inexplicada.

Prática excessiva de atividade física ou envolvimento em treino físico extremo.

Constipação e/ou diarreias associadas a dietas inadequadas e/ou comportamentos dirigidos à perda ou co ntrole de peso.

Em pacientes com diabetes *mellitus* (DM) tipo I: perdas inexplicáveis de peso ou episódios de descontrole metabólico ou de cetoacidose diabética (CAD). Pacientes com DM tem risco aumentado de TA e podem alterar intencionalmente as doses de insulina provocando variações de peso, controle inadequado da glicemia (hipo ou hiperglicemia), CAD e aumento da rapidez de complicações da DM.

História de prática de um ou mais comportamentos compensatórios para influenciar o peso depois de comer – ou pensar ter comido demais – ou após comer compulsivamente; como vômito induzido, dieta, jejum ou prática excessiva de exercício físico.

História de uso/abuso de: supressores de apetite; cafeína em grandes quantidades; diuréticos; laxantes; enemas; líquidos excessivamente quentes ou frios; adoçantes artificiais, pastilha elástica sem açúcar; medicamentos controlados (p. ex., insulina, medicamentos para a tiroide); estimulantes; drogas; ou uma variedade de suplementos alternativos.

Fonte: Academy for Eating Disorders (aedweb.org), 2016[3].

como seus riscos e gravidade, mesmo que num primeiro momento aceitem o tratamento. Por isso, o envolvimento de pais, familiares ou amigos de confiança no caso de adultos jovens e adultos deve ser estimulada pelos profissionais da saúde.

CONSEQUÊNCIAS CLÍNICAS

A AN e a BN estão associadas à ocorrência de alterações físicas e psicológicas que frequentemente causam intenso sofrimento e prejuízos nos âmbitos corporais, emocionais e relacionais do paciente, independente do seu peso corporal[5]. Elas podem atingir qualquer sistema corporal e exigem cuidados específicos e precoces[6,7].

- Sintomas gerais: intolerância ao frio, fraqueza, cansaço e letargia, tonturas, desmaio, episódios de calor e suor intenso.
- Sintomas/sinais orofaríngeos: lesões na boca, erosão dentária e cáries, descalcificação dentária causada por vômitos, aumento da(s) glândula(s) parótida(s).
- Sintomas/sinais cardiacorrespiratórios: dores no peito, palpitações, arritmias, falta de fôlego, inchaço.
- Sintomas/sinais gastrointestinais: desconforto epigástrico, saciedade precoce, esvaziamento gástrico lentificado, refluxo gastroesofágico, vômitos sanguinolentos, hemorroidas, prolapso retal, obstipação.
- Sintomas/sinais endocrinológicos: amenorreia ou ciclo menstrual irregular, perda de libido, baixa densidade mineral óssea e risco aumentado de fraturas e de osteoporose, infertilidade.
- Sintomas/sinais neuropsiquiátricos: convulsão, perda de memória, baixa capacidade de concentração, insônia, depressão/ansiedade/comportamento obsessivo, automutilação, tendência suicida/tentativa de suicídio.
- Sintomas/sinais dermatológicos: lanugo (crescimento de pelos nas costas e pescoço, semelhante ao visto em bebês), queda de cabelo, coloração amarelada da pele, calos ou escaras no dorso da mão (sinal de Russell), cicatrização deficiente.

EPIDEMIOLOGIA

A AN e a BN predominantemente ocorrem em mulheres jovens. Todavia, é importante considerá-las igualmente em indivíduos de quaisquer gêneros, origens étnicas, culturas, pesos corporais e formas físicas[3].

A prevalência da AN é de 0,5 a 2,4% chegando a 3,6% na população finlandesa entre 18 e 35 anos de idade ao longo da vida. O pico da AN ocorre em pacientes maiores dos 13 aos 18 anos de idade[8]. Entretanto, trabalhos têm demonstrado uma tendência de aumento dos casos novos de AN em indivíduos com menos de 14 anos de idade[9]. A mortalidade causada por essa doença é de 5 a 6%, sendo a doença psiquiátrica que mais mata[7]. O risco de morte prematura em mulheres com AN é de 6 a 12 vezes a chance daquele em populações gerais e com idades semelhantes[2].

A BN ocorre em taxas entre 0,9 e 3,9% na população e, em geral, acomete indivíduos mais velhos, depois dos 16 ou 18 anos. O risco de vida da BN é bem menor do que da AN, mas ela tem índices altos de risco ou tentativas de suicídio, bem como recaídas frequentes ao longo da vida dos pacientes[6,7].

ETIOLOGIA

As causas dos TA ainda não são totalmente esclarecidas. Diferentes fatores biológicos, psicológicos e socioculturais parecem interagir aumentando o risco dos TA[7,8].

Existem evidências de que os TA são doenças hereditárias. Estima-se que um familiar de uma pessoa com TA tenha de 7 a 12 vezes mais chances de vir a ter a patologia. Estudos com gêmeos idênticos demonstraram que a hereditabilidade da AN é de 33 a 84%, enquanto da BN e de 28 a 83%[7]. Recentemente, o estudo do genoma da AN (ANGI e PCG-ED) propôs que a AN seja considerada uma doença metabólico-psiquiátrica[10].

Determinadas características de personalidade também determinadas geneticamente são associadas a maior risco de TA, como perfeccionismo, rigidez, baixa autoestima, criticismo excessivo, desregulacao emocional, impulsividade, evitação de riscos e baixa busca por novidades[11].

Os fatores socioculturais podem estar envolvidos tanto na etiologia, como na manutenção dos TA. Destaca-se a associação de biotipos excessivamente magros e/ou atléticos à felicidade, à competência, ao sucesso, à riqueza e a uma vida amorosa satisfatória; veiculada nos mais diferentes tipos de mídias e amplamente reforçada por conversas sociais e familiares (*fat talk*)[12]. Esse ideal de magreza promove e intensifica a baixa autoestima, a insatisfação corporal e a estigmatizacão daqueles diferentes desse modelo que passam a buscá-lo por meio de práticas prejudiciais à saúde, como dietas restritivas, atividades físicas excessivas, uso de medicações e cirurgias estéticas[12].

É importante ressaltar que dietas constituem um dos fatores desencadeadores mais frequentes de TA e podem elevar de 5 a 18 vezes o risco de desenvolvimento dessas doenças[11]. A desnutrição, por si só, pode desencadear mudanças fisiológicas, comportamentais e de personalidade capazes de inaugurar um quadro de TA independentemente de predisposição genética[13]. A interação dos fatores predisponentes dos TA está ilustrada na Figura 1.

TRATAMENTO

A complexidade dos TA e suas consequências físicas, psicológicas e relacionais exigem um tratamento com equipe multidisciplinar especializada composta por nutricionistas, psicólogos e médicos[2,3,6,14]. Famílias (especialmente na infância e na adolescência) e cônjuges devem ser incluídos sempre que possível. As condutas terapêuticas adequadas dependerão do diagnóstico, da idade do paciente, de sua gravidade e dos profissionais disponíveis na comunidade para atendimento no momento da avaliação. Além disso, elas devem seguir, sempre que possível, as orientações estabelecidas cientificamente em manuais de referência e consensos científicos.

Nos locais em que não houver profissionais especializados, recomenda-se que os médicos, terapeutas ou nutricionistas envolvidos no tra-

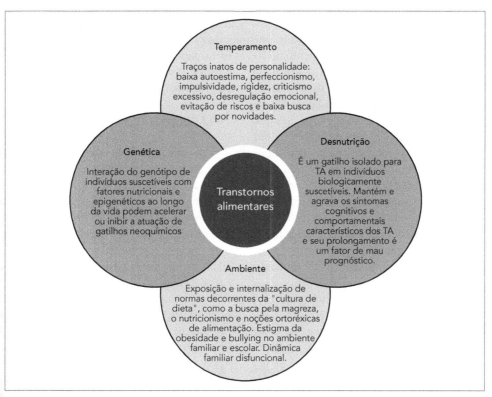

FIGURA 1 Fatores predisponentes aos transtornos alimentares.
Fonte: adaptada de Hackert et al., 2020[13].

tamento busquem consultoria com instituições ou equipes de referência acessíveis[3].

As metas para o tratamento dos pacientes com AN ou BN incluem reabilitação nutricional, recuperação e estabilização do peso, recuperação psicológica total, monitorização das complicações da realimentação (síndrome de realimentação), interrupção das compulsões e dos comportamentos compensatórios (p. ex., atividade física). Tratamento de questões psicológicas, como rigidez, perfeccionismo, inadequação social, instabilidade emocional ou de imagem e/ou insatisfação corporal mais abrangentes devem ser oferecidas quando disponíveis.

O restabelecimento e estabilização do peso, além de interromperem as consequências físicas dos TA, também são fundamentais para a melhora dos pensamentos alterados e do medo de engordar. A reabilitação do peso para a faixa saudável para cada indivíduo está relacionada a melhores resultados no tratamento, assim como a recuperação parcial de peso está associada a pior resultado[2,3,6].

Estudos comprovam que o tratamento dos TA em seus estágios iniciais aumenta a chance de recuperação[15]. Assim, o diagnóstico precoce é essencial para reverter ou diminuir seus prejuízos e evitar adoecimento ao longo da vida.

Para crianças e adolescentes, o tratamento que tem mostrado maior eficácia para AN e BN é o modelo de abordagem familiar proposto por James Lock e Daniel Le Grange (*family-based treatment* – FBT)[7]. Dividida em 3 fases, a FBT considera os pais como membros integrantes da equipe de tratamento e *experts* em seus próprios filhos. Na primeira fase, a tarefa de renutrição cabe aos pais, com auxílio e orientação da equipe. Na segunda, o objetivo é ensinar ao paciente a nutrir seu corpo sozinho, segundo sua capacidade, observado o estágio de desenvolvimento. E, finalmente, na terceira fase, devolve-se a autonomia do paciente para fazer suas escolhas alimentares e ele aprende a lidar de forma independente com questões e situações que envolvam a comida e o ato de comer[16]. Com resultados menos robustos, outras modalidades de tratamento[15] são também indicadas, como: terapia familiar em grupo, terapia cognitivo-comportamental (TCC), psicoterapia individual voltada para a adolescência, yoga como prática complementar para aceitação corporal e algumas medicações. É importante salientar que mesmo na FBT o tratamento requer a participação de médico e nutricionista, todavia com uma frequência menor do que em outras abordagens. Tratamentos multidisciplinares costumam oferecer a FBT completa, ou parcialmente, e TCC; psicoterapia de orientação psicanalítica em grupo ou individual; grupos psicoeducativos multifamiliares; abordagens nutricionais, farmacológicas e médicas. O Programa de Atendimento, Ensino e Pesquisa em Transtornos Alimentares na Infância e Adolescência (PROTAD) do Instituto de Psiquiatria do Hospital das Clínicas da Faculdade de Medicina da Universidade de São Paulo (IPq-HCFMUSP) segue esse modelo de atendimento multidisciplinar.

Em adultos com AN, além da reabilitação nutricional e manejos médicos, são indicadas TCC e terapia familiar[2,14,17]. Recentemente, a terapia dialética comportamental para TA (*Dialetical Behavior Therapy* – DBT) tem demonstrado eficácia em muitos estudos, mas ainda sem indicação precisa nos manuais científicos[18,19]. As medicações devem ser administradas com cuidado e como método auxiliar, nunca de forma isolada. Outras condutas complementares já usadas em vários serviços especializados, mas ainda com resultados inconclusivos, foram as técnicas de atenção plena (*mindfulness*) e yoga.

A terapêutica de escolha para a BN é a TCC em associação com reabilitação nutricional e manejos médicos, se necessários. O uso de alguns psicofármacos, como fluoxetina e topiramato, para controle dos sintomas compulsivos e purgativos, também é indicado, mas nunca como método isolado de tratamento[3,6].

TERAPIA NUTRICIONAL PARA TA

O nutricionista é um profissional indispensável nas equipes multidisciplinares de tratamento dos TA, em todas as etapas do cuidado[13]. Entretanto, ao buscar tratamento para esses transtornos, os indivíduos afetados e seus familiares devem preferir, sempre que possível, nutricionistas com formação avançada e especializada, uma vez que a base curricular dos cursos de nutrição não compreende treinamento para identificar e manejar o funcionamento psicopatológico desses pacientes. Ademais, as práticas dietoterápicas tradicionais, de cunho prescritivo, são potencialmente iatrogênicas nesse contexto[20,21].

De início, é fundamental que o nutricionista atuando em TA adote uma concepção de "alimentação saudável" que não seja estritamente biológica, "pragmática e funcional", mas que abarque o valor simbólico da comida, "o sujeito, seu desejo, sua história de vida, seus prazeres cotidianos, afetos, compulsões e fobias"[22]. Isso porque as atitudes alimentares disfuncionais nos TA (pensamentos, sentimentos, crenças e comportamentos em relação à comida e ao comer) se alinham – ainda que de forma patologicamente exacerbada – ao discurso dominante da saúde, muito marcado pela preocupação com obesidade, sua associação a estados de doença e pela depreciação do corpo gordo.

Uma conduta limitada à avaliação do estado nutricional, do consumo alimentar e da elaboração de planos alimentares não será suficiente para levar à remissão dos sintomas dos TA, ainda que consiga, limitada e temporariamente, melhorar o peso corporal, por exemplo. Só o nutricionista especializado será capaz de detectar e abordar as dimensões cognitiva e do afeto dos TA, valendo-se das técnicas apropriadas de aconselhamento nutricional, de comunicação, como a entrevista motivacional, e derivadas de modalidades psicoterapêuticas, como a terapia cognitivo-comportamental, tida como uma das mais eficazes para o tratamento da AN e da BN[21].

QUADRO 3 Objetivos da terapia nutricional para anorexia nervosa e bulimia nervosa

Restabelecimento de um peso saudável

Eliminar as práticas alimentares inadequadas

Auxiliar o paciente a desenvolver e planejar refeições estruturadas

Reduzir e eliminar os episódios compulsivos

Reduzir e eliminar os hábitos purgativos

Incrementar a variedade de alimentos consumidos

Normalizar a percepção de fome e saciedade

Reintroduzir os alimentos que foram excluídos

Corrigir as sequelas fisiológicas/psicológicas decorrentes da desnutrição

Estabelecer uma relação adequada com o alimento e o peso

Fonte: APA, 2006[6].

Em linhas gerais, a terapia nutricional para TA visa a normalização da relação do paciente com a comida e o corpo, por meio dos objetivos descritos na Quadro 3.

A reabilitação do peso corporal é inerente aos casos de AN, mas também pode se fazer necessária na AN atípica – na qual há perda significativa de peso, mas o paciente não atinge IMC de desnutrição ou se mantém na faixa de percentil de IMC/idade considerada saudável – e na BN. Ela deve ser feita de forma gradual, a fim de evitar a síndrome de realimentação, uma complicação potencialmente fatal caracterizada principalmente por hipofosfatemia, intolerância à glicose e hipotensão, levando a comprometimentos cardiovasculares, respiratórios, neurológicos, hematológicos e até à morte súbita[23,24]. Na última década, estudos têm mostrado não haver associação entre maior densidade energética e a síndrome de realimentação em indivíduos com desnutrição leve a moderada, hospitalizados e com monitoramento de eletrólitos. Ao contrário, a realimentação

conservadora tende a aumentar o tempo de estadia hospitalar[25].

Na terapia cognitivo-comportamental reforçada (CBT-E) proposta por Fairburn[26], o estabelecimento de uma estrutura alimentar regular é abordado logo nas primeiras sessões. Segundo esse protocolo, fazer 3 refeições principais e de 2 a 3 lanches intermediários ao dia, reduzem episódios compulsivos, por aumentar a sensação de controle para aquelas pessoas com horários e tipos de refeição muito caóticos ou para "beliscadores", que comem pequenas quantidades de comida ao longo do dia, sem fazer "refeições formais". Para pacientes muito restritivos, fazer refeições regulares ajuda a reduzir os longos períodos de jejum, facilita a introdução gradual de acréscimos e começa a corrigir a lentificação do esvaziamento gástrico, que traz muito desconforto físico e sensação de empachamento[26].

O principal instrumento de trabalho da terapia nutricional (TN) é o diário alimentar, um recordatório no qual o paciente deverá registrar em tempo real, conforme as demandas de cada caso, todas as suas refeições, onde e quando as fez, de quem estava acompanhado, seus sentimentos e pensamentos ao comer, se praticou comportamentos inadequados para eliminar ou compensar o que ingeriu, além de avaliar seus sinais de fome e saciedade[21,26]. O suporte material do diário alimentar varia desde cadernos a aplicativos de celular e deve ser escolhido com o objetivo de facilitar a adesão do paciente. No caso dos aplicativos, recomenda-se cautela para evitar os que incluam contagem de calorias e mensagens voltadas para a restrição, compensação por atividade física e o emagrecimento, conflitantes com o tratamento[27].

A partir da análise do diário alimentar, são traçadas as metas de tratamento em conjunto com o paciente. A TN deve deixar claro que alguns pontos são inegociáveis, como os incrementos sucessivos na alimentação (em geral, privilegiando a quantidade à qualidade e à variedade, se o objetivo for a recuperação de peso), mas o ritmo pode respeitar a tolerância do paciente a alimentos menos ou mais temidos. É essencial que o paciente se sinta protagonista em seu processo de melhora[26]. No caso de crianças e adolescentes, incluí-las no processo decisório traz a vantagem de reduzir as chances de barganha com os pais em casa, já que "o contrato" foi feito de comum acordo entre todos.

O automonitoramento propiciado pelo diário alimentar tem diversas funções, dentre as quais: deixar que a pessoa com TA entre em contato com os aspectos cognitivos e comportamentais da doença, auxiliando no desenvolvimento de crítica em relação ao seu estado; permitir que o TN acompanhe a adesão às metas, as dificuldades encontradas pelo paciente e os recursos terapêuticos que ele conseguiu empregar diante delas; demonstrar o elo entre situações ou emoções aversivas e comportamentos transtornados; diferenciar a pessoa de sua doença, por meio da externalização de seu problema; observar a evolução do tratamento, estimulando a autoeficácia do paciente e trazendo esperança em sua melhora[21,26].

A forma de pesagem nas consultas nutricionais é tema de debates na literatura. Segundo a CBT-E e evidências coletadas em estudos clínicos controlados sobre TCC e transtornos ansiosos e fobias, a exposição semanal ao peso, apesar de instrinsecamente ansiogênica, é uma forma de enfrentamento e dessensibilização fundamental. Por outro lado, há momentos em que a "pesagem às cegas" (o paciente não é informado do peso durante a sessão) pode ser necessária: se o conhecimento do peso está interferindo na realimentação ou para reduzir o foco em um número específico na balança. Sabe-se, também, que a pesagem às cegas pode servir para reduzir a ansiedade do profissional ou da equipe de tratamento, que seria prejudicial para um bom desfecho no tratamento[28,29].

A restrição alimentar prolongada, os episódios de compulsão alimentar, a estrutura alimentar caótica e as práticas purgativas características dos TA levam a uma disfunção da capacidade de perceber e avaliar os sinais de fome e saciedade. Alvarenga et al. definem a fome como "a necessidade fisiológica de comer e não relacionada a um alimento específico", a saciedade como "sensação de plenitude gástrica". Uma das dificuldades de pessoas com TA é diferenciar a fome do apetite, ou a vontade de comer, que é o desejo de comer algo específico e que não está associada a demandas fisiológicas[21].

Na TN, exercícios de automonitoramento como as escalas de fome e saciedade ou o odômetro da fome (Figura 2) têm por objetivo acessar e refinar a percepção dos sinais corporais e facilitar sua distinção das "regras externas" (cognições disfuncionais) de controle da ingestão alimentar[30]. Técnicas do Comer Intùitivo (*Intuitive Eating*), abordagem desenvolvida pelas nutricionistas Evelyn Tribole e Elyse Resch (2012), também já mostraram resultados promissores na melhora da percepção dessa sinalização[31,32].

O comer emocional – ingestão alimentar para fins de regulação emocional, na ausência de fome – é outro ponto importante a ser trabalhado com esses pacientes. O contato com emoções aversivas pode inibir a ingestão alimentar ou levar à hiperfagia. A associação entre a alexitimia (incapacidade de reconhecer e nomear emoções) e os TA é bem estabelecida[33]. Intervenções como o supracitado Comer Intuitivo e de *mindfulness* e Comer com Atenção Plena (*mindful eating*) têm sido empregadas para abordar o comer emocional[34], embora uma recente revisão sistemática não tenha encontrado diferenças entre as chamadas terapias comportamentais de terceira onda e a TCC, mais estudada[35].

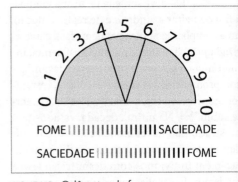

FIGURA 2   Odômetro da fome.
Fonte: Alvarenga et al., 2019[30].

Com a reabilitação nutricional, a eliminação da restrição, a reincorporação de alimentos de todos os grupos alimentares à dieta e a redução ou cessação de comportamentos purgatórios e/ou compensatórios, a fase final da TN permite que o paciente trabalhe a flexibilidade alimentar e se desafie a comer preparações mais temidas, como frituras, *fast food*, doces etc.[36-38].

Ainda não há consenso sobre o conceito de recuperação ou cura nos TA. Em 2018, Badone-Cone et al.[39] reviram publicações a partir de 2016 e recomendaram que uma definição futura deverá incluir a avaliação das dimensões físicas, comportamentais e cognitivas (específicas aos TA), bem como a ausência de diagnóstico de qualquer outro TA que não o da apresentação inicial. Em geral, a alta do tratamento é dada na ausência sustentada de sintomas de TA, com adequada recuperação de peso, se for o caso, e flexibilidade e autonomia alimentar.

PREVENÇÃO

Dado que os TA e a obesidade são dois extremos de um mesmo espectro, tem havido uma mobilização recente entre especialistas para a promoção de estratégias de prevenção integrada.

Em 2016, a American Academy of Pediatrics publicou um importante relatório com recomendações para evitar que o manejo da obesidade leve ao surgimento de TA em crianças e adolescentes[24]. Suas principais diretrizes estão resumidas na Quadro 4.

Uma revisão sistemática[40] com metanálise publicada em 2017 concluiu que as estratégias mais efetivas para a prevenção universal de TA em adolescentes se baseavam em *media literacy*, ou no consumo crítico de informações da mídia, e em estímulo à autoestima (apenas para meninas). Para populações de risco, intervenções de dissonância cognitiva com o objetivo de reduzir a adesão ao ideal de magreza têm gerado melhores resultados. Na verdade, ressaltam os autores do estudo, desafiar o ideal de magreza é importante na saúde pública como um todo.

QUADRO 4   Medidas de prevenção conjunta de transtorno alimentar e obesidade

1. Desencoraje a prática de dietas, de pular refeições e o uso de medicamentos para perda de peso. Estimule e oriente a adoção de hábitos saudáveis de alimentação e atividade física que sejam sustentáveis. O foco deve ser em hábitos de vida saudáveis, não no peso.

2. Incentive o desenvolvimento de uma imagem corporal positiva entre adolescentes. Não se valha de insatisfação corporal ou mencione a melhora da satisfação corporal como estímulo para fazer dieta.

3. Estimule as refeições em família.

4. Oriente as famílias a não falarem sobre peso, mas sobre comer e ser fisicamente ativo para ser saudável, e discuta formas de facilitar a adoção de melhores hábitos em casa.

5. Investigue a história de maus tratos ou bullying ao atender adolescentes com sobrepeso ou obesidade e aborde o tema com os pacientes e suas famílias.

6. Monitore cuidadosamente o processo de emagrecimento de pacientes que necessitem perder peso para garantir que eles não desenvolvam complicações decorrentes da privação energética.

Adaptado de Golden et al., 2013[24].

CONSIDERAÇÕES FINAIS

Os transtornos alimentares são doenças psiquiátricas graves que afetam de forma ampla a vida dos pacientes e de seus familiares, têm risco de cronicidade e são potencialmente letais. A anorexia nervosa e a bulimia nervosa podem ocorrer em indivíduos de qualquer idade, gênero, nível socioeconômico, etnia e cultura e com qualquer peso ou formato corporal.

É fundamental que os TA façam parte dos diagnósticos diferenciais na prática de profissionais da área da saúde. Uma vez diagnosticados, necessitam de tratamento especializado por profissionais treinados. O acompanhamento nutricional é um dos pilares do tratamento dos TA e deve ser realizado por nutricionista com essa especialização. A reabilitação do peso corporal é fundamental para a recuperação física, psíquica e social do paciente, mas o tratamento não se restringe a ela. Os aspectos psicológicos, familiares e sociais mais amplos dessas patologias precisam igualmente de atendimento adequado. De forma geral, nenhuma modalidade terapêutica tem eficácia superior quanto utilizada de forma isolada, sobretudo a farmacoterapia.

O conhecimento dos aspectos gerais dos TA e de atitudes preventivas por educadores físicos, treinadores e professores, que estão em constante contato com os grupos de risco para TA, podem impactar, tanto na prevenção, quanto na identificação de quadros iniciais.

Dicas práticas para casos clínicos

- Lembre-se de que nem toda a perda de peso significa mais saúde! Avalie também os comportamentos alimentares, padrão de atividade física e de interação social.
- Frequentemente, dificuldade de flexibilizar rotinas, alimentação e locais de refeição (comer apenas em casa) podem indicar TA ou até outra patologia psiquiátrica.
- O ganho de peso e de tecido adiposo abdominal é fundamental para o início da puberdade e muitas vezes é interpretado como ganho de peso desnecessário. Oriente pais e pacientes a tolerarem as mudanças corporais fisiológicas. Se necessário, monitore o paciente em intervalos menores entre as consultas.
- Em crianças e adolescentes, considerar a curva de crescimento pondero-estatural como parâmetro de identificação de mudanças agudas, bem como de recuperação física.
- A proibição de determinados grupos alimentares ou a imposição de regras alimentares rígidas é considerada fator de risco para comportamentos alimentares transtornados, TA e obesidade. O meio-termo continua sendo a melhor alternativa.
- Em caso de dúvida diagnóstica, sugere-se aumentar a frequência das reavaliações do paciente (quinzenal ou semanal) ou encaminhar para um especialista, se possível.

REFERÊNCIAS BIBLIOGRÁFICAS

1. The American Psychiatric Association. Manual diagnóstico e estatístico de transtornos mentai (DSM-5). 5 ed. Arlington: APA; 2013.
2. The American Psychiatric Association. Guideline watch: practice guideline for the treament of patients with eating disorders. 3 ed. Arlington: APA; 2012.
3. Academy for Eating Disorders (AED). AED Medical Care Guidelines – AED Report: problemas alimentares. 3 ed. Reston: AED; 2016.
4. Schaumberg K, Welch E, Briethaupt L, Hübel C, Baker JH, Munn-Chernoff MA, et al. The science behind the academy for eating disorders' nine truths about eating disorders. Eur Eat Disorders Rev. 2017;25:432-50.
5. Hail L, Le Grange D. Bulimia nervosa in adolescents: prevalence and treatment challenges. Adolesc Health Med Ther. 2018:9.

6. The American Psychiatric Association. Practice guideline for the treament of patients with eating disorders. 3 ed. Arlington: APA; 2006.
7. Campbell K, Peebles R. Eating disorders in children and adolescents: state of the art review. Pediatrics. 2014;134(3).
8. Keski-Rahkonen A, Mustelin L. Epidemiology of eating disorders in Europe: prevalence, incidence, comorbidity, course, consequences, and risk factors. Epidemiol Eat Dis Eur. 2016;29:6.
9. Petkova H, Simic M, Nicholls D, Ford T, Prina AM, Stuart R, et al. Incidence of anorexia nervosa in young people in the UK and Ireland: a national surveillance study. BMJ Open. 2019;9:e027339.
10. Watson HJ, Yilmaz Z, Thornton LM, Hübel C, Coleman JRI, Gaspar HA, et al. Genome-wide association study identifies eight risk loci and implicates metabo-psychiatric origins for anorexia nervosa. Nat Genet. 2019;51(8):1207-14.

11. Rosen DS; American Acadey of Pediatrics Committee on Adolescence. Clinical Report: identification and management of eating disorders in children and adolescents. Pediatrics. 2010;126(6):1240-53.
12. Lombardi K, Beatty S, Devine A, Wallace R, Costello L. Fat talk: influences on body image in childcare. Health Promot J Austral. 2019:1-8.
13. Hackert AN, Kniskern MA, Beasley TM. Academy of Nutrition and Dietetics: Revised 2020 standards of practice and standards of professional performance for registered dietitian nutritionists (competent, proficient, and expert) in eating disorders. J Acad Nutr Diet. 2020;120(11):1902-19.
14. Halmi KA. The multimodal treatment of eating disorders. World Psychiatry. 2005;4:2.
15. Couturier J, Isserlin L, Norris M, Spettigue W, Brouwers M, Kimber M, et al. Canadian practice guideline for the treatment of children and adolescents with eating disorders. J Eat Dis. 2020;8:4-80.
16. Lian B, Fosberg SE, Fitzpatrick KK. Adolescent anorexia: guiding principles and skills for the dietetic support of family-based treatment. J Acad Nutr. 2019;119(1):23-5.
17. Hilbert A, Hoek HW, Schmidt R. Evidence-based clinical guidelines for eating disorders: international comparison. Curr Opin Psychiatry. 2017;30:423-37.
18. Linehan MM, Chen EY. Dialectical behavior therapy for eating disorders. In: Freeman A. Encyclopedia of cognitive behavior therapy. New York: Springer; 2005. p. 168-71.
19. Bankoff SM, Karpel MG, Forbes HE, Pantalone DW. A systematic review of dialectical behavior therapy for the treatment of eating disorders. Eat Dis. 2012;2(3):196-215.
20. Ozier AD, Henry BW. Position of the American Dietetic Association: nutrition intervention in the treatment of eating disorders. J Am Diet Assoc. 2011;111:1236-41.
21. Alvarenga MS, Figueiredo M, Timerman F. Abordagens diferenciais no tratamento nutricional dos transtornos alimentares. In: Alvarenga MS, Dunker KLL, Philippi ST. Transtornos alimentares e nutrição: da prevenção ao tratamento. 1 ed. Barueri: Manole; 2020. p. 295-311.
22. Kraemer FB, Prado SD, Ferreira FR, Carvalho MCVS. O discurso sobre alimentação saudável como estratégia de biopoder. Physis. 2014;24(4):1337-51.
23. Stanga Z, Brunner A, Leuenberger M, Grimble RF, Shenkin A, Allison SP, et al. Nutrition in clinical practice: the refeeding syndrome: illustrative cases and guidelines for prevention and treatment. Eur J Clin Nutr. 2008;62:687-94.

24. Golden NH, Keane-Miller C, Sainani KL, Kapphahn CJ. Higher caloric intake in hospitalized adolescents with anorexia nervosa is associated with reduced length of stay and no increased rate of refeedinf syndrome. J Adolesc Health. 2013;53(5):573-8.
25. Garber AK, Sawyer SM, Golden NH, Guarda AS, Katzman DK, Kohn MR, et al. A systematic review of approaches to refeeding in patients with anorexia nervosa. Int J Eat Disord. 2016;49(3):293-310.
26. Fairburn CG. Cognitive behavior therapy and eating disorders. New York: The Guilford Press; 2008.
27. Fairburn CG, Rothwell EM. Apps and eating disorders: a systematic clinical appraisal. Int J Eat Disord. 2015;48:1038-46.
28. Forbush KT, Richardson JH, Bohrer BK. Clinicians' practices regarding blind versus open weighing among patients with eating disorders. Int J Eat Disord. 2015;48(7):905-11.
29. Waller G, Mountford VA. Weighing patients within cognitive-behavioural therapy for eating disorders: How, when and why. Behav Res Ther. 2015;70:1-10.
30. Alvarenga MS, Figueiredo M, Timerman F, Dunker K. Atividades e exercícios baseados nas abordagens da nutrição comportamental. In: Alvarenga MS, Figueiredo M, Timerman F, Antonaccio C. Nutrição comportamental. 2 ed. Barueri: Manole; 2019. p. 547-91.
31. Herbert BM, Blechert J, Hautzinger M, Matthias E, Herbert C. Intuitive eating is associated with interoceptive sensitivity. Effects on body mass index. Appetite. 2013;70:22-30.
32. Alvarenga MS, Figueiredo M. Comer intuitivo. In: Alvarenga MS, Figueiredo M, Timerman F, Antonaccio C. Nutrição comportamental. 2 ed. Barueri: Manole; 2019. p. 227-56.
33. Westwood H, Kerr-Gaffney J, Stahl D, Tchanturia K. Alexithymia in eating disorders: Systematic review and meta-analyses of studies using the Toronto Alexithymia Scale. J Psychosom Res. 2017;99:66-81.
34. Katterman SN, Kleinman BM, Hood MM, Nackers LM, Corsica JA. Mindfulness meditation as an intervention for binge eating, emotional eating, and weight loss: A systematic review. Eat Behav. 2014;15(2):197-204.
35. Linardon J, Fairburn CG, Fitzsimmons-Craft EE, Wilfley DE, Brennan L. The empirical status of the third-wave behaviour therapies for the treatment of eating disorders: A systematic review. Clin Psy Rev. 2017;58:125-40.
36. Fabbri AD, Lafetá Sesana C, Vega JB, Cobelo AW, Pinzon VD. Atendimento nutricional para crianças

e adolescentes com transtorno alimentar. In: Alvarenga MS, Dunker KLL, Philippi ST. Transtornos alimentares e nutrição: da prevenção ao tratamento. 1 ed. Barueri: Manole; 2020. p. 405-34.

37. Kotait MS, Pereira FA. Atendimento nutricional para pacientes com anorexia nervosa. In: Alvarenga MS, Dunker KLL, Philippi ST. Transtornos alimentares e nutrição: da prevenção ao tratamento. 1 ed. Barueri: Manole; 2020. p. 313-40.

38. Pisciolaro F, Fabbri AD, Petty MLB, Capezzuto M. Atendimento nutricional para pacientes com bulimia nervosa. In: Alvarenga MS, Dunker KLL, Philippi ST. Transtornos alimentares e nutrição: da prevenção ao tratamento. 1 ed. Barueri: Manole; 2020. p. 341-74.

39. Bardone-Cone AM, Hunt RA, Watson HJ. An Overview of conceptualizations of eating disorder recovery, recent finding and future directions. Curr Psychiatry Rep. 2018;20(79).

40. Le LKD, Barendregt JJ, Hay P, Mihalopoulous C. Prevention of eating disorders: a systematic review and meta-analysis. Clin Psych Rev. 2017; 53:46-58.

PARTE IV

SONO

CAPÍTULO 19

O que é o sono saudável e como fazer a investigação clínica/laboratorial

Israel Soares Pompeu de Sousa Brasil
Rosa Hasan

Objetivos do capítulo

- Demonstrar o impacto do sono na qualidade de vida das pessoas.
- Definir parâmetros clínicos que permitam caracterizar o sono.
- Definir sono saudável.
- Explicar as etapas seguidas na investigação dos transtornos do sono.
- Demonstrar o papel dos exames solicitados no processo de avaliação do sono.

Questões orientadoras

- O que é o sono e o que ele representa para a vida dos seres humanos?
- Como definir a normalidade para o sono de um indivíduo?
- Que aspectos devem ser levados em conta ao se caracterizar o sono de um paciente?
- Como investigar os transtornos do sono?

INTRODUÇÃO

O sono, esse fenômeno intrínseco à existência humana, nunca foi tão estudado e discutido como nos dias de hoje. O que não deixa de ser espantoso: apesar de ocorrer diariamente, o sono foi, por longos períodos da História, um assunto relegado ao menosprezo perante outras searas biológicas. Eis que, atualmente, ele é tido como um reconhecido preditor de saúde física e mental, bem-estar e vitalidade[1]. Perturbações do sono são, hoje, associadas a profundas alterações na qualidade de vida e a doenças importantes, que podem implicar, inclusive, em maior mortalidade[2,3]. Apesar de seu reconhecido impacto na vida das pessoas, pouco se discutiu sobre o que seria, afinal, o sono normal e, menos ainda, o sono saudável[1]. A expressão "saúde do sono", conceito empregado recentemente por alguns autores, convida a todos a encarar o sono como algo a ser trabalhado e cultivado, de forma a extrair o melhor que ele pode proporcionar em termos de qualidade de vida[4]. Para conhecê-lo devidamente, faz-se mister revisitar os fundamentos teóricos do próprio sono, buscando traçar parâmetros quantificáveis que permitam uma avaliação mais objetiva pelos serviços de saúde, como será visto a seguir.

DEFININDO SONO

Conceitos gerais

O sono há muito intriga a humanidade. Desde tempos remotos, questiona-se acerca de sua ocorrência entre os animais, suas funções biopsicossociais e sua relação com o bom funcionamento do organismo. Curiosamente, muito de sua fisiologia só começou a ser decifrada a partir do século XX, a partir de estudos clássicos de pesquisadores que se tornariam pilares do ramo (Ramon y Cajal – descrição da formação reticular; Frederic Bremer – estudos de secção do tronco encefálico em animais; Aserinsky, Dement e Kleitmen – descrição dos estágios REM e NREM etc.)[5].

Trata-se de um estado comportamental caracterizado por uma alteração temporária e reversível do nível de consciência e da motricidade. Ele é dividido primariamente em dois estágios distintos, baseados em parâmetros eletroencefalográficos, motores e autonômicos: o sono REM (*rapid eye movement*) e não REM (NREM). Este é ainda subdividido em 3 fases – N1, N2 e N3 –, determinadas pelo grau de profundidade do sono e pela redução progressiva do tônus muscular, da frequência respiratória e da frequência cardíaca[6]. Em teoria, o sono normal é iniciado no estágio N1, caracterizado por atividade elétrica cerebral mista, com atenuação das ondas de frequência alfa e ocorrência de movimentos oculares lentos; essa fase é curta e responde por até 8% do tempo total de sono em adultos normais[7]. O estágio N2 é o mais longo (pode envolver até metade do tempo total de sono em adultos normais[7]) e é marcado pela ocorrência de complexos K e fusos do sono no eletroencefalograma. Já o estágio N3 (que engloba 15 a 25% do tempo total de sono normal dos adultos[7]) costuma ser também chamado de "sono de ondas lentas", padrão eletroencefalográfico que o caracteriza (ondas na frequência delta) e que ilustra a grande profundidade que o sono atinge, tendo papel importante no processo regenerativo do organismo e na consolidação de memórias. O sono REM se mostra um estágio peculiar: não é dividido em estágios e possui muitas características que remetem ao padrão de vigília (como atividade elétrica cerebral dessincronizada, composta por ondas de frequência maior, além da ocorrência de movimentos oculares rápidos); mas também é definida por fenômenos bem específicos, como atonia da musculatura axial, supressão da termorregulação, oscilação de pressão arterial, frequência cardíaca e respiratória e ocorrência marcante de sonhos (ainda que esta não seja exclusiva desse estágio)[6].

Todos esses estágios (N1, N2, N3 e REM) se alternam sucessivamente durante a noite, delineando ciclos que duram, geralmente, 70 a 110 minutos. Nesse processo, observa-se que o estágio N3 costuma predominar na 1ª metade do período de sono, enquanto o estágio REM, na 2ª metade[6]. Vale ressaltar que a arquitetura do sono aqui demonstrada sofre variações conforme parâmetros que podem ser fisiológicos e/ou patológicos. Tais parâmetros devem ser somados a outros, cruciais, ao se avaliar o padrão de sono de um indivíduo, como os citados a seguir.

Fatores determinantes

Faixa etária

A idade é o fator de maior impacto na determinação do padrão de sono de um indivíduo. Isso é facilmente constatado ao se comparar o sono de um recém-nascido com o de um idoso (ver Tabela 1). O sono na infância costuma ser mais longo, apresentar maior proporção de estágios de sono mais profundos e ser polifásico. Com o avançar da idade, o sono tende a se encurtar, ser mais superficial e mais fragmentado[8].

Cronotipo (ritmo circadiano)

O estudo dos ritmos biológicos (cronobiologia) vem ganhando muito destaque com as descobertas do seu impacto na saúde do indivíduo. É sabido que o ciclo sono-vigília é determinado, primariamente, por dois processos: o homeostático, que induz progressivamente o sono pelo acúmulo de determinadas substâncias durante o estado de vigília; e o circadiano, que envolve a ativação alternada de vias neuronais (com duração de "cerca de um dia") a depender de fatores genéticos e ambientais (os chamados *zeitgebers*, como a luz), regida, principalmente, pelo núcleo supraquiasmático do hipotálamo[8].

PSIQUIATRIA DO ESTILO DE VIDA

TABELA 1 Duração (em horas) recomendada por faixa etária segundo documento da National Sleep Foundation[1]

Faixa etária	Limites mínimos	Recomendado	Limites máximos
Recém-nascido (0-3 meses)	11-13	14-17	18-19
Bebê (4-11 meses)	10-11	12-15	16-18
Criança (1-2 anos)	9-10	11-14	15-16
Pré-escolar (3-5 anos)	8-9	10-13	14
Escolar (6-13 anos)	7-8	9-11	12
Adolescente (14-17 anos)	7	8-10	11
Jovem (18-25 anos)	6	7-9	10-11
Adulto (26-64 anos)	6	7-9	10
Idoso (> 65 anos)	5-6	7-8	9

Levando esses dados em consideração, depreende-se que os ritmos de sono e de vigília são fenômenos individualizados, de forma que cada pessoa apresenta tendências endógenas para acordar e dormir, entre outras funções biológicas. Assim, pode-se observar que alguns indivíduos têm maior propensão a acordar e dormir mais cedo (os "matutinos"); outros, a despertar e adormecer mais tarde (os "vespertinos"); havendo também aqueles que não chegam a esses extremos (os "intermediários"). Além dessa variação interindividual, também se observa uma outra associada à faixa etária: os mais jovens têm o "relógio" ajustado para mais tarde, enquanto os mais velhos, para mais cedo[8].

O que se constata na prática diária, entretanto, é que grande parte da população não costuma obedecer a essas tendências endógenas (ao acordar mais cedo do que o fisiologicamente indicado, por exemplo), gerando queixas de sonolência e/ou insônia a depender do momento do dia em que se encontra. Não bastasse isso, cada vez mais evidências vem ratificando o impacto desse desalinhamento na fisiopatologia de diversas doenças, incluindo, câncer[9].

Quantidade/qualidade do sono

A duração do sono é um parâmetro presente em diversos estudos de longa data sobre qualidade de vida, dado seu nítido impacto no *status* funcional das pessoas, além de ser um dado facilmente mensurável[10]. Pode-se dizer

que a privação do sono é um dos grandes males desse século, e suas consequências se fazem sentir a todo momento: sonolência, mal-estar, cefaleia, alterações cognitivas e de humor, propensão a erros e acidentes; em última análise, ela acaba por influenciar o curso de diversas doenças, como hipertensão arterial, *diabetes mellitus*, depressão, entre outras. Por outro lado, sabe-se hoje que sono de longa duração também está associado a maior risco de desfechos adversos; embora essa relação não pareça ser de causalidade, ela pode ser justificada por estar mais associada a sedentarismo, doenças crônicas limitantes, quadros metabólicos mais desfavoráveis e, sobretudo, sono de má qualidade[11].

Mesmo havendo variações inter e intraindividuais que são fisiológicas, existem dados que permitem, ao menos, sugerir, a nível populacional, metas de tempo de sono ideal para cada faixa etária. Periodicamente, organizações, como a National Sleep Foundation, publicam diretrizes estabelecendo parâmetros objetivos a serem mirados na efetivação de um sono considerado normal. Tais informações são provenientes de reuniões entre diversos especialistas que discutem estudos do sono de indivíduos doentes e normais, a partir dos quais são estabelecidos os valores médios do que seria a normalidade, não só em termos de duração, como também de sua arquitetura. Os dados referentes à duração já são consagrados e amplamente divulgados, ainda que se admita, vale destacar, alguma variação individual. Não se pode dizer o mesmo em relação aos dados referentes à arquitetura, já que são menos precisos e houve menor concordância entre os especialistas[1].

Considerando que o sono é um construto multidimensional, seria muito simplista justificar as consequências prejudiciais de um sono ruim apenas por sua duração. Estudos mais recentes vêm focando no impacto da qualidade do sono na funcionalidade das pessoas, e seus resultados tem demonstrado que se trata de um parâmetro tão ou mais importante que a sua duração. É provável que os dormidores com pior qualidade de sono tenham pior qualidade de vida, independentemente da duração de seu sono[12].

Sono saudável: o novo "normal"

Muito mais que atender a critérios e valores normativos, o sono considerado "normal" deve envolver dimensões como satisfação e qualidade de vida. Essa afirmativa expande as fronteiras do que seria a normalidade em sono e leva a discussões sobre como avaliar e cuidar do sono do indivíduo – o que traz à tona o conceito de saúde do sono.

Já foi praxe entender saúde como ausência de doença. Seguindo o mesmo raciocínio, o sono normal, durante muito tempo, era compreendido como aquele que não era relacionado a qualquer transtorno, fosse ele respiratório, circadiano, de movimento ou de qualquer outra natureza. Ao serem aplicados os preceitos de qualidade de vida e a relação íntima que ela tem com o "dormir bem", o sono "normal" passou a envolver outros elementos, muitos de cunho subjetivo, para além dos parâmetros numéricos de duração e arquitetura que vinham em voga. Assim, um sono saudável é pautado por índices subjetivos de satisfação e bem-estar aliados às medidas objetivas já citadas (aspectos polissonográficos, ocorrência de transtornos, uso de substâncias, fatores ambientais etc.).

Buysse[4], em ensaio sobre saúde do sono, aponta cinco parâmetros que devem ser considerados ao se caracterizar o que seria o sono saudável: duração do sono (tempo de sono em 24 horas); continuidade do sono (facilidade de adormecer e/ou retomar o sono); alinhamento do sono (grau de sincronicidade com o ritmo circadiano endógeno); grau de alerta/sonolência (capacidade de manter vigília atenta); e grau de satisfação/qualidade (parâmetro subjetivo do sono/vigília). São medidas correlatas e aplicáveis, uma vez que elas podem ser associadas a desfechos clínicos; podem ser qualificadas em termos positivos e negativos; podem ser mensuráveis por meios subjetivos, comportamentais e/ou fisiológicos; e podem ser facilmente compreensíveis entre os profissionais de saúde e público em geral (Figura 1).

Diante do proposto, sono saudável, atrelado ao conceito de saúde do sono, pode ser definido como um padrão multidimensional de ritmo sono-vigília, adaptado às demandas individuais, sociais e ambientais, que promove bem-estar físico e mental e que é caracterizado por satisfação pessoal, ritmo sincronizado, duração adequada, alta eficiência e atenção sustentada durante a vigília[4].

AVALIAÇÃO DO SONO

Sendo o sono um fenômeno tão complexo e heterogêneo, com implicações tão abrangentes na vivência humana, sua avaliação deve ser igualmente plural. A semiologia do sono pode envolver muitas estratégias de abordagem, que variam desde a anamnese estruturada com aplicação de escalas e questionários até a realização de exames específicos, como a clássica polissonografia (PSG). Didaticamente, pode-se distribuir essas medidas entre três grandes espectros clínicos da medicina do sono: insônia; sonolência excessiva; e movimentação anormal durante o sono.

Insônia

Dificuldade para dormir é uma queixa das mais comuns nos consultórios médicos, chegando a ser reportada por cerca de um terço da

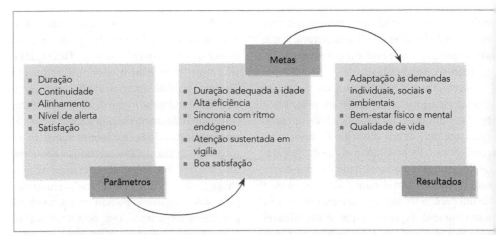

FIGURA 1 Construindo o "sono saudável", segundo parâmetros baseados no ensaio de Buysse[4]. Um sono considerado de boa qualidade deve ser suficiente em termos de duração; não ter fragmentação significativa; e ser alinhado com o ritmo sono-vigília endógeno, o que promove nível de atenção adequado, além de satisfação pessoal. Esse padrão de sono ainda deve estar devidamente enquadrado no contexto social do indivíduo, pois daí advém o bem-estar e a qualidade de vida.

população[13]. Sua interface com outros quadros clínicos é imensa, podendo estar associada a doenças neurológicas, uso de substâncias, transtornos psiquiátricos, rotinas disruptivas de trabalho, intercorrências clínicas e, até mesmo, outros transtornos do sono.

História clínica

A anamnese costuma ser a parte mais importante e mais extensa da semiologia do sono. O elemento central da história é o diário de sono, quando a insônia será caracterizada como inicial (dificuldade de iniciar o sono), de manutenção (dificuldade de manter o sono) ou como despertar precoce (sono finalizado antes do horário desejado). Dentro desse registro, devem constar itens, como: hora de se deitar; hora de adormecer; despertares noturnos e sua duração; hora de despertar final; hora de se levantar; variações desses horários em relação a dias de semana e dias de fim de semana/períodos de folga. Integrado a esse relato, é importante averiguar sobre rotinas noturnas pré-sono (ritual de sono) e sobre a adoção ou não de medidas de higiene do sono (ambiente adequado; redução de uso de eletrônicos; alimentação adequada; engajamento em atividades relaxantes). Padrões comportamentais, como ruminação de pensamentos na cama ou consulta insistente ao relógio, são muito comuns e ilustram o estado de hiperalerta do insone. É importante avaliar o impacto de comorbidades sobre o sono (sintomas álgicos, respiratórios e mentais; uso de medicações), assim como a possível ocorrência de outros transtornos do sono (considerar a possibilidade de síndrome das pernas inquietas, apneia do sono ou transtornos do ritmo circadiano). Ao se traçar o panorama de um quadro de insônia, é interessante destacar os fatores que tenham contribuído para a história natural da doença, tal qual foi ilustrado pelo modelo psicobiológico de Spielman (modelo dos 3 "P"): fatores predisponentes (genética; sexo feminino); precipitantes (falecimentos; desemprego; provas; eventos traumáticos); e perpetuadores (comportamentos adquiridos que, involuntariamente, agravam o quadro, como uso de substâncias, permanência prolongada na cama etc.). Esse desenho ajuda a expor os prováveis componentes da insônia, facilitando a elaboração da estratégia terapêutica[14,15].

Exame físico

O exame físico dos insones costuma ser inespecífico em muitos casos. Mas alguns achados podem indicar comorbidades que contribuem para a dificuldade de dormir. Doenças reumatológicas, cardíacas e pulmonares que, muitas vezes, cursam com dor e dispneia, determinam estigmas ao exame que indicam maior severidade do quadro. Achados de doenças neurológicas, como a hipoestesia de neuropatias periféricas, a rigidez de síndromes parkinsonianas ou a paresia de doenças neuromusculares também levantam suspeitas sobre o possível efeito deletério dessas doenças sobre o sono. A avaliação psíquica durante a consulta também lança luz sobre comorbidades muito frequentes na insônia, como ansiedade e depressão[14].

Medidas subjetivas

Diversas escalas e questionários podem ser utilizados na avaliação da insônia. Eles são interessantes para pontuar aspectos importantes do quadro e para fins de seguimento. Pode-se destacar aqui o Índice de Severidade da Insônia (ISI) e o Índice de Qualidade de Sono de Pittsburgh (PSQI).

O diário de sono, que pode ser relatado na anamnese, também pode ser registrado em documentos (impressos ou digitais), o que o torna, muitas vezes, mais fidedigno. O instrumento é oferecido ao paciente para que ele preencha por, ao menos, 2 semanas, registrando os momentos em que está dormindo ou cochilando durante as 24 horas do dia (Figura 2).

Medidas objetivas

A actigrafia consiste em uma nova maneira de realizar um diário de sono. Consiste no uso de um acelerômetro, instrumento eletrônico que registra movimento instalado junto ao paciente (geralmente, no pulso), o que permite estimar, a partir dos dados que são continuamente armazenados, o tempo de sono do paciente durante longos períodos. Trata-se de uma maneira mais objetiva de se caracterizar a rotina de sono, contornando o viés subjetivo de um registro feito verbalmente (Figura 3). Vem ganhando muito espaço, tornando-se uma ferramenta muito útil no diagnóstico de privação de sono e dos transtornos de ritmo circadiano[16].

A PSG não é indicada na avaliação rotineira de insônia. Ela costuma ser realizada apenas naqueles casos em que a insônia é refratária e/ou se há suspeita de outro transtorno de sono (como a apneia do sono) que possa estar contribuindo para a dificuldade de dormir[14].

Outros exames clínicos podem ser solicitados, a depender dos sintomas apresentados pelo paciente (p. ex., perfil tireoidiano, eletrólitos, provas pulmonares, estudo cardiológico, perfil de ferro, eletroneuromiografia etc.).

Sonolência excessiva

A sonolência excessiva é outra queixa bastante comum na população geral, chegando a ser relatada por 25% das pessoas[17]. Trata-se de um número alarmante, haja vista a forte relação que esse sintoma apresenta com perda de qualidade de vida, propensão a erros e acidentes e com doenças clínicas importantes. O diagnóstico diferencial é extenso, e suas causas, não raro, podem se sobrepor.

História clínica

Considerando-se que múltiplas causas podem estar envolvidas, a anamnese para a queixa de sonolência excessiva deve ser a mais abrangente possível. É de se salientar ainda que muitos pacientes podem não associar determinados sintomas (como esquecimento, alterações de humor, fadiga) ao estado de sonolência, dado que a cronicidade do quadro pode deixar essa relação menos perceptível. O relato de terceiros, portanto, é de extrema valia, pois além de desmascarar essa provável associação, também pode acrescentar outros achados (roncos, movimentação durante o sono etc.).

É interessante avaliar em que circunstâncias a sonolência (ou sintomas correlatos) costuma se expressar mais. Essa informação costuma se relacionar com a severidade do quadro. Dessa

Nome: _____ Data: _____

Diário do sono

Data	24h	1h	2h	3h	4h	5h	6h	7h	8h	9h	10h	11h	12h	13h	14h	15h	16h	17h	18h	19h	20h	21h	22h	23h	Observação

Legenda:
↓deita   ↑levanta
■ Dormindo   □ Acordado   ■ Meia hora (30 minutos)

FIGURA 2 Modelo de diário do sono utilizado no serviço de sono do Instituto de Psiquiatria do Hospital das Clínicas da Faculdade de Medicina da Universidade de São Paulo (IPq-HCFMUSP). Trata-se de um bom instrumento para conhecer de forma mais detalhada a rotina de vida do paciente.

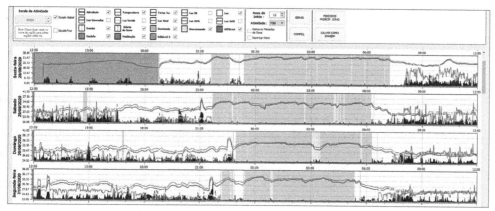

FIGURA 3 Amostra de actigrafia, ferramenta utilizada para documentar de forma objetiva a rotina de sono do paciente. Trata-se de um acelerômetro que estima o tempo de sono por meio do registro ou não de movimento. As barras escuras representam movimentação do paciente, enquanto sua ausência é interpretada como ocorrência de sono.

forma, sintomas como desatenção, irritabilidade, cansaço, falta de energia ou, até mesmo, hiperatividade, podem aparecer em maior ou menor grau em situações como ao assistir à TV ou dirigir um veículo.

Uma atenção maior deve ser feita durante o interrogatório para se descartar privação de sono ou quadros respiratórios do sono como possíveis causas da sonolência. Para isso, uma caracterização detalhada da rotina de sono do paciente deve ser feita, analisando especialmente tempo total de sono, despertares noturnos e variações de rotina entre dias de trabalho/estudo e dias de folga. Deve-se fazer um esforço também para avaliar se o paciente está seguindo uma rotina alinhada com seu ritmo circadiano de sono-vigília. Sinais e sintomas como ronco, respiração ruidosa, apneia presenciada, cefaleia noturna ou ao despertar e noctúria aumentam a probabilidade de ocorrência de apneia do sono. Fenômenos como paralisia do sono, alucinações hípnicas e/ou cataplexia (episódio de perda de tônus muscular desencadeado por gatilhos emocionais) também devem ser sondados, pois podem ser enquadrados em hipersonias específicas, como a narcolepsia. Os cochilos, manifestação cardinal da sonolência diurna, devem ser avaliados em aspectos, como número, duração, momento do dia em que ocorrem, ocorrência de sonhos e se são reparadores; tais características também auxiliam na investigação de hipersonias.

Os antecedentes pessoais do paciente também devem ser questionados; pois, muitas vezes, podem abrigar possíveis causas e/ou agravantes para o quadro de sonolência. Comorbidades, como cardiopatias, doenças pulmonares e neurológicas (AVC, trauma encefálico, doenças neuromusculares, Parkinson e outras doenças neurodegenerativas) podem se associar a transtornos respiratórios do sono e/ou hipersonias de etiologia central. O uso de medicações (como antidepressivos, ansiolíticos, anti-hipertensivos, analgésicos, anti-eméticos) e substâncias (como álcool) podem trazer sonolência como efeito colateral e deve ser manejado. Um tópico que vem trazendo cada vez mais impacto sobre essa queixa é a história ocupacional: muitos são os trabalhadores de turno nos tempos atuais, e as jornadas de trabalho vem se tornando extenuantes em muitas áreas; correlacionar esses dados com o quadro clínico é essencial para o planejamento terapêutico[14].

Exame físico

O exame físico é pautado, em grande parte, na avaliação de risco para apneia do sono. Primeiramente, é importante avaliar como o paciente se comporta durante a consulta (nível de atenção; humor; memória; ânimo). Sinais vitais, como oximetria, frequência cardíaca e respiratória e pressão arterial, podem sinalizar para quadros sistêmicos associados a transtornos respiratórios do sono.

A avaliação segmentar inclui mensurações da circunferência cervical e abdominal; exame da orofaringe (o que envolve língua, dentes, úvula, amígdalas e palato, podendo ser categorizado pela classificação de Mallampati); exame do nariz; exame do crânio (procurar malformações craniofaciais, ocorrência de retrognatia ou micrognatia); cálculo de IMC; exame cardíaco e pulmonar; exame neurológico.

Medidas subjetivas

Questionários e escalas são muito utilizados também para avaliação de sonolência excessiva. A escala mais conhecida e aplicada na prática clínica é a Escala de Sonolência de Epworth, em que oito situações cotidianas são listadas e se pede ao paciente para que se gradue a chance dele cochilar em cada uma delas. Existem várias outras que avaliam a probabilidade de apneia do sono como etiologia; vale destacar o Questionário de Berlim e o Questionário STOP-BANG.

O diário de sono também se faz importante nos casos de sonolência, especialmente para descartar privação de sono como causa e para detalhar a ocorrência dos cochilos. Outra função importante do diário é o de poder caracterizar um possível transtorno de ritmo circadiano, ao destacar qualquer desalinhamento de ritmo endógeno de sono em relação à sua rotina habitual de atividades.

Medidas objetivas

Exames complementares costumam ser solicitados na grande maioria dos casos de sonolência excessiva. Se, pela avaliação clínica, não houver evidências de uma etiologia clara para o quadro (como privação de sono), eles certamente estão indicados, ainda mais considerando que apneia do sono é bastante comum na população geral.

A PSG, incluindo seus derivados, como a polissonografia domiciliar, o estudo cardio-respiratório e a oximetria noturna, é o principal exame a ser solicitado. Considerado como exame padrão-ouro, a PSG realizada em laboratório de sono documenta objetivamente diversos parâmetros, incluindo sua arquitetura, quantidade de despertares e todo o quadro respiratório (saturação de oxi-hemoglobina, presença de roncos, número e tipo de eventos respiratórios, entre outros). Dessa forma, além de atestar o diagnóstico de um transtorno respiratório do sono, o exame também indica sua severidade e sua correlação com outros aspectos (como a ocorrência do evento respiratório com determinada posição adotada pelo paciente ou com um estágio de sono específico). Todos esses dados são úteis para traçar o plano terapêutico do paciente (ver Figura 4). Vale lembrar que a PSG também é importante na avaliação de outras causas de sonolência excessiva, sobretudo ao demonstrar fragmentação do sono por outros motivos (como movimentação periódica de membros ou parassonias).

Ao se suspeitar especificamente de hipersonias de etiologia central (como a narcolepsia), deve ser solicitado o Teste das Múltiplas Latências do Sono (TMLS), exame padrão-ouro para esse diagnóstico. Realizado logo após uma PSG noturna, o procedimento consiste em 5 registros eletroencefalográficos durante cerca de 20 minutos, realizados durante o dia, a cada 2 horas. O objetivo é avaliar se o paciente adormece nesses momentos; a rapidez com que ele atinge o sono (a chamada latência); e se ele chega a apresentar sono REM precoce no período (o chamado SOREMP – *sleep onset REM period*). Segundo os critérios da Classificação Internacional de Transtornos do Sono, uma latência média ≤ 8 minutos e a ocorrência de, ao menos, 2 SOREMP entre os 5 registros, aliados a outros critérios clínicos, determinam o diagnóstico de narcolepsia, por exemplo[18].

Outros exames podem ser considerados na investigação de um caso de sonolência excessiva. A actigrafia, da mesma forma que para os

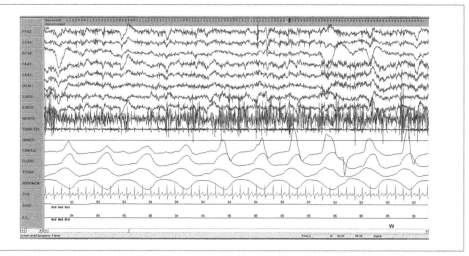

FIGURA 4 Amostra de traçado de uma polissonografia (PSG). Observa-se, por meio dos canais, padrão eletroencefalográfico (regiões frontal, central e occipital); atividade muscular (mento e perna); ocorrência de ronco; padrão respiratório (cânula nasal, fluxo por termistor, cintas torácica e abdominal); atividade eletrocardiográfica (ECG); oximetria e frequência cardíaca do paciente. Cada página, corresponde a 30 segundos de exame e é chamada de "época".

insones, pode ser fundamental para elucidar a rotina de sono do paciente e, assim, descartar privação de sono ou transtorno de ritmo circadiano. A dosagem de hipocretina-1 no liquor e a tipagem genética do HLA DQB1*06:02 podem ser agregados na investigação de narcolepsia. Exames laboratoriais, como perfil tireoidiano e hepático, assim como provas pulmonares, também podem ser úteis[14].

Movimentação anormal

Relatado, muitas vezes, como "sono agitado", essa queixa é bem menos corriqueira na prática clínica. Está relacionada com quadros mais benignos, embora seja importante descartar algumas causas de maior impacto. Entre os diagnósticos possíveis, pode-se listar epilepsia, parassonias, transtorno de movimentos periódicos, transtorno de movimento rítmico e até transtorno psicogênico.

História clínica

O relato de terceiros é essencial nesses casos. Dificilmente, o paciente vai ter ciência do que ocorre, muito menos discorrer sobre características mais específicas. A fenomenologia é crucial: é importante que o acompanhante descreva em detalhes o que o paciente faz; em que momento o movimento ocorre (no início ou no final da noite); qual a frequência do fenômeno durante a semana; quantas vezes ele surge durante a noite; se o comportamento é simples, complexo e/ou se é estereotipado; se há associação com sonhos/pesadelos. É prudente também avaliar se o comportamento envolvido tem teor agressivo e se chega a atingir terceiros, já que esses casos podem ter implicações legais.

Da mesma forma, deve-se registrar a rotina de sono do paciente; checar se o fenômeno se relaciona com alguma variação do cotidiano ou má higiene do sono; avaliar os antecedentes pessoais e familiares, assim como uso de medicações e substâncias. Doenças neurológicas, que possam se associar a crises epilépticas, devem ser averiguadas. Muitas parassonias (como sonambulismo) costumam ter história familiar[15].

Exame físico

O exame físico destinado a essa queixa segue o padrão citado para os outros espectros, já que muitas das causas relacionadas à insônia e sonolência excessiva também se relacionam com movimentação durante o sono e devem ser investigadas. A apneia do sono, por exemplo, costuma ser o desencadeador dos movimentos em muitos casos.

Medidas subjetivas

Como é de praxe, também existem escalas e questionários visando caracterizar melhor a queixa de movimentação anormal durante o sono. Porém, são bem menos utilizadas e validadas na prática clínica. O uso do diário de sono pode ser interessante para caracterizar melhor a rotina de sono do paciente (e descartar outros transtornos, como privação de sono) e a frequência dos fenômenos em questão.

Medidas objetivas

Como dito anteriormente, o diagnóstico depende muito da fenomenologia. Na maioria dos casos, é possível ter uma boa noção do quadro com o relato do paciente e do seu acompanhante. Porém, nos casos em que isso não ocorre, e visando obter o máximo de precisão no desenho do quadro comportamental, pode ser solicitado ao paciente e/ou terceiro que se filme o episódio no momento em que ocorre. Não sendo possível essa filmagem e havendo dúvidas quanto ao possível diagnóstico, convém a realização de PSG com monitorização por vídeo, o que possibilita, inclusive, associar a ocorrência do fenômeno com outros parâmetros do sono (eventos respiratórios; estágios de sono).

Entretanto, vale destacar que, em alguns casos, mesmo sob registro da PSG, podem pairar ainda dúvidas sobre sua etiologia. Esse cenário desafiador pode se configurar quando se suspeita de crise epiléptica. Nessas circunstâncias, pode ser necessária a monitorização prolongada com vídeo-eletroencefalograma, para que se possa flagrar algum correlato epileptiforme durante a alteração comportamental em questão.

Outros itens a serem considerados incluem exames laboratoriais (eletrólitos, perfil hepático e tireoidiano, dosagem sérica de drogas) e de imagem (ressonância de crânio).

CONSIDERAÇÕES FINAIS

- O sono é um estado fisiológico da maior importância para o bom funcionamento do organismo e para uma boa qualidade de vida. Ele deve ser continuamente avaliado e cultivado.
- O sono saudável deve ser balizado em termos de duração, continuidade, alinhamento com ritmo endógeno, grau de alerta e satisfação pessoal.
- São vários os transtornos de sono e eles costumam se relacionar com três grandes queixas: insônia, sonolência excessiva e movimentação anormal durante o sono. Cada uma delas traz especificidades em termos de abordagem diagnóstica.
- A história clínica é o item mais importante do processo diagnóstico. Muito tempo deve ser despendido nessa etapa, sendo fundamental conhecer a rotina de sono (e de vida) do paciente. Questionários e escalas, além de diários de sono e actigrafia, podem auxiliar bastante nessa caracterização.
- Exames complementares, especialmente a PSG, são cruciais em muitos casos, sobretudo no diagnóstico de apneia do sono. O TLMS (Teste das Múltiplas Latências do Sono) é obrigatório na investigação de hipersonias de etiologia central.

Dicas práticas para casos clínicos

- Sono saudável é um conceito individual. Parâmetros populacionais devem ser levados em conta, mas dentro de um contexto que integre as expectativas do paciente e seu grau de satisfação pessoal.
- Queixas de sono nem sempre são claras no relato do paciente, até por se tratar de um fenômeno pouco palpável e muito subjetivo. Tente sempre identificar na entrevista se o que o incomoda é a dificuldade para dormir, o excesso de sono e/ou a movimentação involuntária enquanto dorme. Procure direcionar a conversa, sem tentar induzir respostas. Questionários e escalas podem ajudar a tornar a conversa mais objetiva.
- Procure sempre caracterizar a rotina, não só do sono, mas da vida do paciente. O sono e a vigília se influenciam entre si, de modo que o diagnóstico de um transtorno é mais facilmente obtido ao se identificar as implicações de um sobre o outro.
- O sono está intrinsecamente relacionado à condição de bem-estar do indivíduo, que deve ser o objetivo final do tratamento.

REFERÊNCIAS BIBLIOGRÁFICAS

1. Ohayon M, Wickwire EM, Hirshkowitz M, Albert SM, Avidan A, Daly FJ, et al. National Sleep Foundation´s sleep quality recommendations: first report. Sleep Health. 2017;3(1):6-19.
2. Sofi F, Cesari F, Casini A, Macchi C, Abbate R, Gensini GF. Insomnia and risk of cardiovascular disease: a meta-analysis. Eur J Prev Cardiol. 2014;21(1):57-64.
3. Li Y, Zhang X, Winkelman JW, Redline S, Hu FB, Stampfer M, et al. Association between insomnia symptoms and mortality: a prospective study of U.S. men. Circulation. 2014;129(7):737-46.
4. Buysse DJ. Sleep health: can we define it? Does it matter? Sleep. 2014;37(1):9-17.
5. Swick TJ. The neurology of sleep. Neurol Clin. 2005;23(4):967-89.
6. Carskadon MA, Dement WC. Normal human sleep: an overview. In: Kryger MH, Roth T, Dement WC. Principles and practice of sleep medicine. 6 ed. Philadelphia: Elsevier; 2017. p 15-24.
7. Ohayon MM, Carskadon MA, Guilleminault C, Vitiello MV. Meta-analysis of quantitative sleep parameters from childhood to old age in healthy individuals: developing normative values across the human lifespan. Sleep. 2004;27:1255-73.
8. Grigg-Damberger M. Normal sleep: impact of age, circadian rhythms, and sleep debt. Continuum Lifelong Learning Neurol. 2007;13(3):31-84.
9. Smolensky MH, Hermida RC, Reinberg A, Sackett-Lundeen L, Portaluppi F. Circadian disruption: New clinical perspective of disease pathology and basis for chronotherapeutic intervention. Chronobiol Int. 2016;33(8):1101-19.

10. Cappuccio FP, Cooper D, D'Elia L, Strazzullo P, Miller MA. Sleep duration predicts cardiovascular outcomes: a systematic review and meta-analysis of prospective studies. Eur Heart J. 2011;32(12):1484-92.
11. Patel SR, Malhotra A, Gottlieb DJ, White DP, Hu FB. Correlates of long sleep duration. Sleep. 2006; 29(7):881-9.
12. Lalluka T, Sivertsen B, Kronholm E, Bin YS, Overland S, Glozier N. Association of sleep duration and sleep quality with the physical, social, and emotional functioning among Australian adults. Sleep Health. 2018;4(2):194-200.
13. Ohayon MM, Reynolds CF. Epidemiological and clinical relevance of insomnia diagnosis algorithms according to the DSM-IV and the International Classification of Sleep Disorders (ICSD) [published correction appears in Sleep Med. 2010;11(2):227]. Sleep Med. 2009;10(9):952-60.
14. Malhotra RK. Evaluating the sleepy and sleepless patient. Continuum (Minneap Minn). 2020;26(4):871-89.
15. Silber MH. Diagnostic approach and investigation in Sleep Medicine. Continuum (Minneap Minn). 2017;23(4):973-88.
16. Lopes MC, Sobreira Neto MA, Pradella-Hallinan M. Avaliação do sono e comportamento. In: Lopes MC, Eckeli AL, Hasan R. Sono e comportamento. 1 ed. Rio de Janeiro: Atheneu; 2019. p. 147-66.
17. Young TB. Epidemiology of daytime sleepiness: definitions, symptomatology, and prevalence. J Clin Psychiatry. 2004;65(16):12-6.
18. Tavares T, Hasan R. O sono normal e a monitoração do sono. In: Brasil Neto JP, Takayanagui OM. Tratado de Neurologia da Academia Brasileira de Neurologia. 1 ed. Rio de Janeiro: Elsevier; 2013. p. 381-3.

CAPÍTULO 20

Terapia cognitiva comportamental para insônia

Luciane Bizari Coin de Carvalho
Vanessa Ruotolo Ferreira

Objetivos do capítulo

- Compreender a insônia e seu diagnóstico.
- Introduzir a terapia cognitiva comportamental aplicada à insônia (TCCi).
- Conhecer as técnicas cognitivas e comportamentais utilizadas no tratamento da insônia.
- Ser capaz de escolher um tratamento personalizado.

Questões orientadoras

- Como realizar o diagnóstico da insônia?
- Quando escolher o tratamento com TCCi? Quando associá-la a tratamento medicamentoso?
- O que é TCC?
- Como a TCC pode ser aplicada à insônia?
- Quanto tempo de TCCi é necessário para o tratamento da insônia?
- Quem pode aplicar a TCCi?
- Quais técnicas são utilizadas na TCCi?
- Quais problemas/questões podem dificultar a TCCi?

INTRODUÇÃO

Uma boa noite de sono é fundamental para a recomposição física e psíquica de todo ser vivo. São variadas as queixas relacionadas ao sono, principalmente de adultos, sendo a insônia uma das mais comum em todas as especialidades que cuidam da saúde. Os dados sobre a prevalência da insônia são variados, e os estudos apontam que entre 5,8-20% da população adulta apresenta critérios diagnósticos para insônia[1-4].

A insônia é um transtorno de sono que apresenta percepção de sono insuficiente, relacionada à quantidade e/ou à qualidade do sono, na oportunidade de dormir, associada às dificuldades no funcionamento diurno do indivíduo[5]. Nos adultos com insônia são encontradas dificuldades para iniciar ou manter o sono, geralmente com preocupações e longos períodos de vigília noturna ou quantidades insuficientes de sono noturno. O diagnóstico é dividido em insônia crônica e insônia aguda. A insônia crônica é caracterizada pelo aumento da latência de sono (início de sono com mais de 30 minutos), com frequência de pelo menos três episódios na semana, e por um período de mais de três meses. A insônia aguda apresenta sintomas agudos persistentes, por menos de três meses[6].

As consequências no funcionamento diurno do indivíduo com insônia incluem fadiga, irritabilidade, disfunção cognitiva, alteração de humor, redução da motivação, energia ou iniciativa, cefaleia, sonolência, dor muscular e palpitações, reduzindo de modo geral a qualidade de vida, por dificultar as funções sociais e produtivas. A insônia aumenta o risco de acidentes de carro ou de trabalho, doenças cardiovasculares, AVC e doenças psiquiátricas[6]. As doenças psiquiátricas associadas à insônia são depressão, ansiedade e abuso de álcool[7-8].

Com os aspectos apresentados, a insônia acarreta um elevado custo direto ao indivíduo, incluindo aumento às consultas médicas com doenças crônicas e psicológicas, uso de hipnóticos com ou sem prescrição e uso de bebidas alcoólicas como paliativo. E um custo indireto, levando em consideração a qualidade de vida como um todo (física, psicológica e social), o absenteísmo (atestados para falta no trabalho), diminuição da produtividade, e aumento de acidentes de trabalho ou de trânsito[6].

A terapia cognitivo-comportamental (TCC) é o tratamento de escolha, baseada em evidências, para o tratamento de insônia crônica em adultos. Muitos estudos apontam resultados da TTCi na redução da gravidade da insônia e aumento da eficiência do sono, em médio e longo prazo[9-13]. A terapia farmacológica deve ser considerada quando a TCCi não apresentar os resultados esperados ou na insônia aguda, levando em consideração os efeitos colaterais, dependência e tolerância do indivíduo ao tratamento.

DIAGNÓSTICO

O diagnóstico da insônia é feito por meio da história clínica do indivíduo, sendo investigado: quando e como a insônia iniciou, características do sono, horário de dormir/acordar, presença de despertares durante a noite, ambiente do sono, presença de sonhos/pesadelos persistentes, hábitos alimentares noturnos, fatores familiares, rotinas na hora de dormir, cochilos, etc[14]. O Diário de Sono (Figura 1) é fundamental para a visualização dos comportamentos noturnos[14].

O exame físico, a avaliação psicológica (de ansiedade e depressão), a polissonografia e a actigrafia são exames importantes para o diagnóstico de comorbidades que deverão ser tratadas com a insônia, como avanço ou atraso de fase do sono, privação de sono ou sono insuficiente, outros transtornos do sono (síndrome das pernas inquietas/doença de Willis/Ekbom, síndrome da apneia obstrutiva do sono, narcolepsia, entre outras), outras condições médicas e uso de substâncias lícitas ou ilícitas, como cafeína, álcool, nicotina, benzodiazepínicos. São investigadas também, outras condições transitórias que modificam o sono, como imobilização, menstruação/menopausa e gravidez.

Alguns problemas emocionais causados por problemas de relacionamento, preocupações com condições financeiras ou de saúde própria ou da familiar, podem levar à depressão ou à ansiedade, grandes influenciadoras do sono do indivíduo.

São observados também comportamentos inadequados quanto ao horário de dormir, se a recomendação de quantidade necessária de sono é seguida, a alimentação ingerida antes de dormir, o horário de atividade física, a quantidade de trabalho e lazer, o uso de celular ou computador; enfim, aspectos que podem levar a uma privação de sono (diminuição da quantidade de sono por conta dos compromissos ou ao sono insuficiente, sendo considerada como a diminuição voluntária da quantidade de sono).

Os indivíduos com insônia apresentam características de personalidade com dificuldade para lidar com os problemas do dia a dia. Deve-se, então, instruir para que se evite ou remova preocupações de suas mentes, pois esse comportamento faz com que se permaneça em estado de hiperalerta, o que reforça a dificuldade em iniciar o sono.

O Modelo de Spielman procura explicar esse padrão para a insônia, pelo qual os indivíduos apresentam uma predisposição para desenvolver esse sintoma como resposta a determinadas situa-

Nome: _____ Mês _____ Ano _____

Data	Dia	Tarde						Noite							Madrugada					Manhã					
		12	13	14	15	16	17	18	19	20	21	22	23	24	1	2	3	4	5	6	7	8	9	10	11
	Segunda																								
	Terça																								
	Quarta																								
	Quinta																								
	Sexta																								
	Sábado																								
	Domingo																								
	Segunda																								
	Terça																								
	Quarta																								
	Quinta																								
	Sexta																								
	Sábado																								
	Domingo																								
	Segunda																								
	Terça																								
	Quarta																								
	Quinta																								
	Sexta																								
	Sábado																								
	Domingo																								
	Segunda																								
	Terça																								
	Quarta																								
	Quinta																								
	Sexta																								
	Sábado																								
	Domingo																								

Obs.:
Ao acordar pela manhã, preencha os quadradinhos referentes às horas que você acha ter dormido.
Se ficar mais de 15 minutos acordado, em qualquer período de sua "noite" de sono, deixe uma parte daquele quadradinho ou mais sem preencher.
Anote medicações, pensamentos importantes que o incomodem, pesadelos, sonambulismo ou quaisquer outros fatos marcantes.

FIGURA 1 Diário de sono.

ções de estresse e preocupação; uma fase de precipitação, na qual acontecimentos ou preocupações desencadeiam a insônia; e uma fase de perpetuação, na qual comportamentos inadequados para resolver a insônia acabam por torná-la crônica[14].

A insônia também pode ser explicada por meio dos modelos cognitivos dos despertares: fisiológico, emocional, cognitivo e condicionado. No despertar fisiológico, há aumento da temperatura do corpo, vasoconstrição, metabolismo, ritmo cardíaco e sudorese compatíveis com uma reação de luta ou fuga, no qual o sistema nervoso autonômico parassimpático domina, como se o indivíduo estivesse numa situação de perigo que o deixa em hiperalerta, incompatível como o sono. O despertar emocional vem como resposta ao estresse, internalização de emoções ou preocupações. O despertar cognitivo refere-se a atitudes e crenças incorretas sobre o sono, medo de perder o controle, culpa por não dormir e ruminação de conteúdos negativos. E por último, o despertar condicionado está relacionado ao ambiente do sono com estímulos associados ao não dormir[15].

TRATAMENTO

O tratamento para insônia aguda geralmente acontece por meio da terapia farmacológica com acompanhamento médico e por curto tempo. Para a insônia crônica, o tratamento de escolha é a terapia cognitiva comportamental com ou sem o uso de medicamentos.

A American College of Physicians, em seu guia prático para o tratamento de insônias, faz duas recomendações: a primeira é que todo paciente adulto deve receber TCCi como tratamento inicial para transtorno de insônia crônica[16]; e a segunda, é que os médicos usem uma abordagem compartilhada de tomada de decisão, incluindo uma discussão com seu paciente sobre os benefícios, malefícios e custos do uso de medicamentos a curto prazo, para decidir se deve adicionar terapia farmacológica em adultos com diagnóstico de insônia crônica nos quais a TCCi isolada não teve êxito.

Terapia cognitivo-comportamental aplicada à insônia (TCCi)

A TCCi é uma forma de terapia não farmacológica, que segue determinados passos e técnicas, com o objetivo de reduzir os sintomas comportamentais relacionados ao sono que fazem a insônia persistir e reduzir os sintomas cognitivos relacionados à ansiedade para adormecer.

Utiliza técnicas cognitivas e comportamentais, como o controle de estímulos, relaxamento, estímulo paradoxal, restrição do sono e terapia cognitiva (Tabela 1). A higiene do sono não é uma técnica de TCCi, mas um recurso frequentemente utilizado no tratamento dos transtornos de sono. Nenhuma dessas técnicas utilizadas isoladamente traz evidência de resultado, porém a combinação de técnicas conduz a resultados mais duradouros[17].

Os protocolos para aplicação da TCCi, geralmente são divergentes quanto ao modo de aplicação (internet, grupo, individual, autoaplicação etc.); número de sessões (4-8); tempo das sessões (60-120 minutos) e técnicas aplicadas em conjunto[10]. Essas divergências podem ser entendidas de acordo com a especificidade de cada caso, precisando de uma primeira sessão de avaliação para verificar quais técnicas serão utilizadas. A TCCi é aplicada em uma sessão por semana, pois as mudanças combinadas nas sessões devem ser levadas como lição de casa e repetidas vários dias para se tornarem uma rotina.

A TCCi aplicada de forma presencial ou à distância[18,19], pode contar com o auxílio de textos ou panfletos prontos, tendo sua eficácia comprovada tanto na forma individual como em grupo, dependendo da preferência dos indivíduos, o tempo de sessão deverá ser estendido entre uma hora e meia a duas horas, para proporcionar tempo para todos os integrantes tirarem suas dúvidas.

Pode ser aplicada por qualquer profissional da saúde habilitado em TCCi: psicólogo, médico, enfermeiro, terapeuta ocupacional, fisioterapeuta, fonoaudiólogo e/ou assistente social.

PSIQUIATRIA DO ESTILO DE VIDA

TABELA 1 — Técnicas de TCCi, segundo o tipo de insônia

Tipo de insônia	Características	Técnica	Diagnóstico diferencial
Inicial	Dificuldade para iniciar o sono	Relaxamento, controle de estímulos, terapia cognitiva	Atraso de fase do sono, privação do sono
Manutenção	Dificuldade para manter o sono	Restrição do sono, controle de estímulos, terapia cognitiva	Avanço de fase do sono, atraso de fase do sono, curto dormidor
Final de noite	Acorda antes do horário desejado	Controle de estímulos, terapia cognitiva	Avanço de fase do sono, curto dormidor

O tratamento deve ser iniciado com um levantamento detalhado da história do sono do indivíduo, compreendendo qual a característica da insônia, qual o horário do sono, tempo na cama, tempo que fica acordado, como era o sono antes da insônia ou quando era criança, quais as atividades que realiza para dormir ou durante a noite, o desencadeante da insônia, os fatores que facilitam ou aumentam a insônia, além do uso de substâncias e/ou de medicação para os problemas do sono e/ou para outras condições[18]. O resultado do tratamento também terá influência direta por meio do entendimento por parte do paciente sobre o que é e como funciona a TCCi, além de seu envolvimento, confiança no tratamento e expectativas reais depositadas.

Para se ter uma boa consistência da melhora, os indivíduos devem continuar, após a terapia, a praticar os novos hábitos e rotinas estabelecidas até se tornarem comportamentos automáticos. Como a insônia está relacionada a estresse e preocupação, muitos indivíduos vão apresentar uma noite ou um período de insônia novamente. Mas com o uso continuado da rotina estabelecida e a aplicação das técnicas aprendidas na TCCi, esse novo período de insônia será mais curto e mais leve, evitando-se que uma insônia ocasional se cronifique.

Controle de estímulos

O controle de estímulos é uma técnica utilizada na TCC que tem o objetivo de enfraquecer os estímulos que levam o paciente a ficar acordado, de modo a reforçar estímulos que associem a cama e o quarto a um adormecer rápido. Isso vai se tornando possível por meio da monitorização de comportamentos e hábitos realizados na hora de dormir, na medida em que vai criando novos hábitos e comportamentos com uma rotina adequada para dormir, de modo a reassociar o quarto com estímulo rápido de adormecer.

Entende-se que o indivíduo com insônia tem dificuldade em reconhecer o sinal do sono, assim como estabelecer uma rotina para dormir. Antes de ir para cama é necessário descansar e se preparar para o sono, sendo que bons dormidores, ou pessoas sem transtornos do sono, frequentemente, realizam uma série de atividades antes de ir para cama.

Para início da aplicação da técnica é realizado um inventário sobre todos os comportamentos na hora de dormir, principalmente os realizados já na cama, como: ler/estudar, comer, ver TV, escutar música, olhar o relógio, realizar trabalho manual, beber (café, chá, álcool, chocolate), fumar, telefonar para amigos/namorado, rever e planejar o dia, fazer contas e conferir banco, rever preocupações, pensar em doenças e problemas na família, entre outros.

Em seguida são realizadas orientações sobre o controle de estímulos, que devem ser seguidas todos os dias (durante a semana e finais de semana): ir para a cama com a intenção de dormir; não usar a cama ou quarto para outra atividade que não seja dormir (com exceção da atividade sexual); estabelecer uma rotina para ir para cama de modo que essas atividades servirão como sinal para adormecer; não permanecer na cama acordado, sendo que caso de não conseguir adormecer em pouco tempo, o indivíduo deve rá levantar da cama e ir para outro cômodo para realizar a atividade proposta como sinal de sono e ao perceber esse sinal, deverá, então se conduzir ao quarto/cama novamente; caso retorne ao quarto/cama e não adormeça em pouco tempo, deverá repetir a instrução anterior até conseguir adormecer rapidamente; levantar no mesmo horário.

Relaxamento

Para os indivíduos que apresentam ansiedade na hora de dormir, uma técnica de relaxamento muscular pode ser benéfica para tirar a tensão do corpo e reduzir os níveis de excitação, e não como uma técnica de indução do sono. A técnica de relaxamento deve ser escolhida com o indivíduo, sendo as utilizadas na TCCi: o relaxamento muscular progressivo, *biofeedback*, *mindfullness*, treino imaginário, técnica de Jacobson ou qualquer outra técnica que ajude no relaxamento.

Estímulo paradoxal

Estímulo paradoxal tem o objetivo de eliminar a ansiedade que inibe o adormecer. Nessa técnica, o indivíduo deve se dispor a executar o comportamento que lhe causa maior medo: ficar acordado. Deve preparar-se para passar a noite inteira acordado vendo filme, por exemplo, ou realizando uma atividade compatível com sua rotina de sono, sem se preocupar onde vai dormir ou a que horas.

Restrição de sono

A restrição de sono tem como objetivo aumentar a eficiência do sono, que é a relação entre quanto tempo se passa dormindo no tempo que o indivíduo se propôs a dormir. Muitos indivíduos com insônia tendem a ficar muito tempo na cama tentando dormir ou esperando o sono chegar acarretando um aumento na ansiedade de espera, geralmente levando à irritabilidade na ausência do sono, gastando muito

mais energia tentando dormir do que efetivamente dormindo. Essa técnica consiste em diminuir o tempo em que o paciente permanece na cama, consolidando o sono contínuo, sem interrupções e reduzindo a ansiedade antecipatória do sono.

Nessa técnica, o indivíduo é convidado a diminuir o tempo gasto na cama, ajustando esse tempo ao tempo em que efetivamente dorme. Depois de duas semanas preenchendo o diário de sono, teremos uma ideia de qual o horário e quantas horas o indivíduo realmente dorme. Por exemplo, se um indivíduo se deita às 22h, dorme às 24h e acorda às 6h, ele fica na cama 8h mas dorme 6h. Então ele é convidado a ir para cama mais próximo das 24h, onde provavelmente o sono virá. Isso aumenta sua eficiência do sono (ES).

$$ES = (\text{tempo total de sono/tempo de cama}) \times 100$$

No nosso exemplo, a ES era de 75% (ES = (6h/8h) x 100 = 75%), indo dormir próximo das 24h passou a ser de 100%. O tempo em cama é diminuído cerca de 15 a 20 minutos por semana até ES = 80/85%. Para prevenir a sonolência diurna, o tempo na cama não deve ser reduzido para menos de 5h por noite.

Terapia cognitiva

A terapia cognitiva tem o objetivo de identificar crenças (pensamentos disfuncionais), atitudes e o conhecimento do indivíduo em relação ao sono e à insônia, de modo a substituí-las por pensamentos e comportamentos mais adequados/adaptados. Informações sobre: o que é sono normal, quantas horas de sono são necessárias, a que horas se deve dormir, quais são os sinais de sono e como a insônia funciona como somatização daquela emoção que não se consegue lidar, levam à reinterpretação da insônia como doença, e em consequência à relação com medicamentos.

Esse tipo de terapia é usado para superar as preocupações sobre o sono e a insônia, de modo a eliminar as ansiedades que normalmente estão associadas a não dormir bem ou se sentir incapaz de dormir.

Higiene do sono

A higiene do sono, apesar de não ser uma técnica de TCCi, é amplamente utilizada trazendo sugestões para hábitos de vida saudáveis que influenciarão positivamente no sono dos indivíduos:

- Ir para a cama somente quando sentir-se sonolento ou pronto para dormir.
- Acordar no mesmo horário todas as manhãs.
- Não fazer cochilos.
- Não usar bebidas alcoólicas.
- Não fazer uso de cafeína à noite.
- Não fazer exercícios físicos vigorosos à noite.
- Cuidados com o ambiente de sono.
- Fazer um lanche leve à noite.

A organização desses hábitos leva o indivíduo a uma rotina mais saudável, tanto durante o dia como de noite, aumentando a qualidade de vida e as condições para um melhor aproveitamento do sono.

PROBLEMAS/LIMITAÇÕES NO USO DA TCCI

A disposição do indivíduo para mudança de hábitos é fundamental para a aderência ao tratamento com TCCi e seu sucesso. Se há demanda de medicação, dificuldade em mudar hábitos e crenças, mudança na rotina aos sábados, domingos e feriados por causa de festas, ou o não tratamento de comorbidades, vai haver alteração ou atraso no efeito da TCCi.

Outros problemas que afetam a mudança de comportamento incluem o local onde o indivíduo mora (se tem barulho, luz, perigo, vizinhos que atrapalham), a ajuda da família (se tem indivíduos doentes, alcoólatras, agressivos), o tipo de trabalho/estudo (horário, distância, atividades estressantes), se há possibilidade de lazer (filhos, atividades relaxantes, atividade física), entre outros.

CONSIDERAÇÕES FINAIS (TAKE HOME MESSAGES)

- A TCCi é a primeira escolha no tratamento de insônia crônica em adultos.
- O uso de medicações deve ser feito, quando necessário.
- A insônia deve ser tratada com as demais comorbidades.
- TCCi deve ser personalizada e escolhida de forma compartilhada com o paciente para ter melhor efeito.

Dicas práticas para casos clínicos

- Perguntar quando e como foi o início da insônia.
- Entender qual é o melhor horário para o paciente dormir e quanto tempo de sono ele precisa para sentir-se bem durante o dia.
- Fazer uma relação de comportamentos adequados e inadequados para o sono.
- O diário de sono, as medidas de higiene do sono, a atividade para desligar pensamentos são tarefas de casa úteis para o desenvolvimento de novos hábitos de dormir.
- Encontrar uma atividade que seja um distrator para pensamentos.
- Certificar-se de que o paciente entendeu como funciona a insônia e como as técnicas de TTCi podem ajudá-lo.

REFERÊNCIAS BIBLIOGRÁFICAS

1. Ohayon MM. Epidemiology of insomnia: what we know and what we still need to learn. Sleep Med Ver. 2002;6:97-111.
2. Pallesen S, Sivertsen B, Nordhus IH, Bjorvatn B. A 10-year trend of insomnia prevalence in the adult Norwegian population. Sleep Med. 2014;15:173-9.

3. Riemann D, Baglioni C, Bassetti C, Bjorvatn B, Dolenc-Groselj L, Ellis JG, et al. European guideline for the diagnosis and treatment of insomnia. J Sleep Res. 2017;26:675-700.

4. Bjorvatn B, Waage S, Pallesen S. The association between insomnia and bedroom habits and bedroom characteristics: an exploratory crosssectional study of a representative sample of adults. Sleep Health. 2018;4:188-93.

5. American Academy of Sleep Medicine. International Classification of Sleep Disorders. 3 ed. Darien: American Academy of Sleep Medicine; 2014.

6. Kryger MH, Roth T, Dement WC. Principles and practice of sleep medicine. 6 ed. Philadelphia: WB Saunders; 2017.

7. Bjorøy I, Jørgensen VA, Pallesen S,Bjorvatn B. The prevalence of insomnia subtypes in relation to demographic characteristics, anxiety, depression, alcohol consumption and use of hypnotics. Front Psychol. 2020;11:527.

8. Hertenstein E, Feige B, Gmeiner T, Kienzler C, Spiegelhalder K, Johann A, et al. Insomnia as a predictor of mental disorders: A systematic review and meta-analysis. Sleep Med Rev. 2019;43:96-105.

9. Mitchell LJ, Bisdounis L, Ballesio A, Omlin X, Kyle SD. The impact of cognitive behavioural therapy for insomnia on objective sleep parameters: A meta-analysis and systematic review. Sleep Med Rev. 2019;47:90-102.

10. Zweerde Tvd, Bisdounis L, Kyle SD, Lancee J, Straten Av. Cognitive behavioral therapy for insomnia: A meta-analysis of long-term effects in controlled studies. Sleep Med Rev. 2019;48:101208.

11. Trauer JM, Qian MY, Doyle JS, Rajaratnam SM, Cunnington D. Cognitive behavioral therapy for chronic insomnia: a systematic review and meta-analysis. Ann Intern Med. 2015;163:191e204.

12. Wu JQ, Appleman ER, Salazar RD, Ong JC. Cognitive behavioral therapy for insomnia comorbid with psychiatric and medical conditions: a meta-analysis. JAMA Intern Med. 2015;175:1461-72.

13. Van Straten A, van der Zweerde T, Kleiboer A, Cuijpers P, Morin CM, Lancee J. Cognitive and behavioral therapies in the treatment of insomnia: a meta-analysis. Sleep Med Rev. 2018;38:3-16.

14. Prado GF, Carvalho LBC, Prado LBF. Insônia: guia prático sobre diagnóstico e tratamento. São Paulo: Omnifarma; 2011.

15. Schutte-Rodin S, Broch L, Buysse D, Dorsey C, Sateia M. Clinical guideline for the evaluation and management of chronic insomnia in adults. J Clin Sleep Med. 2008;4:487-504.

16. Qaseem A, Kansagara D, Forciea MA, Cooke M, Denberg TD. Clinical Guidelines Committee of the American College of Physicians. Management of chronic insomnia disorder in adults: a clinical practice guideline from the American College of Physicians. Ann Intern Med. 2016;165:125-33.

17. Carvalho LBC. Terapia cognitiva. Psicoterapias. São Paulo: Duetto; 2010. v. 2, p. 85-121.

18. Teixeira CM, Teixeira LJ, Prado LBF, Prado GF, Carvalho LBC. Terapia cognitiva comportamental para insônia: revisão sistemática. Rev Neurocienc. 2016;240:1-33.

19. Seyffert M, Lagisetty P, Landgraf J, Chopra V, Pfeiffer PN, Conte ML, et al. Internet-delivered cognitive behavioral therapy to treat insomnia: a systematic review and meta-analysis. PLoS One. 2016;11:e0149139.

PARTE V

MANEJO DO ESTRESSE

CAPÍTULO 21

Meditação e relaxamento

Regina Chamon
Roberto Cardoso

Objetivos do capítulo

- Conhecer a fisiologia do estresse e os seus impactos na saúde e bem-estar.
- Conhecer a fisiologia da resposta de relaxamento e quais práticas induzem a este estado.
- Meditação:
- Panorama histórico e conceito.
- Definição operacional de meditação.
- Neurofisiologia da meditação.
- Benefícios clínicos e efeitos colaterais da meditação na saúde mental.

Questões orientadoras

- O que é o estresse e quais seus impactos na saúde?
- O que é meditação e quais as suas bases neurofisiológicas?
- Quais as evidências para o uso da meditação no contexto da saúde mental?

INTRODUÇÃO: ESTRESSE E SEUS IMPACTOS NA SAÚDE

Em 2007, a Organização Mundial da Saúde rotulou o estresse como uma epidemia global tendo em vista os seus efeitos deletérios à saúde[1]. Entre 2017 e 2018, Lipp et al. conduziram uma pesquisa com 2.592 brasileiros adultos evidenciando que 52% deles consideravam-se extremamente estressados (resultados 8-10 em uma escala que variava de 1 [nada estressado] a 10 [extremamente estressado]), sendo os estressores mais frequentemente citados as questões financeiras, as relações familiares, a sobrecarga de trabalho e as relações amorosas, em ordem de importância[2].

Quando excluímos doenças infecciosas agudas, as doenças crônicas não transmissíveis, como doenças neuropsiquiátricas, doenças cardiovasculares e *diabetes mellitus*, são as condições que causam maior morbidade, mortalidade precoce e impacto financeiro na saúde individual e coletiva. Essas doenças, hoje se sabe, estão intrinsecamente relacionadas ao estresse crônico e ao estilo de vida[3]. No campo da saúde mental, evidências robustas associam o estresse crônico a maiores incidências de transtorno depressivo maior, transtorno bipolar e síndrome do estresse pós-traumático[9]

MAS AFINAL, O QUE, DE FATO, É O ESTRESSE?

A resposta de estresse foi primeiro descrita em 1936 pelo pesquisador Hans Selye como uma resposta natural e involuntária do organismo com o objetivo de manutenção da homeostase, diante de uma alteração do ambiente interno ou externo do organismo[4]. Desde então o conhecimento científico sobre a resposta de estresse foi lapidado e a definição adotada atualmente é a de um conjunto de eventos, consistindo de um estímulo (estressor), que precipita uma reação no cérebro (percepção do estresse) que, por fim, ativa o sistema fisiológico de "luta ou fuga" no corpo[5].

Assim, conforme ilustra a Figura 1, a resposta de estresse, também chamada de resposta de luta ou fuga, é aquela resposta reflexa e involuntária que surge diante de uma ameaça ou desafio, reais ou imaginados, tanto no ambiente interno do organismo como no externo a ele, levando a uma série de alterações fisiológicas: elevação das frequências cardíaca e respiratória, da pressão arterial, tensão de grandes grupos musculares, vasoconstricção periférica, redução do fluxo sanguíneo dos tratos gastrointestinal e genitourinário, visão em túnel, alerta mental, além de induzir a resposta imune inata, com mobilização de neutrófilos e aumento da expressão de genes relacionados com a resposta inflamatória, como os genes do TNF, IL-6, Il-1b, ativação plaquetária e redução da fibrinólise[5,6].

Essa resposta aguda se modulou ao longo do desenvolvimento da espécie humana e ainda é importante para nosso melhor desempenho e sobrevivência diante de ameaças ou desafios pontuais, como cumprir uma meta, falar em público, responder a um episódio de violência física ou mesmo controlar infecções agudas ou a cicatrização de feridas.

Entretanto, atualmente e cada vez mais, os fatores que desencadeiam essa resposta em nosso organismo são percepções, nem sempre reais, de situações ameaçadoras ou desafiadoras, ou seja: nossos próprios pensamentos. A resposta de estresse, moldada pela evolução para responder a estressores próprios da natureza e durar de alguns minutos a poucas horas, no homem moderno deixou de ser uma resposta pontual e rápida passando a ficar ativada por longos períodos – muitas horas por dias ou meses –, devido a estressores principalmente de origem psíquica[7]. Assim, um mecanismo de defesa se transforma em um mecanismo de doença.

Além das alterações fisiológicas, em modelos animais o estresse crônico altera a estrutura cerebral, com:

- Crescimento dendrítico persistente e hiper-responsividade da amígdala cerebral, aumentando a percepção de alerta e medo.
- Atrofia dendrítica e redução de volume do hipocampo, área relacionada com a memória e o aprendizado.
- Atrofia dos dendritos e hiporresponsividade do córtex medial pré-frontal, área relacionada com a capacidade de planejamento, atenção e tomada de decisão[8].

Somado às alterações cognitivas causadas pelo estresse prolongado, como a redução da capacidade de manter a atenção, dificuldade de planejamento e redução da memória e aprendizado[8], essa condição também se relaciona com uma maior vulnerabilidade à adesão seja a drogas ou a comportamentos[3] e maior incidência de transtorno depressivo maior e transtorno de ansiedade generalizada[10]. Sintomas físicos frequentes são dores crônicas, tensão muscular, bruxismo, insônia. Ao contrário do estresse agudo, que possui efeito imunoprotetor, o estresse crônico tem efeito imunossupressor, com maiores chances de infecções de repetição e exacerbação de doenças autoimunes[5,7].

A RESPOSTA DE RELAXAMENTO

Em oposição às situações de ameaça ou desafio, quando nos sentimos seguros, tanto no que se refere ao ambiente físico quanto ao ambiente emocional, é perceptível a sensação de relaxamen-

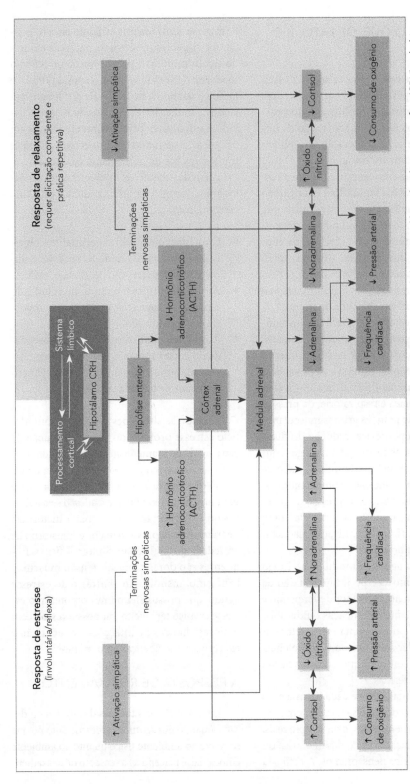

FIGURA 1 Na resposta de estresse ocorre ativação da amígdala cerebral com consequente liberação de hormônio liberador de corticotrofina (CRH) pelo hipotálamo, que induz a liberação de hormônio adrenocorticotrófico (ACTH) pela glândula pituitária. O ACTH estimula o eixo simpático-adreno-medular, com rápida liberação de catecolaminas, como adrenalina (Epi) e noradrenalina (Ne) pela medular da glândula adrenal, e também promove o estímulo do eixo hipotálamo-hipófise-adrenal, de maneira mais lenta, com liberação de cortisol (Cort) pelo córtex da glândula adrenal. Essas modificações promovem redução na liberação de óxido nítrico (NO), com consequente aumento do consumo de oxigênio, pressão arterial e frequência cardíaca. A resposta de relaxamento promove os efeitos opostos[6].

to e calma que surge. Essa sensação é proporcionada pela chamada resposta de relaxamento.

Tal resposta foi descrita pela primeira vez na década de 1970, pelo cardiologista Herbert Benson, em estudos que avaliavam as modificações fisiológicas ocorridas em monges durante a prática da meditação[11].

Passados cerca de meio século entendemos melhor como se dá essa resposta, não apenas por meio de suas alterações fisiológicas, com redução da pressão arterial, normalização da frequência cardíaca e respiratória e relaxamento muscular[11,14], como também de alterações bioquímicas, com redução do metabolismo, menor consumo de oxigênio, maior liberação de óxido nítrico e redução do estresse oxidativo celular[3,6], as alterações epigenéticas, sendo as mais expressivas delas a redução da expressão de genes da cascata inflamatória, como o gene NF-kB, e o aumento da expressão de genes relacionados à secreção de insulina e função mitocondrial[12,13].

A resposta de relaxamento, também conhecida como resposta de descanso e digestão, vai muito além da sensação de relaxamento. Ela promove o retorno do organismo ao equilíbrio após uma situação de ameaça ou desafio, físico ou psíquico, pela ativação do sistema nervoso autônomo parassimpático (Tabela 1). Ao contrário da resposta de estresse, que é involuntária e reflexa, a resposta de relaxamento pode ser naturalmente elicitada sempre que temos a percepção de segurança física e emocional, mas também pode ser voluntariamente promovida, por meio de práticas que contenham como principais elementos: uma atividade física ou mental repetitiva; e a atitude de passivamente ignorar pensamentos de distração[11,14].

Isso pode ser visto em práticas como a meditação, alguns tipos de oração, ioga, *tai chi chuan*, *qi gong* e treinamento autógeno progressivo. Com alguns minutos dessas práticas já é possível notar uma redução do tônus simpático e ativação do tônus parassimpático, com as respectivas alterações fisiológicas, conforme demonstrado na Figura 1.

A resposta de relaxamento é, assim, considerada o contraponto fisiológico da resposta de luta ou fuga[3], reduzindo os efeitos deletérios do estresse crônico e melhorando a saúde e bem-estar físico, emocional e psíquico (Tabela 1).

Ao longo das últimas décadas tem crescido uma área de estudos conhecida como neurociência cognitiva, cuja base de pesquisa são práticas que estimulam a resposta de relaxamento. Entre essas práticas, a que temos maiores evidências atualmente é a meditação.

Nas próximas sessões deste capítulo vamos entender o que é meditação e quais os seus benefícios para a saúde.

TABELA 1 Resposta de estresse x resposta de relaxamento

Resposta de estresse (luta ou fuga)	Resposta de relaxamento (descanso e digestão)
Ameaça ou desafio	Segurança
Involuntária e reflexa	Pode ser promovida, voluntária e conscientemente
Ativação das vias de alarme (amígdala)	Ativação do córtex pré-frontal
Ativação do sistema nervoso simpático	Ativação do sistema nervoso parassimpático
Aumento do metabolismo, FC, FR e PA	Normalização do metabolismo, FC, FR e PA
Estado inflamatório e pró-coagulação	Normalização da função imune e coagulação
Alerta mental e sensação de medo	Sensação de calma e bem-estar

FC: frequência cardíaca; FR: frequência respiratória; PA: pressão arterial.

PANORAMA HISTÓRICO E CONCEITO DE MEDITAÇÃO

Nas últimas cinco décadas houve um aumento exponencial de publicações científicas sobre temas como meditação e *mindfulness*. Uma recente pesquisa na base de dados Pubmed mostra que no ano de 1969 apenas 8 artigos haviam sido publicados com os termos meditação ou *mindfulness*, ao passo que foram publicados 2.826 artigos com esses temas em 2019[15].

Esse interesse crescente coincide com o estilo de vida atual, em que as condições de doença relacionadas à saúde mental e ao estresse crônico têm sua incidência crescente: estamos diante de sobrecarga de informações, trabalho, compromissos sociais e frequentemente utilizamos a palavra estresse para descrever como nos sentimos.

Apesar de responder a demandas da sociedade atual, a meditação encontra-se presente na história da humanidade muito antes de o estresse e as patologias psiquiátricas se tornarem parte rotineira das nossas vidas. Acredita-se que as primeiras experiências de estado alterado de consciência tenham acontecido há cerca de 800 mil anos, com a descoberta do fogo. Ao passar longas horas olhando as chamas, é provável que os demais sentidos fossem suprimidos e houvesse um afastamento da consciência do padrão de luta-fuga em direção a um estado mais calmo de repouso ao invés de ansiedade[16].

Essas práticas, chamadas de protomeditativas, também aconteciam provavelmente com os caçadores primitivos, que contavam com armas muito rudimentares para caçar e precisavam chegar bem próximo das suas presas. Para isso era necessário manter o corpo praticamente imóvel, integrado à natureza e varrer da mente os pensamentos ansiosos. Por meio dessa autodisciplina é provável que eles atingissem um estado meditativo de maneira espontânea[16].

Os primeiros relatos escritos de um estado meditativo voluntariamente provocado são vistos na Índia de 1.500-1.000 a.C., em um texto conhecido como Rig Veda. Mas foi só em 300 a.C., na China, por meio de escritos dos Mestres Lao e Chuang, que começamos a ver a descrição de um uso sistemático das disciplinas meditativas. Embora na cultura oriental haja mais registros sobre a prática meditativa, na cultura Ocidental também vemos a prática da meditação em várias tradições, da Cabala, no Judaísmo, a rituais cristãos. Dentro de todas essas tradições a meditação é entendida como uma disciplina de conhecimento e desenvolvimento pessoal.

A abordagem científica da meditação começa a ser objeto de estudos na década de 1950, ainda de maneira muito tímida. Por volta de 1968 ocorre uma maior disseminação da meditação no Ocidente por meio da meditação transcendental, que ficou conhecida pelo movimento da contracultura e de artistas como os Beatles. No final da década de 1970, o Dr. Herbert Benson descreve a resposta de relaxamento, e a partir disso cresce o interesse da ciência por essa prática. Nesse período, Jon Kabat-Zin inicia a estruturação de programas de redução do estresse baseados em práticas inspiradas na ioga e no budismo, que fica amplamente difundido sob o nome de *Mindfulness Based Stress Reduction*, tema que será aprofundado em outro capítulo deste livro.

Mas ainda era difícil falar cientificamente sobre uma prática que engloba uma série de diferentes técnicas, com tantas variáveis e abordagens diversas. Em 2004, Cardoso et al. sugerem uma definição operacional da meditação. A partir dessa publicação, é possível colocar as diferentes práticas dentro de um ponto comum e reprodutível, o que garante mais condições de falar sobre a meditação do ponto de vista de método científico.

Segundo o mesmo autor, para que uma prática seja chamada de meditação ela deve apresentar os seguintes componentes[17] (Quadro 1):

- O uso de uma técnica específica, claramente definida, que seja ensinada pelo instrutor para o aluno como uma receita a ser seguida, um passo a passo.
- Relaxamento muscular em algum momento do processo, que é um indicativo do relaxamento psicofísico, facilmente perceptível e mensurável.
- "Relaxamento da lógica", caracterizado como pretender não analisar, tentar não explicar os possíveis efeitos psicofísicos resultantes da prática; pretender não julgar esses possíveis efeitos (bom, ruim, certo, errado) e por fim pretender não criar expectativas em relação ao processo.
- Ser necessariamente um estado autoinduzido, de maneira que o aprendiz possa repro-

duzir a técnica sem criar nenhuma dependência do instrutor.

- Utiliza uma ferramenta de autofocalização, também denominada de âncora, que consiste no ponto para o qual o praticante volta a sua atenção durante a prática. Tem por fim evitar o envolvimento em pensamentos, torpor, sono e estados de transe.

O que diferencia uma técnica de meditação de outra é exatamente o tipo de âncora utilizada. Algumas técnicas são classificadas como atenção focada (*focused attention*). São técnicas em que a atenção se volta para um objeto específico, como uma palavra, um som, uma imagem, uma função fisiológica (como a respiração), a exemplo das técnicas *shamatha*, meditação *zazen*, meditação cristã. Outro grupo de técnicas é denominado como monitoramento aberto (*open monitoring*), em que a atenção se volta para elementos mais sutis e abstratos, como a percepção do fluxo de pensamentos, das emoções ou da consciência subjetiva, sem envolvimento com os mesmos. São exemplos técnicas como a meditação *mindfulness* e *vipassana*[18]. A meditação pode ainda ser encontrada dentro das tradições religiosas como práticas devocionais, que não serão abordadas neste texto.

As técnicas descritas anteriormente são consideradas práticas de meditação passiva, em que o praticante permanece em repouso na postura. Alguns praticantes, principalmente aqueles com quadro de ansiedade grave, tem dificuldade em iniciar as práticas passivas. Nesses casos, podemos sugerir iniciar com técnicas consideradas ativas, em que a âncora é o próprio movimento. Nesse grupo encontram-se práticas como *qi gong, tai chi chuan*, a meditação caminhando e o giro *sufi*, prática presente na tradição filosófica do islamismo.

Ainda baseado no trabalho de Cardoso et al., o procedimento por meio do qual se operacionaliza uma técnica de meditação também é comum a todas as práticas. Ele consiste em trazer a atenção para âncora, seja esta âncora focada ou monitoramento aberto, o que promove a redução do envolvimento em sequências de

QUADRO 1 Definição operacional da meditação. Para que uma técnica seja considerada como meditação, para fins acadêmicos, ela deve conter os seguintes aspectos

Elementos constituintes da meditação
Técnica específica
Autoinduzida
Relaxamento muscular
Ferramenta de autofocalização
Relaxamento da lógica

Fonte: Cardoso et al.[17].

pensamentos e, eventualmente, o relaxamento da lógica. Sempre que o praticante se perceber distraído envolvido em sequências de pensamentos ou analisando os conteúdos que surgem, ele deve, de maneira gentil, retornar a atenção à âncora[17], conforme demonstrado na Figura 2.

NEUROFISIOLOGIA DA MEDITAÇÃO

Apesar dos estudos crescentes e com metodologia científica cada vez mais apurada, o conhecimento sobre os processos neurofisiológicos desencadeados pela meditação ainda é limitado, entretanto há uma série de hipóteses sendo testadas nesse tema.

Pretender descrever um modelo unificado da neurofisiologia de um grupo diverso de práticas, como a meditação, seria como querer descrever todas as alterações fisiológicas de esportes, como futebol, basquete, vôlei e handebol dentro de um modelo unificado de exercício físico. Há pontos em comum, é claro, entretanto há diferenças marcantes entre cada atividade.

Dessa maneira, não pretendemos aqui esgotar o tema, mas sim trazer alguns aspectos já entendidos pela neurociência contemplativa no que tange às modificações da função e das estruturas cerebrais, fisiologia do corpo e padrão bioquímico, com a certeza de que em alguns anos haverá novos estudos e modelos diferentes de compreensão desse tema.

Durante a prática da meditação, por meio do exercício de âncora, ocorre uma modificação da função cerebral, conforme observado em

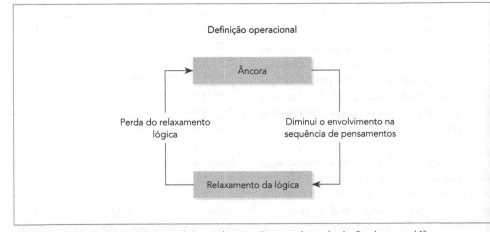

FIGURA 2 Procedimento operacional da meditação. Fonte: adaptada de Cardoso et al.[17].

uma série de estudos utilizando ressonância magnética funcional (fRNM)[19-21]. A atenção focada na âncora apresenta-se nesses exames como um padrão de ativação do córtex pré-frontal dorsolateral, principalmente em hemisfério direito, área responsável pela manutenção da atenção focada, pensamento abstrato, entre outras funções cognitivas complexas. É natural que após algum tempo, o foco de atenção do praticante se distraia da âncora, com consequente envolvimento em sequências de pensamentos. Nesse momento, ocorre a ativação da rede neuronal chamada *Default Mode Network*, incluindo regiões cerebrais como o córtex pré-frontal ventromedial e o córtex cingulado posterior. Ao tornar-se consciente do envolvimento em sequências de pensamentos, momento observado nos exames de imagem como a ativação da região dorsal do córtex cingulado anterior, o praticante redireciona sua atenção para a âncora, retomando a ativação do córtex pré-frontal dorsolateral, especialmente direito.

Áreas do sistema límbico, como a amígdala e o hipocampo também demonstram atividade[22]. Postula-se que a ativação detectada na fRNM seja na verdade um funcionamento de tais áreas cerebrais com uma atividade funcional diferente do *modus operandi* habitual, de maneira que haja um estímulo de ocupação da amígdala dificultando que a mesma dispare a resposta de estresse. Tal mecanismo é a provável origem da modulação do sistema nervoso autônomo presente na meditação, com redução do tônus simpático e aumento do tônus parassimpático, proporcionando as características da resposta de relaxamento: redução da frequência cardíaca e respiratória, redução da pressão arterial, vasodilatação periférica, aumento do fluxo sanguíneo para o sistema digestivo e genitourinário e relaxamento muscular[11].

Uma série de estudos de imagem avaliando a estrutura cerebral de meditadores experientes evidencia que há maior espessura do córtex pré-frontal, ínsula anterior direita e do córtex das regiões occipitais e parietais quando comparados a grupo controle[23,24]. Embora ainda não se saiba exatamente o significado prático destas alterações estruturais, ela evidencia uma menor perda neuronal com o passar da idade em comparação com pessoas que não meditam.

Quanto ao padrão de liberação de neurotransmissores e alterações bioquímicas, durante a prática da meditação foram descritas redução dos níveis séricos de catecolaminas (adrenalina, noradrenalina) e cortisol, redução de mediadores inflamatórios como TNF e IL6 e elevação dos níveis de óxido nítrico, melatonina e serotonina[3,6,12,13,20,25].

Os enganos mais comuns quando se ouve sobre meditação é achar que "meditar é não pensar em nada" ou associar a meditação a uma prática exclusivamente religiosa. Ao contrário disso, a meditação é um treino da atenção, que pode ou não estar vinculada a uma tradição religiosa; e quando praticada com regularidade desencadeia mudanças na estrutura e nas funções cerebrais, com consequente alteração da função fisiológica do organismo, reduzindo os impactos do estresse crônico e aumentando os efeitos protetores da resposta de relaxamento.

BENEFÍCIOS EM SAÚDE E EFEITOS ADVERSOS DA MEDITAÇÃO

Embora a meditação, desde os tempos mais primevos, não tenha sido praticada com o objetivo de controlar sintomas ou tratar doenças, é perceptível o benefício que tal conjunto de práticas tem quando se trata de promoção de saúde.

Por meio do equilíbrio fisiológico promovido é possível notar benefícios, como:

- Melhora do sistema imune[5, 7, 26, 27]: com descrições de redução das exacerbações de doenças autoimunes, melhora da imunidade inata e melhor efetividade de vacinas.
- Redução do desconforto e melhora da qualidade de vida em pessoas com quadros de dor crônica[3, 28, 29]: principalmente por promover uma dissociação funcional das áreas cerebrais envolvidas na percepção física da dor e na resposta emocional a esta percepção.
- Promover apoio à redução do risco cardiovascular[30-32]: desde controle dos níveis pressóricos até suporte à cessação do tabagismo.
- Apoio ao tratamento de doenças graves como o câncer[33].

Quando se aborda especificamente a saúde mental, os efeitos do estresse crônico no desenvolvimento de transtornos ansiosos e depressivos tem sido extensamente discutidos[3,9-10].

Nesse aspecto, a meditação tem impactos positivos tanto na redução de sintomas como na prevenção de recaídas de quadros depressivos[14,34-35]. Tais efeitos são relacionados à redução do estado inflamatório, elevação da produção de serotonina e melatonina, redução do estresse percebido, bem como estímulo a adoção de hábitos saudáveis no que se refere a exercício físico e padrão de sono promovidos pela prática regular da meditação. Os aspectos relativos à esfera emocional serão abordados com detalhes no capítulo de *Mindfulness*, portanto aqui abordaremos os aspectos mais relacionados à esfera física e fisiológica.

No que se refere aos sintomas ansiosos e transtorno de ansiedade generalizada, a meditação parece reduzir a intensidade dos sintomas e melhorar a qualidade de vida das pessoas acometidas por essas desordens, principalmente em virtude da habilidade adquirida em perceber os pensamentos automáticos negativos e mudar o foco da atenção, habilidade esta treinada pelo fortalecimento das vias atencionais com o exercício de âncora característico das técnicas meditativas[14,36,37].

Entretanto, como visto na neurofisiologia, a meditação ocupa parte das vias de alarme, como a amígdala cerebral, podendo causar sensação passageira de ansiedade, sendo fundamental orientar a pessoa com sintomas ansiosos de que isto pode acontecer e observar seus efeitos. Em caso de desconforto persistente pode ser necessário suspender a meditação, podendo-se estimular a resposta de relaxamento por outras técnicas como práticas respiratórias ou práticas corporais[22].

A meditação, apesar de ser uma prática segura, pode trazer efeitos adversos em cerca de 8% dos praticantes, valor similar aos efeitos adversos vistos com a psicoterapia. Entre esses efeitos encontram-se descritos um aumento na ideação suicida, dissociação ou despersonalização, sintomas psicóticos ou delirantes e, em menor intensidade, porém em maior frequência, sintomas ansiosos[38].

No contexto do cuidado com a saúde mental torna-se importante estar atento a pacientes com transtorno depressivo grave, transtorno bipolar e pacientes com componentes psicóticos, a fim de que os efeitos adversos não intensifiquem os sintomas relacionados à doença, como ideação suicida ou surto psicótico. É ideal que esses pacientes iniciem a prática da meditação após estabilização farmacológica dos sintomas, com acompanhamento conjunto da equipe de saúde mental e instrutor de meditação experiente[38,39].

Na literatura médico-científica atual, ainda no campo da saúde mental, depressão e ansiedade são os distúrbios mentais com maior evidência de benefícios advindos da meditação, embora sejam necessários estudos com metodologia científica mais acurada, avaliação de grupos maiores, uso de grupos de intervenção e controle e seguimento de mais longo prazo.

CONSIDERAÇÕES FINAIS

A despeito de todos os benefícios da meditação quanto à redução dos efeitos deletérios do estresse crônico, um dos maiores benefícios dessa prática provém da sua intenção original: um maior conhecimento de si mesmo. Por meio dessa percepção mais acurada de si, o praticante poderá não apenas promover a saúde e evitar a doença, mas também transformar sua relação com o mundo, com as pessoas e com a própria existência.

Dicas práticas para casos clínicos

- A meditação é um treino da atenção que permite melhor conhecimento de si mesmo.
- "Sua prática regular reduz os efeitos deletérios do estresse crônico e aumenta os efeitos protetores da resposta de relaxamento.
- A meditação tem evidência de bons resultados para redução da incidência e controle de sintomas de ansiedade e depressão.
- Em outras patologias relacionadas à saúde mental as evidências são menos robustas.
- Ao falar sobre meditação com os pacientes é importante desmistificar temas como associação da meditação à prática religiosa ou sobre o construto "meditar é não pensar".
- Ao ensinar meditação é fundamental orientar a técnica a ser utilizada e como se procede a operacionalização dessa técnica. É possível fazer um trabalho multidisciplinar, encaminhando o paciente para orientação de instrutor experiente.
- Atentar para possíveis efeitos adversos da meditação e para contraindicação relativa nos casos de sintomas depressivos graves e sintomas psicóticos não controlados.

REFERÊNCIAS BIBLIOGRÁFICAS

1. World Health Organization. Task shifting: rational redistribution of tasks among health workforce teams: global recommendations and guidelines. Geneva: WHO; 2007. http://apps.who.int/iris/handle/10665/43821 (acesso 21 set 2020).
2. Lipp MEN, Lopes TM, Lipp LMN, Faisetti MZ. Stress in Brazil. Int J Psychiatr Res. 2020;3(3):1-4.
3. Fricchione GL, Ivkovic A, Yeung AS. The science of stress: living under pressure. Chicago: The University of Chigago Press; 2016.
4. Selye H. A Syndrome produced by diverse nocuous agents. Nature. 1936;138:32.
5. Dhabhar FS, McEwen BS. Acute stress enhances while chronic stress suppresses cell-mediated immunity in vivo: a potential role for leukocyte trafficking. Brain Behav Immun. 1997;11(4):286-306.
6. Dusek JA, Benson H. Mind-body medicine: a model of the comparative clinical impact of the acute stress and relaxation responses. Minn Med. 2009;92(5):47-50.
7. Dhabhar FS. The short-term stress response: mother nature's mechanism for enhancing protection and performance under conditions of threat, chal-

lenge, and opportunity. Front Neuroendocrinol. 2018;49:175-92.

8. Roozendaal B, McEwen BS, Chattarji S. Stress, memory and the amygdala. Nat Rev Neurosci. 2009;10(6):423-33.

9. Davis MT, Holmes SE, Pietrzak RH, Esterlis I. Neurobiology of chronic stress-related psychiatric disorders: evidence from molecular imaging studies. Chronic Stress. 2017;1:2470547017710916.

10. Patriquin MA, Mathew SJ. The neurobiological mechanisms of generalized anxiety disorder and chronic stress. Chronic Stress. 2017;1:1-10.

11. Benson H, Beary JF, Carol MP. The relaxation response, psychiatry. 1974;37(1):37-46.

12. Buric I, Farias M, Jong J, Mee C, Brazil IA. What is the molecular signature of mind-body interventions? A systematic review of gene expression changes induced by meditation and related practices. Front Immunol. 2017; 8:670.

13. Bhasin MK, Dusek JA, Chang BH, Joseph MG, Denninger JW, et al. Correction: relaxation response induces temporal transcriptome changes in energy metabolism, insulin secretion and inflammatory pathways. PLoS One. 2017;12(2):e0172873.

14. Esch T, Fricchione GL, Stefano GB. The therapeutic use of the relaxation response in stress-related diseases. Med Sci Monit. 2003;9(2):RA23-34.

15. Black DS, Slavich GM. Mindfulness meditation and the immune system: a systematic review of randomized controlled trials. Ann N Y Acad Sci. 2016;1373(1):13-24. Disponível em: https://pubmed.ncbi.nlm.nih.gov/?term=(mindfulness)%20OR%20(meditation)&sort=&timeline=expanded (acesso 20 set 2020).

16. Johnson W. Do xamanismo à ciência: uma história da meditação. São Paulo: Cultrix; 1982.

17. Cardoso R, Souza E, Camano L, Leite JR. Meditation in health: an operational definition. Brain Res Protoc. 2004;4(1):58-60.

18. Brandmeyer T, Delorme A, Wahbeh H. The neuroscience of meditation: classification, phenomenology, correlates, and mechanisms. Prog Brain Res. 2019;244:1-29.

19. Hasenkamp W, Wilson-Mendenhall C, Duncan E, Barsalou LW. Mind wandering and attention during focused meditation: a fine- grained temporal analysis of fluctuating cognitive states. Neuroimage. 2012;59(1):750-60.

20. Newberg AB, Iversen J. The neural basis of the complex mental task of meditation: neurotransmitter and neurochemical considerations. Medical Hypotheses. 2003;61(2):282-91.

21. Chamon R, Centurione L, Sales E, Nakamura MU, Cardoso R. The thief can not catch thief himself: the ancestry of meditation being explained by neurobiology. Rev Simbio-Logias. 2018;10(13):141-8.

22. Lazar SW, Bush G, Gollub RL, Fricchione GL, Khalsa G, Benson H. Functional brain mapping of the relaxation response and meditation. Neuroreport. 2000;11(7):1581-5.

23. Lazar SW, Kerr CE, Wasserman RH, Gray JR, Greve DN, Treadway MT, et al. Meditation experience is associated with increased cortical thickness. Neuroreport. 2005;16(17):1893-7.

24. Kang DH, Kim SH, Jung YH, Choi CH, et al. The effect of meditation on brain structure: cortical thickness mapping and diffusion tensor imaging. Soc Cogn Affect Neurosci. 2013;8(1):27-33.

25. Infante JR, Torres-Avisbal M, Pinel P, Vallejo JA, Peran F, Gonzalez F, et al. Catecholamine levels in practitioners of the transcendental meditation technique. Physiol Behav. 2001;72(1-2):141-6.

26. Davidson RJ, Kabat-Zinn J. Alterations in brain and immune function produced by mindfulness meditation. Psychosom Med. 2003;65(4):564-70.

27. Black DS, Slavich GM. Mindfulness meditation and the immune system: a systematic review of randomized controlled trials. Ann N Y Acad Sci. 2016;1373(1):13-24.

28. Cash E, Salmon P, Weissbecker I, Rebholz WN, Bayley-Veloso R, Zimmaro LA, et al. Mindfulness meditation alleviates fibromyalgia symptoms in women: results of a randomized clinical trial. Ann Behav Med. 2015;49(3):319-30.

29. Hilton L, Hempel S, Ewing BA, Apaydin E, Xenakis L, Newberry S, et al. Mindfulness meditation for chronic pain: systematic review and meta-analysis. Ann Behav Med. 2017;51(2):199-213.

30. Levine GN, Lange RA, Bairey-Merz CN, Davidson RJ, Jamerson K, Mehta PK, et al. Meditation and cardiovascular risk reduction: a scientific statement from the American Heart Association. JAHA. 2017;6(10).

31. Oikonomou MT, Arvanitis M, Sokolove RL. Mindfulness training for smoking cessation: a meta-analysis of randomized controlled trials. J Health Psychol. 2016;22(14):1841-50.

32. Schneider RH, Grim CE, Rainforth MV, Kotchen T, Nidich SI, King GC, et al. Stress reduction in the secondary prevention of cardiovascular disease: randomized, controlled trial of transcendental me-

ditation and health education in Blacks. Circ Cardiovasc Qual Outcomes. 2012;5:750-8.

33. Lyman GH, Bohlke K, Cohen L. Integrative therapies during and after breast cancer treatment: ASCO Endorsement of the SIO Clinical Practice Guideline. J Clin Oncol. 2018;36:2647-55.

34. Kuyken W, Warren FC, Taylor RS, Whalley B, Crane C, Bondolfi G, et al. Efficacy of mindfulness-based cognitive therapy in prevention of depressive relapse: an individual patient data meta-analysis from randomized trials. JAMA Psychiatry. 2019;73(6):565-74.

35. Miller KM, Chad-Friedman E, Haime V, Mehta DH, Lepoutre V, Gilburd D, et al. The effectiveness of a brief mind-body intervention for treating depression in community health center patients. Global Adv Health Med. 2015;4(2):30-5.

36. Kabat-Zinn J, Massion AO, Kristeller J, Peterson LG, Fletcher KE, Pbert L, Lenderking WR, et al. Effectiveness of a meditation-based stress reduction program in the treatment of anxiety disorders. Am J Psychiatry. 1992;149:936-43.

37. Hoge EA, Bui E, Marques L, Metcalf CA, Morris LK, Robinaugh DJ, et al. Randomized controlled trial of mindfulness meditation for generalized anxiety disorder: effects on anxiety and stress reactivity. J Clin Psychiatry. 2013;74(8):786-92.

38. Farias M, Maraldi E, Wallenkampf KC, Lucchetti G. Adverse events in meditation practices and meditation-based therapies: a systematic review. Acta Psychiatr Scand. 2020;124(5):374-93.

39. Dyga K, Stupak R. Meditation and psychosis: trigger or cure? Arch Psychiatry Psychother. 2015;3:48-58.

CAPÍTULO 22

Técnicas psicológicas e a atenção plena (*mindfulness*) no manejo do estresse

Thiago Pacheco de Almeida Sampaio

Objetivos do capítulo

- Compreender o estresse e sua relação com o sofrimento emocional.
- Identificar os processos psicológicos envolvidos na produção dos efeitos nocivos do estresse, e compreender como podem ser modificados.
- Apresentar modelos atuais que auxiliem na aplicação consistente das principais propostas clínicas de manejo de estresse.
- Destacar a atenção plena como uma estratégia efetiva de regulação do estresse.

Questões orientadoras

- Como processos psicológicos básicos e as relações que estabelecemos com nossas experiências internas influenciam as reações de estresse e seu impacto na saúde e no bem-estar subjetivo? E como podemos modificá-los?
- O que é atenção plena, e como ela pode ser cultivada?

INTRODUÇÃO

Apesar de o desenvolvimento tecnológico ter elevado as condições materiais de vida e o grau de conforto de boa parte da população mundial em diversas esferas (p. ex., saúde, transporte, habitação, segurança, saneamento, telecomunicação), os níveis de estresse e a incidência de transtornos emocionais (p. ex., ansiedade e depressão) parecem não acompanhar essa tendência. Pelo contrário, as doenças relacionadas ao estresse crescem em proporções pandêmicas, mesmo nas parcelas privilegiadas da sociedade em que a atenuação desses estressores é mais proeminente[1]. Isso indica que estressores mais concretos, embora tenham impacto importante na saúde e no bem-estar das pessoas, não são necessários para que um indivíduo desenvolva quadros clínicos relacionados ao estresse[2]. Os fatores determinantes de condições clínicas relacionadas ao estresse estão mais relacionados a processos psicológicos simbólicos envolvidos no modo como cada indivíduo maneja as próprias reações emocionais, geralmente produzidas por estressores de natureza social, forjados por processos de autoavaliação e de significação da experiência subjetiva[3].

No âmbito teórico das terapias cognitivo-comportamentais (TCC) – abordagem considerada padrão-ouro no tratamento de diversos transtornos emocionais[4] –, observa-se atualmente a emergência de uma perspectiva contextual que entende que o padrão de funcionamento patológico advenha de uma configuração particular de interações entre os diferentes processos psicológicos envolvidos nas relações que o indivíduo estabelece com seu mundo físico e social[5]. Essa proposta orienta as estratégias de manejo do estresse para a modificação do modo como a pessoa se relaciona com as próprias reações subjetivas, e dá sustentação às abordagens clínicas que trabalham com a atenção plena – também conhecida como *mindfulness* –, como as terapias contextuais[6,3], as terapias baseadas em aceitação[7,8], e os programas de treinamento de oito semanas[9].

Esse, portanto, será o ponto de vista adotado neste capítulo. E, embora o estresse seja um fenômeno complexo, envolvendo uma variedade de sistemas, apresenta-se aqui um recorte, no nível psicológico, enfocando especificamente os processos envolvidos nas reações de estresse emocional[10], conforme compreendidos por modelos cognitivo-comportamentais. Essa delimitação favorece uma abordagem mais aprofundada, coerente e consistente das principais técnicas de manejo do estresse.

O ESTRESSE E OS PROCESSOS PSICOLÓGICOS BÁSICOS

Ainda na década de 1930, Hanz Sellye[11] cunhou o termo estresse após identificar que ratos de laboratório submetidos a estímulos dolorosos frequentes tinham chances maiores de desenvolver úlcera peptídica, teorizando que a cadeia de respostas fisiológicas de ajuste a demandas ambientais – às quais denominou síndrome de adaptação geral – teria efeitos nocivos quando ativada de maneira crônica. Com o tempo, o conceito de estresse foi sendo refinado, favorecendo a compreensão dos mecanismos responsáveis por seus efeitos nocivos, diferenciando-se conceitualmente o estresse bom (eustresse) do estresse tóxico (distresse)[2]. Para entender os processos envolvidos nesses dois tipos de estresse, é necessário compreender como ocorrem suas reações primárias, ou seja, como se dá a síndrome de adaptação geral.

A reação de estresse

Todo organismo vivo depende de um padrão fisiológico ideal de funcionamento para sobreviver. Condições como a temperatura corporal, a frequência cardíaca, a pressão arterial e os níveis de glicose no sangue, podem variar dentro de determinados limites, para além dos quais a integridade funcional do organismo estaria ameaçada. Esse equilíbrio fisiológico recebe o nome de homeostase, e é regulado pela ação do sistema nervoso autônomo[12,13].

Como as condições ambientais que garantem a homeostase nem sempre estão presentes, os organismos necessitam de um sistema que desencadeie as mudanças necessárias para o reestabelecimento de seu equilíbrio fisiológico, garantindo sua sobrevivência. Esse sistema é estruturalmente composto por glândulas envolvidas na atividade simpática do sistema nervoso central: o hipotálamo, a hipófise e a adrenal (i. e., eixo HPA). Portanto, em situações adversas à homeostase (demandas ambientais), um conjunto orquestrado de reações neurofisiológicas aumentam a ativação autonômica (simpática) e a motivação. É nesse contexto que o estresse pode ser entendido como uma síndrome de adaptação – em que a ativação autonômica visa o restabelecimento do equilíbrio fisiológico diante de uma demanda ambiental por mudança[11], seja produzindo-o diretamente, como no caso do tremor e da alteração de frequência respiratória induzidos pelo frio, ou via mobilização de comportamento motor instrumental, como vestir um casaco ou acender uma fogueira.

Posteriormente, o conceito de alostase[14] permitiu um entendimento mais preciso do papel de fatores psicológicos na produção dos efeitos nocivos do estrese, favorecendo uma melhor compreensão de fenômenos humanos complexos, como a psicossomática de doenças sistêmicas, a psicopatologia, o bem-estar, e a saúde mental positiva[15]. Em síntese, enquanto a homeostase ocorre com o organismo em repouso, a alostase é um mecanismo de adaptação fisiológica em que o estresse garante o nível adequado de ativação para o bom desempenho de um organismo em atividade, variando conforme a demanda e mantendo, de forma dinâmica, o bom funcionamento fisiológico. Porém, ao se expor a demandas crônicas que excedam os recursos de enfrenteamento do indivíduo, o desequilíbrio desse sistema produz uma sobrecarga alostática, levando ao estresse tóxico ou distresse[2]. Fatores psicológicos envolvidos no modo como o indivíduo lida com os estressores, e com as próprias reações de estresse, são determinantes para a ocorrência de sobrecarga alostática[16] e, consequentemente, para o distresse e para os transtornos emocionais[3].

Atualmente, pesquisas baseadas nos principais modelos teóricos sobre estratégias de manejo do estresse indicam que as habilidades de enfrentamento (*coping*), conforme propostas por Lazarus e Folkman[17], e de regulação emocional[18], têm um papel importante no desenvolvimento da resiliência e na redução de risco psicopatológico[19]. Embora haja considerável sobreposição entre os dois modelos, enquanto as estratégias de enfrentamento propostas por Lazarus e Folkman incluem ações focadas no problema, a regulação emocional parece circunscrever, de forma mais precisa, as relações do indivíduo com o estresse emocional[18]. Por esse motivo, o modelo de regulação emocional de James Gross[20] será apresentado adiante.

O caráter motivacional do estresse

De acordo com a influente teoria de Richard Lazarus[21], a demanda por mudança (estressor) surgiria em situações nas quais algo importante para o indivíduo está em risco. Uma consequência desse entendimento é a consideração de que, para além da ação de estressores inatos, o valor que o indivíduo atribui a algo (avaliação ou *appraisal*), assim como o seu grau de imprevisibilidade, poderá interferir de forma decisiva nos níveis de estresse. Teorias mais recentes da motivação propõe que razões mais ou menos

nocivas de estresse estão diretamente relacionadas à influência que a hierarquia de valores do indivíduo exerce sobre a motivação[22,23]. Há evidências de que a motivação extrínseca, em especial a busca por aceitação social, está associada a maior estresse emocional, à perda de autoestima, ao baixo engajamento geral, e à depressão; enquanto ações motivadas intrinsecamente (p. ex., princípios e crescimento pessoal) tendem a ser acompanhadas por emoções positivas e conforto subjetivo[22,24].

Partindo da filogênese do estresse, entre os padrões motivacionais inatos, a necessidade de aceitação e pertencimento é característica da espécie humana, o que estabelece a privação socioafetiva e a possibilidade de ser rejeitado como fontes naturais de estresse[25]. De modo complementar, segundo a clássica hierarquia de motivos de Maslow[26], após saciar suas necessidades mais básicas, o ser humano estaria particularmente motivado a buscar pertencimento e estima. Portanto, em contextos sociais nos quais as necessidades fisiológicas e de segurança estão frequentemente satisfeitas, enquanto a aceitação social é instável, os processos simbólicos e as contingências sociais se tornam fonte comum e permanente de motivação e estresse.

Pesquisas indicam que as relações afetivas e as preocupações com as finanças figuram entre os estressores mais prevalentes na população brasileira[27]. Vale ressaltar que, a despeito de grande parte dessa população viver sob condições financeiras que representam uma ameaça concreta às suas necessidades mais básicas, o estresse financeiro pode também estar relacionado à privação de estima e pertencimento, especialmente em círculos sociais nos quais a valorização das pessoas é contingente ao seu poder aquisitivo[28], tornando os grupos sociais marginalizados particularmente susceptíveis ao distresse e seus efeitos. Esses dados se alinham com achados que mostram como tipos diferentes de motivação interferem de maneira distinta na intensidade e na qualidade da resposta de estresse.

ELEMENTOS PARA O MANEJO EFETIVO DO ESTRESSE

Três décadas antes de Selye cunhar o conceito de estresse, Yerkes e Dodson identificaram que havia correlação positiva entre a excitação psicofisiológica e o desempenho, corroborando o entendimento mais atual de que o estresse emocional seria um recurso psicológico que promoveria um melhor desempenho do indivíduo em situações de ameaça e/ou ante tarefas desafiadoras[29]. Entretanto, quando os níveis de excitação se elevam acima de um "nível ótimo", no qual o pico de desempenho é atingido, essa correlação é invertida e o desempenho piora[30]. O postulado pode ser representado graficamente por uma curva normal, e ficou conhecido como lei de Yerkes-Dodson (ver Figura 1).

O modelo original foi incrementado com apontamentos de conceitos mais recentes como alostase e distresse. A parte vermelha do eixo das abcissas representa o ponto em que a resposta excessiva de estresse passa a ser uma demanda para o indivíduo. Fonte: adaptado de Yerkes e Dodson, 1908[30].

A explicação teórica da lei, oferecida pelos próprios autores, propõe que a melhora de desempenho promovida pela excitação mental e fisiológica ocorreria pelo aumento do interesse e do foco da atenção na atividade a ser realizada. Essa proposta se alinha a teorias mais recentes que associam o estresse emocional à motivação[31,32] e ao viés atencional[33]. Considerando que, além de prejudicar o desempenho, o excesso de excitação pode intensificar o desconforto subjetivo, o entendimento de como ocorre a desregulação das respostas emocionais favorece a identificação dos mecanismos psicológicos subjacentes aos efeitos regulatórios das diferentes estratégias de manejo do estresse, incluindo as focadas na regulação da atenção como a atenção plena.

Regulação emocional

Uma forma de organizar as diferentes estratégias de manejo do estresse é a partir do modelo processual de regulação emocional[20]. O autor define regulação emocional como um processo em que um indivíduo busca alterar uma emoção, influenciando sua intensidade, frequência, e como a irá experienciar e expressar[18]. O excesso de excitação ocorreria como fruto de uma desregulação emocional, que pode

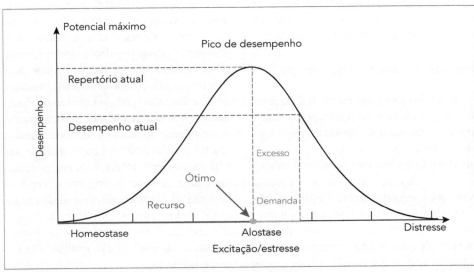

FIGURA 1 Curva de excitação e desempenho de Yerkes e Dodson.

estar relacionada a qualquer uma das diferentes etapas do processo emocional (i. e., situação, atenção, cognição e resposta) (Figura 2).

Muitas são as estratégias de regulação emocional presentes no repertório de qualquer pessoa, inclusive daquelas que apresentam alguma condição clínica de base emocional. Algumas dessas estratégias se manifestam como parte dos sintomas, como no abuso de substâncias, nos comportamentos impulsivos, na esquiva fóbica, na ruminação de pensamentos, nas compulsões, ou nas preocupações excessivas; e alguns autores propõem que certos quadros clínicos psiquiátricos se devam, fundamentalmente, a um repertório de regulação emocional insuficiente ou disfuncional[34,6].

Há, portanto, estratégias de regulação melhores que outras; e, a partir da identificação das diferentes formas de um indivíduo alterar seu estado emocional, o modelo permite o estudo do impacto do uso de diferentes estratégias de enfrentamento na saúde e no bem-estar geral. Além disso, atualmente, pesquisas sobre como as demandas situacionais e as diferenças individuais influenciam a efetividade de diferentes estratégias de regulação buscam identificar quais delas seriam mais eficazes para cada indivíduo, diante de diferentes tipos de demanda. Essa linha de estudo é conhecida como "flexibilidade de regulação emocional": um construto teórico que representa a competência do indivíduo em lidar com o estresse emocional de forma efetiva, a partir de um repertório estratégico dinâmico e articulado[35].

A flexibilidade psicológica

A noção geral de flexibilidade é cada vez mais associada a formas mais eficazes[36] e adaptativas[35] de enfrentamento do estresse. Definida como a "abertura para entrar em contato com a experiência presente em sua totalidade, enquanto um ser humano consciente, e, baseado nas demandas da situação, mudar ou manter seu comportamento de acordo com valores pessoais autênticos" (p. 7)[3], a flexibilidade psicoló-

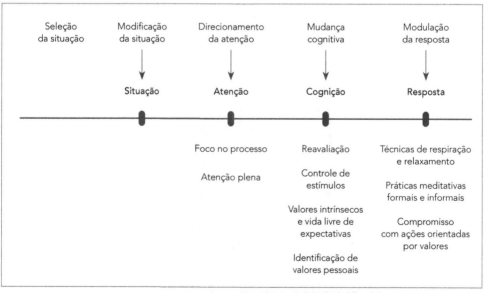

FIGURA 2 Modelo processual de regulação emocional de James Gross. O modelo foi ampliado posteriormente pelo autor. Optamos pelo formato original por sua maior objetividade e simplicidade. Em destaque os elementos enfocados pelas principais técnicas psicológicas de manejo do estresse.
Fonte: adaptada de Gross, 1998[20].

gica (FP) está positivamente correlacionada a um maior ajustamento e a uma melhor saúde geral[37]. O constructo é composto por seis processos psicológicos interdependentes, representado graficamente por um diagrama hexagonal, ilustrando a relação de interdependência entre eles (Hexaflex).

Ainda que todos os seis processos sejam constitutivos do constructo de FP, e possam estar envolvidos nas diferentes estratégias de regulação emocional, o modelo pode ser didaticamente sintetizado em dois processos: a aceitação e o compromisso. O processo de aceitação refere-se à disposição aberta e ativa para permanecer em contato com as próprias experiências internas, mesmo que indesejáveis, permitindo que elas se desenrolem sem que se tente controlá-las[3]. Assim, a aceitação seria uma espécie de "antídoto para sua antítese", a esquiva experiencial: caracterizada pelo esforço para alterar a frequência ou a forma de experiências internas indesejáveis, mesmo quando isso produz prejuízos funcionais importantes[3]. De forma geral, as terapias baseadas em aceitação priorizam as estratégias de manejo do estresse que agem nesse mecanismo, sendo a principal delas a atenção plena[38,39].

De forma sintética, a esquiva experiencial produz distresse quando a própria reação de estresse do indivíduo é percebida por ele como uma demanda ou ameaça. Isso precipitaria uma reação em cadeia exponencial de intensificação do estresse, na qual o recurso psicofisiológico de enfrentamento de demandas por mudança (i. e., o estresse) é a própria demanda. Assim, distresse ocorreria pela intensidade da ativação mental e fisiológica acima do nível ótimo de desempenho[30] e do limiar de disposição do indivíduo[3] para a atividade em curso, e a esquiva

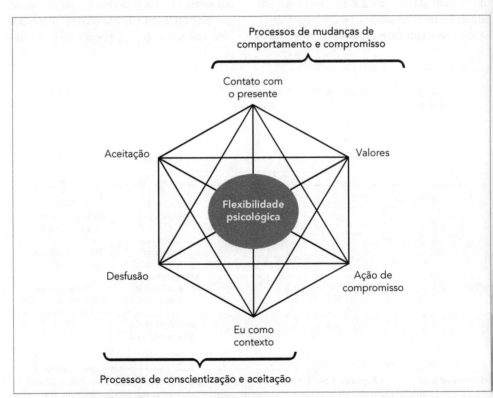

FIGURA 3   Modelo de flexibilidade psicológica (Hexaflex).
Fonte: Hayes et al., 2006[3].

experiencial seria um mecanismo básico na produção dessa desregulação.

Já o segundo elemento fundamental do modelo, o compromisso, refere-se à capacidade de o indivíduo agir alinhado a princípios (valores pessoais autênticos), mesmo na presença de disposição (estressores/motivos) contrária[3]. Em outras palavras, as ações de compromisso envolveriam a prevalência, enquanto fator motivacional, dos princípios (motivação intrínseca) sobre os fins (motivação extrínseca). Uma implicação prática disso é que, por termos maior controle sobre nossas ações do que sobre seus resultados, quanto maior for a importância atribuída ao resultado (fim/motivo extrínseco) de uma ação, mais intensa será a resposta de estresse. Logo, a proporção entre a valorização atribuída aos princípios e aos fins que motivam uma ação se torna uma variável determinante para as reações de estresse, e o clareamento e a reavaliação de princípios terá consequências decisivas para a efetividade de qualquer estratégicas de manejo, incluindo a prática da atenção plena.

TÉCNICAS TRADICIONAIS DE MANEJO DO ESTRESSE

Algumas técnicas de manejo são frequentemente utilizadas na clínica cognitivo comportamental, e se demonstraram efetivas na redução da ansiedade, das preocupações e das reações de estresse em geral[40]. Conforme apontado anteriormente, o estresse envolve processos psicológicos e fisiológicos, em uma relação de influência mútua. Portanto, ao aprender a reduzir o estresse em um dos processos envolvidos nesses sistemas (tensão muscular, frequência respiratória) o indivíduo obtém uma redução holística, em cadeia, da resposta de estresse, incluindo a experiência subjetiva.

Técnicas de respiração

Há estudos com resultados positivos para diversas técnicas de respiração, inclusive muitas oriundas da ioga, como a respiração unilateral e o pranayama[41]. Em linhas gerais, todas as técnicas de respiração buscam a ativação parassimpática, que é maior na expiração que na inspiração. Por isso, a respiração diafragmática compassada busca o controle voluntário do diafragma, inspirando lentamente e expirando no dobro do tempo que se inspirou. A técnica proporciona, de uma só vez, o aumento no controle da respiração, um maior foco atencional no momento presente, e o aumento da ativação parassimpática[42].

Técnicas de relaxamento

A primeira técnica de relaxamento a demonstrar-se eficaz para quadros clínicos relacionados ao estresse foi o relaxamento aplicado (RA)[43]. O RA é concebido como uma habilidade de enfrentamento que pode ser aplicada em qualquer contexto, sempre que o indivíduo perceber-se estressado ou ansioso. Para isso, ele deve aprender a identificar sinais de estresse e a aplicar técnicas breves de relaxamento (de 20 a 30 segundos) previamente treinadas. A técnica envolve o treinamento gradual de diferentes práticas, que devem ocorrer nessa sequência:

1. Relaxamento muscular progressivo: os exercícios consistem em tencionar moderadamente pequenos grupos musculares por 3 a 4 segundos e então relaxar, em sequência, até que o corpo todo esteja livre de tensões. A atenção no contraste com a sensação de tensão muscular ajuda no atingimento de níveis mais profundos de relaxamento. A técnica de respiração diafragmática é ensinada previamente e pode ser aplicada nos momentos de relaxamento.
2. Relaxamento passivo (sem tensão): como uma continuidade da técnica anterior aprende-se a relaxar vários grupos musculares em conjunto, até que a tensão muscular não seja mais necessária e o indivíduo consiga relaxar apenas soltando a musculatura de todo o corpo.
3. Relaxamento controlado por sinal: uma palavra (em geral "relaxe") é associada ao estado de relaxamento ao repeti-la durante

toda a prática, no momento em que se solta a respiração e a musculatura. Após praticar sistematicamente por algum tempo, a palavra associada poderá evocar sozinha o estado de relaxamento.

4. Relaxamento diferencial: aprende-se a relaxar os músculos não recrutados para qualquer atividade em curso (p. ex., soltar os ombros enquanto digita no teclado do computador). Para ser praticada durante as atividades cotidianas, utilizando também o relaxamento controlado por estímulo.

5. Relaxamento rápido: objetivo final do treinamento, em 20 a 30 segundos, a pessoa deverá (a) fazer entre 1 e 3 respirações profundas, soltando lentamente o ar; (b) pensar "relaxe" antes de cada expiração; e (c) identificar partes do corpo tensas e relaxá-las ao máximo.

A técnica de controle de estímulos

Utilizada para ruminações ansiosas e preocupações excessivas, um momento e um local específicos são estabelecidos para a pessoa se preocupar voluntariamente, todos os dias, enquanto posterga para essa hora as preocupações que ocorrerem ao longo do dia – tão logo sejam notadas – voltando a atenção para o momento presente (as preocupações devem ser gravadas ou registradas numa lista, no celular por exemplo, e são checadas no momento e local designados). O objetivo da técnica é diminuir a frequência de preocupações ao longo do dia. Isso ocorreria porque (a) ao registrar a preocupação, a pessoa garante que esta terá a devida atenção, facilitando a retomada do foco da atenção na atividade em curso e; (b) com o tempo, o local e horário escolhidos adquirem controle sobre o ato de se preocupar.

Restruturação cognitiva (reavaliação)

Muito utilizada no manejo de sintomas depressivos e das preocupações excessivas, trata-se de uma intervenção básica da TCC que visa a aquisição de perspectivas interpretativas variadas e mais flexíveis em relação a situações e desfechos negativos imaginados, por meio do questionamento socrático e do desafio de pensamentos e crenças. Essa estratégia inclui também o monitoramento do resultado das preocupações, que consiste no registro diário das preocupações, descrevendo os desfechos temidos, e a revisão dos acontecimentos passados para checar se, e em que medida, realmente ocorreram.

Valores intrínsecos e vida livre de expectativas

Visa atenuar a expectativa ansiosa, ensinando o paciente a motivar-se mais pelo processo do que pelo resultado (p. ex., fazer 1 hora de caminhada, três vezes por semana, em vez de motivar-se para perder 5 quilos; ou, comprometer-se com o aumento do número de horas diárias de estudo, em vez de motivar-se pela aprovação em um concurso). Em contexto clínico, o terapeuta discute com o paciente como a valorização excessiva do resultado e do reconhecimento social (valores extrínsecos) podem gerar ansiedade, preocupações, e comportamentos de esquiva, na medida em que desfechos incertos adquirem função legitimadora de seu valor enquanto pessoa, prejudicando a autoestima e a autoeficácia. Após a identificação de princípios, que descrevem formas de agir cujo valor é intrínseco, o paciente aprende a medir a si mesmo e a seus comportamentos mais por seu alinhamento a esses princípios do que pelos resultados obtidos. Paradoxalmente, ao diminuir a importância relativa do resultado, o desempenho tende a melhorar, por reduzir a ansiedade e os comportamentos de esquiva.

Foco atencional no momento presente (ou foco no processo)

Realizado no momento em que o indivíduo se engaja em comportamentos associados a desfechos incertos e importantes (p. ex., ao se preparar para uma prova). O indivíduo é ensinado a focar a atenção no processo, atenuando o impacto estressor das expectativas. Uma forma bastante eficaz de promover o foco no processo é a prática da atenção plena.

ATENÇÃO PLENA E OS PROCESSOS ATENCIONAIS

A atenção plena pode ser definida como a consciência que emerge da atenção deliberada, sem julgamento, ao momento presente[44]. Entretanto, o termo pode ser utilizado com diferentes acepções: como um estado de consciência, como uma atitude ou modo de agir, além de também ser empregado para designar uma prática ou exercício. John Kabat-Zinn foi o principal responsável pela adaptação da atenção plena, uma prática meditativa budista milenar desenvolvida na Índia, para o contexto médico ocidental, ainda nos anos 1970, ao criar o *Mindfulness-based Stress Reduction* (MBSR)[45], um protocolo de oito semanas para a regulação do estresse.

De acordo com o modelo de flexibilidade psicológica, a prática da atenção plena é um treino atencional que proporcionaria um aumento da disposição (*wilingness*) diante de experiências emocionais indesejáveis ou aversivas[3]. Estudos indicam que existem cinco processos elementares (facetas) que compõem a atenção plena[46]:

- Observar: ser capaz de notar e entrar em contato com as experiências internas e externas, ainda que sejam desconfortáveis.
- Descrever: capacidade de discriminar os diferentes elementos que compõem uma dada experiência e de expressá-los em palavras.
- Agir com consciência: ser capaz de manter a atenção na atividade em curso, sem se distrair.
- Não julgar a experiência interna: interagir com conteúdos internos sem avaliá-los ou criticá-los.
- Não reagir à experiência interna: atitude aberta e compassiva em relação à própria experiência, permitindo que os conteúdos internos fluam, sem reagir a eles ou tomar qualquer providência.

Para além da identificação dos principais componentes envolvidos na capacidade de atenção plena está o questionamento a respeito da melhor maneira de cultivá-los ou modificá-los. Embora existam diversas práticas formais, a atenção plena também pode ser praticada informalmente, ao longo do dia, durante as atividades cotidianas[47,48].

Práticas informais de atenção plena:

- Preste atenção. Procure experienciar seu ambiente com todos os seus sentidos – tato, som, visão, cheiro e gosto. Por exemplo, enquanto você come seu prato favorito, procure sentir o cheiro, o sabor, e aproveitar a experiência.
- Viva no momento presente. Com uma atitude de abertura e aceitação, procure cultivar intencionalmente a atenção em tudo o que está fazendo. Encontre prazer nas pequenas coisas.
- Aceite-se. Trate-se da forma que você trataria um bom amigo.
- Foque na sua respiração. Quando tiver pensamentos negativos, tente sentar-se, respire fundo, e feche os olhos. Foque na sua respiração e perceba o ar entrando e saindo de seu corpo. Garanta que, independente de interferências como preocupações e emoções negativas, sua respiração permaneça no foco da sua atenção.

Práticas formais de atenção plena

- Meditação sentada: diversas experiências podem ser usadas nessa prática como âncora para o momento presente: a respiração, as sensações táteis, os sons. A pessoa deverá definir previamente em qual delas focará sua atenção durante a prática, bem como estabelecer um tempo de duração para a prática. Encontra-se uma posição confortável, mantendo a postura firme e mais ereta. A pessoa deve notar cada ocasião em que o foco da atenção foi perdido, e então simplesmente retomá-lo. É importante manter uma atitude de abertura e curiosidade durante a prática, aceitando as experiências que forem surgindo, sem julgá-las ou tentar modificá-las.

- Meditação caminhando: a pessoa caminha bem lentamente, em um espaço adequado, com atenção plena, focando e mantendo-se consciente de cada movimento – alguns bastante sutis – e das sensações corporais.
- Escaneamento corporal (*body sacan*): a prática é realizada com a pessoa deitada, de costas. A pessoa deve focar a atenção em cada parte do corpo, dos dedos do pé até a cabeça, ou na sequência inversa, procurando manter-se consciente da miríade de sensações, emoções e pensamentos associados a cada parte do corpo.
- Prática dos três minutos (ampulheta): ocorre em três passos; (a) no primeiro minuto o foco deliberado da atenção é mais amplo, incluindo todos os estímulos presentes na experiência consciente; (b) em seguida concentra-se em uma âncora específica, a respiração; e (c) por fim expande-se novamente o foco da atenção, finalizando a prática em três minutos.

A partir de uma perspectiva cognitivo-comportamental da atenção plena, é fundamental compreender que: (a) nossas expectativas e preocupações desviam nossa atenção do momento presente; (b) a orientação automática da nossa atenção é filogeneticamente programada para se direcionar aspectos do ambiente relacionados a sobrevivência (ameaças) e reprodução (relacionamentos) (i. e., viés atencional); (c) somos mais sensíveis e emocionalmente reativos ao que está no foco da nossa atenção, e ao tentarmos nos livrar de emoções negativas, como ansiedade, tristeza e raiva, nos tornamos ainda mais reativos a elas[37].

A prática da atenção plena é, portanto, um exercício atencional que deve ser realizado com uma atitude aberta e autocompassiva. O objetivo deve ser o cultivo da aceitação e da disposição emocional, evitando expectativas excessivas sobre seus eventuais benefícios. O foco deve estar mais na realização da prática (processo) do que em um estado psicológico a ser alcançado (resultado). Os motivos que levam uma pessoa a praticar a atenção plena são um elemento constitutivo da prática e um fator decisivo em sua eficácia e efetividade.

CONSIDERAÇÕES FINAIS

Este capítulo apresentou algumas das técnicas psicológicas mais efetivas de manejo do estresse. O modelo processual de regulação emocional oferece uma estrutura básica que auxilia na identificação dos processos especificamente envolvidos em cada estratégia, e possibilita o estudo do impacto diferencial de cada técnica, a depender de variáveis pessoais e contextuais. O constructo de flexibilidade psicológica oferece uma base de entendimento do estresse emocional, identificando o modo como a pessoa se relaciona com as próprias reações de estresse como um fator gerador potencial de distresse (esquiva experiencial) ou de serenidade (aceitação).

A motivação extrínseca, em especial a busca por pertencimento e aceitação social, é um importante fator produtor de estresse em nossa sociedade. Por outro lado, ações motivadas intrinsecamente (p. ex., princípios e crescimento pessoal) tendem a ser acompanhadas por emoções positivas e conforto subjetivo. Portanto, quanto mais a motivação para a aplicação das estratégias de manejo for intrínseca (mais por princípios que por fins) melhores tendem a ser seus resultados.

Práticas de atenção plena, formais e informais, promovem aumento da flexibilidade psicológica, processo relacionado à saúde mental e ao bem-estar subjetivo. No âmbito teórico das terapias cognitivo comportamentais, a atenção plena é concebida como um exercício atencional de regulação emocional, e é utilizada como elemento central nas chamadas terapias baseadas em *mindfulness* e aceitação, aplicadas no tratamento de diversos transtornos relacionados ao estresse.

Dicas práticas para casos clínicos

- Utilize a psicoeducação. Compreender os mecanismos envolvidos no estresse e nas diferentes técnicas psicológicas de manejo favorece sua efetividade.
- Técnicas de respiração que reduzem a frequência respiratória e promovem uma expiração mais longa produzem a redução nos níveis gerais de estresse ao ativar o sistema nervoso parassimpático.
- O relaxamento aplicado (RA) é um treinamento em que a pessoa aprende diferentes técnicas de relaxamento, tornando-se capaz de relaxar rapidamente em situações de estresse.
- A prevalência de motivos intrínsecos (especialmente valores pessoais) em relação aos extrínsecos (benefícios da técnica) favorece a efetividade de práticas como a atenção plena e a formação de novos hábitos.
- Aceite as emoções negativas, sem mobilizar-se por elas. Encontre em seus valores pessoais uma fonte alternativa de motivação.
- Não alimente expectativas de resultado, foque na qualidade do processo.
- Não alimente a expectativa de não ter expectativas. Note-as e aceite-as.
- A atenção plena não elimina estados emocionais negativos, mas garante que não sejamos dominados por eles.
- Não tente se livrar do estresse, liberte-se dele. Saiba como regulá-lo e utilizá-lo a seu favor. Lembre-se de que ele é um recurso, não uma demanda. Assuma o controle de suas ações, aceitando suas experiências.
- Pratique a atenção plena informal. Ancore-se no momento presente. Manter-se consciente da respiração é uma forma simples e efetiva de manter-se presente no dia a dia.

REFERÊNCIAS BIBLIOGRÁFICAS

1. World Health Organization (WHO). Task shifting: rational redistribution of tasks among health workforce teams: global recommendations and guidelines. 2007. http://apps.who.int/iris/handle/10665/43821 (acesso 2 out 2020).
2. McEwen BS. The good side of "stress". Stress. 2019;22(5):524-5.
3. Hayes SC, Luoma JB, Bond FW, Masuda A, Lillis J. Acceptance and commitmenttherapy: model, processes and outcomes. Behav Res Ther. 2006;44(1):125.
4. David D, Cristea I, Hofmann SG. Why cognitive behavioral therapy is the current gold standard of psychotherapy. Front Psychiatry. 2018;9:4.
5. Hofmann SG, Curtiss J, McNally RJ. A complex network perspective on clinical science. Perspect Psychol Sci. 2016;11(5):597-605.
6. Linehan MM. Cognitive-behavioral treatment of borderline personality disorder. New York: Guilford Press; 1993.
7. Roemer L, Williston SK, Eustis EH, Orsillo SM. Mindfulness and acceptance-based behavioral the-rapies for anxiety disorders. Curr Psychiatry Rep. 2012;15(11):410.
8. Teasdale JD, Segal ZV, Williams JM, Ridgeway VA, Soulsby JM, Lau MA. Prevention of relapse/recurrence in major depression by mindfulness-based cognitive therapy. J Consult Clin Psychol. 2000; 68(4):615-23.
9. Creswell JD. Mindfulness interventions. Annu Rev Psychol. 2017;3(68):491-516.
10. Mendelson T. Stress, emotional. In: Gellman MD, Turner JR (eds). Encyclopedia of Behavioral Medicine. New York: Springer; 2013.
11. Selye HA. Syndrome produced by diverse nocuous agents. Nature. 1936;138(32).
12. McEwen BS. Stress, adaptation, and disease: allostasis and allostatic load. Ann NY Acad Sci. 1998; 840:33-44.
13. Cannon WD. Physiological regulation of normal states: some tentative postulates concerning biological homeostatics. In: Pettit A (ed.). A Charles Riches amis, ses collègues, ses élèves (in French). Paris: Les Éditions Médicales; 1926. p. 91.
14. Sterling P, Eyer J. Allostasis: a new paradigm to explain arousal pathology. In: Fisher S, Reason J (orgs.).

Handbook of life stress, cognition and health. New York: John Wiley & Sons; 1988. p. 629-49.

15. Kumar A, Kumar P, Pareek V, Faiq MA, Narayan RK, Raza K, et al. Neurotrophin mediated HPA axis dysregulation in stress induced genesis of psychiatric disorders: orchestration by epigenetic modifications. J Chem Neuroanat. 2019;102:101688.

16. Fava GA, McEwen BS, Guidi J, Gostoli S, Offidani E, Sonino N. Clinical characterization of allostatic overload. Psychoneuroendocrinology. 2019;108:94-101.

17. Lazarus RS, Folkman S. Stress, appraisal, and coping. New York: Springer; 1984.

18. Gross JJ. Emotion regulation: current status and future prospects. Psychol Inquiry. 2015;26:1-26.

19. Compas BE, Jaser SS, Bettis AH, Watson KH, Gruhn MA, Dunbar JP, et al. Coping, emotion regulation, and psychopathology in childhood and adolescence: a meta-analysis and narrative review. Psychol Bull. 2017;143(9):939-91.

20. Gross JJ. The emerging field of emotion regulation: an integrative review. Rev General Psychology. 1998;2:271-99.

21. Lazarus RS. Psychological stress and the coping process. New York: McGraw Hill; 1966.

22. Dykman BM. Integrating cognitive and motivational factors in depression: Initial tests of a goal-orientation approach. J Pers Soc Psychol. 1998;74(1):139-158.

23. Deci EL, Koestner R, Ryan RM. A meta-analytic review of experiments examining the effects of extrinsic rewards on intrinsic motivation. Psychol Bull. 1999;125:627-68.

24. Ying SX, Som RBM, Wen YK, Aun TS. Self-steem, motivation and stress levels toward happiness among adolescents: a predictor model. EpSBS. 2019;2357:1330.

25. Leary MR. Affiliation, acceptance, and belonging. In: Fiske ST, Gilbert DT, Lindzey G (eds.). Handbook of social psychology. 5 ed. New York, NY: John Wiley & Sons; 2010.

26. Maslow AH. A theory of human motivation. Psychol Rev. 1943;50(4):370-96.

27. Lipp MEN, Martins TL, Lipp LMN, Falsetti, MZ. Stress in Brazil. Int J Psychiatr Res. 2020;3(3):1-4.

28. Fromm E. Ter ou ser? Rio de Janeiro: Zahar; 1977.

29. Jamieson JP, Crum AJ, J. Goyer P, Marotta ME, Akinola M. Optimizing stress responses with reappraisal and mindset interventions: an integrated model. Anxiety Stress Coping. 2018;31(3):245-61.

30. Yerkes RM, Dodson JD. The relation of strength of stimulus to rapidly of habit-formation. J Comp Neurol. 1908;18:459-82.

31. Mowrer OH. On the dual nature of learning: a re-interpretation of "'conditioning" and "problem-solving". Harvard Educational Review. 1947;17:102-48.

32. Fanselow MS, Pennington ZT. A return to the psychiatric dark ages with a two-system framework for fear. Behav Res Ther. 2018;100:24-9.

33. Bar-Haim, Y, Lamy, D, Pergamin L, Bakermans-Kranenburg MJ, van IJzendoorn MH. Threat-related attentional bias in anxious and nonanxious individuals: a meta-analytic study. Psychol Bull. 2007;133(1):1-24.

34. Mennin DS, Heimberg R, Turk C, Fresco DM. Preliminary evidence for an emotion dysregulation model of generalized anxiety disorder. Behav Res Ther. 2005;43(10):1281-310

35. Aldao A, Sheppes G, Gross JJ. Emotion regulation flexibility. Cogn Ther Res. 2015;39:263-78.

36. Levy-Gigi E, Bonanno GA, Shapiro AR. Emotion regulation flexibility sheds light on the elusive relationship between repeated traumatic exposure and posttraumatic stress disorder symptoms. Clin Psychol Sci. 2015;4:1-12.

37. Kashdan TB, Rottemberg J. Psychological flexibility as a fundamental aspect of health. Clin Psychol Rev. 2010;30:467-80.

38. Goldberg SB, Tucker RP, Greene PA, Davidson RJ, Wampold BE, Kearney DJ, et al. Mindfulness based interventions for psychiatric disorders: a systematic review and meta-analysis. Clin Psychol Rev. 2018;59:52-60.

39. Roemer L, Orsillo SM. Expanding our conceptualization of and treatment for generalized anxiety disorder: integrating mindfulness/acceptance-based approaches with existing cognitive-behavioral models. Clin Psychol. 2002;9:54-68.

40. Borkovec TD, Sharpless B. Generalized anxiety disorder: bringing cognitive-behavioral therapy into the valued present. In: Hayes SC, Follette VM, Linehan MM (Eds.). Mindfulness and acceptance: expanding the cognitive-behavioral tradition. New York: Guilford Press; 2004. p. 209-42.

41. Sengupta P. Health impacts of yoga and pranayama: a state-of-the-art review. Int J Prev Med. 2012;3:444-58.

42. Ma X, Yue ZQ, Gong ZQ, Zhang H, Duan NY, Shi YT, et al. The effect of diaphragmatic breathing on attention, negative affect and stress in healthy adults. Front Psychol. 2017;8:874.

43. Öst LG. Applied relaxation: description of an effective coping technique. Scandinavian J Behav Ther. 1988;17(2):83-96.

44. Kabat-Zinn J. Full catastrophe living: using the wisdom of your body and mind to face stress, pain, and illness. (Revised Edition). New York: Bantam; 2013.
45. Kabat-Zinn J. Mindfulness-based stress reduction (MBSR). Constructivism in the Human Sciences. 2003;8(2):73.
46. Baer RA, Smith GT, Hopkins J, Krietemeyer J, Toney L. Using self-report assessment methods to explore facets of mindfulness. Assessment. 2006;13(1):27-45.
47. Mayo Clinical Staff. Mindfulness exercises: see how mindfulness helps you live in the moment. https://www.mayoclinic.org/healthy-lifestyle/consumer-health/in-depth/mindfulness-exercises/art-20046356) (acesso 2 out 2020).
48. Demarzo M, Campayo JG. Manual prático mindfulness: curiosidade e aceiteção. São Paulo: Palas Atena; 2015.

CAPÍTULO 23

Síndrome de *burnout*: trabalho e saúde

Letícia Maria Akel Mameri-Trés
Vitor Maia Santos

Objetivos do capítulo

- Entender que o trabalho contribui para a construção da identidade social do indivíduo, sendo componente essencial do desenvolvimento para a fase adulta.
- Reconhecer o papel ambivalente do trabalho como determinante de saúde e fonte de crescimento, mas também como potencial causador do adoecimento mental.
- Saber o que é síndrome de *burnout* e como ela se manifesta.
- Saber como proceder ao identificar quadros físicos e emocionais sugestivos de síndrome de *burnout*.
- Aprender a produzir um atestado médico para fins de perícia médica previdenciária.
- Compreender os aspectos agravantes e fatores intrínsecos de proteção referente à síndrome de *burnout*.
- Descrever as orientações básicas no estilo de vida para evitar a síndrome de *burnout*.
- Saber o que é psiquiatria do trabalho e como ela influencia a saúde do trabalhador.

Questões orientadoras

- Qual a importância do trabalho para a construção da identidade social do indivíduo?
- O que é síndrome de *burnout* e como ela se manifesta?
- O que devo fazer ao identificar quadros físicos e emocionais sugestivos de síndrome de *burnout*?
- Como fazer um atestado médico para o Instituto Nacional do Seguro Social (INSS)?
- Quais são os aspectos agravantes e fatores intrínsecos de proteção referente à síndrome de *burnout*?
- Como melhorar o estilo de vida para se evitar a síndrome de *burnout*?
- Qual o objetivo da psiquiatria do trabalho referente à saúde mental do trabalhador?

INTRODUÇÃO

O desenvolvimento do ser humano na idade adulta, assim como na infância, é continuamente o resultado da interação entre mente, corpo e ambiente. O início da idade adulta requer escolhas, entre elas a de novos papéis e o estabelecimento de uma identidade coerente entre eles. Para isso é preciso questionar-se responder às perguntas: "Quem eu sou?" e "Para onde eu vou?"[1,2].

A transição do brincar e do aprender para o trabalho pode ocorrer de forma inesperada ou gradual e é importante saber que as escolha feitas justamente durante essa época podem implicar vários começos contrários à realidade tão sonhada[2]. Os trabalhadores braçais e informais, por exemplo, geralmente ingressam na força de trabalho antes mesmo de completar o ensino médio ou até o fundamental; já os trabalhadores administrativos e profissionais, em geral, ingressam após a faculdade ou escola técnica[3,4]. Contudo, sabe-se que, dependendo das escolhas da carreira a trilhar e das oportunidades, o trabalho ou o emprego pode se tornar uma atividade que aumenta e melhora a autoestima ou uma fonte de desilusão, insatisfação e frustração[1,2,5].

Na Lei n. 8.080, de 19 de setembro de 1990, conhecida como Lei Orgânica da Saúde (LOS), o trabalho é destacado como determinante e condicionante da saúde. Faz-se necessário reconhecer o papel ambivalente do trabalho. Nos últimos anos, com o ritmo cada vez mais acelerado de trabalho, houve aumento das cobranças, pressão por tempo, pressão por cumprimento de metas, pressão por maior produtividade, pressão em ser o melhor em tudo, dentro e fora de casa. Cada vez mais os trabalhadores são desafiados a desenvolver novas habilidades para se manter no mercado de trabalho e produzir sempre mais, tornando este indivíduo mais sensível e vulnerável aos transtornos mentais.

TRABALHO E SÍNDROME DE BURNOUT

Segundo a Organização Mundial da Saúde (OMS), saúde "é o estado de completo bem-estar físico, mental e social e não meramente a ausência de doença». A saúde mental relacionada ao trabalho pode ser definida como equilíbrio emocional entre as questões internas individuais e as exigências ou vivências externas de cada pessoa. O processo de adoecimento mental no trabalho se inicia com situações que quebram esse equilíbrio e, muitas vezes, deixam o sujeito privado de suas próprias ações[6]. O trabalho pode funcionar como causador do adoecimento mental e, como consequência, implicar

na desestruturação do indivíduo e no seu afastamento do convívio social[1,5].

O termo burnout foi utilizado pela primeira vez em 1974, pelo psicólogo Herbert Freudenberg, como uma insatisfação no trabalho motivada pelo estresse laboral. Expressão da língua inglesa que significa "queimar-se até o fim". A síndrome de burnout é definida como um transtorno grave de tensão física e mental crônica, em decorrência de situações com alta demanda emocional no ambiente de trabalho. Está na lista de Doenças Relacionadas ao Trabalho do Brasil como síndrome do esgotamento profissional, publicada pela Portaria do Ministério da Saúde n. 1.339, de 18 de novembro de 1999, e atualmente incluída na Portaria de Consolidação n. 5, de 28 de setembro de 2017, do Ministério da Saúde. Na classificação Internacional de Doenças (CID), apresenta-se com o código CID-10 Z.73.0[7,8].

A síndrome de burnout ainda não se encontra na lista de diagnósticos do Sistema de Benefícios por Incapacidade do INSS, portanto enquanto a referida lista não seja atualizada, sugerimos ao médico que ao encaminhar o trabalhador para o INSS solicitando o afastamento previdenciário por motivo de incapacidade laborativa, indique como diagnóstico o CID F43.1 (reação prolongada ao stress). Ressaltamos que, para a CID-11, a nova classificação internacional de doenças apresentada oficialmente em maio de 2019, durante a Assembleia Mundial da Saúde, burnout é uma síndrome resultante do estresse crônico no local de trabalho que não foi gerenciado com sucesso, encontra-se no capítulo intitulado Problemas Associados ao Emprego e Desemprego, com a CID-11 QD85. A entrada em vigor da CID-11 está prevista para janeiro de 2022[7-10].

Segundo o modelo teórico de Maslach[11], a síndrome de burnout é um processo que se dá a partir de três critérios: exaustão emocional, envolvimento pessoal no trabalho e despersonalização. Deve-se lembrar que a exaustão emocional é a dimensão precursora da síndrome, sendo seguida por despersonalização (endurecimento afetivo e mecanização dos atos) e, por fim, pelo sentimento de diminuição da realização pessoal no trabalho[12,13]. Importante atentar para o fato de que a tensão emocional relacionada ao trabalho faz parte de um processo crônico que pode se perpetuar por anos, em que o estresse chega às últimas consequências e leva o organismo ao esgotamento por exaustão. *Burnout* é um diagnóstico referente à situação de trabalho[6,9,14]. O indivíduo pode se tornar improdutivo, irresponsável, indiferente, desatencioso, frio emocionalmente, e empobrecido em seus vínculos afetivos e laborais[12,15,16].

Inicialmente a síndrome de *burnout* era relacionada a profissões ligadas à prestação de cuidados e assistência às pessoas, como médicos, enfermeiros e assistentes sociais. Contudo, atualmente, vem sendo estendida para outras profissões que envolvem alto investimento afetivo e altos níveis de estresse, como bancários, policiais, agentes penitenciários, professores e jornalistas[17-19].

Na prática clínica

É relevante durante o exame médico para fins de admissão ou contratação, saber[1]:
- A história de trabalho que compreenderá os tipos de empregos, o desempenho neles, e razões para mudança de empregos.
- A situação profissional atual, relacionando com grau de satisfação do trabalhador.
- Deve ser revisada a dinâmica dos relacionamentos do paciente com superiores e colegas de trabalho.

A síndrome de *burnout* deve ser compreendida em dois níveis principais, individual e organizacional. Portanto, além do acesso ao tratamento ou suporte individual ao trabalhador, devem ser tratadas as questões centrais relacionadas ao ambiente organizacional[9,13,14].

O médico do trabalho ao identificar quadros físicos e emocionais sugestivos de síndrome de *burnout*, por meio do exame periódico de saúde do trabalhador, deve no primeiro momento afastar o trabalhador da exposição à situação estressante. Em seguida, recomenda-se solicitar o parecer do médico psiquiatra. Caso seja necessário afastamento superior a quinze dias, o empregado deverá ser encaminhado ao INSS para realização de perícia médica de auxílio-doença (benefício por incapacidade). O médico do trabalho deverá anexar o parecer fundamentado do médico psiquiatra em prontuário médico e utilizar o relatório do psiquiatra assistente para fundamentar seu atestado, de acordo com a Resolução do CFM (Conselho Federal de Medicina) n. 1.658/2002 e 1.851/2008, que normatiza a emissão de atestados médicos, e por fim, deverá encaminhar o trabalhador ao INSS.

Recomendamos que o diagnóstico de síndrome de *burnout* seja realizado pelo médico do trabalho em conjunto com o médico psiquiatra. Caso o médico psiquiatra atenda um paciente que está com suspeita de *burnout*, este deverá discutir o caso com médico do trabalho da empresa sob o consentimento do paciente; juntos, os médicos definirão o melhor tratamento e seguimento ocupacional.

Resolução do CFM n. 1.851/1.658
Quando o atestado for solicitado pelo paciente ou seu representante legal para fins de perícia médica deverá observar:
I – o diagnóstico;
II – os resultados dos exames complementares;
III – a conduta terapêutica;
IV – o prognóstico;
V – as consequências à saúde do paciente;
VI – o provável tempo de repouso estimado necessário para a sua recuperação, que complementará o parecer fundamentado do médico perito, a quem cabe legalmente a decisão do benefício previdenciário;
VII – registrar os dados de maneira legível;
VIII – identificar-se como emissor, mediante assinatura e carimbo ou número de registro no Conselho Regional de Medicina.

Na prática clínica

Caso o trabalhador seja afastado pelo INSS e configurado que a doença está relacionada com o trabalho:

- O benefício de auxílio-doença será de espécie B91, benefício acidentário, em vez de B31, benefício previdenciário.

- O trabalhador terá direito a estabilidade provisória por 12 meses no empregado após retornar do auxílio doença.

- O trabalhador terá seu pagamento do FGTS (Fundo de Garantia do Tempo de Serviço) mantido durante o gozo do benefício acidentário.

ASPECTOS AGRAVANTES E FATORES INTRÍNSECOS DE PROTEÇÃO

A saúde mental no trabalho pode ser compreendida como um equilíbrio emocional entre o patrimônio interno (indivíduo) e as exigências ou vivências externas (ambiente)[20]. Esse equilíbrio pode ser modulado ou influenciado por fatores agravantes e fatores de proteção (estratégias de prevenção), tanto relacionados às condições individuais como às condições organizacionais, listados a seguir[20,21].

Fatores agravantes relacionados à organização do trabalho

- Sobrecarga e excessos de atividades.
- Ausência de autonomia sobre o trabalho e conflito de valores.
- Falta de condições para cumprimento das tarefas.
- Falta de suporte social no trabalho, da família e amigos.
- Trabalhos em turnos e noturnos.

Fatores agravantes relacionados ao indivíduo

- Menor resiliência (recurso adaptativo).
- Pouca ou ausência de espiritualidade.

- Padrões inflexíveis de comportamento.
- Atividades de lazer e amizades são secundários.
- Menor senso de responsabilidade em zelar pela própria saúde.

Estratégias individuais de prevenção e promoção da saúde do trabalhador

- Praticar exercício físico de forma regular.
- Priorizar uma alimentação responsável com bons hábitos.
- Ter uma boa rotina de sono com horários regulares para dormir e acordar.
- Ter momentos de lazer durante o dia.
- Fazer o uso de técnicas de respiração consciente, meditação, relaxamento e alongamento durante o dia para gerenciar o estresse, e obter boa regulação emocional, a fim de responder adequadamente ao contexto externo em vez de apenas reagir.

Estratégias organizacionais para prevenção e promoção da saúde do trabalhador

- Respeitar o cumprimento das férias durante o ano de trabalho.
- Condições de trabalho atrativas e gratificantes.
- Criar programas que tenham como foco desenvolver e manter estilo de vida saudável, sendo o trabalhador protagonista em zelar pelo seu patrimônio interno.
- Melhoria das condições de trabalho, como postura, iluminação e ferramentas adequadas para o desenvolvimento das atividades e tarefas.
- Capacitação dos profissionais por meio de processos de educação permanente e continuada, além de momentos de psicoeducação.

No que se refere aos fatores agravantes relacionados ao indivíduo, é importante saber que há padrões de comportamentos e atitudes que contribuem para desenvolvimento da síndrome de burnout[10,14].

CARACTERÍSTICAS QUE CONTRIBUEM PARA SÍNDROME DE *BURNOUT*

- Competividade.
- Comportamento inflexível.
- Envolvimento em múltiplas tarefas sem dividir responsabilidades.
- Produzir cada vez mais em menos tempo.
- Busca incessante pelo reconhecimento.
- Desprezar as férias e nos períodos de folga ficar ansioso e tenso.

Sabe-se que resiliência é capacidade que cada pessoa tem de lidar com seus próprios problemas, de sobreviver e superar momentos difíceis, diante de situações adversas e não ceder à pressão, independentemente da situação. Portando, quanto mais resiliente, for o ser humano, menor será o impacto em sua saúde mental[14,22,23].

Diante do que foi abordado neste capítulo sobre a síndrome de *burnout*, trabalho e saúde, é relevante destacar que é crescente a compreensão de estudos na temática da Psiquiatria do Trabalho, uma ramificação da psiquiatria que tem como objetivo proporcionar uma maior harmonia entre o ambiente laboral e a saúde mental do trabalhador, além de auxiliar na construção de estratégias para o adequado domínio do ambiente[24,25]. Entende-se domínio do ambiente como a capacidade de o indivíduo fazer escolhas congruentes às necessidades pessoais, implicando dessa forma autonomia nas próprias escolhas e o bem-estar no ambiente laboral[23].

CONSIDERAÇÕES FINAIS

O mundo encontra-se no período de pandemia da Covid-19 e inúmeros casos de infectados evoluíram para o óbito. Estamos em período de mudanças radicais no setor econômico, político e social. Com sobrecarga de informações (infobesidade), incertezas, perdas financeiras e insegurança no trabalho,que promovem alterações na saúde física e mental da população mundial. Está modificando a rotina diária de cada pessoa e afetando diretamente seu processo de trabalho. Há aumento das cobranças internas e externas, tornando o indivíduo menos tolerante e capaz de perder o controle com facilidade. As fronteiras entre o trabalho e o lar foram praticamente rompidas com o trabalho remoto (*home office*), deixando o indivíduo mais vulnerável aos transtornos mentais, depressão, transtornos de ansiedade e síndrome de *burnout*[26-28]. O cenário ocupacional apresenta-se desafiador para saúde do trabalhador no Brasil e no Mundo em geral[28-30]. É importante um equilíbrio entre a vida pessoal e a do trabalho, alcançado por meio de investimentos individuais em resiliência, espiritualidade, lazer e estilo de vida saudável[17,20]. Dessa forma, o trabalhador passa a ser visto como participante ativo do processo de manutenção da sua própria saúde mental, apresentando melhor regulação emocional, satisfação pessoal no desempenho das tarefas e, por fim um sentimento de propósito de vida a seguir[23].

REFERÊNCIAS BIBLIOGRÁFICAS

1. Mendes R. Patologia do trabalho. 3ed. São Paulo: Atheneu; 2013. p 49- 120.
2. Salles JF, Haase VG, Malloy-Diniz LF. Neuropsicologia do desenvolvimento: infância e adolescência. Porto Alegre: Artmed; 2016.
3. Almeida MG, Carmo LA, Silva SRR. O trabalho informal como alternativa no mundo de trabalho atual. In: IV Seminário CETROS Neodesenvolvimentismo, Trabalho e Questão Social, 2. Fortaleza; 2013. p. 1-18. v. 1.
4. Beltrão MMA. Trabalho informal e desemprego: desigualdades sociais. [Tese]. São Paulo: Faculdade de Filosofia, Letras e Ciências Humanas da Universidade de São Paulo; 2010.
5. Dalgalarrondo P. Psicopatologia e semiologia dos transtornos mentais. 3 ed. Porto Alegre: Artmed; 2019.
6. Sá EC, Gosling FJ, Torres RAT. Saúde mental e trabalho: transtornos mentais relacionados ao trabalho. In: Lopes AC, Cipullo JP, Kubiak CAP. Sociedade Brasileira de Clínica Médica. PRCLIM: CICLO 16. Porto Alegre. Artmed Panamericana; 2019. p. 131-51.
7. Organização Mundial da Saúde. Classificação de Transtornos Mentais e de Comportamento da CID-10: descrições clínicas e diretrizes diagnósticas. Porto Alegre: Artmed; 1993.

8. Brasil. Ministério da Previdência Social. Previdência social: acompanhamento mensal dos benefícios auxílios-doença previdenciários, concedidos segundo os códigos da CID-10. http://www.previdencia.gov.br/ dados-abertos/estatsticas/tabelas-cid-10/

9. Mendanha MH, Bernardes P, Shiozawa P. Desvendando o *burnout*: uma análise interdisciplinar da síndrome de esgotamento profissional. São Paulo: Ltr; 2018.

10. Meleiro A. Psiquiatria: estudos fundamentais. 1 ed. Rio de janeiro: Guanabara Koogan; 2018. p. 792-814.

11. Malasch C, Jackson SE. The measurement of experiemced burnout. J Occup Behav. 1981;2(2) 99-113.

12. Carlotto MS, Palazzo LS. Síndrome de *burnout* e fatores associados: um estudo epidemiológico com professores. Cad. Saúde Pública. 2006;22(5).

13. Malasch C. Burnout: the cost of caring. Englewood Cliffs: Prentice Hall; 1982.

14. Huber A, Strecker C, Hausler M, Kachel T, Höge T, Höfer S. Possession and applicability of signature character strengths: What is essential for well-being, work engagement, and burnout? Appl Res Qual Life. 2019;15:415-36.

15. Maslach C, Schaufeli WB, Leiter MP. Job Burnout. Ann Rev Psychology. 2001:397.

16. Freudenbergh H. Staff burnout. J Social Issues. 1974;30(1):159-65.

17. Santos VM. Síndrome de burnout e os fatores associados à saúde mental trabalho: uma revisão da literatura. Trabalho de conclusão de curso. Anápolis: Centro Universitário de Anápolis; 2013.

18. Limongi-França AC, Rodrigues AlL. *Stress* e trabalho: uma abordagem psicossomática. 2 ed. São Paulo: Atlas; 1999.

19. Hartzband P, Groopman J. Physician burnout, interrupted. N Engl J Med. 2020;382(26):2485-7.

20. Yates SW. Physician stress and burnout. Am J Med. 2020;133(2):160-4.

21. Organizacion Internacional del Trabajo. Factores psicossociales y de organizacion. In: Organizacion del Trabajo. Enciclopedia de salud y seguridade en el trabajo. 3 ed. Genebra: OIT; 2001.

22. Ribeiro ACA, Mattos BM, Antonelli S, Canêo LC, Goulart E. Resiliência no trabalho contemporâneo: promoção e/ou desgaste da saúde mental. Psicol Estud. 2011;16(4):623-33. Disponível em: http://www.scielo.br/scielo.php?script=sci_ arttext&pid=S1413-73722011000400013&lng=en&nrm=iso (acesso 2 set 2020).

23. Mameri L, Dantas V, Machado L. Domínio do ambiente laboral e autonomia. In: Machado L, Matsumoto L. Psicologia positiva e psiquiatria positiva: a ciência da felicidade na prática clínica. 1 ed. Barueri: Manole; 2020. p. 187-97.

24. Rosenman RH, Friedman M, Strauss R. Coronary heart disease in the western collaborative group study: a follow-up experience of 4,5 years. J Chronic Dis. 1970; 23(3):173-90.

25. Mameri L, Da Silva AG. Psiquiatria do trabalho, ocupacional ou industrial: uma revisão narrativa da literatura. Rev Debates Psiquiatria. 2020;10(1):26-33.

26. Saultz J. Burnout. Fam Med. 2020;52(1):5-7.

27. McCue JD. The effect of stress on physicians and their medical pratice. N Engl Med. 1982;306(8):458-63.

28. Da Silva AG, Pinheiro M, Tre´s LM, Malloy-Diniz LF. Working during pandemics: the need for mental health efforts to prevent the outbreak of mental disorders at the workplace. Braz J Psychiatry. 2021; 43(1).

29. Hamouche S. COVID-19 and employees' mental health: stressors, moderators and agenda for organizacional actions. Emerald Open Res. 2020;2:15.

30. Burdorf A, Porru F, Rugulies R. The COVID-19 (Coronavirus) pandemic: consequences for occupational health. Scand J Work Environ Health. 2020;46:229-30.

CAPÍTULO 24

Psiquiatria positiva

Leonardo Machado
Isabela Pina
Luciana Paes de Barros
Letícia Maria Akel Mameri-Trés

Objetivos do capítulo

- Explicar o que é a psicologia e a psiquiatria positiva.
- Ensinar os conceitos mais importantes na psicologia positiva.
- Aplicação da psiquiatria positiva em pessoas com transtornos mentais comuns e graves.
- Intersecção entre a psiquiatria positiva e a medicina do estilo de vida.
- Conhecer o modelo PERMA da psicologia positiva.

Questões orientadoras

- Por que a evolução nos dotou de sentimentos positivos?
- Quem tem emoções positivas e o que permite ou impede tais emoções?
- Como integrar mais emoção positiva à vida?

Em seu livro *Felicidade autêntica*, Martin Seligman[1] levanta essas questões. Muitas das respostas podem ter a ver com a forma como tem se apresentado o lado positivo da vida, por um lado muito negligenciado ao longo dos anos, e por outro como uma positividade tóxica. Tem sido muito mais fácil encontrar notícias sobre o hediondo nos jornais e estudos científicos sobre doenças do que noticiários sobre o lado virtuoso da vida ou pesquisas voltadas para o bem-estar e a satisfação com a vida.

Apesar disso, como conclui o neurocientista Richard Davidson, "a neuroplasticidade nos informa que a mente e o cérebro são altamente mutáveis, e que o cérebro está constantemente sendo moldado pela experiência; o bem-estar é uma habilidade e pode ser melhorado através de treinamento."

Neste capítulo, procurou-se dar ferramentas para isso.

INTRODUÇÃO

A psiquiatria positiva (PsiqP) se tornou um campo de conhecimento dentro da especialidade médica psiquiátrica, em 2015, com o então presidente da Associação Americana de Psiquiatria (APA), o Prof. Dilip Jeste. Ela pode ser definida, segundo suas palavras, "como a ciência e a prática da psiquiatria que se concentra na promoção do bem-estar e da saúde, por meio do aprimoramento de fatores psicossociais po sitivos, como resiliência, otimismo, sabedoria e engajamento social, em pessoas com ou sem doenças mentais e físicas[2]."

Nesse sentido, aproxima-se da psicologia positiva (PP), organizada por Martin Seligman et al., no final da década de 1990, mas como ramo da medicina enfatiza aspectos biológicos e aplicações dentro da clínica psiquiátrica. Importante frisar que a PsiqP não é uma especialidade médica nem uma subespecialidade da psiquiatria, mas um novo campo de estudos científicos com aplicações clínicas e preventivas. Representa uma mudança de paradigma dentro do modo de adquirir conhecimento e do fazer clínico dentro da psiquiatria[3].

Com o aumento do interesse na área, as discussões sobre bem-estar e qualidade de vida se ampliaram dentro da psiquiatria, permitindo um olhar além da ausência de sintomas e doenças. Assuntos como prevenção primária, secundária e terciária em saúde mental se tornaram mais comuns e desejáveis, seguindo uma visão de saúde mais ampla, já elucidada pela OMS (Organização Mundial da Saúde). Para tanto, é necessária uma ênfase na prevenção por meio de intervenções comportamentais, psicossociais e biológicas, que envolvam resiliência, otimismo, apoio social, compaixão e autoestima.

No entanto, para ser eficaz é importante que as características psicossociais positivas sejam exploradas desde a avaliação inicial e mantidas ao longo do acompanhamento médico. Além dos componentes tradicionais como sintomatologia, critérios diagnósticos, tratamento medicamentoso e técnicas das psicoterapias, é importante que a abordagem clínica da psiquiatria inclua o incentivo a modificações no estilo de vida, como a prática de exercícios físicos, alimentação saudável, atividades de lazer e sono reparador. Fundamental também promover a identificação de forças pessoais e contextos ambientais protetores para a promoção de emoções positivas como compaixão e otimismo.

De fato, uma quantidade considerável de evidências científicas tem surgido mostrando que essas características psicológicas positivas,

como significado e propósito de vida, estão associadas a melhores resultados para a saúde, incluindo a longevidade[4-5].

CONCEITOS IMPORTANTES NA PSICOLOGIA POSITIVA

A diferença entre o apego sobre coisas e desejos e a efetiva capacidade de aproveitar a vida parecem ter relação com o fluxo envolvido, a experiência de fluir. Para encontrar algum interesse na vida pode ser mais gratificante procurá-lo em pessoas e atividades nas quais se sinta absorvido de forma positiva[6]. A satisfação pessoal está diretamente ligada às emoções positivas, e é possível estar satisfeito em relação ao passado, porém descontente com o presente e pessimista quanto ao futuro, por exemplo.

Tem havido uma constante discussão acadêmica acerca da possibilidade de o positivo ser apenas a ausência do negativo (e vice-versa) ou haver duas dimensões independentemente definíveis. Uma porção de alimento é positiva para um animal faminto ou simplesmente alivia o estado negativo de fome? Se o positivo fosse apenas a ausência do negativo, não precisaríamos de uma PP: bastaria uma psicologia que aliviasse os estados negativos[1]. Não é função da PP dizer às pessoas que seja otimista, espiritual, bondoso ou bem-humorado; sua função é descrever as consequências dessas características; por exemplo, ser otimista gera menos depressão, melhor saúde física e maiores realizações, a um custo talvez de menos realismo[1].

No campo da PP, o bem-estar é dividido em bem-estar psicológico (BEP) e bem-estar subjetivo (BES). O BEP, também chamado de bem-estar eudaimônico (BEE), está ligado à realização das potencialidades íntimas e consiste em alguns parâmetros, como relacionamentos positivos e autoaceitação. O BES, também chamado de bem-estar hedônico (BEH), está conectado à experiência de satisfação e tem um componente cognitivo (satisfação com a vida) e um componente afetivo (emoções positivas)[7].

A PsiqP, conforme destaca Boardman e Doraiswamy[8], utiliza algumas ferramentas acessórias para focar na prática de alguns conceitos de bem-estar e forças humanas:

- Resiliência: enquanto capacidade de responder à adversidade de forma saudável e produtiva: autoconsciência, autorregulação, otimismo, agilidade mental, forças de caráter e conexão.
- Intervenções com atividades positivas para cultivar sentimentos, pensamentos e comportamentos positivos: gratidão, engajamento social e exercícios escritos (otimismo, esperança e bem-estar).
- Ferramentas de estilo de vida: atividade física, meditação e ioga, priorização do sono, tecnologia (aplicativos, jogos, *sites* para suporte social e aumentar aprendizado entre pares), hábitos saudáveis, dieta e nutrição e contato com a natureza.
- Ferramentas adicionais: terapia cognitiva baseada em *mindfulness*, desenvolver um plano de tratamento em psicoterapia positiva (alívio do sofrimento + melhora do bem-estar), engajamento dos pacientes numa postura mais proativa em seus tratamentos e motivação (ativar o senso de autoeficácia dos pacientes).

BEM-ESTAR SUBJETIVO E SATISFAÇÃO COM A VIDA

Satisfação com a vida é um dos indicadores-chave do BES e é definida como a avaliação cognitiva da qualidade geral de própria vida, sendo considerado o construto central na literatura da PP[9-11]. Por ser um componente importante para se compreender a qualidade de vida global, a oferta de escalas de satisfação com a vida tende a demonstrar a perspectiva singular do BES dos indivíduos. Essa concepção circunda respostas emocionais (afetos negativos e positivos), julgamento global da satisfação com a vida e de domínios específicos de satisfação (p. ex. autossatisfação, satisfação familiar, satisfação no trabalho)[12].

O enfrentamento de situações estressantes pode ser favorecido pela capacidade de *coping* (lidar, em tradução livre) que um indivíduo possui, modificando seu nível de satisfação com a vida. Da mesma forma, a resiliência pode tornar um indivíduo mais ou menos satisfeito com sua própria vida ao vivenciar situações estressantes, pois dependerá de sua condição de flexibilização diante de problemas e condições insatisfatórias. Nesse sentido, o monitoramento da satisfação com a vida pode, em parte, promover a identificação precoce dos indivíduos em risco para situações estressantes e transtornos psiquiátricos comuns.

Em recente artigo, Polizzi et al.[13] referem que no enfrentamento de situações extremamente difíceis poderemos utilizar três estratégias para manejo do sofrimento, os três "C": Controle, Coerência e Conexão.

O Controle estaria direcionado às atividades simples, como tomar medicamentos conforme prescrito, dormir adequadamente, planejar a programação do dia todas as manhãs, perguntar por seus amigos e familiares ou manter um diário, de forma a criar um senso de controle que se opõe ao medo e à ansiedade.

A Coerência é uma estratégia incentivada pelos autores por meio da prática do enfrentamento baseado na aceitação – ou aumentar a conscientização e aceitação das emoções que surgem em resposta ao estresse. Nesse sentido, sugerem exercícios de *mindfulness*, como os que são feitos nas academias para reforçar músculos, definindo um momento do dia para praticar observações conscientes das emoções, à medida que elas vêm e vão, servindo como um lembrete da transitoriedade de todas as coisas.

A Conexão tem a ver com o estabelecimento de novos vínculos ou a manutenção dos vínculos existentes, pelo contato direto ou via remota (redes sociais, plataformas de chamadas de vídeo, por exemplo). Essas condutas não só aliviam a ansiedade, o estresse e a tristeza, mas também preparam o cenário para o comportamento pró-social e a empatia. Isso tanto diminuiria a emoção negativa quanto fortaleceria as emoções positivas, facilitando o enfrentamento e a recuperação.

Concluem os autores do referido artigo[13]:

"Praticar meditação amorosa e gentileza também pode encorajar sentimentos de amor e compaixão para si mesmo e para com os outros".

BEM-ESTAR PSICOLÓGICO

Apesar das crescentes pesquisas sugerindo que emoções positivas podem promover uma boa saúde física e que emoções negativas levam à doença, ainda não há um consenso claro sobre a relação entre felicidade e saúde. A pessoa que parece mais feliz tem menos probabilidade de ter um resfriado ou um infarto do que alguém que é infeliz? Ter um casamento sólido e amigos próximos realmente protege contra hipertensão, diabetes ou derrame? Ou a direção desse efeito vai para o lado oposto: as pessoas que são mais saudáveis simplesmente sentem-se melhores e, portanto, podem ser felizes e criar vidas felizes[14]?

Acredita-se que pessoas mais felizes tendem a se engajar em comportamentos mais saudáveis, com estilo de vida mais saudável, fumando menos, bebendo menos e se alimentando de forma mais natural. Além disso, a própria felicidade em si parece alterar positivamente o organismo.

Muitos de nós quer ter uma vida longa, feliz e saudável, não desejamos simplesmente uma vida sem doença. As pesquisas tendem a analisar as doenças intencionando atingir a saúde ideal, e por isso os estudos focam em tratamento de doenças. Porém, há um valor prático e ético em focar no lado positivo da saúde e identificar esses atributos e condições na vida que possibilitam os indivíduos serem tão felizes quanto saudáveis. Por esse motivo, focar na Ciência da Felicidade é tão importante, mesmo que a prescrição para aumentar a felicidade nunca seja tão fácil quanto tomar uma pílula[14]. Como afirma Seligman, parece que nos sentimos elevados e inspirados quando o exercício da vontade culmina numa ação virtuosa[1].

RESILIÊNCIA COMO UM PROCESSO

Pesquisas em resiliência surgiram na década de 50, especificamente em 1955, num estudo longitudinal de 40 anos[15] analisando crianças que conviviam com situações adversas (estresse perinatal, pobreza crônica, pais que não se graduaram, pais alcoolistas ou com transtornos mentais), demonstrando que 1/3 das crianças mais vulneráveis se adaptaram bem ao longo do tempo (foram chamadas de "vulneráveis, mas invencíveis"). O estudo demonstrou que fatores como ter uma comunidade unida, um modelo estável e uma forte crença em sua capacidade de resolver problemas ajudou as crianças a ter sucesso na vida adulta, mesmo quando passaram por dificuldades durante a adolescência.

Em um nível individual, as intervenções de resiliência bem indicadas podem reforçar o papel da satisfação, da autoeficácia, do otimismo e até mesmo da produtividade. O treinamento da resiliência pode ajudar as pessoas a lidar com doenças crônicas e melhorar sua qualidade de vida, auxiliando no enfrentamento (*coping*) de situações estressantes.

Um estudo sobre resiliência focado em *mindfulness*[16] parece ter obtido resultados positivos, considerando-se que o estado físico (respiração e pressão arterial) dos indivíduos mantiveram-se estáveis após treinamento com técnicas de *mindfulness*. Ao final do treinamento, os autores também observaram que houve menor ativação da região cerebral relacionada com recuperação de estresse, obtendo atenuação do sinal dos níveis sanguíneos de oxigênio na ínsula e no córtex cingulado anterior pela ressonância magnética funcional. Esses achados sugerem que os mecanismos de resiliência possam ser ativados por treinamento baseado em técnicas de *mindfulness* e constituem evidências para a prevenção e tratamento de doenças relacionadas ao estresse.

APLICAÇÃO DA PSIQUIATRIA POSITIVA EM PESSOAS COM TRANSTORNOS MENTAIS

Nas últimas décadas, a psiquiatria vem se preocupando não só com a remissão de sintomas, mas também com a qualidade de vida, o retorno à funcionalidade prévia e o bem-estar, caracterizando uma mudança de paradigma que vem transformando os desfechos nas pesquisas sobre doenças mentais.

O entendimento de que a qualidade de vida e o funcionamento psicossocial dependem menos da saúde física e mais de traços psicológicos positivos, como resiliência, otimismo, engajamento social e sabedoria, vem transformando a forma de olhar para o adoecimento mental[17]. As intervenções em psicologia positiva (IPP), inicialmente, eram direcionadas a pessoas sem adoecimento como forma de prevenção; posteriormente para pessoas com transtornos mentais comuns, como transtornos depressivos e ansiosos. Com o amadurecimento das técnicas, as intervenções se ampliaram e se modificaram para abarcar transtornos mentais graves como esquizofrenia e transtorno bipolar[18].

Diversas abordagens destinadas a promover o bem-estar já foram testadas em pesquisas experimentais. Algumas das estratégias mais promissoras foram combinadas em uma intervenção geral, chamada de psicoterapia positiva (PPT)[19]. Ela é uma terapia já bem estabelecida que, em contraste às terapias tradicionais que são centradas na resolução de problemas, utiliza-se das forças pessoais e experiências positivas com o intuito de promover o bem-estar[20]. Tenta-se superar sentimentos negativos por meio do reforço de pontos positivos, como superar o pessimismo e a desesperança reforçando o otimismo.

As IPP muitas vezes incorporam princípios baseados nas forças pessoais e se alinham à visão de que a recuperação em saúde mental transcende o alívio de sintomas. Tais intervenções também podem ser aplicadas para o fortalecimento de relacionamentos pessoais e sociais, muitas das quais incluem exercícios como a resposta ativo--construtivista, que objetiva a melhora do bem--estar dentro dos relacionamentos individuais em contextos de escuta de notícias positivas comunicadas por outras pessoas. Uma estratégia que promova o afeto positivo e facilite o uso de habilidades interpessoais positivas pode plausivelmente melhorar a qualidade da relação[21].

Entretanto, a maioria das revisões sobre a efetividade das intervenções psicológicas em pacientes com esquizofrenia se dedicaram aos sintomas positivos e à psicopatologia geral da doença, ignorando seus efeitos sobre o bem-estar individual[22].

Uma revisão sistemática com metanálise do nosso grupo, aceita para publicação pelo *Brazilian Journal of Psychiatry* (BJP), em 2020, avaliou a literatura existente sobre a eficácia de IPP em pessoas com transtornos do espectro da esquizofrenia. Nove estudos preencheram os critérios de inclusão. Dentre essas intervenções, os protocolos mais bem estruturados foram o WELLFOCUS (Psicoterapia Positiva Adaptada para Pessoas com Esquizofrenia) (para maiores detalhes do protocolo, ver Schrank e Rashid[20]) e o protocolo PEPS *(Positive Emotions Program for Schizophrenia)* (para maiores detalhes do protocolo, ver Nguyen et al.[24]). A referida revisão sugeriu benefícios das IPP em pessoas com transtornos do espectro da esquizofrenia.

Um problema que assume grandes dimensões em pacientes com esquizofrenia é a falta de adesão ao tratamento, especialmente pela falta de *insight* em relação à doença. Estudos recentes evidenciam que a sensação subjetiva de bem-estar se mostra como um dos fatores mais determinantes de adesão ao tratamento nessa população, ratificando a necessidade de mudança nos tratamentos tradicionais[25,26].

Nesse sentido, as orientações para o tratamento de pessoas com esquizofrenia poderiam também ser voltadas para maximizar os aspectos positivos da vida da pessoa afetada. A recuperação do transtorno, para a maioria dos clínicos, pode ser aperfeiçoada se, em adição ao tratamento dos sintomas, as intervenções enfatizarem o desenvolvimento de recursos e habilidades pessoais, como a identificação de forças e a construção de uma identidade positiva.

PSIQUIATRIA POSITIVA E MEDICINA DO ESTILO DE VIDA

A medicina do estilo de vida (MEV) é uma disciplina clínica baseada em evidências, que enfatiza o aconselhamento médico sobre comportamentos que podem melhorar a saúde e a qualidade de vida de pacientes baseado nos seguintes pilares: aconselhamento alimentar, aconselhamento em atividade física, mudança de comportamento, saúde do sono, cessação do tabagismo, uso responsável do álcool, bem-estar emocional e redução do estresse[27].

Todos esses pilares são áreas que impactam diretamente não só na saúde física, mas também na saúde mental. Dentre as subáreas da psiquiatria, uma das que apresenta maior interface com a MEV parece ser a PsiqP. Na realidade, os pilares da MEV e a visão da PsiqP se encaixam e se retroalimentam; no entanto, a PsiqP está mais ligada a aspectos cognitivos e emocionais relacionados ao bem-estar[28,29].

Na base de todos os pilares da MEV, existe a necessidade de mudança de comportamento. Mudar comportamento muitas vezes acaba sendo o objeto de trabalho da psiquiatria e da psicologia. Modificar hábitos com base não só no que deveria ser (em busca de um ideal distante), mas também se motivando a partir de pontos fortes já existentes no indivíduo (a partir do que já se tem de bom) não só parece ser importante, como eficaz. Assim, a PsiqP pode ajudar a MEV, bem como os pilares da MEV podem ajudar no bem-estar emocional, e assim contribuir para os objetivos da PsiqP.

Um modelo que tenta integrar os objetivos da MEV, da PsiqP e da PP é o PERMA-V. PERMA é um conceito proposto por Seligman no livro Florescer[30] que, de certo modo, integra as propostas do BES e do BEP. Por sua vez, o PERMA-V acrescenta o V como um caminho de integração dos pilares da MEV ao bem-estar, conforme mostra a Figura 1.

Mudanças no estilo de vida podem aumentar a resiliência fornecendo mais saúde e senso de bem-estar individual[31]. Existem diversas intervenções no estilo de vida nas quais os terapeutas podem encorajar seus pacientes a fazer.

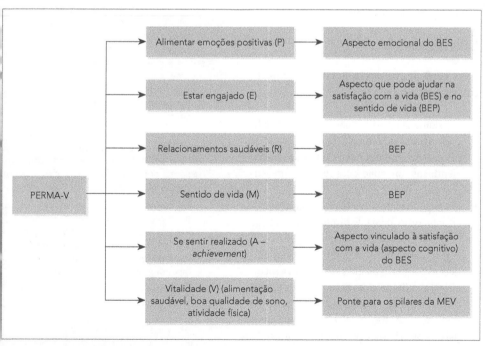

FIGURA 1 Modelo PERMA-V de integração da psiquiatria positiva, psicologia positiva e medicina do estilo de vida (MEV). A: se sentir realizado (*achievement*); BEP: bem-estar psicológico; BES: bem-estar subjetivo; E: engajamento; M: sentido de vida (*meaning*); P: emoções positivas (*positive emotions*); R: relacionamentos saudáveis; V: vitalidade.

Exercícios moderados podem ajudar a prevenir depressão, além de otimizarem o aprendizado pelo reforço do controle de impulso, atenção e redução do desamparo aprendido. Práticas meditativas (*tai chi*, *qigong* e *mindfulness*) também têm seu lugar no ambiente clínico e tem demonstrado aumento das emoções positivas, diminuição da ansiedade e emoções negativas, com potenciais benefícios em diversas condições psiquiátricas. Ioga também pode ter impacto benéfico na redução do estresse e reforçar a função imunológica[28].

Além disso, como as IPP ensinam aos pacientes maneiras de aumentar emoções positivas, comportamentos e cognições sem a presença constante do profissional, elas podem limitar o custo do tratamento e podem servir como ferramentas para prevenir a recaída diante de gatilhos como o estresse ao aumentar o senso de autoeficácia e de autonomia. Além disso, IPP podem complementar medicação ou psicoterapia quando o paciente tem somente resposta parcial a esses tratamentos[8].

CONSIDERAÇÕES FINAIS

À guisa de conclusão, enfatizam-se os seguintes pontos:

- A psiquiatria positiva não é uma especialidade médica nem uma subespecialidade da psiquiatria, mas um novo campo de estudos científicos com aplicações clínicas e preventivas.
- A psiquiatria positiva foca em fatores protetores como forma de promover prevenção em saúde mental e resiliência.
- A psiquiatria positiva pode ajudar nas mudanças comportamentais vinculadas à medicina do estilo de vida, bem como os pilares da medicina do estilo de vida podem ajudar no bem-estar emocional, e assim contribuir para os objetivos da psiquiatria positiva.
- Um modelo que tenta integrar os objetivos da psiquiatria positiva, da psicologia positiva e da medicina do estilo de vida é o PERMA-V.

Dicas práticas para casos clínicos

- Um dos objetivos basilares da psicoterapia positiva, principal braço clínico da psicologia positiva, é fazer com que o paciente consiga enxergar seus pontos fortes e, baseado neles, promover mudanças na vida. Uma técnica simples e prática dessa abordagem que está em consonância com a psiquiatria positiva e que pode ser usada na clínica psiquiátrica desde as primeiras consultas é a apresentação positiva.

- O clínico pede para o paciente pensar em um momento difícil no qual ele tenha enfrentado de maneira positiva; enfatiza que não precisa ser um grande acontecimento, ou um acontecimento que tenha mudado a vida do paciente; lembra que podem vir à memória pequenos acontecimentos que desencadearam o melhor dele, e que esses momentos são muito válidos. O clínico pede, então, para o paciente escrever. A escrita pode ser feita no momento da consulta. Importante lembrar que, na prática, técnicas escritas tendem a dar certo com a cultura americana; no entanto, a fala parece se encaixar mais facilmente com a culturalatino-americana. Dessa forma, em vez de escrever, o paciente pode simplesmente contar e o clínico conversar com o paciente.

- Passada essa etapa, o clínico pode aprofundar as repercussões desta Apresentação Positiva dialogando com o paciente, por exemplo, a partir das seguintes questões:

  - Algumas histórias acabam sendo incorporadas por nós em nós mesmos, ou seja, nos conceitos e na visão que nós temos de nós mesmos. Como tu acreditas que essa história pode ter impactado no teu autoconceito?

  - Seria interessante para ti que, durante nosso acompanhamento clínico, além das medicações, nós pudéssemos reforçar em ti esses outros aspectos teus, já que algumas vezes tua memória parece não fortalecer lembranças que ajudem no teu autoconceito positivo?

REFERÊNCIAS BIBLIOGRÁFICAS

1. Seligman MEP. Felicidade autêntica: usando a psicologia positiva para realização permanente. Rio de Janeiro: Objetiva; 2009.
2. Jeste DV. A fulfilling year of APA presidency: From DSM-5 to positive psychiatry. Am J Psychiatry. 2013;170:10:1102-5.
3. Machado L, Matsumoto L. Psicologia positiva e psiquiatria positiva: a ciência da felicidade na prática clínica. 1 ed. Barueri: Manole; 2020.
4. Kim ES, Hagan KA, Grodstein F, De Meo DL, De Vivo I, Kubzansky LD. Optimism and cause-specific mortality: a prospective cohort study, Am J Epidemiol. 2017;185(1):21-9.
5. Millstein R, Celano C, Beale EE, Beach SR, Suarez L, Belcher AM, et al. The effects of optimism and gratitude on adherence, functioning and mental health following an acute coronary syndrome. Gen Hosp Psychiatry. 2016;43:17-22.
6. Ellis A. Como conquistar sua própria felicidade. São Paulo: Best Seller; 2004.
7. Machado L. Bem-estar subjetivo e bem-estar psicológico. In: Psicologia positiva e psiquiatria positiva: a ciência da felicidade na prática clínica. In: Machado L, Matsumoto LS. Barueri: Manole; 2020.
8. Boardman S, Doraiswamy PM. Integrating positive psychiatry into clinical practice. In: Jeste DV, Palmer BW. Positive psychiatry: a clinical book. Washington: American Psychiatric Association; 2015.
9. Gilman R, Huebner ES. A review of life satisfaction research with children and adolescents. Sch Psychol Q. 2003;18(2):192-205.
10. Linley PA, Maltby J, Wood AM, Osborne G, Hurling R. Measuring happiness: the higher order factor structure of subjective and psychological well-being measures. Pers Individ Differ. 2009;47(8):878-84.
11. Proctor CL, Linley PA, Maltby J. Youth life satisfaction: a review of the literature. J Happiness Stud. 2009;10:583-630.
12. Barros LP, Gropo LN, Petribú K, Colares V. Avaliação da qualidade de vida em adolescentes – revisão da literatura. J Bras Psiquiatria. 2008;57(3):212-7.
13. Polizzi C, Lynn SJ, Perry A. Stress and coping in the time of COVID-19: pathways to resilience and recovery. Clin Neuropsychiatry. 2020;17(2):59-62.
14. Kubzansky L, Viswanath KV. The science of happiness: new discoveries for a more joyful life special TIME edition. New York: Time; 2016.
15. Werner EE, Smith RS. Journeys from childhood to midlife: risk, resilience, and recovery. New York, NY: Cornell University Press; 2001.
16. Johnson DC, Thom NJ, Stanley EA, Haase L, Simmons AN, Shih PB, et.al. Modifying resilience mechanisms in at-risk individuals: a controlled study of mindfulness training in marines preparing for deployment. Am J Psychiatry. 2014;171:844-53.
17. Rashid T, Seligman M. Psicoterapia positiva: manual do terapeuta. Porto Alegre: Artmed; 2019. 364 p.
18. Sims A, Barker C, Price C, Fornells-Ambrojo M. Psychological impact of identifying character strengths in people with psychosis. Psychosis. 2015; 7(2):179-82.
19. Schrank B, Riches S, Coggins T, Rashid T, Tylee A, Slade M. Wellfocus PPT – modified positive psychotherapy to improve well-being in psychosis: Study protocol for pilot randomised controlled trial. Trials. 2014;15:202.
20. Schrank B, Brownell T, Jakaite Z, Larkin C, Pesola F, Riches S, et al. Evaluation of a positive psychotherapy group intervention for people with psychosis: pilot randomized controlled trial. Epidemiol Psychiatr Sci. 2016;25:235-46.
21. Meyer PS, Johnson DP, Parks A, Iwanski C, Penn DL. Positive living: a pilot study of group positive psychotherapy for people with schizophrenia. J Posit Psychol. 2012;7(3):239-48.
22. Valiente C, Espinosa R, Trucharte A, Nieto J, Martínez-Prado L. The challenge of well-being and quality of life: a meta-analysis of psychological interventions in schizophrenia. Schizophrenia Res. 2019;208:16-24.
23. Schrank B, Rashid S, Coggins T, Riches T, Tylee A, Slade M. Wellfocus PPT: Modifying positive psychotherapy for psychosis. Psychotherapy. 2016;56(1):68-77.
24. Nguyen A, Frobert L, McCluskey I, Golay P, Bonsack C, Favrod J. Development of the positive emotions program for schizophrenia: an intervention to improve pleasure and motivation in schizophrenia. Front Psychiatry. 2016.
25. Pina I, Machado L. Avaliação do bem-estar em pacientes em uso de antipsicóticos atípicos. In: Machado L, Matsumoto L. Psicologia positiva e psiquiatria positiva: a ciência da felicidade na prática clínica. 1 ed. Barueri: Manole; 2020. p. 260-69.
26. Shirakawa I. Esquizofrenia: adesão ao tratamento. São Paulo: Casa Editorial Lemos; 2007.

27. Viana Santos-Lobato EA, Santos-LobatoBL dos, Caldato MCF. Medicina do estilo de vida na educação médica: uma revisão narrativa. REAS [Internet]. 2020;12(1).

28. Jeste DV, Palmer BW, Rettew DC, Boardman S. Positive psychiatry: its time has come. J Clin Psychiatry. 2015;76(6):675-83.

29. Chakhssi F, Kraiss JT, Sommers-Spijkerman M, Bohlmeijer ET. The effect of positive psychology interventions on well-being and distress in clinical samples with psychiatric or somatic disorders: a systematic review and meta-analysis. BMC Psychiatry. 2018;18(1):1-17.

30. Seligman MEP. Florescer: uma nova compreensão sobre a natureza da felicidade e do bem-estar.Rio de Janeiro: Objetiva; 2011.

31. Lavretsky H, Varteresian TC. Complementary, alternative, and integrative medicine interventions. In: Positive psychiatry: a clinical book. Jeste DV, Palmer BW. Washington: American Psychiatric Association; 2015.

PARTE VI

RELACIONAMENTOS SAUDÁVEIS

CAPÍTULO 25

Reflexões sobre relações sociais e saúde mental

Fabíola Gomes

Objetivos do capítulo

- Refletir sobre a natureza sociocultural das emoções.
- Evidenciar que o sofrimento emocional/psíquico é sempre compatível com o tipo de sociabilidade vigente na sociedade.
- Refletir sobre as afinidades eletivas entre individualismo contemporâneo, isolamento social e sofrimento psíquico.

Questões orientadoras

- Como a construção sociocultural da noção de pessoa impacta as emoções pessoais?
- Quais as particularidades da noção de pessoa no individualismo moderno e contemporâneo?
- Como o sofrimento psíquico tem sido reduzido à dor psíquica?
- Como tentar fazer o caminho de volta e abordar o sofrimento psíquico conectado às dinâmicas sociais?

INTRODUÇÃO

Um capítulo que versa sobre relações sociais e saúde mental do ponto de vista antropológico precisa, antes de mais nada, deixar claro que da perspectiva dessa disciplina emoções são construídas socialmente e não dependem do aparato biológico. Isso quer dizer que emoções, como alegria, tristeza, melancolia, amor e ódio são decorrentes de contextos culturais e se manifestam de modos diferentes em diferentes culturas, ou mesmo em diferentes classes sociais dentro de uma mesma sociedade.

As emoções humanas são constituídas no bojo dos tipos de sociabilidade* que se desenvolvem de modos distintos em cada sociedade ou, ainda, na mesma sociedade, mas em grupos ou classes sociais distintas. Sendo assim, o que é tido como uma emoção sadia ou patológica vai, necessariamente, variar socioculturalmente. Isso quer dizer que, em diferentes contextos culturais, que o que chamamos de sociedade exista ou seja conformada. Os termos sociação (cunhado por Georg Simmel para falar das interações que duas ou mais pessoas realizam e, assim, formam o tecido social) ou socialidade (cunhado por Marilyn Strathern para falar de relações sociais nas quais uma noção clara de sociedade não existe, ou seja, não há uma oposição clara entre indivíduo e sociedade como é o caso das socialidades melanésias em que as pessoas não são indivíduos e não se vêm como pertencentes a uma sociedade) poderiam igualmente ser utilizadas, mas tendo em vista o foco em uma audiência brasileira urbana optou-se pelo termo sociabilidade para nomear o modo como as relações sociais se dão.

---

* O termo sociabilidade na literatura socioantropológica diz respeito a como as interações sociais acontecem para

emoções podem assumir a forma de sofrimentos emocionais muito particulares à cada formação social, no sentido apontado por Desjarlais e Wilce[1] de que: "As relações sociais e as formações psicológicas comuns a certas sociedades podem ajudar a estabelecer certas sensibilidades e vínculos emocionais entre membros familiares de uma comunidade. Elas podem também contribuir para formas particulares de doença e aflição."*

Para alcançar o objetivo de fazer refletir sobre a natureza sociocultural das emoções sob os auspícios da antropologia, irei primeiramente aludir, brevemente, ao estudo antropológico que empreendi em Nova Délhi, na Índia, durante os anos de 2012 a 2015. O intuito é evidenciar como emoções são consideradas sadias ou patológicas de acordo com o padrão de "normalidade" vigente em cada grupo social. Pelo contraste entre Brasil e Índia espero demonstrar o ponto de partida antropológico de que tanto as sociedades chamadas holistas (nas quais as pessoas estariam subsumidas nas relações sociais ou na coletividade) quanto as individualistas (nas quais a noção de pessoa é a do indivíduo moderno livre e autônomo) desencadeiam emoções consideradas não saudáveis, o que muda é o conteúdo dessas emoções.

Em segundo lugar passarei à análise do individualismo moderno ocidental e como esse individualismo preconiza a autossuficiência emocional individual e permite a existência e a valorização de um estilo de vida em que o empobrecimento e a superficialidade das relações sociais não é visto como problemático e pode, por isso mesmo, trazer sofrimento psíquico uma vez que essa autossuficiência individual nada mais é que uma ficção social desenvolvida ao longo de séculos no ocidente moderno.

---

* Tradução da autora a partir do original em inglês: "*The social relations and psychological formations common to certain societies can help to establish certain emotional bonds and sensibilities among family members of a community. They can also contribute to particular forms of illness and affliction.*"

SOFRIMENTO PSÍQUICO NO NORTE DA ÍNDIA

Em muitos países orientais, o chamado casamento arranjado é a forma mais tradicional de realizar matrimônios. Isso está diretamente ligado ao tipo de sociabilidade e de noção de pessoa que pode ser encontrada em tais lugares. A antropologia chama as sociedades que são coletivamente orientadas de holistas (em oposição àquelas que são individualistas). Nesse tipo de sociedade os laços sociais, a família e a comunidade estão no centro do tecido social. Justamente porque o que é tomado como importante é a coletividade, seja na figura da família ou da comunidade, as pessoas nesses lugares não são consideradas indivíduos livres e com a possibilidade de escolhas autônomas, mas devem submeter seus desejos e vontades ao interesse familiar ou comunitário e à moralidade vigente. Esse tipo de sociabilidade é, sem dúvida, o caso presente na Índia.

No entanto, apesar de serem normativamente arranjados, os casamentos indianos têm apresentado uma tendência à transformação entre as castas consideradas superiores e entre famílias das classes médias e altas urbanas[2-9]. Durante o trabalho de campo naquele país, meus interlocutores desenvolviam experimentos existenciais postos em movimento por meio de romances pré-conjugais, isto é, namoros considerados tabu, e de tentativas de participar da dinâmica de escolha dos parceiros matrimoniais acompanhando um processo de transformação na construção da pessoa no norte da Índia. Meu entendimento é de que esses jovens querem se constituir de modo mais individual em uma sociedade que é orientada coletivamente. Evidentemente uma tensão se instalava aí.

Fazer uma aposta no amor como componente necessário aos casamentos, ponto de vista expresso pelos jovens, consistia, naquele cenário, em uma atitude considerada pelos pais e pela comunidade como antissocial, uma vez que atentava contra os imperativos de casar-se dentro de uma mesma casta e com alguém de mesma religião e, principalmente, contra a orientação primordialmente familial e comunitária dos casamentos indianos tidos como alianças matrimoniais entre famílias e grupos e não entre dois indivíduos[5-8].

O desejo e a tentativa de fazer casamentos por amor (romântico) – um complexo ideológico que legitima os casamentos ocidentais modernos consoante com sua ênfase no individualismo[3,10-12] – constituíam, portanto, desafios à uma construção da pessoa em que o sujeito é definido primeiramente, e acima de tudo, pelas relações de parentesco, isto é, de quem uma pessoa é filho/a, irmã/irmão, esposa/marido e assim por diante[13].

Em que pese a tendência que investiguei, mais de 90% dos casamentos indianos são realizados de modo arranjado pelos pais dos futuros cônjuges e não pelos nubentes. Ocorre que o anseio pelo amor romântico, revelado durante a pesquisa e problematizado por essa autora[4], contraria sentimentos culturalmente valorizados, sobretudo a estreita interdependência entre os membros de uma família. Cuidadosamente cultivada por meio de práticas cotidianas nos contornos da *joint family**, a interdependência familiar culmina em emoções que são muito mais interpessoais que individuais[1]. Para tanto, ideais de autonomia, vontades e desejos pessoais, e noções de intimidade e privacidade não são culturalmente incentivados. Os sentimentos decorrentes do mal-estar de encontrar-se cindido entre os anseios pessoais de se relacionar amorosamente com base em atração física e outras compatibilidades entre os jovens e a obrigação familiar de se submeter aos desígnios dos mais velhos no casamento e na escolha da profissão apresentavam-se, em um número significativo de casos, na forma do que foi tido como

depressão – algumas vezes diagnosticada por médicos, outras apontada por amigos e parentes; e em ambos os casos medicada alopaticamente.

Sem gozar de legitimidade como pré-requisito para os casamentos na Índia, o amor romântico é, contudo, desejado e buscado por jovens que almejam conseguir a façanha de fazer um casamento "por amor" (*love marriage*) com a anuência dos pais. Nos processos de arranjo matrimonial (*arranged marriage*), nas tentativas de convencer os pais a abrir mão da prerrogativa detida pelos mais velhos de escolher os cônjuges para seus filhos ou em namoros ocultados da família, as ansiedades, dúvidas angústias dos jovens eram presenças constantes e delas decorria um sofrimento emocional advindo da delicada posição dos rapazes e, principalmente, das moças diante da família na fase liminar que compreende o período conhecido como *marriageable age***, no norte da Índia.

Não obstante, antropologicamente tenhamos que fazer a indagação de se o que se chama no ocidente de depressão seria no caso sul-asiático de fato, depressão, como o faz Obeyesekere[1] estudos recentes apontam que o discurso biomédico ocidental (incluindo a psiquiatria, psicologia clínica e a indústria farmacêutica alopática) já se encontra instaurado e é predominante como forma de tratamento entre as camadas médias urbanas da Índia no que concerne aos sofrimentos emocionais[1,15,16]. Isso fazia com que sofrimentos que advinham de u

---

* *Joint Family* é o tipo de organização da família extensa na Índia. Coabitam uma mesma casa membros de duas ou até três gerações, de modo que a família nuclear ainda é uma tendência recente no país, localizada nas cidades e ainda distante da vida nas aldeias da zona rural que constituem cerca de 70% da população nacional total.

** O termo designa a idade em que um rapaz ou uma moça são "casáveis", usualmente entre os 18 e 25 anos para as moças e entre os 21 e os 30 anos para os rapazes Trata-se de uma fase liminar porque o casamento representa e marca a passagem para a vida adulta, antes de são ainda considerados filhos e filhas e não adultos. Leva-se em conta que idealmente o rapaz deve ser aproximadamente 3 anos mais velho que a moça, toda a estrutura das regras matrimoniais na Índia reforça uma dominação masculina sobre as mulheres. Todas essas regras são expressas na linguagem do cuidado e da proteção que o homem deve oferecer às mulheres, mas são tidas pelos intelectuais daquele país como um eufemismo para a dominação masculina e a subordinação feminina

problema social, isto é, um processo de mudança no modo de constituir os casamentos e nos afetos desses jovens, fossem tratados e medicaizados individualmente.

Proponho pensar que a própria forma de encarar os sofrimentos, que entendo serem exisenciais, como sofrimentos emocionais patológicos faz parte daquilo que Pigg[17] chamou de globalização dos fatos da vida. O modo como exualidade, saúde reprodutiva, doenças sexuais e educação sexual são temas cada vez mais enocados nos chamados "países em desenvolvimento" combinando o discurso biomédico moderno e as abordagens de conhecimento ocais sobre esses temas. Incluo nos processos e "globalização dos fatos da vida" a abordagem os sofrimentos emocionais, a qual tem se dado ombinando as vias científicas – *the widespread se of invasive treatment methods, such as drugs nd ECT (electroconvulsive therapy)*[15] – e as vias adicionais, aqui entendidas como buscas esirituais – *evident from the preponderance of entally afflicted women in allegedly curative mples*[15]. A globalização da indústria farmacêuca, há muito estabelecida por van der Geest[18], citada aqui não para afirmar sua novidade, as para qualificar e descrever o contexto inano e, sobretudo, o caso específico dos sofrientos emocionais de jovens que mantêm recionamentos amorosos pré-maritais numa ociedade que os condena moralmente.

No caso das pessoas que participaram de inha pesquisa na Índia, o sofrimento psíquico ivinha da tentativa de alcançar algum grau de berdade e independência das relações sociais amiliares e comunitárias) e conquistar alguma utonomia individual para escolher, por exemlo, seus pares conjugais. Os jovens personagens e minha tese tinham sua vida colonizada pela omunidade, como afirma a antropóloga indiaa Veena Das[19], e desejavam livrar-se dessa coonização, mas a força social que buscava manê-los colonizados pela comunidade lhes trazia ofrimento. A dor social de se fazer indivíduo uma sociedade predominantemente holista era atologizada e medicada.

VOLTANDO AO OCIDENTE, O INDIVÍDUO MODERNO

O ocidente fez uma escolha cultural pelo individualismo, conformado gradualmente durante séculos desde o início da era moderna. Longe da colonização da vida pela comunidade, temos a colonização da vida pelo individualismo que casa tão bem com o estado nação moderno e com o capitalismo e o liberalismo econômico[20].* Mas o que significa ser uma sociedade individualista?

Diferentemente da Índia e de outras nações asiáticas ou não ocidentais (isso inclui sociedades indígenas ao redor de todo o Globo) onde a dimensão relacional é o valor central da vida, no ocidente seria central a posição do indivíduo como um valor da sociedade moderna. Daí chamarmos essas sociedades de individualistas. Isso nem sempre foi assim, é possível ver em filmes e na literatura de época que outrora o ocidente também tinha uma noção de pessoa imersa no mundo social, assim o era na sociedade feudal e nos intrincados jogos de poder da monarquia europeia, nos quais os casamentos também eram feitos sem a noção de amor romântico e tendo em vista aspectos políticos e econômicos.

O antropólogo francês Louis Dumont se notabilizou por seus estudos sobre o contraste entre modelos de sociedade holista e a sociedade moderna ocidental. Dumont estava interessado em descobrir qual elemento domina ou orienta a ideologia de uma sociedade, pois não

---

* O autor destaca os diferentes aspectos do nascimento do indivíduo moderno em capítulos de seu livro O Individualismo: "o primeiro estuda a Igreja dos primeiros séculos, com uma extrapolação sobre a Reforma, e mostra como o indivíduo cristão, estranho ao mundo na origem, vê-se progressivamente envolvido, em um modo cada vez mais profundo. O segundo estudo mostra o progresso do individualismo, a partir do século XIII, através da emancipação de uma categoria – a política – e do nascimento de uma instituição – o Estado. Finalmente, um terceiro trabalho descreve, a partir do século XVII, a emancipação da categoria econômica, a qual representa, por sua vez, em relação à religião e à política, à Igreja e ao Estado, um progresso do individualismo." (Dumont, 1993)[20]

existiriam sociedades completamente individualistas ou holistas, mas apenas preponderantemente individualista ou holista. Como dito, na sociedade holista, a coletividade, seria valorizada positivamente; no individualismo, o valor recai sobre o indivíduo. É preciso mencionar aqui que o indivíduo empírico existe em todos os lugares, isto é, estamos falando, em ambos os casos, de como as pessoas são entendidas por si mesmas e pela sociedade (o que Dumont chama de ideologia). Dumont, contudo, chama nossa atenção para o fato de que nem todas as sociedades têm o indivíduo como um valor, apenas as sociedades modernas ocidentais o fazem.

Dumont escreve duas obras fundamentais da antropologia moderna que são "Homo Hierarchicus: o sistema de castas e suas implicações"[21] e "O Individualismo: uma perspectiva antropológica da ideologia moderna"[20]. Nessas obras, o autor nos mostra como ao longo de séculos, desde o começo da era moderna, fomos construindo essa ficção do sujeito moderno individual. Um ser que tem suas fronteiras bem delimitadas entre o *self* e o outro, ou um mundo interior subjetivo separado do mundo exterior, e a partir do qual a vida do sujeito se estrutura.

O escopo deste capítulo não permite percorrer o longo caminho que Dumont refaz ao longo da história, desde o século XIII, para chegar ao indivíduo moderno, direi apenas que o indivíduo moderno tem seu embrião nos primeiros cristãos* e posteriormente no cristão calvinista, que sendo uno com deus, e feito à sua imagem e semelhança, precisava agir no mundo para receber os sinais, ainda em vida, de sua salvação eterna.** A vontade de realizar a obra de deus na terra traz a gênese daquilo que mais tarde passa a ser a vontade individual que se traduz na possibilidade (e depois na obrigação) de realizar escolhas e agir de acordo com elas para obter realização pessoal.

A palavra indivíduo quer dizer indivisível, e diz respeito a uma noção de pessoa em que cada representante da espécie humana é ideologicamente único, igual em direitos, fechado em si mesmo, com uma interioridade subjetiva. Uma das principais características desse indivíduo moderno é que ele é pensado como livre e autônomo, isto é, tem liberdade de fazer escolhas pessoais autônomas que é maior que suas obrigações com a família ou com a coletividade. A ênfase na unidade, em detrimento do social, é tão grande que cumpre ao indivíduo fazer escolhas (como as do casamento, da profissão, da carreira que irá trilhar, dos gostos pessoais, de ter ou não ter filhos etc.) que levarão esse indivíduo à felicidade ou à realização pessoal. Ou o levarão ao sofrimento e a sentimentos de inadequação, caso suas escolhas resultem em solidão ou fracasso. Notemos, o indivíduo será responsabilizado individualmente tanto pelo fracasso quanto pelo sucesso. A ideologia individualista impõe o ideário de escolhas autônomas mesmo a quem

---

* "Decorre dos ensinamentos do Cristo e, em seguida, de Paulo, que o cristão é um 'indivíduo-em-relação-com-Deus'. Existe, diz Troeltsch, 'individualismo absoluto e universalismo absoluto' em relação a Deus. A alma individual recebe valor eterno de sua relação filial com Deus e nessa relação se funda igualmente a fraternidade humana: os cristãos reúnem-se no Cristo, de quem são os membros."[20]
** De acordo com Dumont[20], Calvino instaura o individualismo no mundo definitivamente, a oposição ao mundo terreno que o individualismo cristão deveria guardar

desaparece no calvinismo. "O indivíduo está agora no mundo, e o valor individualista reina sem restrições nem limitações. Temos diante de nós o indivíduo-no-mundo". Calvino traz para a igreja uma propensão a agir no mundo e não fora dele. "Calvino não possui um temperamento contemplativo, é um pensador rigoroso cujo pensamento está voltado para a ação. É possuído pela vontade de agir no mundo (...)" A disposição pessoal de Calvino "elucida os três elementos estreitamente vinculados que são fundamentais na doutrina calvinista: as concepções de Deus como vontade, da predestinação e da cidade cristã como o objetivo precípuo da vontade do indivíduo." "(...) o deus de Calvino é o arquétipo da vontade, no qual pode ver-se a afirmação indireta do próprio homem como vontade." "A inescrutável vontade divina investe certos homens da graça da eleição e condena os outros à reprovação. A tarefa do eleito consiste em trabalhar pela glorificação de Deus no mundo e a fidelidade a essa tarefa será a marca e a única prova da eleição. Assim, o eleito exerce incansavelmente sua vontade na ação." Dumont localiza aqui a gênese das escolhas/vontades individuais modernas.

– privado de qualquer possibilidade de educar-se, de ter moradia e mesmo alimentação digna – não tem condições sociais de fazer tantas escolhas.

No Brasil diferentes cientistas sociais abordaram o fato de a sociabilidade aqui presente ser preponderantemente holista entre as classes populares e mais e mais individualista à medida que se sobe na pirâmide social. O individualismo moderno estaria presente, no caso do Brasil, apenas entre as camadas médias e altas da população. Entre as classes populares, a comunidade e a família promoveriam uma interdependência maior de seus membros, que convivem com mais proximidade, sem noções de individualidade, autonomia, privacidade e intimidade tão arraigadas e exacerbadas quanto nas classes médias e nas elites[22].

Quanto à conformação das famílias no Brasil, Machado[23] resume a produção de Duarte e de outros antropólogos brasileiros e informa sua própria visão, como vemos a seguir:

"Luiz Fernando Duarte (1986) enfatiza os aspectos 'holistas' e 'relacionais' pouco, ou nada 'individualistas' das classes trabalhadoras. Cynthia Sarti (1996) enfatiza a especificidade entre os 'pobres e trabalhadores' do paradigma cultural da família como valor moral, centrado no princípio da reciprocidade e das obrigações, com preeminência do 'todo da família e da parentela sobre os indivíduos'. Gilberto Velho (1981, 1986 e 1987) enfatiza o valor do individualismo como específico das camadas médias. Se as relações familiares e de parentesco continuam a ser referenciais para as camadas médias, são muito mais dependentes de um fluxo e refluxo e de um acionar destas relações que se percebem como resultado da vontade ou interesse do indivíduo. (...) Para as classes populares, ou 'pobres e trabalhadoras', o valor da família é fundamentalmente instituidor de uma moralidade estabelecida por um conjunto de regras de reciprocidade, obrigações e dádiva. (...) Caberiam às camadas médias serem as depositárias dos valores mais individualistas e mais refratários ao valor da família como valor

englobante. Para elas, o valor da família continua a instituir prestígio, relativizada pelo lugar do valor individualista como instituidor primordial de prestígio. Quanto a mim, tenho trabalhado com a co-existência de um código relacional ancorado nas noções de honra, reciprocidade e hierarquia, e de um código individualista (Machado, Lia Z.,1985 e 1997 e 1999)"[23].

Ao longo do artigo, Machado apresenta dados de suas pesquisas etnográficas e de pesquisas estatísticas conduzidas pelo IBGE de que a nuclearização das famílias entre as classes médias e altas se faz acompanhar de uma tendência ao mesmo movimento nas classes populares, com modelos familiares monoparentais (em que na maioria das vezes mulheres são chefes de família sozinhas) aí presentes. Não obstante isso, embora as estatísticas possam fazer crer que nas classes populares ou trabalhadoras o valor da parentela ou da família extensa diminuiu consideravelmente, isso não seria bem assim.

"Contudo este dado parece logo como inverossímel, pois supõe a presença de uma intensificação e generalização da idéia da autonomia e de um espaço interior e íntimo da individualidade que não se supõe presente na maior parte das camadas populares que são a maioria da população. Tais valores correspondem mais ao individualismo tal como generalizado nos segmentos médios da sociedade, escolarizados e psicologizados. (...) Atrás da aparente nuclearização das famílias de classes populares, estão tecidas redes de parentela extensa e circulação de crianças como tão bem nos mostram Cynthia Sarti (1996) e Claudia Fonseca (1987 e 1995). Tanto mulheres que sustentam seus filhos, sozinhas, trazem parentes para sua casa, para ajudarem a cuidar dos filhos, quanto outras deixam seus filhos aos cuidados de parentes, especialmente suas mães. Sempre em nome das regras de reciprocidade: dar, receber e retribuir entre a parentela. A percepção de um todo relacional precede os movimentos individuais que nada mais fazem que atualizá-lo. Estes princípios de reciprocidade se fazem em torno de um território simbólico e constituem um valor moral, nos termos de Sarti."

Não obstante isso pode-se dizer, vinte anos após a publicação de Machado*, que a tendência é de uma individualização crescente em todas as classes sociais, mesmo entre as populares, como afirma Luís Fernando Dias Duarte em coletânea que editou sobre a psicologização da população no Brasil. O entendimento do autor é que sendo a psicologia, a psiquiatria e a psicanálise ciências ou saberes calcados no indivíduo moderno sua difusão numa sociedade advém do, e por sua vez reproduz o, individualismo dos sujeitos submetidos a esses saberes. Assim, ele elucida o objetivo da publicação da referida coletânea como uma tentativa de "esclarecimento histórico-etnográfico dos processos sociais que vêm agindo na sociedade brasileira no sentido da 'individualização', por intermédio da 'interiorização' propiciada pela difusão, pelo consumo e pela reprodução das representações 'psicologizadas' da pessoa ocidental moderna"[24].

Depreende-se que a individualização das camadas populares passa, inclusive, pela estrutura dos serviços de saúde e assistência social do Estado brasileiro, uma vez que esse é calcado na ideia do indivíduo como o portador legítimo dos direitos constitucionais à saúde e ao bem-estar. Programas governamentais que pensem os usuários como pessoas imersas em relações sociais e não como indivíduos isolados, como por exemplo o Programa de Saúde da Família, convivem sempre com a ameaça do desmonte de sua estrutura para seguir uma visão individualista da saúde e do adoecimento, isso apesar do sucesso do programa do ponto de vista do

alcance e da promoção da saúde e prevenção da doença entre os usuários do sistema público de saúde.

Evidentemente, há pesquisas nas ciências sociais que indicam uma relação íntima entre individualismo e o sofrimento psíquico. Passemos a esse tema.

INDIVIDUALISMO E SOFRIMENTO EMOCIONAL

O sofrimento emocional que leva muitas pessoas aos consultórios médicos, psicológicos e psicanalíticos nos dias de hoje, está em relação direta com a ideologia de que o indivíduo se basta a si mesmo. Suas escolhas, o cultivo de si mesmo e a autonomia deveriam levar à autorrealização. A ficção social do indivíduo foi tão longe que Alain Ehrenberg, cientista social francês que investigou a depressão como um fenômeno médico e sociológico do mundo moderno, afirma: "Parece-me que por trás de tudo isso há uma extrema dificuldade em pensar a natureza social do homem numa sociedade individualista"[25].

Esse autor localiza na exigência da autonomia, atribuída às pessoas nas sociedades individualistas, a emergência e o sucesso da depressão.**

---

* A própria autora já apontava, além das famílias monoparentais chefiadas por mulheres solteiras, para o arrefecimento da importância dos avós na autoridade e na educação dos netos, por exemplo, confirmando a diminuição da relevância da relação avós-netos na direção de uma nuclearização das famílias.

** O autor aponta que em seu livro *La fadigue d'être soi: depression et société* se dedica a explicar o sucesso da depressão em dois sentidos: "(...) explicar não só o sucesso médico, mas também o sucesso social da depressão. Sucesso médico porque podemos dizer que a depressão se tornou o epicentro da psiquiatria por volta de 1970-75, quando os epidemiologistas a consideraram como a patologia mental mais disseminada no mundo. Além disso, ela é tida, na mídia, como 'uma doença da moda' ou 'o mal do século'. Ela acabou por designar a maior parte dos males psicológicos ou comportamentais com que cada ser humano pode se deparar ao longo de sua vida. Nessa dimensão é um sucesso sociológico. E eu quis examinar este duplo sucesso colocando duas questões: a) em que sentido a depressão se tornou a doença mais disseminada no mundo?; b) em que a depressão é reveladora das transformações na individualidade contemporânea?"[25]

"Um dos elementos de extensão do paradigma da depressão é, então, o resvalar da ansiedade na depressão, pela via dos antidepressivos. É uma das múltiplas vias de alargamento da etiqueta 'depressão'. Desde pelo menos os anos 1970, o termo 'depressão' é igualmente utilizado para não estigmatizar os pacientes psicóticos, parecendo mais aceitável o diagnóstico de depressão. Do ponto de vista sociológico, esta evolução se associa a uma transformação marcada, uma transformação de grande amplitude da normatividade social: a passagem de uma sociedade que se refere à disciplina (interdição, obediência, autoridade etc.) para uma sociedade que se encontra sob o primado da autonomia. A autonomia, isto é, a decisão e ação pessoais. Considero que a palavra 'disciplina', por um lado, e 'autonomia', por outro, são as palavras-chave desta evolução social. É esta mudança na hierarquia dos valores e das normas que constitui o centro de meu trabalho de pesquisa, quer se trate do esporte, da droga, da televisão ou da depressão. De certo modo, exploro meus mundos da autonomia (e do 'mal-estar') como Foucault explorava os mundos da disciplina (e da loucura). Não que a disciplina tenha desaparecido, mas antes ela se encontra embutida na autonomia que, hoje em dia, lhe é superior em valor. [O livro] La fatigue d'être Soi é um estudo de caso no qual procurei mostrar que na passagem da neurose para a depressão, se passa de uma patologia do conflito — que coloca em cena o desejo —, para uma patologia da insuficiência — que coloca em jogo a questão da ação"[25].

É justamente por isso que Ehrenberg chama a depressão de uma "doença da autonomia":

"Eu diria que a neurose no sentido de Freud foi, se olhamos as coisas do ponto de vista da sociologia, um modo de nomear a dimensão mental dos problemas gerados pelo tipo de regras sociais da época. Da mesma forma, a depressão, sociologicamente falando, é um modo de nomear certo número de problemas gerados pela regra da autonomia que prevalece hoje, regra

que está instituída no sentido de que ela está em todos os espíritos e que nós justificamos nossas ações por meio de palavras emprestadas da linguagem da autonomia."

A linguagem da autonomia é a linguagem do individualismo com sua ênfase numa realização de si que seria responsabilidade apenas do indivíduo de modo independente da dimensão relacional da vida. O autor se pergunta se a própria psicanálise não estaria transformando-se em uma espécie de defectologia, isto é, o ramo da medicina que se ocupa de doenças que prejudicariam ou impediriam a autonomia e a realização de si.

Trazendo a discussão da relação íntima entre individualismo e sofrimento psíquico para o cenário brasileiro o psiquiatra e sociólogo Artur Perrusi[26], pontua que os elementos que propiciam essa afinidade eletiva passam pelo utilitarismo, essa mania moderna de que tudo tenha uma utilidade (perde-se a ludicidade, o lazer, tudo que não seja imediatamente útil), pela concorrência por um 'lugar ao sol' no sistema capitalista (que se manifesta na acirrada competição entre as pessoas), pelo esfacelamento de tipos de solidariedade antes existentes, pelo imperativo de alcançar a felicidade e o prazer (mesmo que por vias químicas com psicotrópicos) e, por fim, pela solidão.

"Solidão a sós, a dois ou na multidão, não importa, pois agora, para o indivíduo, seu destino é sua responsabilidade e seu desempenho, construção solitária. O cotidiano revela a construção de si mesmo e se consolida no aqui e agora. O imediato é o resultado da ação cotidiana, acarretando o empobrecimento geral da experiência da vida social (Benjamim, 2012). A independência individual, um dos valores centrais do individualismo de massa, joga toda a responsabilidade de si e para si nas costas do indivíduo. Antigamente, admitia-se a responsabilidade, agora ela é exigida (Bezerra Jr., 2010). O fracasso da responsabilidade é individual. É defeito, deficiência, déficit, e vira transtorno – mais um exemplo de 'handicapização' do sofrimento psíquico. Com o reinado do fracasso, o conflito perde seu espaço na economia psíquica e a histeria sai de cena, ocultando-se nos transtornos de ansiedade e na síndrome do pânico. A depressão vira o sofrimento psíquico dominante do início do milênio – a apatia e a insuficiência, seus complementos"[26].

De modo que a moralidade vigente no individualismo contemporâneo, e não mais o moderno, fez coincidir a noção de bem-estar "a valores, como sucesso, resultado, eficiência, produtividade, consumo, e fez do fracasso o sinal mais evidente de mal-estar e, consequentemente, de sofrimento". O autor aponta, ainda, a transformação do sofrimento psíquico (que é eminentemente social) em dor psíquica (individual) numa equação que praticamente o iguala à dor física passível de intervenção analgésica na figura de psicofármacos que visam extirpar a dor. Perde-se de vista a dimensão social do sofrimento emocional em detrimento do tratamento da dor, ficam de fora as relações sociais, as atividades em grupo, a solidariedade.

"(...) o individualismo contemporâneo, mediado pelas várias formas de utilitarismo (principalmente, o do tipo hedonista, governado pelo prazer e pela busca do bem-estar), teria intolerância aguda com o sofrimento psíquico, possibilitando sua redução à dor psíquica e tornando-a passível de eliminação. Assim, não é surpresa, no combate à dor psíquica, o uso extensivo do psicofármaco"[26].

No Brasil, continua Perrusi, apesar da reforma psiquiátrica ter trazido conquistas no tratamento do sofrimento emocional a noção de saúde mental ainda é hegemonicamente vista sob a ótica estrita da biomedicina e dos tratamentos que enfocam a pessoa como indivíduo, isto é, isolada de sua dimensão social.

"Se o campo da saúde mental é hegemonizado por valores vinculados à biomedicina – no caso,

o campo é perpassado pelos valores da psiquiatria clínica –, ocorre a naturalização ou a biologização do processo saúde-doença, tendo como consequência uma série de práticas e crenças a respeito da dor e do sofrimento. A 'captura' do sofrimento psíquico pela biomedicina tem como grande mediador o uso e o tratamento por psicotrópicos. É a crença na eficácia do tratamento medicamentoso que gera a legitimidade da naturalização do sofrimento. O resultado é sua medicalização. O efeito paradoxal desse processo é a subsunção do sofrimento à dor. Ao se obter essa redução, consegue-se a sua naturalização"[26].

Decorre dessa transformação do sofrimento psíquico, de natureza social, em uma dor localizada apenas no corpo biológico uma retroalimentação do individualismo na saúde mental.

"(...) a dor teria um sentido biológico, pouco expressivo, incapaz de simbolização, com o qual não construiria narrativa. Seu aspecto temporal não é relevante, pois é um martelar constante num eterno instante. Já o sofrimento possui sentido moral ou axiológico. É uma categoria de valor. Constrói narrativa, porque oferece sentido à dor. O sofrimento não depende da dor para se realizar como tal, e a dor não gera, necessariamente, sofrimento. Na subsunção do sofrimento à dor, não se escuta o doente, pois não se elabora sobre a dor – ouvem-se gritos, exclamações, gemidos, choro, ou simplesmente existe apenas o silêncio do sofrer de uma pessoa. Pois é a pessoa que narra o sofrimento e não o corpo biológico. Ao perceber apenas a dor, o profissional procura sinais, sintomas de um corpo doente, e não o sofrimento, o significado existencial produzido pela pessoa"[26].

Assim voltamos ao meu ponto inicial neste capítulo. Como na Índia, no Brasil tratamos questões sociais que acarretam sofrimento emocional (lá o excesso de sociedade, aqui o excesso de individualismo) com condutas individuais e individualizantes. Esquecemos da dimensão existencial que não se dá em isolamento, mas carregada de causas, sentidos e tratamentos (potencialmente) sociais. Nesse sentido, a intenção deste volume, isto é, tratar a saúde e a doença como processos que acontecem dentro de um estilo de vida, que faz parte de um tipo específico de sociabilidade e que pode, dado seu caráter de construção social, ser modificado e adequado para uma melhoria do bem-estar é uma iniciativa tão bem-vinda e necessária. Tentar olhar a saúde como um processo ligado à alimentação, às atividades físicas e de lazer e às relações sociais é um empreendimento que tenta retirar a pessoa desse invólucro individualista que criamos para nós, numa cisão do mundo interno do externo, e habilitar uma aproximação desses dois mundos que, na verdade, só estão cindidos por uma ficção social: a do individualismo contemporâneo.

Para tanto, cabe pensar a origem da solidão contemporânea e tentar fazer seu caminho inverso na prática médica. Celso Castro[27], reflete sobre o que ele chamou de *homo solitarius*, referindo-se à pessoa solitária moderna. Partindo de obras de Georg Simmel e Alfred Schultz sobre o individualismo, Castro nos faz lembrar que a solidão como estilo de vida também só existe a partir da era moderna e na presença do individualismo. Antes disso, havia a figura do eremita, o solitário por uma causa espiritual, ficar isolado do convívio social era uma forma de se aproximar do divino. O solitário como aquele que se isola do convívio social como uma forma de exercer um estilo de vida só aparece com o individualismo moderno. A solidão passa de uma possibilidade de gozo da própria companhia – um prazer momentâneo, como aparece no ensaio literário "Da Solidão", de Michel de Montaigne – a uma constante para o habitante da metrópole.

Na vida metropolitana o *homo solitarius* experimentaria interações sociais que variam entre dois polos distantes que vão dos 'relacionamentos face a face', os mais íntimos e próximos, até os 'relacionamentos com meros contemporâneos', interações bastante fragmentadas e distantes com outras individualidades que meramente dividem o mesmo espaço físico e temporal da metrópole. Os relacionamentos face a face propiciam situações em que "os parceiros estão conscientes das nuances das experiências subjetivas um do outro; nesse caso nunca se está só"[27]. Já os relacionamentos com contemporâneos são sempre indiretos e impessoais. É a interação com o vendedor da esquina, o porteiro do prédio ou até mesmo o vizinho de porta que "sei que coexiste comigo no tempo, mas que não vivencio imediatamente"[27], são os outros homogêneos da metrópole com os quais travo interações superficiais, mas cujas subjetividades não me interessam. A existência dos relacionamentos desse segundo tipo não seria um problema se ele não fosse o padrão preponderante das interações sociais atualmente.

> "(...) o mundo da metrópole moderna permite, em grau e quantidade nunca antes conhecidos, a existência de indivíduos que, em seu cotidiano, interagem majoritariamente com 'contemporâneos'. É somente numa metrópole moderna que um indivíduo pode, por exemplo, acordar com o auxílio de um despertador, ler o jornal que foi deixado em sua porta, usar um carro para se locomover, ir ao supermercado e comprar comida já preparada, sacar dinheiro num caixa eletrônico e alugar uma fita de vídeo para assistir sozinho. Todas as atividades básicas, como informação, alimentação, transporte, lazer etc. foram providenciadas sem que ocorressem interações significativas com outras pessoas; esse indivíduo transitou por um mundo de meros contemporâneos"[27].

CONSIDERAÇÕES FINAIS

Evidentemente não constitui tarefa simples converter interações com meros contemporâneos em interações face a face significativas. Como vimos, contudo, inverter a lógica de tratar apenas a dor psíquica e tratar o sofrimento psíquico envolvendo os componentes sociais desse último deve fazer surtir efeitos des-individualizantes. Prescrever relações sociais como parte de tratamentos visando a saúde mental permite subverter a lógica instaurada pela farmacologia, na qual se trata o sintoma e não o sofrimento. Tratar o sofrimento psíquico, me parece, é a chave para o caminho de volta à pessoa (em oposição ao indivíduo), pois "o sofrimento representa justamente o caminho da individualidade à subjetividade ou, ainda, ele interpela a pessoa, vista como indivíduo socializado – daí nossa ênfase no caráter existencial, logo, social e simbólico do sofrimento"[26].

"A psiquiatria clínica de base biomédica procura correlações entre os transtornos comportamentais e os efeitos específicos do tratamento medicamentoso (Lakoff, 2005). A hipótese que norteia essa busca tem como pano de fundo a procura de uma etiologia cerebral. A depressão, por exemplo, seria tratada por um antidepressivo porque esse psicotrópico tem um efeito específico na regulação de um neurotransmissor do cérebro, como a serotonina. O psicotrópico ajustaria empiricamente a doença – no caso a depressão – ao tratamento – o uso de antidepressivo. Acontece, assim, uma subversão da clínica psiquiátrica, pois a doença é definida pela resposta ao medicamento: é depressão porque respondeu bem ao uso de antidepressivo. A clínica psiquiátrica fica dependente da ação do psicotrópico, como já estava, na clínica geral, dependente dos exames complementares. Tal dependência ao medicamento diminui a utilidade da clínica como guia heurístico do diagnóstico – a clínica passa a ser guiada pela 'razão farmacológica' (Idem). Podemos perceber os efeitos da astúcia da razão farmacológica na produção de classificações nosológicas da psiquiatria norte-americana, como os DSM (Kirk e Kutchins, 1992)"[26].

Desse modo, preconizar uma medicina do estilo de vida, que leve em conta a dimensão social e relacional de nossos hábitos mais roti-

neiros e cotidianos, pode ser uma oportunidade para desestabilizar a razão farmacológica tão proeminente no modelo de saúde mental atual e resgatar o protagonismo da pessoa, seja do chamado paciente ou do próprio profissional de saúde. Em vez de contar com um único artefato, que seria a medicação psicotrópica, passa-se a lidar também com uma constelação de elementos que impactam a vida, a saúde e o bem-estar das pessoas entendidas como pessoas numa cadeia de relações interligadas e não como indivíduos isolados.

REFERÊNCIAS BIBLIOGRÁFICAS

1. Dejarlais R, Wilce J. The cultural construction of emotion. In: Das V. The Oxford India Companion to Sociology and Social Anthropology. New Delhi: Oxford University Press; 2003.
2. Abraham J. Contingent caste endogamy and patriarchy: lessons for our understanding of caste. Econ Political Wkly. 2014;49(2).
3. Fuller CJ, Narasimhan H. Companionate marriage in India: the changing marriage system in a middle class Brahman subcaste. J R Anthropol Inst. 2008; 14:736-54.
4. Gomes F. O compromisso de casar e o desejo de amar: experimentos existenciais entre jovens abastados na cidade de Nova Délhi. [Tese]. Brasília: Universidade de Brasília; 2015.
5. Grover S. Marriage, love, caste & kinship support – lived experiences of the urban poor in India. New Delhi: Social Science Press; 2011.
6. Mody P. The intimate state: love-marriage and the law in Delhi. New Delhi: Routledge; 2008.
7. Uberoi P. Introduction. In: Uberoi P. Family, kinship and marriage in India. New Delhi: Oxford University Press; 1993. p. 1-44.
8. Uberoi P. Freedom and destiny – gender, family, and popular culture in India. New Delhi: Oxford University Press; 2006.
9. Uberoi P. Foreward. In: Grover S. Marriage, love caste & kinship support: lived experiences of the urban poor in India. New Delhi: Social Science Press 2011. p. 9-14.
10. Gell A. On love. Anthropology of this Century 2011;2. Disponível em: http://eprints.lse.ac.uk/39003
11. Viveiros EC, Benzaquem RA. Romeu e Julieta e a origem do Estado. In: Velho G. Arte e Sociedade

ensaios de sociologia da arte. Rio de Janeiro: Zahar Editores; 1977. p. 130-69.

12. Piscitelli AG. Amor, paixão e casamento: escolha de cônjuge em famílias de camadas médias e altas numa cidade do sul de Minas Gerais. [Dissertação]. Campinas: Universidade de Campinas; 1990.

13. Trawick M. The person beyond the family. In: Das V. The Oxford India Companion to Sociology and Social Anthropology. New Delhi: Oxford University Press; 2003.

14. Obeyesekere G. Depression, buddhism, and the work of culture in Sri Lanka. In: Kleinman A, Good B. Culture and depression. Berkeley: University of California Press; 1985. p. 134-52.

15. Davar BV. Our mind our madness. In: John ME. Women's studies in India. New Delhi: Penguin Books; 2008.

16. Pinto S. Daughters of Parvati: women and madness in contemporary India. Philadelphia: University of Pennsylvania Press; 2014.

17. Pigg SL. Globalizing the facts of life. In: Adams V, Pigg SL. Sex in development – science, sexuality, and morality in global perspective. Durham: Duke University Press; 2005.

18. van der Geest S, Whyte SR, Hardon A. The anthropology of p: a biographical approach. Annu Rev Anthropol. 1996; 25:153-78.

19. Das V. Critical events: an anthropological perspective on contemporary India. New Delhi: Oxford University Press; 1995.

20. Dumont L. Homo hierarchicus: o sistema das castas e suas implicações. São Paulo: Edusp; 1997.

21. Dumont L. O individualismo: uma perspectiva antropológica da ideologia moderna. Rio de Janeiro: Editora Rocco; 1993.

22. Duarte LF. Da vida nervosa nas classes trabalhadoras urbanas. Rio: Jorge Zahar/CNPq; 1986.

23. Machado LZ. Famílias e individualismo: tendências contemporâneas no Brasil. Interface. 2001;5(8):11-26.

24. Duarte LFD, Russo J, Venâncio ATA. Psicologização no Brasil: atores e autores. Rio de Janeiro: Editora Contra; 2005.

25. Ehrenberg A. Depressão, doença da autonomia? [Entrevista concedida a Michel Botbol]. Ágora. 2004;7.

26. Perrusi A. Sofrimento psíquico, individualismo e uso de psicotrópicos – saúde mental e individualidade contemporânea. Tempo Social, Revista de Sociologia da USP. 2015;27(1):139-60.

27. Castro C. Homo Solitarius: notas sobre a gênese da solidão moderna. Cadernos de Campo. 1994;4:71-8.

CAPÍTULO 26

Solidão e isolamento social: uma visão clínica

Lena Nabuco de Abreu
Karla Mathias de Almeida

Objetivos do capítulo

- Estabelecer as definições de solidão e isolamento social.
- Examinar o impacto da solidão e do isolamento social na saúde física e nos transtornos mentais.
- Examinar o impacto dessas condições na mortalidade.
- Revisar os principais instrumentos utilizados para avaliar solidão e isolamento social existentes na literatura.
- Descrever as principais intervenções para manejo dessas condições.

Questões orientadoras

- Qual é a principal diferença entre isolamento social e solidão?
- Qual é a prevalência dessas condições na população geral? Quais fatores estão associados a maiores taxas dessas condições?
- Qual é a associação entre solidão e isolamento social e índices de mortalidade?
- Quais são os principais impactos da solidão e do isolamento social na saúde mental dos indivíduos?
- Quais são os principais instrumentos utilizados para avaliar solidão e isolamento social?
- Quais são os principais tipos de intervenções existentes na literatura? Quando e como indicar essas intervenções?

INTRODUÇÃO

A necessidade de pertencer e conectar-se socialmente com outros é considerada uma necessidade humana fundamental. Na ausência de um senso de pertencimento ou conexões sociais, os indivíduos podem experimentar sensação de privação que pode desencadear solidão, depressão, ansiedade e raiva[1]. Mas, inicialmente, como definir conexão?

Conexão pode ser definida como o sentimento de fazer parte de algo maior que o próprio indivíduo, sentir-se próximo de uma pessoa ou de um grupo, sentir-se querido e compreendido[2]. Pode ser ainda: "o tecido dinâmico, vivo existente entre duas pessoas quando há algum contato entre elas que envolva consciência mútua e interação social. A existência de alguma interação demonstra que os indivíduos foram afetados entre si de alguma maneira, dando a essas conexões tanto uma dimensão temporal quanto emocional", como definiu Jane Dutton[3].

Enquanto a presença de conexões leva os indivíduos a um *looping* positivo de bem-estar emocional e físico, a falta ou insuficiência dessas conexões pode fazer com que os indivíduos sintam-se solitários e/ou isolados, resultando em uma série de consequências negativas, como veremos a seguir.

SOLIDÃO E ISOLAMENTO SOCIAL

Na literatura, há controvérsias sobre como o isolamento social e a solidão devem ser definidos e mensurados. Isolamento social e solidão apesar de estarem correlacionados não são sinônimos e a falta de uma definição clara muitas vezes leva à sobreposição dos conceitos[4].

O termo solidão refere-se a uma experiência subjetiva indesejável na qual há uma discrepância entre a interação social desejada e aquela existente e/ou percebida. Peplau e Perman definiram solidão como uma "experiência subjetiva indesejável relacionada a um esvaziamento de intimidade e necessidades sociais". Estar sozinho e sentir-se sozinho são experiências subjetivas diferentes. A solidão não é mitigada apenas com a presença de outros, mas é necessária a presença de outros significantes que sejam confiáveis, nos ajudem a ter um objetivo na vida e com quem possamos planejar, interagir e trabalhar para sobreviver e prosperar[5].

O termo isolamento social refere-se a uma inadequação na quantidade ou qualidade das relações sociais entre um indivíduo e outros indivíduos, grupo, comunidades ou qualquer outro ambiente social no qual as interações humanas acontecem. Na maioria dos estudos, o isolamento social é uma medida heterogênea definida por meio de um *ad hoc index* composto por medidas de estado marital, composição de residências, número de amigos e parentes, número de contatos com outros indivíduos[6].

Portanto, solidão refere-se a uma medida subjetiva que envolve a percepção do sujeito sobre a qualidade e quantidade de suas interações sociais; e isolamento social diz respeito a uma medida objetiva que envolve o registro de uma série de situações de interação social previamente discriminadas.

PREVALÊNCIA

Estimativas da prevalência de solidão e isolamento social são difíceis de serem precisadas. Isso se deve, principalmente, em decorrência das variações que acontecem ao longo da vida, diferenças culturais e de gênero e, acima de tudo, da variação individual sobre a percepção do que é isolamento social e solidão[7].

Apesar dessa variação, estudos mostram que a prevalência de solidão vem aumentando nas últimas décadas. Nos anos 1970, a prevalência de solidão em pessoas de meia-idade e idosos nos Estados Unidos variava entre 11 e 17%. Na última década, essa prevalência teve um aumento para 40%[8]. Em um estudo transversal realizado no Reino Unido, 45% dos indivíduos relataram sentir-se constantemente sozinhos[9]. Na Nova Zelândia, 33% dos indivíduos com idade acima da 15 anos relataram solidão nas quatro semanas anteriores à pesquisa. Em idosos, estudos mostram que a prevalência de solidão pode variar entre 5 a 43%[7]. Em pacientes com transtornos mentais, a chance de sentir-se solitário é pelo menos 8 vezes maior do que na população geral e até 20 vezes maior naqueles pacientes que apresentam mais de dois diagnósticos[10]. Em relação ao isolamento social, a prevalência na população geral varia em torno de 7%[11] e em pacientes idosos essa prevalência varia entre 7 a 24%[11-16].

IMPACTOS DA SOLIDÃO E DO ISOLAMENTO SOCIAL NA SAÚDE DOS INDIVÍDUOS

Mortalidade

Nos últimos anos, o número de estudos focando no impacto da solidão e isolamento social na saúde mental e física tanto na população geral quanto em idosos vem crescendo exponencialmente.

O primeiro estudo que avaliou a associação entre isolamento social e mortalidade foi feito em 1979 por Berkman e Syme[17]. Nesse estudo, os autores seguiram 6.928 adultos durante nove anos e encontraram evidências de que homens sem laços sociais ou comunitários importantes tinham 2,3 vezes mais chance de mortalidade em comparação a outros homens com laços sociais importantes, enquanto as mulheres sem laços sociais apresentaram 2,8 vezes mais chance de mortalidade em comparação com as mulheres com laços sociais. Esses resultados foram independentes de saúde física, *status* socioeconômico, hábitos saudáveis e utilização de serviços preventivos de saúde.

Em uma metanálise com 308 mil participantes pesquisados durante um período de 7,5 anos, Holt-Lunstad et al. demonstraram que conexões sociais adequadas aumentavam em 50% a chance de sobrevivência dos indivíduos, independentemente de gênero, idade, saúde física, tempo de acompanhamento e causa da morte, sugerindo que a associação entre relações sociais e mortalidade é independente de outros fatores de risco associados a maior mortalidade. Segundo os autores, as relações sociais deveriam ser tratadas como um fator de risco para mortalidade, assim como tabagismo, obesidade, dieta e exercícios[18].

Doenças físicas e transtornos mentais

Nos últimos anos, vários estudos têm demonstrado o impacto clínico da solidão e do isolamento social. A maior parte dos estudos concentra-se na associação entre isolamento social, solidão e doenças cardiovasculares, embora outras associações tenham sido encontradas, como doença pulmonar obstrutiva crônica, diabetes, câncer, doença de Alzheimer, alterações no sistema imune, depressão e comportamento suicida[19-21].

Doenças cardiovasculares

Em uma metanálise com estudos prospectivos, o isolamento social foi associado a risco relativo 1,5 maior para eventos cardiovasculares[22]. Duas outras revisões também encontraram um índice 2 a 3 vezes maior de mortalidade em pacientes com alto nível de isolamento social

após infarto agudo do miocárdio[23]. Valtorta et al. também em uma metanálise com 19 estudos prospectivos avaliando doença coronariana e acidente vascular cerebral, demonstrou que relações sociais insatisfatórias estão associadas a um aumento de 29% no risco de incidência de doença coronariana e um aumento de 32% no risco de incidência de acidente vascular cerebral[24]. Em pacientes idosos, estudos também encontraram associação entre insuficiência cardíaca crônica e insuficiência cardíaca congestiva e isolamento social[25].

Doença de Alzheimer

Estudos mostram que a solidão está associada a um risco duas vezes maior de demência e perda cognitiva em idosos. Pacientes solitários apresentam um declínio cognitivo mais rápido com piora na memória semântica e habilidades viso-espaciais[26]. Duas teorias são propostas a respeito da associação entre doença de Alzheimer (DA) e solidão: a primeira é que solidão e isolamento social seriam uma consequência da perda cognitiva, podendo ser uma resposta comportamental ou um resultado direto das alterações patológicas associadas à DA. A segunda teoria propõe que solidão/isolamento social poderia comprometer de alguma forma as redes neurais de cognição e memória, fazendo com que os indivíduos solitários ficassem mais vulneráveis a essa condição[27].

Depressão

Em duas revisões sistemáticas, redes sociais maiores e com mais qualidade foram identificadas como fatores protetores contra depressão[28,29]. Cacioppo et al., em um estudo com uma análise retrospectiva e uma segunda análise longitudinal, demonstrou que níveis maiores de solidão estão associados a maior gravidade de sintomas depressivos independentemente de nível socioeconômico. Na análise longitudinal, após um período de 3 e 5 anos, a solidão foi um dos preditores de sintomas depressivos, mesmo quando foram controlados níveis de estresse, hostilidade e suporte social[30,31].

Suicídio e ideação suicida

Em todas as faixas etárias encontram-se riscos aumentados relacionados à ideação e tentativas de suicídio em pessoas com isolamento social e solidão[32]. Em uma metanálise com 203 mil participantes idosos, relações sociais insatisfatórias estavam associadas a um aumento de 57% na chance dos pacientes apresentarem ideação suicida. Nesse mesmo estudo, solidão também foi um fator de risco para presença de ideação suicida (OR 2,24)[33]. Em estudo populacional no Canadá, com 19.724 pacientes, no qual avaliou-se a correlação entre medidas objetivas de isolamento social (morar sozinho, não ter amigos) e solidão (sentir-se solitário), a presença de ideação suicida foi associada às três condições estudadas: morar sozinho (OR 2,5), não ter amigos (OR 2,3) e a sentir-se solitário (OR 10,5). Nesse mesmo estudo, a prevalência de ideação suicida no período de um ano foi de 1,7% para indivíduos que não se sentiam solitários ou sozinhos em comparação a 29% em indivíduos que se sentiam muito solitários, sem amigos e morando sozinhos[34].

INVESTIGAÇÃO NA PRÁTICA CLÍNICA

Vários instrumentos têm sido usados na literatura para mensurar a solidão e o isolamento social. Em relação à solidão, as escalas mais utilizadas são a UCLA *Loneliness Scale* e a *De Jong-Gierveld Loneliness Scale*. Já em relação ao isolamento social, a escala mais utilizada é a *Social network Index* (SNI). Existem ainda instrumentos que avaliam ambas as condições, sendo o principal deles o *Social Network Schedule* (SNS). A descrição dos principais instrumentos e o tipo de população para qual cada instrumento é aplicado estão na Tabela 1[35].

INTERVENÇÕES NA PRÁTICA CLÍNICA

Na literatura, duas revisões sistemáticas identificaram quatro grandes grupos de estratégias para reduzir a solidão e o isolamento social[36,37]. Esses grupos são descritos a seguir:

- Melhora de habilidades sociais/treino de habilidades sociais e psicoeducação: são inter-

TABELA 1   Principais instrumentos para avaliação de solidão e isolamento social

	Instrumento	Descrição	População
Solidão	The University of California at Los Angeles (UCLA) *loneliness Scale*	Escala com 20 itens unidimensional que avalia a frequência e intensidade das experiências de solidão	População geral População com transtornos mentais
	UCLS-8	Versão abreviada (8 itens) da UCLA *Loneliness Scale*	População geral População com transtornos mentais
	De Jong-Gierveld Loneliness Scale	Escala com 11 itens que mensura sentimentos de solidão intensos, sendo 5 itens positivos e 6 itens negativos	População geral População com transtornos mentais
	Multidimensional Scale of Perceived Social Support (MSPSS)	Escala com 12 itens que mensura a quantidade geral de suporte social percebido e o suporte recebido de outros significativos/amigos e família	População geral População com transtornos mentais
Isolamento social	*Social Network Index* (SNI)	Escala de 12 itens que avalia o número de pessoas com quem existe contato social regular	População geral População com transtornos mentais
	Pattinson Psychosocial Kinship Inventory (PPKI)	Medida de número de pessoas e relacionamentos que o indivíduo considera importante	População geral População com transtornos mentais

(continua)

288 PSIQUIATRIA DO ESTILO DE VIDA

TABELA 1 Principais instrumentos para avaliação de solidão e isolamento social (*continuação*)

	Instrumento	Descrição	População
Ambos os construtos	*Lubben Social Network Scale* (LSNS-6)	Escala com 6 itens que avalia a quantidade e qualidade dos relacionamentos com família e amigos	População geral População com transtornos mentais
	Social Network Schedule (SNS)	Escala de 6 itens com avaliação quantitativa (tamanho da rede social, frequência de comunicação e tempo gasto em socialização) e avaliação qualitativa (qualidade/intimidade das relações, intensidade das relações) do indivíduo	População com transtornos mentais
	Medical Outcomes Study (MOS) *Social Support Scale*	Escala de 19 itens avaliando dimensões do suporte social: emoção/informação, tangibilidade, afeição e interações sociais positivas	População geral População com transtornos mentais
	Interview Schedule for Social Interactions (ISSI)	Escala com 50 itens avaliando a disponibilidade e adequação dos vínculos e integração social	População geral População com transtornos mentais

venções com foco em treinar ou informar sobre as habilidades sociais, como conversas ou interpretação de linguagem corporal. A psicoeducação pode também focar no manejo dos transtornos mentais além do suporte social. O objetivo é ajudar os indivíduos a formarem conexões sociais que possam ser mantidas após o término da intervenção. Esse tipo de intervenção pode ser aplicada em serviços de saúde mental, podendo ser individual ou sessões em grupo/família.

■ Aumento do suporte social/socialização assistida ou suporte social focado: são intervenções nas quais voluntários oferecem suporte e guia para encontrar e participar de novas atividades e grupos. Uma pessoa específica (profissional, amigo, voluntário, par ou familiar) ajuda o indivíduo a atingir os objetivos sociais desejados. Têm como meta contribuir para a formação de conexões sociais que podem ser mantidas após o fim do período de suporte, reduzindo assim a solidão. Essas intervenções podem ser promovidas por serviços de saúde mental, ONG ou instituições de caridade, comunidade local e agentes de saúde primária.

Um exemplo desse tipo de intervenção são as *befriendling initiatives*, na qual um indivíduo atua como amigo, ajudando, assistindo e promovendo interação. Em uma recente metanálise com 2.411 pacientes com diagnósticos psiquiátricos variados, incluindo depressão, foi observada melhora significativa em medidas de depressão, bem estar mental, redes sociais, funcionamento social, qualidade de vida e suporte social nos indivíduos submetidos a esse tipo de intervenção nos estudos cujo desfecho se baseou na percepção dos próprios sujeitos[38].

■ Aumento de oportunidades para interação social/grupos comunitários: são grupos com grande quantidade de membros nos quais os objetivos são facilitar uma maior integração na comunidade, reduzir o estigma e aumentar a confiança do indivíduo como membro de um grupo social maior e receptivo. Esses grupos podem ser facilitados por organizações comunitárias locais, instituições de caridade, ONG e por agentes da saúde primária.

Um exemplo disso é o chamado *social prescribing* (SP), no qual médicos, enfermeiras, assistentes sociais e outros profissionais podem indicar aos pacientes atividades que busquem conexões sociais, como ida a mercados e feiras comunitárias, atividades comunitárias artísticas caminhadas em grupo, ciclismo, jardinagem. Essas atividades promovem conectividade e por consequência mais saúde mental, comportamentos saudáveis e melhora da saúde física[39]. O SP idealmente busca promover conexão entre a população afetada e organizações de terceiro setor, municipais (escolas, serviços sociais) e de moradores, bem como instituições recreativas buscando uma estratégia holística para a solução de necessidades psicossociais.

- Intervenções para cognições mal adaptativas/mudança cognitiva: são intervenções focadas na redução das cognições mal adaptativas em indivíduos solitários. Trabalham os vieses cognitivos que interferem negativamente nas relações sociais (desconfiança, pensamentos automáticos de menos-valia ou desvalorização, timidez excessiva), buscando melhorar o modo com que o indivíduo vivencia essas relações. Em última instância, buscam a mudança de comportamento com o objetivo de aumentar as conexões sociais e diminuir a solidão.

A presença de qualquer um dos tipos de intervenção foi associada à melhora da solidão e isolamento social. Os estudos que utilizaram intervenções cognitivas tiveram maior tamanho de efeito quando comparados com os estudos que aumentavam o suporte social existente[37].

COMO PROMOVER MAIS CONEXÕES NO DIA A DIA?

Alguns comportamentos ou atitudes estimulam o contato social e podem promover melhora na qualidade das relações existentes ou novas relações sociais. Entre eles destacam-se[40]:

- Busca ativa por atividades com outras pessoas.
- Participação em projetos comunitários
- Busca por novos ambientes para conhecer pessoas (clubes, associações etc.).
- Entrar em contato com pessoas, inclusive as que podem precisar de ajuda por estarem em situações desfavoráveis (morte, divórcio e doenças).
- Participação em grupos na Internet com pessoas que tenham interesses similares.
- Organização de uma lista de pessoas que tiveram importância e influência positiva na vida do indivíduo (família, amigos, colegas), comprometendo-se a entrar em contato com eles de modo regular.
- Demonstrar interesse por outras pessoas.
- Praticar atos aleatórios de gentileza.

CONSIDERAÇÕES FINAIS

O crescimento das taxas de solidão e isolamento social na população mundial, bem como os numerosos estudos publicados nos últimos anos, evidenciando o impacto negativo dessas condições na saúde física e mental dos indivíduos, torna cada vez mais necessário e urgente o alerta para que médicos e profissionais da área de saúde investiguem ativamente e identifiquem esses fatores de risco, quando presentes nos seus pacientes, a fim de implementar estratégias de enfrentamento, tanto no âmbito individual quanto no comunitário, e assim promover mais conectividade e consequente melhora da saúde física e mental.

Dicas práticas para casos clínicos

- Investigar ativamente solidão e isolamento social, perguntando se o indivíduo sente-se sozinho, se gostaria de se relacionar com mais pessoas, número e qualidade dos contatos sociais (dentro da família e da comunidade em que o indivíduo está inserido).
- Investigar os motivos aos quais o indivíduo atribui o isolamento/solidão e buscar as melhores estratégias de enfrentamento.
- Estimular a participação em atividades comunitárias.
- Estabelecer planos de ação visando mais e melhores conexões sociais.

REFERÊNCIAS BIBLIOGRÁFICAS

1. Leiferman JA, Gascon M, Braddick F, Gonzalez JC, Litt JS. Nature-based social prescribing in urban settings to improve social connectedness and mental well-being: a review. Curr Environ Health Rep. 2019;6(4):297-308.

2. Hallow EM. Connect. New York, NY: Pocket Books; 1999.

3. Dutton JE, Heaphy E. The power of high quality connections. In: Cameron KS, Dutton JF, Quinn Re. Positive organizational scholarship: foundations of a new discipline. San Francisco: Berrett-Koehler; 2003. p. 263-78.

4. Windle K, Francis J, Coomber C. Preventing loneliness and social isolation: interventions and outcomes. Londo: Social Care Institute for Excellence; 2011.

5. Cacioppo JT, Patrick W. Loneliness: human nature and the need for social connection. New York: Norton, 2008.

6. Coyle CE, Dugan E. Social isolation, loneliness and health among older adults. J Aging Health. 2012;24(8):1346-63.

7. Leigh-Hunt N, Bagguley D, Bash K, Turner V, Turnbull S, Valtorta N, et al. An overview of systematic reviews on the public health consequences of social isolation and loneliness. Public Health. 2017;152:157-71.

8. Perissinotto CM, Stijacic Cenzer I, Covinsky KE. Loneliness in older persons: a predictor of functional decline and death. Arch Intern Med. 2012;172(14):1078-83.

9. Victor CR, Yang K. The prevalence of loneliness among adults: a case study of United Kingdom. J Psychol. 2012;146(1-2):85-104.

10. Meltzer H, Bebbington P, Dennis MS. Feelings of loneliness among adults with mental disorder. Soc Psychiatry Psychiatr Epidemiol. 2013;48(1):5-13.

11. Hawthorne G. Perceived social isolation in a community sample: its prevalence and correlates with aspects of peoples' lives. Soc Psychiatry Psychiatr Epidemiol. 2008;43(2):140-50.

12. Victor C, Bowling A, Bond J, Scambler S. Loneliness, social isolation and living alone in later life. Sheffield: University of Sheffield; 2003.

13. Iliffe S, Kharicha K, Harari D, Swift C, Gillmann G, Stuck AE. Health risk appraisal in older people 2: the implications for clinicians and commissioners of social isolation risk in older people. Br J Gen Pract. 2007;57(537):277-82.

14. Tomaszewski W, Barnes M, Banks J, Breeze E, Lessof C, Nazroo J. Living in the 21st century: older people

in England. The 2006 English longitudinal study of ageing (wave 3). London: Institute of Fiscal Studies; 2008. p. 150-85.

15. Hawthorne G. Measuring social isolation in older adults: development and initial validation of the friendship scale. Soc Indic Res. 2006;77(3):521-48.

16. Saito M, Fujiwara Y, Kobayashi E, Fukaya T, Nishi M, Shinkai S. Prevalence and characteristics of social isolation in the elderly in a dormitory suburb according to household composition. Nihon Koshu Eisei Zasshi. 2010;57(9):785-95.

17. Berkman LF, Syme SL. Social networks, host resistance, and mortality: a nine-year follow-up study of Alameda County residents. Am J Epidemiol. 1979;109(2):186-204.

18. Holt-Lunstad J, Smith TB, Layton JB. Social relationships and mortality risk: a meta-analytic review. PLoS Med. 2010;7(7).

19. Pinquart M, Duberstein PR. Associations of social networks with cancer mortality: a meta-analysis. Crit Rev Oncol Hematol. 2010;75(2):122-37.

20. Barton C, Effing TW, Cafarella P. Social support and social networks in COPD: a scoping review. COPD. 2015;12(6):690-702.

21. Mushtaq R, Shoib S, Shah T, Mushtaq S. Relationship between loneliness, psychiatric disorders and physical health? A review on the psychological aspects of loneliness. J Clin Diagn Res. 2014;8(9):1-4.

22. Steptoe A, Kivimäki M. Stress and cardiovascular disease: an update on current knowledge. Annu Rev Public Health. 2013;34:337-54.

23. Mookadam F, Arthur HM. Social support and its relationship to morbidity and mortality after acute myocardial infarction: a systematic overview Arch Intern Med. 2004;164(14):1514-8.

24. Valtorta NK, Kanaan M, Gilbody S, Ronzi S, Hanratty B. Loneliness and social isolation as risk factors for coronary heart disease and stroke: a systematic review and meta-analysis of longitudinal observational studies. Heart. 2016;102(13):1009-16.

25. Friedmann E, Thomas SA, Liu F, Morton PG, Chapa D, Gottlieb SS. Sudden cardiac death in heart failure trial investigators. Relationship of depression, anxiety and social isolation due to chronic heart failure outpatient mortality. Am Heart J. 2006;152(5):940-8.

26. Holweda TJ, Deeg DJH, Beekman A, Van Tilburg TG, Stek ML, Jonker C, et al. Feelings of loneliness but not social isolation predict dementia onset: results from the Amsterdam Study of Elderly (AMSTEL). J Neurol Neurosurg Psychiatry. 2014;85(2):135-42.

27. Wilson RS, Krueger KR, Arnold SE, Schneider JA, Kelly JF, Barnes LL, et al. Loneliness and risk of Alzheimer's disease. Arch Gen Psychiatry. 2007;64:234-40.

28. Santini ZI, Koyanagi A, Tyrovolas S, Mason C, Haro JM. The association between social relationship and depression: a systematic review. J Affect Disord. 2015;175:53-65.

29. Schwarzbach M, Luppa M, Forstmeier S, König HH, Riedel-Heller SG. Social relations and depression in late-life: a systematic review. Int J Geriatr Psychiatry. 2014;29(1):1-21.

30. Cacioppo JT, Hughes ME, Waite LJ, Hawkley LC, Thisted RA. Loneliness as a specific risk factor for depressive symptoms: cross-sectional and longitudinal analyses. Psychol Aging. 2006;21(1):140-51.

31. Cacioppo JT, Hawkley LC, Thisted RA. Perceived social isolation makes me sad: 5 year-cross-larged analyses of loneliness and depressive symptomatology in the Chicago health, aging and social relations study. Psychol Aging. 2010;25(2):453-63.

32. Calati R, Ferrari C, Brittner M, Oasi O, Olié E, Carvalho AF, et al. Suicidal thoughts and behaviors and social isolation: a narrative review of the literature. J Affect Disord. 2019;245:653-67.

33. Chang Q, Chan CH, Yip PSF. A meta-analytic review on social relationships and suicidal ideation among older adults. Soc Sci Med. 2017;191:65-76.

34. Stravynski A, Boyer R. Loneliness in relation to suicide ideation and parasuicide: a population-wide study. Suicide Life Threat Behav. 2001;31(1):32-40.

35. Ma R, Mann F, Wang J, Lloyd-Evans B, Terhune J, Al-Shihabi A, et al. The effectiveness of interventions for reducing subjective and objective social isolation among people with mental health problems: a systematic review. Soc Psychiatry Psychiatr Epidemiol. 2020;55(7):839-76.

36. Masi CM, Chen HY, Hawkley LC, Cacioppo JT. A meta-analysis of interventions to reduce loneliness. Pers Soc Psychol Rev. 2011;15(3):219-66.

37. Mann F, Bone JK, Lloyd-Evans B, Frerichs J, Pinfold V, Ma R, et al. A life less lonely: the state of art in interventions to reduce loneliness in people with mental health problems. Soc Psychiatry Psychiatr Epidemiol. 2017;52(6):627-38.

38. Siette J, Cassidy M, Priebe S. Effectiveness of befriending interventions; a systematic review and meta-analysis. BMJ Open. 2017;7(4).

39. Bickerdike L, Booth A, Wilson PM, Farley K, Wright K. Social prescribing: less rhetoric and more reality. A systematic review of the evidence. BMJ Open. 2017;7(4).

40. Frates B, Bonnet J, Joseph R, Peterson J. Lifestyle medicine handbook. Baltimore: Health Learning; 2019.

CAPÍTULO 27

A psiquiatria do estilo de vida e a pandemia de Covid-19

Ana Paula Lopes Carvalho
Daniel Martinez

Objetivos do capítulo

- Trazer os dados da literatura sobre o impacto da pandemia atual (SARS-CoV-2) na saúde mental.
- Trazer os dados da literatura sobre o impacto da pandemia sobre o estilo de vida.
- Discutir como esses dois aspectos anteriores estão relacionados, influenciam um ao outro e demandam ações em conjunto.
- Ao longo do capítulo apresentar as orientações práticas para lidar com os pacientes, quando houver, apontadas pelas pesquisas.

Questões orientadoras

- O que é infodemia? Como ela influencia aspectos relacionados à saúde mental e aos hábitos adotados pelas pessoas?
- O que sabemos, até o momento, sobre o uso de álcool na pandemia?
- Qual(is) o pilar(es) mais afetado(s) pela quarentena e pelo distanciamento social?
- Quais orientações os profissionais de saúde podem fornecer aos seus pacientes a fim de melhorar seus hábitos e comportamentos e diminuir a vulnerabilidade para o adoecimento?

INTRODUÇÃO

O momento atual é de incerteza e adaptação constante (Figura 1). As pessoas foram obrigadas a adotar um novo estilo de vida que vem acompanhado de restrição, medo, perdas e lutos. Como consequência, a realidade impôs a necessidade de encontrar ferramentas para enfrentamento, nem sempre saudáveis. Neste capítulo vamos abordar, com os dados da literatura até o presente, como a pandemia afetou a rotina e trouxe novos desafios para implementação de hábitos mais saudáveis. Importante destacar que surgem, pelo menos, duas formas diferentes de impacto na saúde mental, uma resultando diretamente da ação do vírus no sistema nervoso central e outra pelos efeitos indiretos causados pela necessidade de controle de disseminação do vírus (quarentena, distanciamento social etc.).

A PANDEMIA

A Covid-19 (*coronavirus disease* – 2019) a doença desenvolvida pela infecção por um subtipo do coronavírus, o SARS-CoV-2. Pode se apresentar por síndrome do sofrimento respiratório agudo, tempestade de citocinas, estado de hipercoagulação e/ou disfunção autonômica. O quadro clínico apresentado varia de paciente para paciente[1]. O primeiro caso descrito data de dezembro de 2019, em Wuhan, China[1]. Em mar

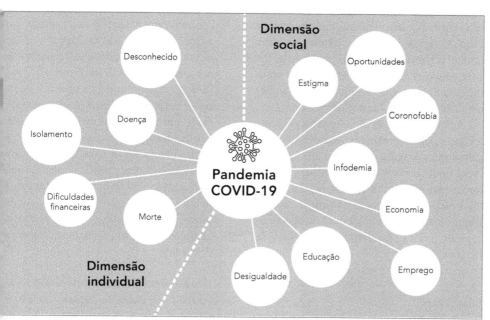

FIGURA 1 As dimensões afetadas pela pandemia de Covid-19 levam a consequências psicossociais. As pessoas são afetadas individualmente, através da manifestação de diferentes tipos e intensidades de medo: de adoecer, de morrer, do desconhecido e incerto, do isolamento, de passar por dificuldades financeiras. Os indivíduos também são afetados socialmente através do estigma da doença, da percepção da diminuição de oportunidades, pelo excesso de informações – verídicas ou falsas (infodemia), pela cultura da "coronofobia", pela piora da economia, o aumento da desigualdade social, e a piora das condições de educação[6].

ço de 2020, a Organização Mundial da Saúde (OMS) declarou que se tratava de uma pandemia[1]. O primeiro caso no Brasil ocorreu em 26 de fevereiro de 2020 e até o momento foram registrados 14.340.787 novos casos e 390.797 óbitos, segundo o Ministério da Saúde do Brasil https://covid.saude.gov.br [acesso 26 abr 2021]).

Alguns pesquisadores já falam em doença sistêmica, e não respiratória, pois novas evidências têm mostrado que o vírus causa hemorragia e respostas imunológicas, que afetam todos os órgãos, incluindo pulmões, rins, extremidades e até mesmo o cérebro[1]. Já se sabe que a contaminação pelo vírus pode resultar em quadros psiquiátricos[1].

FODEMIA

Por ser algo recente e pouco conhecido por dos – cientistas, profissionais de saúde e população em geral – a Covid-19 agravou um fenômeno chamado infodemia[2], gerando estresse intenso e necessidade de muito cuidado com as fontes pelas quais se busca informação. Alguns pesquisadores acreditam que parte da gravidade da pandemia está relacionada a ela[3]; pois, por falta de conhecimento, tratamentos inadequados são autoadministrados, cuidados deixam de ser tomados e comportamentos protetores deixam de ser executados[3].

A infodemia é definida como uma superabundância de informações – algumas precisas e outras não – que ocorre durante uma epidemia. Ela se espalha entre humanos por meio de sistemas de informação digitais e físicos, tornando difícil para as pessoas encontrarem fontes e orientações confiáveis quando necessário[3].

A partir desse fenômeno criou-se o campo perfeito para gerar incerteza na população, que fica assustada e despreparada para enfrentar a crise[3]. O rápido aumento do número de casos, as muitas notícias a respeito, e a adoção de leis para enfrentar a pandemia geraram um sentimento de ansiedade na população, cuja vida cotidiana mudou muito rapidamente[4].

A OMS organizou uma força-tarefa junto a líderes políticos, estudantes, executivos das plataformas de redes sociais, organizações privadas e outros membros da sociedade civil para tentar manejar a infodemia, que soma ainda mais riscos a toda a população que já enfrenta um momento tão delicado[3]. O escopo deste capítulo está na psiquiatria do estilo de vida, mas como esse aspecto da pandemia influencia comportamentos e a saúde mental da população, vamos listar as principais orientações para lidar com ela:

- Intervenções e divulgação de informações devem ser baseadas na ciência, chegar aos cidadãos e capacitá-los a tomar decisões informadas sobre como proteger a si e as suas comunidades em caso de uma emergência de saúde.
- O conhecimento deve ser traduzido em mensagens que possibilitem a mudança de comportamento, apresentadas de forma acessível e de fácil compreensão a todos os indivíduos em todas as partes de todas as sociedades. Sensibilidade cultural e contextual nas plataformas de divulgação e tradução para os idiomas locais são essenciais.
- Os governos devem alcançar as comunidades-chave para garantir que suas preocupações e necessidades de informação sejam compreendidas, adaptando conselhos e mensagens para se dirigir ao público que eles representam. Por meio desse processo, comunidades de todos os tipos, sejam de bairro, religiosas, profissionais ou outras, devem amplificar as mensagens certas de saúde pública, de forma que sejam fáceis de usar e possam levar às mudanças certas no comportamento.
- As autoridades de saúde devem garantir que essas ações sejam baseadas em informações

confiáveis, que os ajudem a entender as narrativas circulantes e as mudanças no fluxo de informações, perguntas e desinformação nas comunidades. Análise de conversas (on-line, TV, rádio e mídia de notícias) poderia ser sistematicamente aplicada e emparelhada com recursos para verificação de fatos. Análise das narrativas circulantes, conhecimento, percepções de risco, comportamentos e níveis de confiança da população e da comunidade, podem fornecer dados para a política apropriada de intervenções. A pesquisa de métodos mistos pode monitorar tendências em aceitação das medidas de saúde pública.

Diante de todo o cenário apresentado seguimos trazendo os dados do impacto que a pandemia exerce sobre o comportamento, o estilo de vida e a saúde mental da população.

RETRATO DO ESTILO DE VIDA E DA SAÚDE MENTAL NA PANDEMIA

Segundo um consórcio de pesquisadores de diferentes universidades americanas[1]: "Os aspectos de saúde e doença mental da Covid-19 estão entre os efeitos colaterais mais importantes dessa pandemia e requerem um plano nacional de prevenção, diagnóstico e tratamento" (Figura 2).

Os efeitos da pandemia sobre a saúde mental serão profundos e prolongados[5]. É esperado que em momentos de crise e/ou eventos traumáticos ocorram impactos emocionais e possibilidade de desenvolvimento ou piora de quadros psiquiátricos moderados/graves[6]. As medidas de isolamento social, a descontinuidade de alguns serviços de saúde e a escassez de acesso a medicamentos são apontadas como barreiras adicionais a preservação da saúde mental durante esse período da história[6].

A preocupação, no início da pandemia, de que a saúde mental da população e seu estilo de vida, seriam afetados gravemente por todas as medidas de contenção à disseminação do

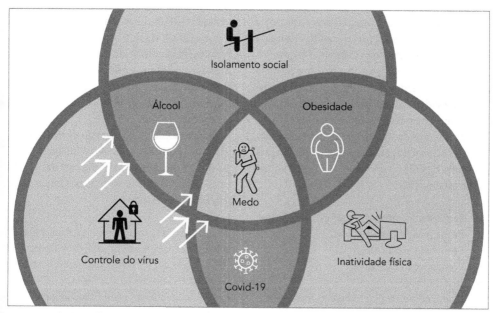

FIGURA 2 Fatores de risco para a saúde mental durante a pandemia: todos estão relacionados entre si. A princípio os problemas se iniciam com as ações necessárias à contenção da disseminação do vírus: isolamento físico, suspenção de serviços, preocupações sobre a perda do sustento e às consequências para educação[3]. A partir daí podem ocorrer: (1) o sentimento de solidão, (2) o medo de se contaminar (ou alguém da família) ou passar por dificuldades econômicas, (3) mecanismos desadaptativos de enfrentamento ao estresse[4] (aumento da ingesta de álcool ou outras drogas; piora dos hábitos alimentares; muito tempo de tela), (4) diminuição do nível de atividade física e de lazer, (5) ganho de peso e obesidade.

vírus, levou a OMS a organizar uma série de guias, diretrizes, materiais para profissionais de saúde e público leigo, em vários idiomas (incluindo português); com a finalidade de fornecer instrumentos e ferramentas de enfrentamento[7]. As pesquisas conduzidas ao longo do primeiro ano comprovaram que haveria necessidade dessa intervenção[8,9].

Houve aumento do comportamento sedentário, piora da qualidade do sono e da dieta, aumento dos índices de solidão, mudança no consumo de álcool; e em alguns estudos apontados a relação (os dados são de relação, não causalidade) entre piora do estilo de vida e presença ou início de sintomas depressivos e/ou ansiosos[8,9].

Os fatores relacionados à sintomatologia depressiva foram apontados por um estudo italiano[10], e indicaram uma associação com a situação de trabalho, as consequências econômicas negativas esperadas, a percepção de piora da saúde e dos hábitos, e das preocupações com a infecção pelo SARS-CoV-2 durante o confinamento.

A fim de identificar os problemas emergentes, durante a pandemia de Covid-19, em saúde mental nos países da América do Sul e as estratégias adotadas pelos governos para enfrentá-los; a Johns Hopkins Bloomberg School of Public Health uniu-se à Organização Pan-Americana de Saúde/Organização Mundial da Saúde (Opas/OMS)[6]. A saúde mental e o apoio psicossocial foram identificados como área prioritária pelos países sul-americanos para responder à Covid-19. A pandemia gerou necessidades específicas exigindo ações apropriadas, incluindo a implementação de intervenções virtuais (telemedicina), orientando a capacitação para a proteção dos usuários e provedores de saúde, fortalecendo a tomada de decisão baseada em evidências. Os questionários foram enviados a dez países e o Brasil foi o único a não responder, segundo os autores: "Devido a mudanças na administração durante o período de coleta de dados"[6].

Mas temos dados nacionais, o estado mental e emocional dos brasileiros foi publicado pela pesquisa da OPAS[11] que encontrou os seguintes sintomas/queixas:

- Nervosismo, ansiedade ou "estar no limite".
- Problemas para adormecer.
- Problemas para relaxar.
- Preocupação excessiva.
- Irritabilidade.
- Medo, como se algo terrível pudesse acontecer.
- Incapacidade de suprimir ou controlar as preocupações.

COMO OS HÁBITOS QUE FORMAM OS PILARES DA MEDICINA DO ESTILO DE VIDA (MEV) FORAM AFETADOS PELA PANDEMIA?

Uso de álcool

O uso de álcool tem sido ferramenta secular para lidar com o estresse agudo e crônico por muitos indivíduos[12]; o perfil de pessoas que o utiliza varia conforme a cultura, legalidade ou não da substância e facilidade de acesso[11]. A pandemia de Covid-19 é considerada um "trauma de massa" em que as condições relacionadas levam a um grau de sofrimento que pode desencadear recaídas, aumento e/ou início do consumo[12].

O uso das duas substâncias impacta o sistema imunológico colocando os indivíduos em maior vulnerabilidade para se infectar e apresentar quadros mais graves da infecção por coronavírus[11,12]. O grau de consumo de álcool durante a pandemia foi uma questão da OMS desde que as medidas para prevenção de disseminação do vírus foram adotadas pelos diferentes governos[11]. Há dois aspectos a serem considerados: (1) como se dá o comportamento do consumo durante a pandemia; (2) se houve mudança, qual o perfil de pessoas que fizeram aumento do uso. A partir daí ações práticas podem ser iniciadas.

Houve aumento da ingestão de bebidas contendo álcool quando as pessoas tinham sintomas prévios à pandemia[11]. Os fatores correlacionados ao aumento do consumo de álcool foram (aqui, separados por estudos):

- Estresse percebido, falta de rotina e tédio[13].
- Ter mais crianças em casa, desemprego, ser mais jovem, não ser trabalhador da área de saúde[14].
- Saúde mental em geral baixa, assim como o bem-estar percebido, e sintomas depressivos[15].

No Brasil, os principais fatores relacionados a maior prevalência de aumento do consumo de álcool estavam entre aqueles que apresentaram ao menos um relato de sintomas/sentimentos emocionais (investigados por eles na pesquisa)[11].

A indústria de bebidas alcóolicas demonstra preocupação com a diminuição do consumo e estuda estratégias para recuperar o mercado[16]. O consumo diminuiu em geral, devido ao fechamento de bares, restaurantes e clubes noturnos; o aumento se deu somente nas compras on-line (234% a mais, quando comparado ao mesmo período de 2019)[16]. Eis um dado importante para a prevenção, pois a OMS chegou a criar um protocolo baseado em evidências para enfrentar o uso abusivo de álcool chamado SAFER (Quadro 1); profissionais da área de dependência química consideram esse um momento estratégico para adoção de políticas de combate ao uso abusivo de álcool.

Sendo assim, o maior impacto prático está em adotar políticas públicas, com finalidade de dificultar o acesso às bebidas. Na prática clínica, uma forma de triagem, durante consultas, são as perguntas do questionário CAGE (Figura 3)[17,18].

C (*cut down*): alguma vez sentiu que deveria diminuir a quantidade de bebida ou parar de beber?	
0 ( ) não	1 ( ) sim
A (*annoyed*): as pessoas o(a) aborrecem porque criticam o seu modo de beber?	
0 ( ) não	1 ( ) sim
G (*guilty*): se sente culpado(a) pela maneira com que costuma beber?	
0 ( ) não	1 ( ) sim
E (eye opened): costuma beber pela manhã (ao acordar), para diminuir o nervosismo ou a ressaca?	
0 ( ) não	1( ) sim
Resultado: se duas ou mais questões foram respondidas afirmativamente, procure um profissional de saúde para conversar sobre seu modo de consumo.	

FIGURA 3 Questionário CAGE. Fonte: Paz Filho et al., 2001[17].

QUADRO 1 SAFER (estratégias de alto impacto, baseadas em evidências e com boa relação custo-benefício)

1. Sancionar restrições à disponibilidade de bebidas alcoólicas.
2. Ampliar e aplicar contramedidas ao ato de dirigir sob o efeito do álcool.
3. Facilitar o acesso à triagem, a intervenções breves e ao tratamento.
4. Efetuar proibições ou restrições abrangentes à publicidade, ao patrocínio e à promoção de bebidas alcoólicas.
5. Remarcar o preço das bebidas alcoólicas por meio de impostos especiais de consumo e políticas de preços.

Qualidade do sono

O impacto da pandemia foi grande na qualidade do sono. O aumento do tempo passado em frente às telas (TV, celular, computador, *tablet* etc.), a menor exposição ao sol às atividades ao ar livre, a diminuição do nível de atividade física, o estresse intenso, passar muito tempo ao lado das mesmas pessoas; todos esses são fatores que causam perda na qualidade do sono e por consequência piora de quadros psiquiátricos pré-existentes ou maior vulnerabilidade para abertura de novos sinais e sintomas de ansiedade e depressão[19].

A National Sleep Foundation (NSF) fez um apelo à população: "seguir hábitos de sono saudáveis e manter horários regulares para dormir durante a pandemia da Covid-19, a fim de evitar mudanças do ritmo circadiano que possam piorar a qualidade do sono"[20]. O poder restaurador do sono seria, no momento, ainda mais estratégico para manter a imunidade em dia[20]. As orientações práticas destacadas na publicação da NSF para manter a qualidade do sono durante a pandemia[20] são*:

- Manter uma rotina de sono, dormir e acordar aproximadamente no mesmo horário todos os dias.
- Criar uma rotina diária de exercícios físicos.
- Sair, quando possível, para pegar sol e ar fresco.
- Acompanhar o comportamento das noites de sono (com aparelhos – relógios tipo *fit* ou com diários) por duas semanas para entender como o sono é afetado por essa crise, e como se sente ao acordar.

Alimentação

O comportamento alimentar durante a pandemia mudou, no Brasil e no mundo[21]. O fechamento de serviços não essenciais e a orientação de permanecer em casa foram o gatilho para, junto à resposta emocional[11], resultar em perda na qualidade da dieta. Segundo um editorial publicado na *Journal of Sport and Health Science*[22], a Covid-19 seria: "Uma advertência à nossa sociedade que está envelhecendo, que está em más condições físicas, que é corpulenta e imunodeficiente". O autor começa falando que a demografia da população mundial mudou, e que, em geral estamos mais velhos, sedentários e com sobrepeso. A consequência é um corpo mais frágil, do ponto de vista imunológico para enfrentar qualquer infecção ou doença, incluindo o coro-

---

* Para mais detalhes sobre sono – como melhorar qualidade, por exemplo – vá aos capítulos sobre o tema.

navírus. E é nesse cenário que a pandemia surge. Algo que já não vinha muito bem – o estilo de vida e hábitos de saúde da população do planeta – encontra uma tempestade perfeita em meio ao caos que se instaura no cotidiano de todos, piorando ainda mais o comportamento de muitos.

No Brasil, um estudo que se destaca é o conduzido na Universidade Federal de Minas Gerais[23] que pesquisou o comportamento alimentar de brasileiros ao pedir refeições em um aplicativo. Os achados chamam a atenção para a mudança que vem ocorrendo no país em relação ao foco do *marketing*: fotos, promoções e um maior estímulo para o consumo de alimentos ultraprocessados (Figura 4), com a resposta dos consumidores sendo a esperada: um preocupante incremento do consumo de uma dieta insalubre.

Os aspectos da legislação que envolve a indústria de alimentos já é uma preocupação dos pesquisadores da área de nutrição humana há muitos anos, antes mesmo da pandemia[24] (ver capítulo "Introdução à Psiquiatria Nutricional"). Quais são as estratégias utilizadas, no momento, para manter o comportamento de consumo dos brasileiros[25]?

- Usar ferramentas para aumentar a demanda de consumo.
- Influenciar as decisões de compras do consumidor.
- Aumentar a lealdade do consumidor ao fornecedor e às marcas.

A partir das ações 1, 2 e 3, a população ficaria mais vulnerável a excessos do consumo de alimentos ultraprocessados.

Em meio a essa realidade, o que os profissionais de saúde poderiam fazer para ajudar a melhorar os hábitos alimentares de pacientes que os procuram com queixas de dificuldades nesse pilar? O Núcleo de Pesquisas Epidemiológicas em Nutrição e Saúde Pública (NUPENS), da Universidade de São Paulo, órgão responsável pelo desenvolvimento do Guia Alimentar Brasileiro[26] tem uma série de parcerias, uma delas atua diretamente com o público leigo: a

editora Panelinha. Existem vídeos no *YouTube*, livros e um *site*, todos com o objetivo de estimular as pessoas a se tornarem autossuficientes na cozinha, e como consequência aumentar a qualidade da dieta da população[27]. Um destaque vai para o livro: "Rita, help! Me ensina a cozinhar" – escrito durante a pandemia e com o objetivo de ensinar as pessoas a terem alguma independência na cozinha[28].

Nível de atividade física

As ações para contenção do vírus também afetaram o nível de atividade física das pessoas[29,30]. A restrição da circulação dos cidadãos afetou indivíduos de todas as idades, resultando em maior índice de sedentarismo e/ou diminuição da atividade física de todos[29]. O fechamento de clubes, academias, parques e áreas de lazer foi mais um obstáculo para o movimento[29]. Mais um pilar afetado também pelo aumento do número de horas em frente às telas (TV, *tablet*, celular, computador) e permanecendo sentado; soma-se a isso o trabalho e a escola em casa e pela internet.

Aqui no livro já foi abordada a importância da atividade e do exercício físico na saúde mental (veja capítulos da Parte II – "Atividade Física"). Assim, o foco deste capítulo será nas soluções dadas na literatura médica, até o momento, para ajudar pacientes e seus familiares a voltar/adotar o mínimo de movimento durante essa fase, assim como desencorajar o sedentarismo. São elas:

- Um conceito que vem ganhando espaço nas pesquisas é o de alfabetização física[30] (*physical literacy*) definido como: a motivação, confiança, a competência física, o conhecimento e a compreensão que as pessoas precisam ter para valorizar e assumir a responsabilidade de se envolver em atividades físicas para o resto da vida. Ao orientar um paciente/pessoa a aumentar seu nível de atividade física, deve-se estar atento ao quanto ele se sente capaz e preparado. A faixa etária em que há maior impacto dessa intervenção de educação é a da infância e da adolescência,

Pandemia de Covid-19 e comportamento alimentar – Brasil

Tudo começa com as medidas de contenção da disseminação do vírus – quarentena/isolamento social

Novos hábitos
A população passou a ficar em casa. As pessoas precisaram conciliar trabalho e cuidado às crianças. Há uma sobrecarga física e mental (medo, desemprego, incertezas etc.)

Estratégias de enfrentamento
Com toda a sobrecarga de tarefas, cozinhar em casa passou a ser mais difícil. Para facilitar o trabalho e/ou ter um "conforto", houve um aumento da procura por comida e serviços de entrega em casa.

Detalhe "problema"
Nesse estudo foi investigado um aplicativo de entrega de comida pronta. Os achados preocuparam: o marketing principal é focado em alimentos ultraprocessados. Para estimular a venda são oferecidos combos com bebidas açucaradas e entregas grátis.

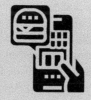

Obesogênico
As autoras chamam a atenção para um fato preocupante. Os ambientes virtuais para compra de comida estimulam o aumento do consumo e não é de alimentos saudáveis, gerando maior risco de desenvolvimento de obesidade e todos os riscos relacionados.

O que fazer?
1. Que os aplicativos passem a informar valores nutricionais e ingredientes das refeições oferecidas e reformulem o tamanho das porções.
2. Que os aplicativos sejam submetidos à legislação específica para não se tornarem mais um espaço de propaganda e estímulo a uma dieta não saudável.

FIGURA 4 Comportamento alimentar de brasileiros durante a pandemia ao solicitar refeições por aplicativos.
Fonte: Horta et al., 202035.

que leva à orientação de que seja feito um trabalho em parceria com as escolas[30].

- Orientar que se evite ficar sentado por longos períodos, fazer pequenos movimentos ou pausas nas atividades e utilizar aulas de exercícios *on-line* e de tecnologias móveis são formas de reduzir o sedentarismo e tornar-se fisicamente ativo. Alguns exemplos de exercícios em casa mais acessíveis a todos (precisam de pouco espaço e nenhum equipamento) são: caminhar, subir escadas, levantar e carregar mantimentos, agachamento na cadeira, flexões, abdominais, pular corda, ioga, pilates e tai chi chuan. Lembrar de dizer ao paciente que comece em baixas intensidades, períodos curtos e progrida lentamente. Essas condutas diminuem uma barreira importante: dificuldades em encontrar instalações com espaço adequado e equipamentos específicos[31].

É importante destacar que a atividade física regular pode ser uma das formas de prevenção para quadros mais severos da Covid-19[32]. Foi o achado da investigação de pesquisadores americanos que avaliaram a evolução de 48.440 pacientes adultos infectados pelo SARS-CoV-2 – para o risco de internação, de necessidade de cuidados intensivos, e de óbito. Aplicaram um questionário de "sinais vitais de exercício" que media o nível de atividade física no período de dois anos anteriores à infecção. Os pacientes ativos fisicamente no período estudado apresentaram melhor prognóstico e menor risco de complicações quando comparados aos inativos e/ou sedentários.

Relacionamentos sociais

A primeira medida tomada pela maior parte dos governos, com a finalidade de deter a pandemia, é a orientação de que as pessoas mantenham o distanciamento físico. Como descrito anteriormente, neste capítulo, o isolamento social é um fator que esteve relacionado a todas as mudanças encontradas no estilo de vida e na saúde mental[33].

Os impactos psiquiátricos e emocionais do isolamento social descritos na literatura são[34]:

A. Maior risco de desenvolvimento de transtorno do estresse pós-traumático.
- Ansiedade, humor triste, estresse, medo, frustração e tédio.
- Solidão.

As consequências desses eventos é a piora da funcionalidade do paciente trazendo danos ao seu desenvolvimento psicossocial e econômico. Há uma tendência a restringir o movimento, perder conexões sociais e profissionais, perdas financeiras, medo de contágio, preocupação com o futuro quanto ao acesso a cuidados básicos (p. ex., médicos, alimentos)[34].

Durante a pandemia a "prescrição social" pede adaptações, uma vez que encontros presenciais são desaconselhados e/ou proibitivos. O avanço da tecnologia entra como o caminho que leva às soluções para o problema da solidão e do distanciamento, assim como na prevenção dos eventos de saúde secundários[34].

Como profissionais podem ajudar na abordagem ao isolamento social e à solidão? Devem orientar pacientes e familiares a:

- Permanecer conectados com família, amigos e colegas de trabalho – virtualmente, dando preferência para contatos telefônicos e por vídeo.
- Manter as rotinas, ou se necessário, criar novas rotinas. O importante é a sensação de algum controle ou segurança[34].
- Encorajar a continuidade dos contatos com os profissionais de saúde, quando necessário[34].
- Participar de atividades em grupo na internet: sejam artísticas, de meditação, ioga, atividades físicas em geral, dança, canto. Assim como de atividades voluntárias[34].

Há necessidade de mais estudos para entender melhor o impacto do isolamento social e da solidão advindos da pandemia, assim como para saber quais são as intervenções verdadeiramente eficazes

CONSIDERAÇÕES FINAIS

Como descrito, a pandemia tem um impacto no estilo de vida e na saúde mental da população. Todos os dados, desse período, que a literatura trouxe até agora, vêm de estudos transversais que não permitem determinar causalidade, mas apontam para a relação existente entre hábitos, bem-estar emocional e saúde mental.

Pode-se concluir, porém, que a psiquiatria do estilo de vida entrega conhecimento e ferramentas que se adequam às necessidades impostas direta e indiretamente pela pandemia.

REFERÊNCIAS BIBLIOGRÁFICAS

1. Yamamoto V, Bolanos JF, Fiallos J, Strand SE, Morris K, Shahrokhinia S, et al. Covid-19: Review of a 21st Century Pandemic. J Alzheimers Dis. 2020;77(2):459-504.
2. Orso D, Federici N, Copetti R, Vetrugno L, Bove T. Infodemic and the spread of fake news in the COVID-19-era. Eur J Emerg Med. 2020; 27(5):327-8.
3. Tangcharoensathien V, Calleja N, Nguyen T, Purnat T, D'Agostino M, Garcia-Saiso S, et al. Framework for managing the Covid-19 infodemic: methods and results of an online, crowdsourced WHO Technical Consultation. J Med Internet Res. 2020;22(6):e19659.
4. Castaldi S, Maffeo M, Rivieccio BA, Zignani M, Manzi G, Nicolussi F, et al. Monitoring emergency calls and social networks for Covid-19 surveillance. To learn for the future: The outbreak experience of the Lombardia region in Italy. Acta Biomed. 2020;91(S-9):29-33.
5. The Lancet Psychiatry. Mental health and Covid-19: change the conversation. Lancet Psychiatry. 2020;7(6):463.
6. Antiporta DA, Bruni A. Emerging mental health challenges, strategies, and opportunities in the context of the Covid-19 pandemic: perspectives from South American decision-makers. Rev Panam Salud Publica. 2020;44:e15.
7. Inter-Agency Standing Committee. Mental Health and Psychosocial Support - Resources for Covid-19. IASC Reference Group MHPSS; 2020.
8. Falkner J, O'Brien W, McGrane B, Wadsworth D, Batten J, Askew CD, et al. Physical activity, mental health and well-being of adults during initial Covid-19 containment strategies: a multi-country cross-sectional analysis. J Sci Med Sport. 2021;24(4):320-6.
9. Martinez VB, Kapczinski F, Cardoso TA, Atienza-Carbonell B, Rosa AR, Mota JC, et al. The assessment of lifestyle changes during the Covid-19 pandemic using a multidimensional scale. Rev Psiquiatr Salud Ment. 2021;14(1):16-26.
10. Garre-Olmo J, Turró-Garriga O, Martí-Lluch R, Zacarías-Pons L, Alves-Cabratosa L, Serrano-Sarbosa D, et al. Changes in lifestyle resulting from confinement due to Covid-19 and depressive symptomatology: A cross-sectional a population-based study. Compr Psychiatry. 2021;104:152214.
11. Organização Pan-Americana da Saúde. Uso de álcool durante a pandemia de Covid-19 na América Latina e no Caribe. Washington: OPAS; 2020. In: *OPAS-NMHMHCOVID-19200042_por.pdf (paho.org) (acesso 23 abr 2021).
12. Zvolensky MJ, Garey L, Rogers AH, Schmidt NB, Vujanovic AA, Storch EA, et al. Psychological, addictive, and health behavior implications of the Covid-19 pandemic. Behav Res Ther. 2020;134:103715.
13. NANOS Research. Covid-19 and increased alcohol consumption: NANOS Poll Summary Report. Ottawa: Canadian Centre on Substance Use and Addiction; 2020.
14. Vanderbruggen N, Matthys F, Van Laere S, Zeeuws D, Santermans L, Van den Ameele S, et al. Self-reported alcohol, tobacco, and Cannabis use during Covid-19 lockdown measures: results from a web-based survey. Eur Addict Res. 2020;(26):309-15.
15. Barbosa C, Cowell AJ, Dowd WN. Alcohol consumption in response to the Covid-19 pandemic in the United States. J Addict Med. 2020.
16. NielsenIQ Rebalancing the 'Covid-19 effect' on alcohol sales. Available: https://www.nielsen.com/us/en/insights/article/2020/rebalancing-the-covid-19-effect-on-alcohol-sales/ (acesso 23 abr 2021).
17. Paz Filho GJ, Sato LJ, Tuleski MJ, Takata SY, Ranzi CCC, Saruhashi SY, et al. Emprego do questionário CAGE para detecção de transtornos de uso de álcool em pronto-socorro. Rev Ass Med Brasil. 2001;47(1):65-9.
18. Acolhe USP. Programa de acolhimento relacionado ao uso de álcool e outras drogas – Superintendência de Assistência Social. São Paulo: Universidade de São Paulo. https://sites.usp.br/acolhe/avalie-seu-consumo/questionario-cage (acesso 25 abr 2021).
19. Perez TG, Portillo-Vásquez A, Arana-Lechuga Y, Sánchez-Escandón O, Mercadillo-Caballero R, González-Robles RO, et al. Sleep and mental health disturbances due to social isolation during the Covid-19 pandemic in Mexico. Int. J Environ Res Public Health. 2021;18(6):2804.

20. Barber I. Sleep in a time of pandemic – a position statement from the national sleep foundation. Sleep Health. 2020;6(3):431.

21. Martinez-Ferran M, de la Guía-Galipienso F, Sanchis-Gomar F, Pareja-Galeano H. Metabolic impacts of confinement during the Covid-19 pandemic due to modified diet and physical activity habits. Nutrients. 2020;12(6):1549.

22. Nieman DC. Coronavirus disease-2019: A tocsin to our aging, unfit, corpulent, and immunodeficient society. J Sport Health Sci. 2020;9:293-301.

23. Horta PM, Matos JP, Mendes LL. Digital food environment during the coronavirus disease 2019 (Covid-19) pandemic in Brazil: an analysis of food advertising in an online food delivery platform. Br J Nutr. 2020;1-6.

24. Nestle M. Uma verdade indigesta: como a indústria alimentícia manipula a ciência do que comemos. São Paulo: Editora Elefante; 2019.

25. Rodrigues MB, Matos JP, Horta PM. The Covid-19 pandemic and its implications for the food information environment in Brazil. Public Health Nutrition. 2020:1-6.

26. Núcleo de Pesquisas Epidemiológicas em Nutrição e Saúde Pública – Universidade de São Paulo. Guia Alimentar para a população brasileira. 2 ed. Brasília: Ministério da Saúde; 2014. (acesso 27 abr 2021).

27. Panelinha – Receitas que funcionam (acesso 27 abr 2021).

28. Lobo R. Rita, help! Me ensina a cozinhar. São Paulo: Senac|/Panelinha, 2020.

29. Sharid SH, Willians JS, Hassani F. Physical activity during Covid-19 quarantine. Acta Paediatr. 2020;109:2147-8.

30. Greenwood-Hickman MA, Dahlquist J, Cooper J, Rosenberg D. Impact of the 2020 Covid-19 pandemic on older adults' perceived sedentary behavior and physical activity. Innov Aging. 2020;4(Suppl1):949-50.

31. JA Woods, Hutchinsona NT, Scott KP, William OR, Gomez-Cabrerae MC, Radak Z, et al. The Covid-19 pandemic and physical activity. Sports Med Health Sci. 2020;(2)55-64.

32. Sallis R, Young DR, Tartof SY, Sallis JF, Sall J, Li Q, et al. Physical inactivity is associated with a higher risk for severe Covid-19 outcomes: a study in 48 440 adult patients. Br J Sports Med. 2021.

33. Morina N, Kip A, Hoppen TH, Priebe S, Meyer T. Potential impact of physical distancing on physical and mental health: a rapid narrative umbrella review of meta-analyses on the link between social connection and health. BMJ Open. 2021;11(3):e042335.

34. Razai MS, Oakeshott P, Kankam H, Galea S, Stokes-Lampard H. Mitigating the psychological effects of social isolation during the Covid-19 pandemic. BMJ. 2020;369:m1904.

35. Horta PM, Matos JP, Mendes LL. Digital food environmental during the coronavirus disease 2019 (Covid-19) pandemic in Brazil: an analysis of food advertising in an online food delivery platform. Br J Nutr. 2020;1-6.

36. Inter-Agency Standing Committee. Considerações operacionais para programas multissetoriais de saúde mental e apoio psicossocial durante a pandemia de Covid-19. IASC Reference Group MHPSS; 2020.

37. Calina D, Hartung T, Mardare I, Mitroi M, Konstantinos Poulas,f Aristidis Tsatsakis, et al. Covid-19 pandemic and alcohol consumption: Impacts and interconnections. Toxicol Rep. 2021;8:529-35.

38. Malta CD, Szwarcwald CL, Barros MBA, Gomes CS, Machado IE, Souza Jr PRB, et al. A pandemia da Covid-19 e as mudanças no estilo de vida dos brasileiros adultos: um estudo transversal, 2020. Epidemiol Serv Saude. 2020;29(4):e2020407.

Índice remissivo

A

Academias 30
Acelerômetros 47
Ácidos graxos
  ômega 3 149
  poli-insaturados 174
Aditivos alimentares 127
Agorafobia 56, 57
Álcool 3
Alergênico 125
Alergia alimentar 122
Alfabetização física 298
Alimentação 297
  saudável 3, 114
  estratégias práticas
    117
Alimentos industrializados
  7, 124
Alívio emocional 17
Alucinações 90
Ambivalência 19
Aminoácidos 151
Ampliação da consciência 17
Anorexia nervosa 197
Anos de vida perdidos
  ajustados por incapacidade 7
Ansiedade 55, 56, 186, 188
  e o comportamento alimentar 187
Apoio social 63
Aptidão
  cardiorrespiratória 103
  física 28
Aquecimento 28
Aripiprazol 135
Asenapina 135
Ataques de pânico 56
Atenção focada 237
Atenção plena 59
  e os processos atencionais 251
Atividade física 3, 26, 27, 32, 71
  de lazer 27
  de transporte 28
  e exercício físico no TUS 71
  em pacientes com demência 85
  em pacientes com esquizofrenia 91
  nível 298
  no transtorno bipolar 47
  no transtorno por uso de substâncias 73
  orientada 93
Atividades laborais 28
Autodeliberação 17
Autoeficácia e a tomada de decisão 18
Autorreavaliação 17
Avaliação do sono 213

B

Balance Evaluation Systems Test 103
Barreiras externas e internas para uma alimentação saudável 116
Bebidas açucaradas 127
Bem-estar
  eudaimônico 263
  psicológico 263, 265
  subjetivo e satisfação com a vida 264
Binge 70
Bulimia nervosa 197, 198
Burnout 258

C

Café da manhã 127
Cafeína 186
Cálcio 160
Caminhada
  nórdica 104
  rápida 27
Capacidade cardiorrespiratória 92
Carbonato de lítio 135
Carga de treinamento 32
Chumbo 123
Cianocobalamina 160
Cicloergômetro 51
Ciência
  da felicidade 265
  translacional 13
Classificação das drogas 69
Clorpromazina 171
Comer
  com atenção plena 204
  consciente 189
  emocional 189, 204
  intuitivo 189, 204
Comidas de conforto 187

Comportamento
  alimentar 188
  sedentário 26, 27, 32
  e a depressão 37
  no transtorno bipolar 49
Comprometimento cognitivo leve 78
Condicionamento cardiorrespiratório 29
Conduta nutricional transtorno bipolar 137, 138
Conexões no dia a dia 289
Consumo
  de álcool 68
  de substâncias em tempos da Covid-19 70
Contemplação 15
Contracondicionamento 17
Controle de estímulos 17, 226, 250
Conversa sobre mudança 22
Coronavírus 70
Corrida de velocidade 106
Covid-19 66, 70, 260, 292
Crianças e adolescentes com TDAH 123
Cronotipo 211
Cuidados da casa 28
Curva de excitação e desempenho 246

D

Deficiências nutricionais 160
Deliberação social 17
Delírios 90
Demência 77
  check-list de cuidados para prática de atividades e físicas 84
  condutas nutricionais 162
  efeito do exercício físico 82
  estágios 78
  por corpos de Lewy 78
Depressão 146, 162, 286
  intervenções dietéticas 146
  maior 50

  na juventude 36
Dia alimentar 140
Diabetes 28
Diário do sono 216
Dietas 113
  à base de vegetais 118
  cafeteria 191
  cetogênica 176, 177
  de eliminação restritiva 124, 129
  do mediterrâneo 165
  especiais 116, 118
  livre de glúten 176
  materna 191
  mediterrânea 126
  modificada 149
  plant based 185
  pobre em nutrientes 7
  ricas em gordura 191
  sem glúten 175
Dificuldade na marcha 81
Disposição 251
Distimia 35
Doenças
  cardiovasculares 286
  crônicas 14
  de Alzheimer 78, 158, 286
  de Creutzfeldt-Jakob 78
  de Huntington 78
  de Parkinson 78, 97, 102, 105
  alterações cerebrais 98
  físicas e transtornos mentais 286
Domínios da atividade física 32

E

Efeito teto 31
Eixo
  intestino-cérebro 8
  microbiota-intestino-cérebro 118
Engajamento 19
Entrevista motivacional 4, 10, 13, 18, 19, 21
Envelhecimento 158
  aspectos nutricionais e funcionais 159
Episódios hipomaníacos 134
Equilíbrio 103

Ergômetro 30
Escala
  de avaliação de depressão, ansiedade e estresse 50
  de depressão geriátrica 102
  de estadiamento da demência 78
  H&Y para o estadiamento e para o nível de incapacidade da doença de Parkinson 98
  unificada da avaliação da doença de Parkinson 102
Escaneamento corporal 252
Escore
  da dieta mediterrânea alternativo 147
  DASH 148
Espectrometria 171
Esportes 28
Esquizofrenia 49, 50, 90, 91, 170, 171
  nutrição 172
Estado
  de humor 102
  de repouso 27
Estágio para mudança 15
Estilo de vida 9, 102
  e da saúde mental na pandemia 294
  insalubre 5
Estímulo
  de exercício 31
  paradoxal 227
Estresse 4, 8, 56, 186, 188, 232, 233, 245, 246
  e os processos psicológicos básicos 244
  oxidativo 189
Estruturação da sessão de exercícios 29
Evocação 20
Exercício físico 26, 28, 32, 36
  de sprint 106
  do ponto de vista cerebral 92
  e esquizofrenia 92
  e transtornos relacionados à ansiedade e ao estresse 57
  nas demências 79
  no transtorno bipolar 49

no transtorno depressivo 39
na obesidade 92
na qualidade de vida 93
na saúde mental 93
parâmetros 32
Exercícios
  de alongamento 29
  de mente-corpo 63

F
Falta de equilíbrio 81
Fast-food 127
Fator neurotrófico derivado do cérebro 51, 190
Fazer exercícios regularmente 50
Fear of missing out 3
Ferramentas de estilo de vida 264
Ferro 127, 128, 160
Fisiopatologia dos transtornos mentais 8
Flutuações no humor 46
Fluxo sanguíneo cerebral 51
Fobia específica 56, 59
Foco 19
  atencional no momento presente 250
Folato 140, 160
Força
  de membros inferiores 103
  global 103
Fraqueza muscular 81
Freezing da marcha 103
Frequência cardíaca 103
Função cognitiva 102
Funcionalidade 103

G
Gerenciamento de reforço 17
Gestação 129
Glúten 175

H
Habilidades sociais 288
Haloperidol 135
Hexaflex 248
Higiene do sono 3, 228
Hiperatividade 124
Hiperglicemia 7
Hipertensão 28
  arterial sistêmica 7
Hipomania 134
Humor deprimido 46

I
Ideações suicidas 35
Idoso
  com demência 81
  cuidado nutricional 160
Impacto
  da pandemia 297
  da solidão e do isolamento social 285
Índice
  de alimentação saudável 148
  alternativa 191
  de massa corporal 92
  inflamatório da dieta 148
Individualismo e sofrimento emocional 278
Infecção cerebral 124
Inflamação 189
  com a depressão 9
Infodemia 293
Inibidores
  da monoaminaoxidase 35
  seletivos de recaptação de noradrenalina 35
  de serotonina 35
Insônia 213, 222
Intervenção nutricional na esquizofrenia 173, 176, 178
Inventário de Depressão de Beck 154
Isolamento social 70, 285, 286, 287

K
Kava-kava 193

L
Lamotrigina 135
Lazer 28
Lurasidona 135

M
Magnésio 127
Manejo do estresse 4
Mania 46
Medicamentos antipsicóticos 91
Medicina do estilo de vida 2, 4, 12
  e a medicina tradicional/convencional 5
  e o modelo transteórico de mudança 14
Medicina translacional 13

Meditação 235, 238
  caminhando 252
  neurofisiologia 237
  sentada 251
Metas 63
Microbioma intestinal 179, 189
Microbiota intestinal e depressão 152
Mindfulness 17, 59, 60, 204, 244, 252, 264
Minerais 151
Miniavaliação Nutricional 161
Miniexame do Estado Mental 102
Mobilidade funcional 103
Modelo
  de flexibilidade psicológica 248
  de Spielman 223
  translacional de pesquisa 12
  transteórico de mudança 4, 10, 13, 15, 21
Monoaminas 35
Montreal Cognitive Assessment 102
Motivação 19
Movimento
  corporal 47
  na área da saúde 26
Mudança
  comportamental 15
  no estilo de vida 48

N
Neurogênese 61
Niacina 160
Noradrenalina 35
Nutracêuticos e depressão 149
Nutrição 113
  ansiedade 189
  depressão 164
  personalizada 116, 119
  transtorno bipolar 136
Nutrientes e compostos bioativos em alvos específicos 192

O
Obesidade 7, 27, 205
Obsessões 57
Olanzapina 135
Ômega 3 128
Organização do trabalho 259

P

Padrão alimentar no TDAH 123
Paliperidona 135
Pandemia de Covid-19 e comportamento alimentar 299
Perda de interesse 46
Perfil clínico-metabólico do paciente psiquiátrico 6
Pesquisa translacional 13
Piridoxina 160
Planejamento 20
Prática dos três minutos 252
Prática esportiva 27
Prebióticos 153
Pré-concepção 129
Prescrição de exercício físico 40, 87
    e dose do exercício 62
    em cada faixa etária 41
    na demência 81
Prescrições nutricionais 117
Princípio FITT-VP 105
Princípios do treinamento físico 31
Probióticos 153
Processo
    inflamatório sistêmico 189
    de mudança 17, 18
Prontidão para a mudança 19
Proteínas 160
Psicobióticos 116, 118
Psicologia
    do esporte 39
    positiva 263
Psiquiatria
    do estilo de vida 6
    nutricional 110, 135
    positiva 262
    e medicina do estilo de vida 266

Q

Qualidade
De vida 102
Qualidade do sono 103, 124, 212, 297
Questionário
    de Berlim 218
    de Pittsburgh 103
    STOP-BANG 218
Quetiapina 135

R

Reabilitação
    da marcha 104
    nutricional 205
Reavaliação circundante 17
Redução do estresse baseada em *mindfulness* 59
Refluxo gastroesofágico 138
Régua de prontidão para a mudança 16
Regulação emocional 246
Relacionamentos
    interpessoais 4
    sociais 300
Relações de ajuda 17
Relaxamento 227, 233
    da lógica 236
    muscular progressivo 249
    passivo 249
Resiliência 264
    como um processo 265
Resposta de relaxamento 235
Restrição
    alimentar prolongada 204
    de sono 227
Riboflavina 160
Risco de quedas 103
Risperidona 135
Ritmo circadiano 211
Ritmos biológicos 211

S

Satisfação com a vida 264
Sedentarismo 7
    durante a quarentena 73
Serotonina 35
Sessão de exercício 29, 32
Síndrome
    de *burnout* 256, 257
    de fragilidade 159
    metabólica 7, 170
    e esquizofrenia 172
Sintomas depressivos 102
Sistema imune 239
Sobrecarga 31
Solidão 284, 285, 287
    e isolamento social 285
Sono 210
    reparador 3
    saudável 213
Sonolência excessiva 215
Substâncias com efeito ansiolítico ou redutor de estresse 192

Suicídio 35
    e ideação suicida 287
Suplementação 127, 164
    de zinco 128
Suplementos alimentares como terapia adjuvante no tratamento do transtorno bipolar 139
Suplementos dietéticos 173
Suporte social 288

T

Tabagismo 3, 7
Tai chi 62
Técnicas
    de relaxamento 249
    de respiração 249
Teoria
    da autodeterminação 39
    do comportamento planejado 39
    do modelo transteorético 39
    social-cognitiva 39
Terapia
    cognitiva 227
    cognitivo-comportamental 56, 223
    aplicada à insônia 225
    nutricional 203
    para transtorno alimentar 202
Teste
    das múltiplas latências do sono 218
    de caminhada 103
Tiamina 160
Tomada de decisão 18
Transtornos
    alimentares 197, 198
    bipolar 46, 133, 134
    nutrição 136
    principais medicamentos 135
    tipos de episódios 134
    ciclotímico 46
    de ansiedade 55, 186
    de separação 56-58
    generalizada 56, 58
    social 56, 57
    de déficit de atenção e hiperatividade 122
    genes relacionados ao sistema imunológico 124
    nutrição 122, 124
    de estresse pós-traumático 56, 57

de humor 36
de pânico 56, 59
depressivo 34
    em adultos e idosos 37
    em crianças e adolescentes e exercício físico 36
    maior 35, 134
    nutrição 144
    disfórico pré-menstrual 35
    disruptivo da regulação do humor, 35
    induzido por substância/medicamento 35
    neurocognitivos 78
    obsessivo-compulsivo 56, 57
    persistente 35
    por uso de substâncias 66, 67, 68
Traumatismo craniano 78
Treinamento
    aeróbio 58
    da caminhada 104
    de resistência 58
    físico 26, 30, 32
    intervalado de alta intensidade 58

U

University of Rhode Island Change Assessment Scale 16
Uso
    abusivo de álcool 7, 296
    de drogas 3, 69

V

Valproato de sódio 135
Velocidade
    da marcha 103
    ótima de caminhada 103
Vida livre de expectativas 250
Vitaminas 151, 160
    D 128, 140

Y

Yale-Brown Obsessive Compulsive Scale 60
Yoga 62
    kundalini 60

Z

Zinco 127, 160